腹部外科手术技巧

主　审　陈孝平

主　编　李荣祥　张志伟

副主编　杜景平　田伯乐

人民卫生出版社

图书在版编目（CIP）数据

腹部外科手术技巧 / 李荣祥，张志伟主编 . —北京：人民
卫生出版社，2015
ISBN 978-7-117-20172-8

Ⅰ. ①腹…　Ⅱ. ①李…②张…　Ⅲ. ①腹腔疾病 – 外科手
术　Ⅳ. ①R656

中国版本图书馆 CIP 数据核字（2015）第 005322 号

人卫社官网　www.pmph.com	出版物查询，在线购书
人卫医学网　www.ipmph.com	医学考试辅导，医学数 据库服务，医学教育资 源，大众健康资讯

腹部外科手术技巧

主　　编：李荣祥　　张志伟
出版发行：人民卫生出版社（中继线 010-59780011）
地　　址：北京市朝阳区潘家园南里 19 号
邮　　编：100021
E‐mail：pmph @ pmph.com
购书热线：010-59787592　010-59787584　010-65264830
印　　刷：北京盛通印刷股份有限公司
经　　销：新华书店
开　　本：787 × 1092　1/16　　印张：38
字　　数：901 千字
版　　次：2015 年 2 月第 1 版　2015 年 2 月第 1 版第 1 次印刷
标准书号：ISBN 978-7-117-20172-8/R·20173
定　　价：148.00 元

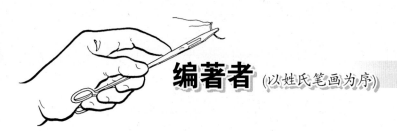

编著者 (以姓氏笔画为序)

毛盛名　广东清远市人民医院
田伯乐　四川大学华西医院
刘金龙　泸州医学院附属医院
祁晓珺　华中科技大学同济医学院附属同济医院
李　劲　攀枝花医学院附属医院
李　黎　四川大学华西第四医院
李荣祥　攀枝花学院附属医院
李福玉　四川大学华西医院
杜景平　四川大学华西医院
何洁华　攀枝花学院附属医院
陈生贵　攀枝花学院附属医院
陈孝平　华中科技大学同济医学院附属同济医院
张万广　华中科技大学同济医学院附属同济医院
张有植　成都军区疾病预防控制中心
张志伟　华中科技大学同济医学院附属同济医院
张福鑫　攀枝花学院附属医院
龚明生　攀枝花学院附属医院
蒋怡帆　攀枝花学院附属医院
绘　图　李荣祥

主审简介

陈孝平　教授、博士生导师,华中科技大学同济医学院同济医院外科学系主任、肝脏外科中心主任、肝胆胰外科研究所所长。现任国际肝胆胰协会常务理事,亚太肝胆胰协会主席,国际肝胆胰协会中国分会主席,亚太肝癌协会常委,美国外科学会 Honorary Fellowship,美国外科学院 Fellowship,国际外科组织(ISG)成员,中华医学会外科学分会常务委员兼肝脏学组组长,中国医师协会外科学分会副会长;任国家 973 项目咨询专家委员会专家;任 4 种国外杂志副编委和编委、50 多种国内杂志的主编和编委;先后主办 6 届大型国际性肝胆胰学术研讨会,对推动相关领域的国际交流作出重要贡献。

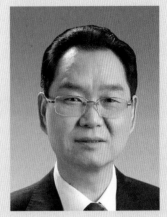

　　从事外科临床、教学和研究工作 40 年,对普通外科疾病的诊断及治疗积累了丰富经验。其成果得到国内外同行认同,先后获国家科学与技术进步奖二等奖、教育部提名国家科技进步奖一等奖、中华医学科技奖一等奖和湖北省科技进步奖一等奖各 1 项;2007 年获何梁何利科学与技术进步奖;2008 年获中国肝胆胰外科领域杰出成就金质奖章;2010 年获教育部科学技术进步二等奖;2012 年获中国抗癌协会科技奖一等奖;2013 年获湖北省科技推广奖一等奖。

　　注重自身科学及医疗道德培养,被评为全国教学名师(2006),全国卫生单位先进个人(2007),卫生部有突出贡献的中青年专家(2008),全国五一劳动奖章(2011);全国医德标兵(2013);获国家级教学成果奖二等奖 1 项。主编"十二五"普通高等教育本科国家级规划教材《外科学》(第 8 版)、全国高等医药院校教材 7 年制《外科学》,8 年制及 7 年制临床医学等专业用规划教材《外科学》(1~3 版)等教材、参考书 20 余部。

主编简介

　　李荣祥　1953年生于四川盐边县。攀枝花学院附属医院外科主任医师、教授，硕士生导师，享受政府特殊津贴。国际肝胆胰协会中国分会会员，中国中西医结合学会四川分会肝病专委会副主任委员，攀枝花市医学会肝胆胰外科专业委员会主任委员，四川省高级职称评审专家及医疗纠纷鉴定专家，四川省首批中西医结合学术和技术带头人。先后就读于四川医学院（现四川大学）、澳门科技大学（MBA）。曾任攀枝花学院附属医院普外科、肝胆胰外科、大外科主任以及附属医院副院长、院长等职务。热衷于临床一线工作，并对青年外科医生和基层医生的培养有很深的造诣。率先在攀西地区成功开展肝脏晚期巨大恶性肿瘤的肝右三叶切除、经腹腔镜肝段切除治疗肝血管瘤以及肝左外叶切除术治疗肝内胆管结石等高难度手术。先后获国家级、省市级科研奖项10余项。在省市级、国家级医学杂志上发表论文70余篇。主编《肝胆胰脾手术图解》及《奇异、罕见、疑难手术108例》等专著。曾获"首批攀枝花市优秀创业人才"称号。

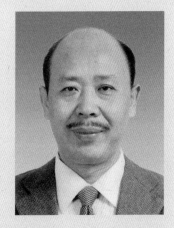

　　张志伟　1965年7月生。教授，主任医师，博士生导师。华中科技大学同济医学院附属同济医院外科学系副主任、肝胆胰外科研究所副所长、肝脏外科中心副主任。现任兼任国际肝胆胰协会会员、中华医学会外科学分会肝脏学组委员、中国抗癌协会胆道肿瘤专业委员会委员，《中华医学杂志》英文版、《中华外科杂志》审稿专家，《腹部外科杂志》《中国普通外科杂志》《肝胆外科杂志》《肝胆胰外科杂志》《中国普通外科进展》《中华解剖与临床杂志》编委、通讯编委。担任《肝胆外科学》副主编，参编专著10余部，发表论文70余篇。

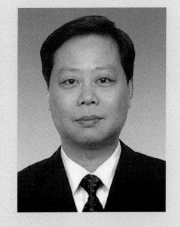

　　1999年受香港大学之邀在Queen Mary医院进行了为期二年的研修，参加了全亚洲首例受体均为成人的劈离式肝移植手术。作为主要成员的科研成果"有关肝外科手术的系列研究和技术改进"、"肝外科五个观念的更新和技术改进"及"肝胆胰外科几种手术技术的改进与创新"等获国家科技进步二等奖、中华医学科技奖一等奖和高等学校科学研究优秀成果奖（科学技术）科技进步二等奖等奖项。

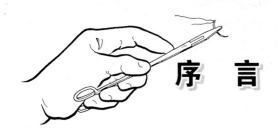

序　言

　　腹部外科学是一门历史悠久而较成熟的临床学科,但近20年来,随着现代科技的发展,增加了很多新的内容,开拓了新的领域,许多方面得到了突破性的进展。在外科学不断地向专科化发展的今天,普通外科仍然是临床外科学的基础。随着外科分科越来越细,全面的普通外科学知识亦显得越来越重要,它包含着临床外科医师必须具备的基础知识和临床技能,此种观念亦越来越为临床医学家所重视。外科主要是通过手术治疗疾病的临床学科,与内科相比,外科除了注重基本理论的学习外,更需注重基本技能的学习与训练。然而,由于各种原因,许多医学院校的学生、初涉外科的年轻医师往往缺乏这方面的训练,以至于不能较快地掌握外科手术的要领。

　　腹部外科手术的基本操作是开展其他外科专业手术的基础,每名外科医师在初期培训过程中都必须经过2~3年腹部外科的基本训练。因此,可以说腹部外科手术基本操作技能是衡量一名外科医师手术基本功是否扎实的试金石。为了使外科医师,特别是从事腹部外科的医师少走弯路,尽快掌握腹部外科手术技能,李荣祥教授组织了国内近20名富有临床经验的专家学者共同执笔,编撰了《腹部外科手术技巧》。此书全面介绍了腹部外科的各种手术,包括经典术式和一些新的术式。按手术适应证、禁忌证、术前准备、麻醉、手术步骤、术中注意要点、术后并发症等顺序做了系统介绍。全书共分60章,配有插图1400余幅,文字精练,内容充实。

　　《腹部外科手术技巧》的问世,进一步充实了腹部外科手术的内容,是一本极有价值的参考书,也是每个腹部外科临床医师必备的书籍。我热忱地向广大的青年外科医师推荐这本好书。

华中科技大学同济医学院同济附属医院
全国高等学校教材《外科学》主编
陈孝平　教授
2014年3月15日

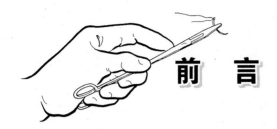

前　言

　　腹部外科手术是临床普通外科领域最常实施的手术，随着医学对人体生理以及疾病病理、病理生理的认识不断深化，加之麻醉和营养支持、监护各个方面的进步，特别是新的器械设施的应用，如今腹部外科手术，在内容、范围和深度方面已达到了新的高度。

　　《腹部外科手术技巧》着重介绍当前腹部外科手术的发展和经验，既有传统的经典手术，又有国内外新术式和新理论、新技术的介绍。分别从手术的适应证、禁忌证、术前准备、麻醉、手术步骤、术中注意要点、术后并发症等做了系统介绍。并附有作者根据自己的实践经验结合国内外进展所做的专门论述。全书分 60 章，配有精美插图 1400 余幅。参编者大多是各医学院校附属医院具有多年丰富临床经验的教授、主任医师及中高级的专业技术人员。随着科学技术的不断发展，外科学也不断有新的理论、新的技术出现，因而在某些技术操作理念、手术适应证、手术方式等方面也会发生相应变化。本书编者力求将这些创新和改变更多地反映在书中，以与同道们共享。但由于编者水平所限，且随着时间的推移，新理论、新观念的不断出现，本书还是会显示出其不足甚至不妥之处，希望读者给予批评、指正。

　　本书在编写过程中，始终得到了华中科技大学同济医学院附属同济医院外科学系陈孝平主任的鼓励和支持，得到了编者(包括绘图者)所在院校、各级领导和同道们的大力支持。借此，向各位表示真诚的感谢，是他们克服了不少困难，在繁忙的医、教、研工作中抽暇为本书执笔，才使得本书能够按时且保质保量地完成并交付出版。最后，还要衷心感谢人民卫生出版社对我们编写工作的支持和帮助。

李荣祥　　张志伟

2014 年 10 月 16 日

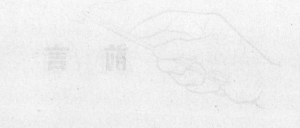

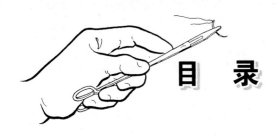

目 录

第1章　医用缝线与切口缝合技术………1
　第一节　外科常用缝合线…………1
　　一、医用缝线的质量要求 …………1
　　二、医用缝合线材料的特点 ………1
　　三、医用缝线的分类 ………………2
　　四、非吸收性缝合线 ………………2
　　五、可吸收性缝合线 ………………2
　第二节　伤口缝合技术……………3
　　一、切口缝合技术的要求 …………3
　　二、缝合技术的物理性质 …………3
　　三、常用的缝合技术 ………………3
　第三节　基本技术及技巧…………5
　　一、打结 …………………………5
　　二、缝合 …………………………13
　　三、剪刀的应用 …………………17
　　四、手术技巧 ……………………21

第2章　切口愈合与切口并发症
　　　　处理…………………………30
　第一节　切口愈合的病理生理
　　　　　过程………………………30
　　一、炎症期 ………………………30
　　二、分解期 ………………………30
　　三、增殖期 ………………………30
　　四、成熟期 ………………………31
　第二节　影响切口愈合的因素……31
　　一、全身因素 ……………………31
　　二、局部因素 ……………………32
　第三节　切口并发症的处理………32

第3章　围术期处理………………………34
　第一节　术前准备…………………34
　　一、一般准备 ……………………34
　　二、危险因素 ……………………35
　第二节　术后处理…………………37
　　一、常规处理 ……………………37
　　二、体位与活动 …………………37
　　三、各种不适处理 ………………38
　　四、饮食 …………………………38
　　五、缝线拆除 ……………………38
　第三节　术后并发症防治…………39
　　一、术后出血 ……………………39
　　二、术后发热 ……………………39
　　三、术后感染 ……………………39
　　四、切口裂开 ……………………40

第4章　腹腔镜外科基础………………41
　第一节　腹腔镜外科发展概况……41
　第二节　腹腔镜手术的病理生理
　　　　　改变………………………44
　第三节　建立气腹及腹壁提拉法…48
　　一、建立人工气腹 ………………48
　　二、腹壁提拉法 …………………50
　第四节　电刀和超声刀在腹腔镜
　　　　　中的应用…………………52
　　一、电刀 …………………………52
　　二、超声刀 ………………………55
　第五节　腹腔镜下缝合与打结……56
　第六节　诊断性腹腔镜检查………59

第七节　腹腔镜在腹部闭合性创伤中
　　　　的作用……………………63
第八节　正确认识腹腔镜手术的
　　　　并发症和中转开腹的指征……64

第5章　腹腔脓肿引流术……………67
　一、膈下脓肿引流术………………67
　二、肠间脓肿引流术………………69
　三、经直肠切开引流术……………70
　四、经阴道切开引流术……………71

第6章　肛门、肛管的手术……………72
　一、肛管的解剖……………………72
　二、会阴肛门成形术………………72
　三、肛门、肛管的手术……………74

第7章　腹外疝手术…………………84
第一节　腹股沟疝手术………………84
　一、腹股沟区的局部解剖与病的
　　　发病机制………………………84
　二、腹股沟斜疝修补术……………87
　三、绞窄性腹股沟斜疝手术………101
　四、腹股沟滑疝修补术……………102
　五、腹股沟直疝修补术……………105
第二节　股疝修补术…………………106
第三节　脐疝修补术…………………108

第8章　腹部损伤……………………111
第一节　腹部损伤的诊断技术………111
第二节　腹腔探查术…………………113
第三节　肝外伤的手术………………114
　一、概述……………………………114
　二、肝外伤单纯缝合术……………116
　三、肝填塞缝合术…………………119
　四、肝损伤的清创引流术…………119
　五、肝动脉结扎术…………………120
　六、肝切除术………………………120
　七、肝损伤并肝后下腔静脉及
　　　肝静脉主干破裂手术…………121

第四节　肝外胆管损伤修复术………124
第五节　胰腺外伤的手术……………125
　一、概述……………………………125
　二、胰腺裂伤缝合修复术…………126
　三、胰腺断裂切除术………………126
　四、胰头部合并十二指肠联合伤
　　　手术……………………………127
第六节　脾脏损伤的手术……………130
　一、概述……………………………130
　二、脾动脉结扎术…………………131
　三、脾修补术………………………132
　四、脾部分切除术…………………134
第七节　胃、十二指肠损伤的
　　　　手术…………………………136
　一、概述……………………………136
　二、胃损伤手术……………………136
　三、十二指肠破裂修补缝合及
　　　吻合术…………………………137
　四、十二指肠第2段严重损伤的
　　　重建术…………………………139
第八节　小肠损伤的手术……………140
　一、概述……………………………140
　二、肠破裂修补缝合术……………141
　三、小肠破裂切除、吻合术………141
第九节　结肠、直肠损伤的手术……143
　一、概述……………………………143
　二、结肠破裂外置及切除后
　　　造口术…………………………143
　三、结肠破裂修补和切除术………144
　四、直肠、肛管损伤手术…………145
第十节　腹部大血管损伤的手术……147

**第9章　胃、十二指肠的外科
　　　　解剖学**………………………151
　一、胃的外科解剖…………………151
　二、十二指肠的外科解剖…………153

第10章　胃部分切除术……………154
第一节　Billroth Ⅰ式胃大部

切除术……………………… 157
第二节　BillrothⅠ式胃大部切除
　　　　器械吻合法……………… 159
第三节　BillrothⅡ式胃大部
　　　　切除术…………………… 161
第四节　近端胃部分切除术……… 165
第五节　高位胃溃疡的手术……… 167
　一、高位胃小弯溃疡切除术…… 167
　二、贲门前溃疡切除术　……… 167
第六节　胃部分切除术的术后处理
　　　　和并发症………………… 168
　一、胃部分切除术的术后
　　　处理　……………………… 168
　二、胃部分切除术的近期
　　　并发症……………………… 168
　三、胃部分切除术的远期
　　　并发症　…………………… 171

第11章　十二指肠溃疡并发症的
　　　　处理…………………… 173
　一、溃疡穿孔修补术　………… 173
　二、十二指肠后壁溃疡出血
　　　手术　……………………… 173
　三、十二指肠溃疡旷置术　…… 175
　四、十二指肠残端造口置管术… 176

第12章　胃迷走神经切断术…… 177
　一、迷走神经干切断术　……… 177
　二、选择性迷走神经切断术　… 178
　三、保留幽门高选迷走神经
　　　切断术　…………………… 179
　四、迷走神经切断术的主要
　　　并发症……………………… 182

第13章　胃引流手术…………… 184
第一节　幽门成形术……………… 184
　一、幽门环肌切开成形术……… 184
　二、幽门缝合器法成形术……… 185
　三、胃十二指肠吻合术　……… 186

四、胃十二指肠吻合术　………… 186
五、胃十二指肠吻合术　………… 187
第二节　胃、空肠吻合术………… 188
　一、结肠前胃空肠吻合术……… 189
　二、结肠后胃空肠吻合术……… 190

第14章　十二指肠憩室及息肉的
　　　　手术…………………… 192
第一节　十二指肠憩室的手术…… 192
第二节　十二指肠息肉的手术…… 196

第15章　肠系膜上动脉压迫综合征
　　　　的手术　……………… 198

第16章　胃癌根治术……………… 201
　一、概述……………………… 201
　二、远端胃癌根2式胃次全切
　　　除术……………………… 202
　三、经腹近端胃癌根2式胃次全
　　　切除术　………………… 207

第17章　经腹全胃切除术………… 212

第18章　小肠手术……………… 220
第一节　解剖和生理概要………… 220
　一、小肠的外科解剖概要…… 220
　二、小肠的生理概要………… 220
第二节　小肠部分切除…………… 221
　一、概述……………………… 221
　二、对端吻合术……………… 222
　三、侧-侧吻合术……………… 222
　四、端-侧吻合术……………… 223
第三节　肠梗阻的手术…………… 224
　一、概述……………………… 224
　二、肠扭转手术……………… 225
　三、肠套叠手术……………… 226
　四、肠粘连松解术…………… 227
第四节　梅克尔憩室切除术……… 227

第 19 章　阑尾切除术 …………… 229

第 20 章　结肠手术 ……………… 236
　第一节　结肠的外科解剖概要 …… 236
　第二节　结肠部分切除 …………… 237
　　一、右半结肠切除术 …………… 237
　　二、横结肠切除术 ……………… 241
　　三、左半结肠切除术 …………… 241
　第三节　全结肠切除 ……………… 245
　　一、结肠、直肠全切除,永久性
　　　　回肠造口术 ………………… 245
　　二、全结肠切除,直肠黏膜剥离,
　　　　回肠肛管吻合术 …………… 248

第 21 章　直肠癌手术 …………… 252
　第一节　直肠肛管解剖概要 ……… 252
　第二节　直肠癌切除术 …………… 254
　　一、直肠、肛管经腹会阴联合
　　　　切除术 ……………………… 254
　　二、经腹腔直肠前切除术 ……… 259
　　三、拉出式直肠切除术 ………… 261

第 22 章　肝脏的解剖与生理 …… 264
　第一节　肝脏的外科解剖学 ……… 264
　第二节　肝脏的外科生理与病理
　　　　　生理 ……………………… 271

第 23 章　术前肝脏代偿功能和占位性
　　　　　病变的评估 ……………… 273
　第一节　肝脏功能的评估 ………… 273
　第二节　肝脏占位性病变的
　　　　　评估 ……………………… 274

第 24 章　肝脓肿的手术 ………… 276
　　一、肝脓肿穿刺引流及穿刺置管
　　　　引流术 ……………………… 276
　　二、肝脓肿切开引流术 ………… 277

第 25 章　肝包虫囊肿手术 ……… 279

第 26 章　肝切除术 ……………… 281
　第一节　肝切除术的概述 ………… 281
　第二节　肝切除术的显露 ………… 286
　第三节　肝切除出血的控制 ……… 287
　第四节　肝断面的处理及引流 …… 289
　第五节　各种类型肝切除术 ……… 290
　　一、肝楔形切除术 ……………… 290
　　二、肝部分切除术 ……………… 290
　　三、肝左外叶切除术 …………… 292
　　四、左半肝切除术 ……………… 295
　　五、肝左三叶切除术 …………… 298
　　六、肝右后叶切除术 …………… 300
　　七、肝中叶切除术 ……………… 301
　　八、右半肝切除术 ……………… 303
　　九、肝右三叶切除术 …………… 306
　　十、肝尾叶切除术(肝 1 段
　　　　切除) …………………… 308
　　十一、肝癌合并门静脉癌栓的
　　　　　切除术 …………………… 313
　第六节　肝海绵状血管瘤手术 …… 315
　　一、血管瘤缝扎术 ……………… 315
　　二、肝海绵状血管瘤切除术 …… 317
　　三、右三叶肝血管瘤切除术 …… 317
　　四、左三叶肝血管瘤切除术 …… 319

第 27 章　肝癌去动脉疗法 ……… 323
　　一、肝动脉结扎及栓塞术 ……… 323
　　二、间隙性肝动脉阻断术 ……… 325
　　三、肝血管埋入式药物输注装置
　　　　植入术 ……………………… 326

第 28 章　胆道外科的解剖及其
　　　　　变异 ……………………… 330

第 29 章　梗阻性黄疸的围术期
　　　　　处理 ……………………… 340
　　一、术前分析 …………………… 340
　　二、术前准备 …………………… 341
　　三、术后并发症及预防 ………… 342

第30章 胆道外科的术前评估 ········· 344
  一、确定诊断与了解相关的
     重要脏器 ············· 344
  二、术前准备与麻醉选择 ····· 345
  三、术式及相关问题分析 ····· 346

第31章 胆囊手术 ············· 348
  第一节 胆囊造口术 ········· 348
  第二节 胆囊切除术 ········· 350
    一、概述 ············· 350
    二、顺行胆囊切除术 ····· 350
    三、逆行胆囊切除术 ····· 352
    四、顺逆结合法胆囊切除术 ····· 353
    五、胆囊部分切除及黏膜烧灼 ····· 353
    六、胆囊切除术的术中注意
     事项 ············· 354
  第三节 重视开腹胆囊切除术 ····· 355

第32章 胆道探查造口术 ············· 357
  第一节 胆道探查术 ········· 357
    一、概述 ············· 357
    二、肝脏的探查 ····· 358
    三、肝外胆道探查 ····· 359
    四、术中胆道造影 ····· 360
  第二节 胆总管探查造口术 ········· 361

第33章 胆总管囊肿手术 ············· 368
  一、概述 ············· 368
  二、胆总管囊肿与十二指肠
    吻合术 ············· 368
  三、胆总管囊肿与空肠吻合术 ····· 369
  四、胆总管囊肿切除术 ····· 370

第34章 术后胆管狭窄修复手术 ····· 373
  第一节 胆管狭窄的分类与术前
    评估 ············· 373
  第二节 胆管狭窄修复术 ········· 374
    一、胆总管狭窄整形术 ····· 374
    二、胆总管对端吻合术 ····· 375

    三、肝圆韧带修复术 ············· 376
    四、胆囊瓣修复术 ············· 378
    五、胆管带蒂空肠瓣修复术 ····· 379
    六、带蒂胃壁瓣修复术 ····· 381

第35章 肝门部胆管狭窄修复术 ····· 384
  第一节 肝胆管成形术 ········· 384
  第二节 高位胆管空肠吻合术 ····· 386
    一、汇合部肝胆管空肠吻合术 ····· 386
    二、左肝管空肠吻合术 ····· 387
  第三节 肝方叶切除和双侧肝胆管
    空肠吻合术 ············· 389

第36章 肝外胆管癌的手术治疗 ····· 392
  第一节 胆囊癌的手术 ········· 392
    一、胆囊癌根治术 ····· 392
    二、晚期胆囊癌根治术 ····· 394
  第二节 胆管上端癌的手术 ········· 397
    一、临床病理分型 ····· 397
    二、胆管上端癌根治性切除术 ····· 397
  第三节 胆管上端癌置管引流术 ····· 403

第37章 肝胆管结石的手术 ········· 406
  第一节 肝胆管探查术 ········· 406
  第二节 肝内胆管结石清除术 ····· 407
  第三节 肝部分切除术 ········· 409
    一、概述 ············· 409
    二、肝左外叶切除术 ····· 409
    三、肝左叶(左半肝)切除术 ····· 409
    四、肝右叶切除术 ····· 410
    五、肝段切除术 ············· 410

第38章 经十二指肠 Oddi 括约肌
    成形术 ············· 413

第39章 胆肠吻合内引流术 ········· 417
  第一节 胆囊空肠吻合术 ········· 417
    一、概述 ············· 417
    二、胆囊空肠 Roux-en-y 吻合

术 …………………………… 417

　三、胆囊空肠襻式吻合术 ……… 417

第二节　胆总管十二指肠吻合术…… 419

第三节　胆管空肠 Roux-en-y 吻
　　　　合术……………………… 421

第四节　间置空肠段胆肠吻合术…… 424

　一、间置空肠胆管十二指肠
　　　吻合术…………………… 424

　二、间置空肠段胆管空肠吻
　　　合术……………………… 425

第五节　盲襻式 Roux-en-y 胆管空肠
　　　　吻合术………………… 425

第六节　人工乳头间置空肠胆肠
　　　　吻合术………………… 427

　一、空肠人工乳头成形术 …… 427

　二、间置空肠人工乳头胆总管
　　　十二指肠吻合术 ………… 428

　三、人工乳头间置肠胆管空肠
　　　吻合术 ………………… 430

第40章　胆道再次手术 ………… 433

第41章　老年患者胆道术后并发
　　　　症 ……………………… 437

第一节　老年患者的胆道手术……… 437

第二节　胆道术后并发症…………… 438

　一、胆道术后感染 …………… 438

　二、术后胆道出血 …………… 439

　三、术后应激性溃疡 ………… 439

　四、胆汁性腹膜炎和胆漏 …… 439

　五、手术后黄疸 ……………… 440

　六、多器官功能衰竭 ………… 440

　七、残余结石 ………………… 440

　八、胆总管引渡的并发症 …… 441

第42章　胰腺的外科解剖与生理 … 442

　一、胰腺的发育 ……………… 442

　二、胰腺与毗邻关系 ………… 443

　三、胰管 ……………………… 443

　四、胰腺的血管 ……………… 445

　五、胰腺的淋巴引流 ………… 446

　六、胰腺的生理概要 ………… 446

第43章　急性坏死性胰腺炎的
　　　　手术 …………………… 448

第44章　胰腺假性囊肿内引流术 … 454

　一、囊肿 - 空肠 Roux-en-y 吻合
　　　术 ………………………… 454

　二、囊肿胃吻合术 …………… 455

　三、囊肿十二指肠吻合术 …… 456

第45章　慢性胰腺炎的手术 …… 458

第一节　远端胰腺次全切除术 …… 458

第二节　保留十二指肠胰头切除术
　　　　（Beger 手术） ………… 461

第三节　胰管引流术 ……………… 462

　一、纵行胰管空肠吻合术 …… 462

　二、胰尾切除,胰断端空肠
　　　吻合术 …………………… 464

第46章　胰十二指肠切除术 …… 466

　一、Whipple 手术 …………… 466

　二、Child 手术 ……………… 474

　三、保留幽门的胰十二指肠
　　　切除术 …………………… 475

第47章　胰体尾部癌切除术 …… 478

第48章　胰腺神经内分泌瘤的
　　　　手术 …………………… 482

第一节　胰岛素瘤手术 …………… 482

　一、概述 ……………………… 482

　二、胰岛素瘤剜出术 ………… 483

　三、胰体尾部切除术 ………… 484

第二节　胃泌素瘤手术 …………… 486

第49章　脾脏的解剖与生理 ……… 489

第 50 章　脾切除术 …………………… 492

第 51 章　门脉高压症手术 …………… 498

第 52 章　门 - 奇静脉断流术 ………… 503
　　一、贲门食管周围血管离断术 …… 504
　　二、横断食管或胃底的联合
　　　　断流术 ………………………… 506

第 53 章　门 - 腔静脉分流术 ………… 509
　　一、门 - 腔静脉端 - 侧吻合术 …… 509
　　二、门 - 腔静脉侧 - 侧分流术 …… 513
　　三、间置人造血管门 - 腔静脉
　　　　桥式分流术 ………………… 514

第 54 章　脾 - 肾静脉分流术 ………… 516
　　一、近端脾 - 肾静脉吻合术 ……… 516
　　二、远端脾 - 肾静脉吻合术 ……… 519

第 55 章　经颈内静脉肝内门 - 体
　　　　　分流术 ………………… 522

第 56 章　布 - 加综合征手术 ………… 526
　　一、经皮下腔静脉成形内支
　　　　撑术 ………………………… 527
　　二、肝静脉开口成形内支撑术 …… 527
　　三、经右心房破膜术 …………… 528
　　四、腔 - 房转流术 ……………… 530
　　五、肠 - 房分流术 ……………… 532
　　六、下腔静脉隔膜切除成形术 …… 533

第 57 章　腹膜后肿瘤切除术 ………… 536

第 58 章　肝移植概述 ………………… 540
　　一、适应证 …………………… 540
　　二、禁忌证 …………………… 542
　　三、术前准备 ………………… 542
　　四、术后处理 ………………… 543

第 59 章　肝移植术 …………………… 545
　　第一节　供肝切取术 …………… 545
　　　　一、脑死亡者供肝切取术 …… 545
　　　　二、无心搏供者肝切取术 …… 549
　　　　三、供肝修整术 …………… 550
　　第二节　受体病肝切除术 ……… 552
　　第三节　经典原位肝移植术 …… 555
　　第四节　背驮式原位肝移植术 … 561
　　　　一、背驮式原位肝移植的肝
　　　　　　切除术 ……………… 561
　　　　二、背驮式原位肝移植术 …… 563
　　第五节　减体积性肝移植术 …… 564
　　　　一、减体积供肝的切取和修整 … 565
　　　　二、减体积供肝植入术 …… 566
　　第六节　辅助性原位部分肝移植 … 568
　　第七节　劈离式肝移植术 ……… 569
　　第八节　活体部分肝移植术 …… 570
　　　　一、概述 …………………… 570
　　　　二、活体供肝左外叶切取手术 … 571
　　　　三、活体供肝左半肝切取术 … 573
　　　　四、活体供肝右半肝切取术 … 575
　　　　五、活体部分供肝移植入术 … 577

第 60 章　肝移植的现状与展望 ……… 581

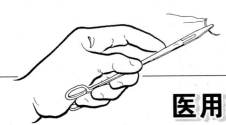

第1章

医用缝线与切口缝合技术

Medical Suture and Suture Technique

第一节　外科常用缝合线

手术切口缝合线与外科学有着同样远久的历史,许多世纪以来,人类在寻找缝合线材料上做了很多尝试。随着科学的发展,医用缝线也在不断更新,尤其是近 30 年来随着科学技术进步和外科发展的需要,无论是缝线的品种和质量都有飞速的发展,现已有大量的缝合线可供使用,掌握其特点和使用方法,已成为现代外科医生的基本要求。

一、医用缝线的质量要求

缝合线的主要功能给予伤口闭合支持,促进其愈合,同时用于组织结扎和固定,尽管目前有其他手段可代替缝合的应用,如粘合剂、组织固定钉等,但组织缝合仍是传统外科的主要手段之一。

理想的医用缝线材料应具备:①在伤口愈合过程中能维持足够的强度;②伤口愈合后可自行吸收,不留下异物;③不产生组织的炎性反应;④无刺激性和致癌性;⑤易打成安全牢固的结;⑥易于染色,灭菌消毒,制作方便,价格低廉,能大量生产等。由于材料的来源不同,必然有不同的选择,这就取决于外科医生的习惯和判断来综合考虑。

二、医用缝合线材料的特点

医用缝合线材料的特点可根据其物理性

和生物学特点来区分。有单股和多股的两种缝合线。多股缝合线是将单股线纺织而成便于打结,但股间隙可成为细菌的庇护所,使感染的机会增加。

1. 张力强度是指横断 1 根线所需的拉力。缝线材料的张力强度使用"0"的多少来表示,横断面直径越小则"0"越多(2-0 的尼龙线较 6-0 的尼龙有更大的直径,也就有更大的张力强度。

2. 结的强度是指造成一个结滑动时所需的力量。这直接取决于缝线材料的摩擦系数。

3. 弹性和可塑性也是缝合线的重要性能。弹性是指在被拉长后重新恢复到原来的形状和长度的自身能力。可塑性是指一种材料被拉长时伸张,但当外力不存在时,则难以恢复到原来的长度,因此当伤口水肿消退时,缝线变得松动,不易保持伤口的对合。

4. 记忆性是与弹性和可塑性相对的,它是指一种材料被使用后恢复其原来的固有能力,具有越高记忆性的材料,越僵硬,越难掌握,结也就越不易打紧。

5. 组织反应性是指伤口里存在的异物引起的炎性反应。这种反应存在于术后 2~7 天(笔者曾遇 1 例胆道术后患者,术后 3 个月已愈合的创口线结开始排出,并长达术后两年,其间更换敷料,最后创口内线结全部排除,最终创口愈合)。

6. 缝线的流体吸收和毛细管现象是引起感染并发症的两个主要方面。流体吸收是指缝合线被侵入体液后吸收水的能力。毛细管现象是指被吸收的流体沿着线传播的范围。多股纤维缝线比单股纤维缝线通常有更大的毛细管现象,因此更易引起感染并发症。

三、医用缝线的分类

按所用材料的来源,可将缝合线分为天然材料缝合线、金属材料缝合线、合成材料缝合线三类。按材料的物理形态可分为单股缝合线和多股缝合线。目前最常用的分类是将缝合线按其生物降解性分成可吸收缝合线和非吸收缝合线两大类。欧美等国家药典亦按此法分类。

四、非吸收性缝合线

非吸收性缝合线是指不易被组织吸收的缝合线。但部分非吸收性缝合线,如天然材料缝合线等最终都可被降解。

1. 非吸收性天然材料缝合线 医用丝线由蚕丝涂蜡后纺织成的多股线,属于动物蛋白,为生物性不吸收缝线,它在组织内能保持张力强度1年左右时间,经数年后才被吸收,主要用于血管结扎,胃肠道手术及筋膜的缝合等。

2. 金属缝合线 它具有抗张强度高,组织反应小,在组织内不改变性能并易于消毒灭菌而不变质。对老年、体弱、晚期癌肿手术的患者,采用金属缝线减张缝合腹壁切口裂开后的再缝合是最为理想的缝合材料。但由于金属缝合材料在使用时操作起来费时间,需要精细的打结技术等,故在传统外科手术中已不常用。微创手术如腹腔外科中所使用的钛夹、各种吻合器以及不锈钢材料制作的吻合器用的"钉",现已普遍用于胃

肠道手术。

3. 合成的非吸收性缝合线 合成的非吸收性缝合都具有较高的强度和较低的杨氏模量(杨氏模量越低,它的柔韧性越好),它在体内维持强度的时间比丝线长,操作性能也好。但为保证安全性,打结应多几个,常用有以下几种:①尼龙缝合线;②涤纶缝合线;③普罗纶(聚丙烯)缝合线;④泰氟隆缝合线;⑤超高分子量聚乙烯缝合线;⑥聚丁烯酯缝合线。

另外一些合成的非吸收改缝合线还在研究中,目前尚未正式应用。

五、可吸收性缝合线

可吸收性缝合线又称为生物可降解性缝合线,是指用于体内60天内失去其大部分张力强度的缝合线,具有一定的机械程度,良好的组织相容性,易于处理,并在3~6个月内逐渐自行降解吸收,是目前较理想的外科缝线。可吸收手术缝合线根据材料来源分为天然及人工合成两大类。

1. 天然胶原可吸收缝线 ①肠线:商品名为CATGUT,含有大约1/3甘氨酸,1/3的脯氨酸,羟脯氨酸及1/3其他氨基酸的蛋白,多由羊的小肠黏膜下结缔组织或肠浆膜层结缔组织制成。②再生纤维胶原缝合线:将牛皮或肌腱置于强酸中分解,再放到醋酸中软化,所得的黏胶通过挤压、拉丝、捻制、干燥制成的再生胶原纤维缝合线,简称为胶原缝合线。

无论是肠线还是再生纤维胶原缝合线,在体内的组织反应都相近,在缝合线周围浸润细胞分泌酶的作用下,发生水解及胶原分解而失去强度,最后由蛋白水解酶作用;分解成氨基酸为机体所代谢。

2. 人工合成可吸收高分子聚合物缝合线 最初外科医师选择应用肠线作为可吸收性缝合线并非因为它质量好,而是没有其他选择的余地,尽管人们先后对肠线做了各

种改进,但肠线仍很难满足外科发展的需要,促使人们用合成材料作为可吸收性缝合线方面进行探索。合成可吸收缝合线首先由美国 1962 年研制成功,1970 年上市,近 30 年来发展较快,使用很广。最常用的有以下几种:①α- 聚酯类:a. 特克松(聚羟基醋酸, polyglycolic acid,PGA)缝合线;b. 维克列尔(聚乳酪羟基醋酸)缝合线;c. 聚二氧杂环乙酮(PDS)缝合线;②聚碳酸亚丙基酯缝合线;③多糖类:该类外科缝线适合于肝胆胰及泌尿外科,是较理想的手术缝合线;④微生物聚酯类缝线是理想的外科缝线。目前,可吸收性缝合线的研究正在积极的进行,以满足临床外科的发展。

第二节　伤口缝合技术

术者要将手术切口准确和可靠的对合,以求获得最佳的愈合效果,必须选择适当的缝合技术。对于任何切口都有不止一种的缝合方法,掌握缝合技术的要领,是对年轻外科医师的基本要求。

一、切口缝合技术的要求

伤口缝合技术,包括使伤口最大限度的外翻,在伤口愈合的整个过程中保持张力。研究表明,被缝合的伤口切缘在伤口发生收缩时的自然趋势是内吸,所以缝合伤口时将伤口的切缘外翻是极为重要的。外翻的伤口切缘内愈合后就成为扁平瘢痕。如缝线太紧留线的时间又长就可形成缝线压缩的痕迹。因此,伤口对合的能力及可能造成缝线的痕迹是选择缝合技术时考虑的主要因素。

二、缝合技术的物理性质

经过缝合技术的物理性质的研究与探讨,可发现以下情况:

1. 缝线的直径增加,缝合的张力增加较小或基本不增加,在同种材料中细缝线张力较大,所承受的最大负荷小。

2. 缝合打结的研究发现,较细的缝线在滑结上增加一个结等同于方结,而外科结牢固强度不大于方结,对于较粗的缝线三重滑结和两重方结的牢固程度均不同于三重方结。

3. 另有研究发现,伤口中粗缝线引起的异物反应比多结细线的大,所以在张力较小的皮肤伤口,用细线方结缝合添加一结的方法既牢固组织反应又小。

三、常用的缝合技术

1. 间断缝合(interrupted suture)　间断缝合法(图 1-1A)是外科医生常选择缝合切口的方法。此法在皮肤的表面易造成明显的痕迹。它的一个优点是在埋入缝合造成皮缘不平时,能选择性的调整伤口边缘的高度,使皮肤尽可能地对合。

2. 褥式缝合(mattress suture)　又分为垂直褥式缝合(vertical mattress suture)(图 1-1B)和水平褥式缝合(horizontal mattress suture)(图 1-1C)。利用于伤口需要更多的外翻时,前者在简单的间断缝合后,在伤缘处多穿一针以确保在伤缘处对合和外翻,后者则是两个间断缝合联合而成。其优点是减少孔腔和增加通过伤口的张力强度。缺点是切口切缘的对合困难,如缝线不较早拆除,可形成明显的缝线痕迹。

3. 皮内缝合(intradermic suture)　在真皮层妥善缝合,可使创缘紧紧结合(图 1-1D)。方法是先从切口的一端进针,然后交替经过两侧切口边缘的皮内穿过,到切口的另一端出针后,将缝线拉紧,切口即可对合,两侧可行蝴蝶结固定。其优点是切口对合好,可用于面部、皮肤外露及易形成缝线瘢痕的切口。

4. 半埋入式缝合(half buried mattress suture)主要用于皮瓣尖端，不压迫皮下血管而防止缺血性坏死(图 1-1E)。此法由较丰富血液供应侧的皮缘进针，垂直向下穿入，在真皮上部拔出，然后将针由真皮层上部穿入皮瓣侧并水平穿过，拔出后再返回到非皮瓣侧的真皮层，最后针垂直穿出皮肤，在非皮瓣侧打结。该缝合方法的主要缺点是因技术操作上的困难而容易造成伤缘高度和长度的误差。

5. 埋入垂直褥式缝合(buried vertical mattress suture)　是和垂直褥式缝合一样使伤口外翻的一种埋入缝合(图 1-1F)，只是缝线不露在皮肤外。此法外科医师较少应用。

6. 连续缝合　是通过沿着伤口长度使张力均匀分布而快速牢固的缝合方法，以防在任何部位造成过紧(图 1-1G)。此方法主要用于由埋入法所造成的极低张力的对合伤口。其缺点是缝线不能间断拆线，以防缝线全部松开。为了节省时间，此法是有一定价值的。

7. 减张缝合(relaxation suture)　适用于缝合处组织张力大，全身情况差时防止伤口裂开，多用于腹壁伤口减张(图 1-1H)。在切口 2.5~3cm 处进针，经腹直肌后鞘再由对侧以相同的厚度及宽度处穿出，结扎前将缝线穿一段橡皮管以防皮肤割裂，松紧适度，以免影响组织血运。

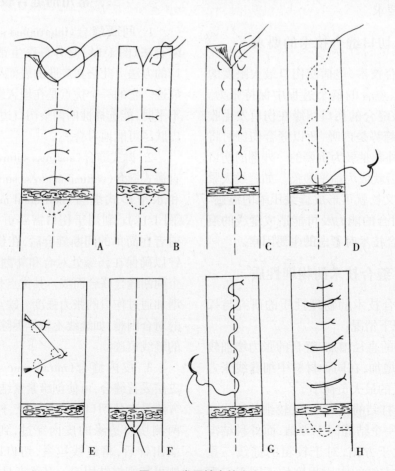

图 1-1　常用缝合技术

第三节 基本技术及技巧

本篇基本技术知识主要是针对青年医生,帮助初级外科医生尽快掌握外科手术的基本技巧。任何一台外科手术都离不开基础手术操作,都是有无数个基本动作组合而成一体,包括切开、打结、缝合等。这些都是有创的操作,一旦某一环节失误,后果可能十分严重。对于刚进入外科的年轻医生来说,这些基础操作尤为重要,这是"三基,三严"中的重要环节,只有扎实的基本功才能更好的完成手术,更快的提高手术技巧,成为优秀的外科医生。

一、打 结

基本的手术操作包括切开组织、止血、缝合。止血的主要方法是结扎和缝扎,均需要打结。有人说平均打每个结需要8~9秒,因此打结技术的好坏及正确与否对手术进程是否流畅至关重要。

1. 打结的原则 打结时不能过分牵拉或上提,否则易造成组织裂伤或断裂,甚至打结失败(图1-2)。

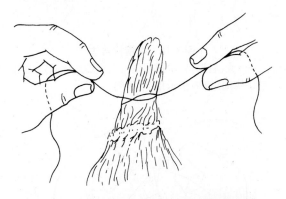

图1-2 打结时过分牵拉或上提造成组织断裂

打结不能松弛,更不能过紧,以避免造成组织被切割,一旦血管被切割即可能出血(图1-3)。打结速度可以决定手术时间的长短,但应适中,要似慢实快,犹如太极运作一样。

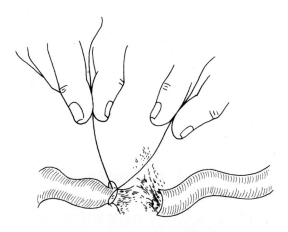

图1-3 打结时组织被切割,血管断裂出血

结扎线抻拉力度适中,不能使线断裂,否则再次结扎可能造成不必要的难度。

术中打结的目的:一个完整的结至少有3个单节构成(图1-4),即使是完整的两个单节也不确实。

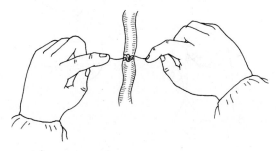

图1-4 一个完整的结至少有三个单节构成,即使是完整的两个单节也不确定

结扎线的处理:缝线结扎后一般情况下直接剪断,尤其是血管结扎时,否则牵拉、撕裂会造成出血。剪断结扎线时可用止血钳或蚊氏钳钳夹(图1-5)。

2. 结扎的方法 结扎最少由两个结组成,结的种类多,分正结、反结、滑结、外科结。其中反结术中很少用,应根据情况选择最合适的打结方法。

(1)单手示指打结法:优点:适于深部狭

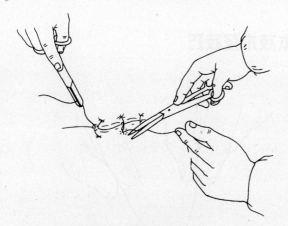

图 1-5　结扎后缝线剪断

窄处打结。缺点:有张力的位置结易松弛,应
根据手指的不同分为示指和中指协同打结法
(图 1-6~9)。

　　(2) 中指打结法(图 1-10~12)。

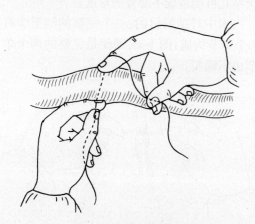

图 1-6　单手示指打结法
右示指外旋,线端旋到示指的背侧

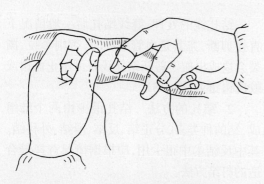

图 1-7　两线交叉,右手示指屈曲

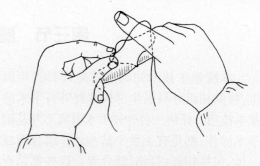

图 1-8　将自由线端挑出

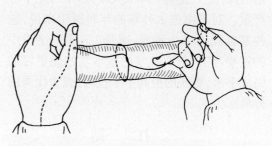

图 1-9　右手拇指、示指抓住自由线端,拉出打结

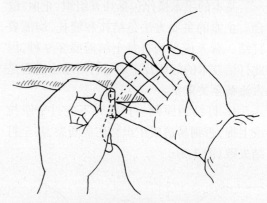

图 1-10　中指打结法
右手外旋,右拇指、示指握住自由线端线尾固定线端
(左手线端),在右手示指、中指侧

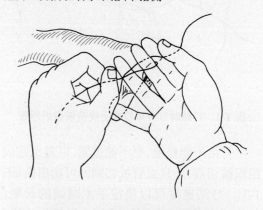

图 1-11　自由线端勾到中指背侧

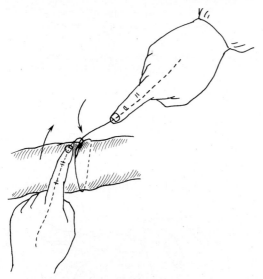

图 1-12　内旋完成打结

（3）双手打结法：优点：能保持打结过程中结的紧张度，在一般情况下适用于张力大的部位打结。有学者称其为紧张结。双手打结两线端均为游离线端，两只手均需参与打结过程，无明显自由线端与固定线端的区分。

（4）左手打结法（图 1-13~20）。

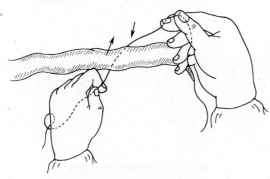

图 1-13　左手打结法

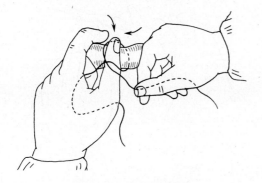

图 1-14　两线交叉成环

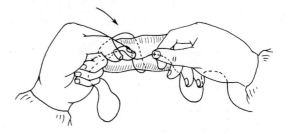

图 1-15　左手示指于线环下方将环侧左手线挑起

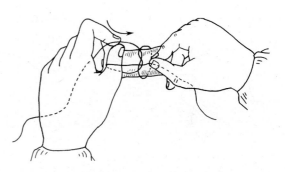

图 1-16　逆时针方向旋转,两线交叉形成线环

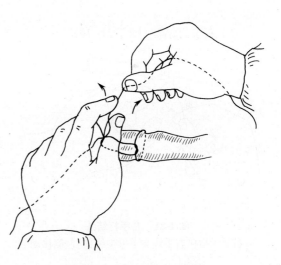

图 1-17　将右手线向上提起

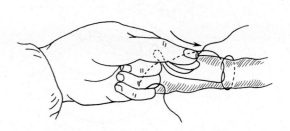

图 1-18　将右手线远端送入线环内

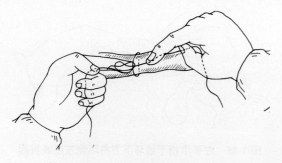

图 1-19　系紧第 2 个结

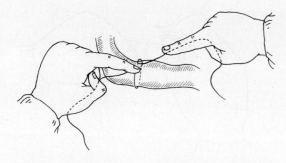

图 1-20　右手在对侧、左手在身前打结，以确保是正结

（5）右手打结法（图 1-21~29）。

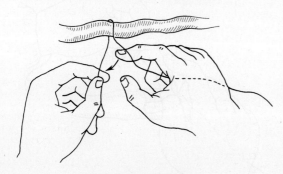

图 1-21　右手打结法
右手示指在右手线端下方勾线，向左侧移动

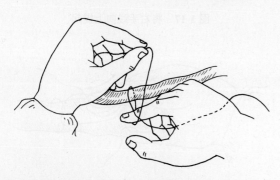

图 1-22　形成右手示指在其中的结扎线环

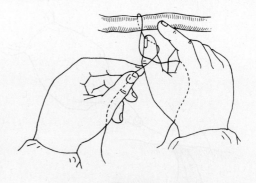

图 1-23　示指同拇指交换位置

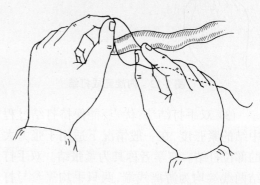

图 1-24　左手线上提，右拇、示指提住左手线远端

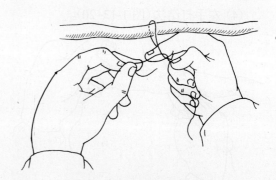

图 1-25　再次握住左手线端

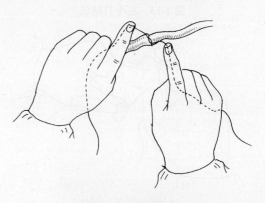

图 1-26　单结完成

8

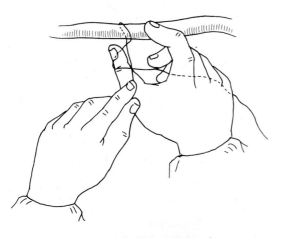

图 1-27　右拇指在结扎线环内

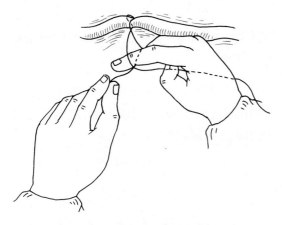

图 1-28　将指环中的拇指换成示指

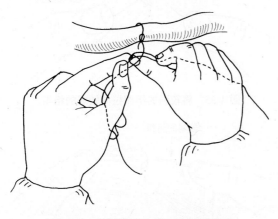

图 1-29　右拇指放在线环中系结完成

图 1-29 是具有代表性的打结方法。但在临床手术过程中，应根据术中具体情况，包括持线的方向及位置等，选择最适当的打结方

式。打结方式因人而异，不同的施术者，不同的医院也不同，其最终目的是为手术服务的。

结扎的技巧：打结的目的就是系线，系线一定要紧，过松就达不到系线的目的。但特殊情况下的组织系线一定要适当，过紧可能裂断组织。拉紧结线的两端系线时，两线端用力要均匀，才能形成正确的结（图 1-30）。

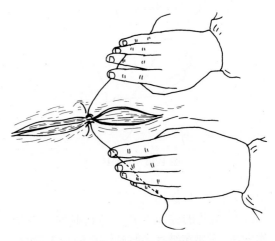

图 1-30　系结时均匀用力

可巧妙的利用滑结。结扎组织时特别是管腔组织，强调要正确完善打结，如出现滑结意味着松弛。但在某些特殊场合，如组织张力大，较脆弱，深部不宜操作结扎时，可采用松弛的打结方法，打好后用手指压紧，再加上一个单结来完成固定（图 1-31）。滑结的利用平时要多练习，没有一定的经验，特别是主要部位不能轻易利用。

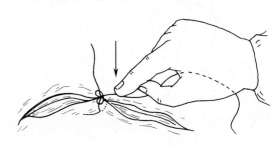

图 1-31　巧妙利用滑结

（6）外科结：打第一个结时线交叉两次，第二个单结打普通的结，就构成了外科结（图 1-32）。外科结不易松动，结扎实在，尤其组

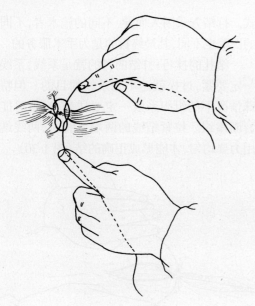

图 1-32　外科结

织张力较大时,选用实为有效。

3. 结扎的注意要点　结扎时要注意操作方法,不要在结扎中将被结扎的组织撕裂,以造成出血给手术带来麻烦。

系线时三点一线:即拉线支点的两侧示指前端的两点和被结扎组织的某一点。三点一线上就不易使被结扎组织牵拉撕裂(图1-33)。如系线时三点不在一条线上,向上牵

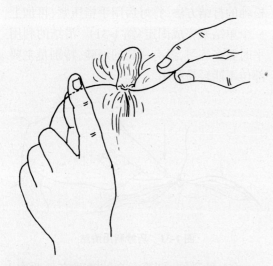

图 1-33　系线时三点一线:即拉线支点的两侧示指前端的两点和被结扎组织的某一点。三点一线上就不会被结扎组织牵动而致撕裂

拉就会撕裂被结扎的组织(图 1-34)。

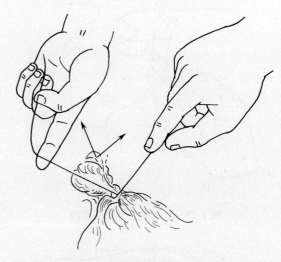

图 1-34　三点不在一条线上,向上牵拉就会撕裂被结扎的组织

注意打结时的用力方向,一般应将较强的组织拉向较弱的组织做单结,以保护较弱的组织不被撕裂(图1-35~36)。

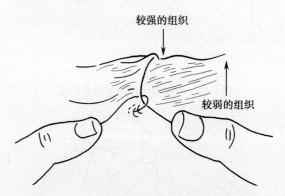

图 1-35　将较强的组织拉向较弱的组织

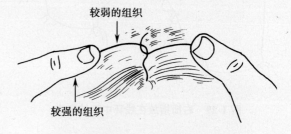

图 1-36　将线拉向对侧较弱的组织打结

缝合时避免撕裂组织:在缝合时助手持缝线的自由线头做好打结的准备(图1-37),

等待术者拔出针线后,尽快干净利落地捏住缝针侧的线端,立即完成打结(图1-38)。

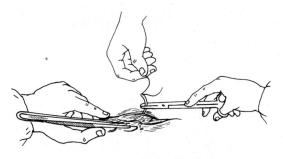

图 1-37　助手持缝合线的自由线端

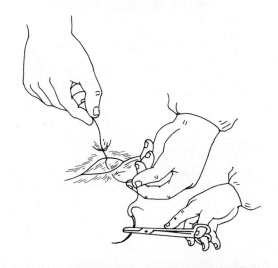

图 1-38　术者拔出针后,提住针头线端立即打结

打结时示指前端压在结扎线上,缓缓系线,由于示指缓冲了牵拉的动作,使之结扎线和被结扎组织不易断,更加快了打结的速度(图1-39)。

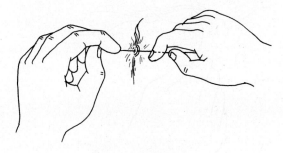

图 1-39　缓慢系线

如果用拇指系结,手的力量直接传递到线上,不仅结扎线和结扎组织易断,且操作的

姿势也不舒展(图1-40),应尽量避之。

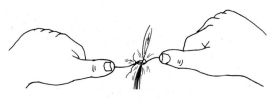

图 1-40　拇指系线

指尖持线打结较易,单手打结第一个单结用右手示指勾手结(或左手示指勾手结)时,右手线用拇指和中指捏住,右手线靠近示指指甲侧面,使之示指挑起右手线时容易,右手靠近中间位(图1-41)。如果右手线靠近示指的掌侧,示指的指尖挑线就困难,使右手过于外展(图1-42)。

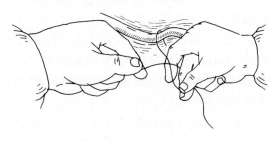

图 1-41　右手示指勾手结

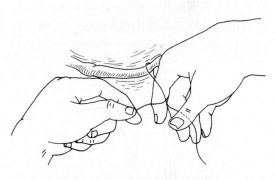

图 1-42　右手过于外展挑线困难

打结时要让打结者看到钳夹(除深部不能看到,只靠打结者的触觉与持钳者配合完成外),这是指用止血钳钳夹组织时,助手或持钳者将止血钳向上抬或将止血钳前端朝向结扎者,以便能看到钳尖端,使结扎线顺利的绕过被结扎组织上,结扎确切(图1-43)。如果止血钳上移配合不充分,致使被结扎的组

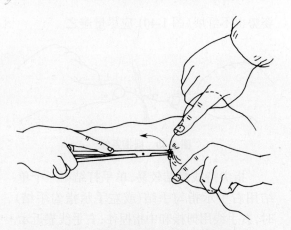

图 1-43　结扎线绕过钳尖结扎在组织上

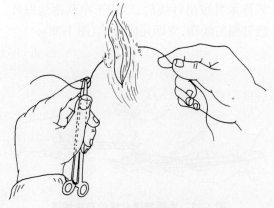

图 1-45　自由线端右手结扎

织和止血钳不能足够的分离,可能和钳尖结扎一起,不但结扎不可靠,且可带来麻烦。

结扎线过短的打结方法:当在结扎时结扎线断裂或结扎线过短不便打结时,可用止血钳或持针器辅助,夹住固定线端,增长自由线(图 1-44)。用固定线端的手(此时左手为常用)来把持固定线端的血管钳或持针器,自由线端用右手(常用)打结(图 1-45)。

也可系右手的持针器作为自由手:结扎线以持针器轴从持针器的身体侧向上绕,经对侧到下面做线环,再用持针器夹自由线端,将自由线从线环中拔出(图 1-46)。再将自由线端从线环中夹出,做第 1 个单结(图 1-47)。

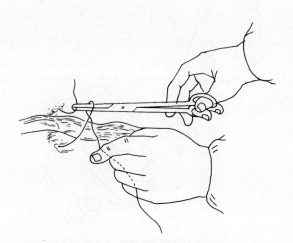

图 1-46　从线环中拔出自由线端

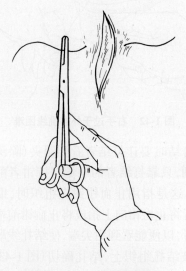

图 1-44　钳夹线尖端固定

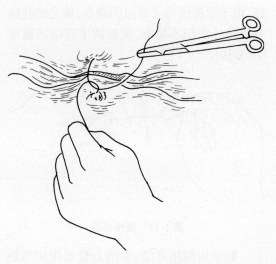

图 1-47　打第 1 个结

第二个单结与第一个单结相反,持针器向对侧,结扎线以持针器为轴,从上面经身体侧到下面做线环,用持针器夹持自由线端(图1-48),持针器向对侧方向拔出缝合线,完成结扎(图1-49)。

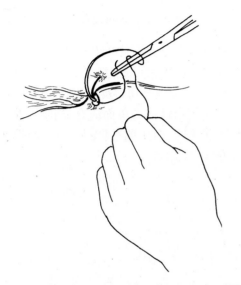

图 1-48　用持针器夹自由线端

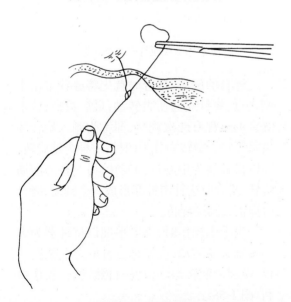

图 1-49　完成打结

二、缝　合

1. 持针器　缝合需要持针器夹持带线的缝合针来完成。持针器两脚所在的面称为脚面,持针器夹持固定缝合针的面称为咬合面,这两个面是垂直的。持针器夹持的缝合针的直径与脚面的方向一致,咬合面与持针器两脚中点的连线是持针器的长轴,缝合时进针点与出针点的连线称为缝合线,此两点所在的组织面称为缝合面,手术时切口与缝合线是垂直的,所含针的平面称为针面(图1-50)。缝合时缝合针在组织内,按顺时针方向旋称为正针(图1-51)。缝合时缝针在组织内按逆时针方向旋转称为反针(图1-52)。

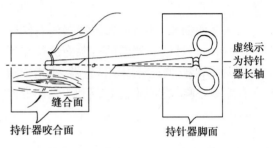

图 1-50　持针器各部位名称及位置关系

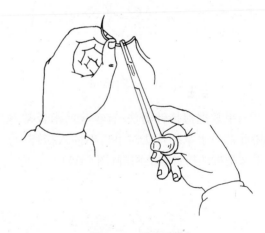

图 1-51　手持正针

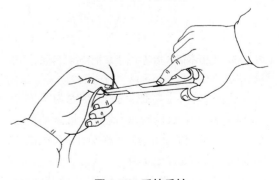

图 1-52　手持反针

手指把握持针器法:适于外科施术者初级阶段。手指把持法是将拇指插入持针器的左侧圈,环指插入右侧圈中,示指的指端附持针器的右侧面(图1-53)。

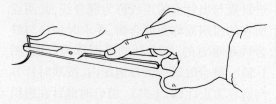

图1-53 手指与手掌把持法

从掌侧面看,环指插入持针器的右侧圈中,手指与持针器右侧圈的接触面部位在远端指尖关节,此便充分固定持针器,小指依附在右侧圈外侧,辅助固定,以便利于精确的操作(图1-54)。

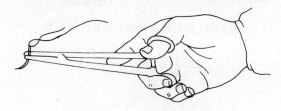

图1-54 从掌侧面观

手掌把握持针器法:有经验的术者常选用此法。手掌把持法时手指不插入指环中,手掌把握住持针器的两脚(图1-55)。

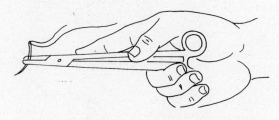

图1-55 手指不插入指环中,手掌把持持针器的两脚

从侧面看,手掌把握持针器更为牢固稳当,缝合时不会松动脱落,此便于远距离的操作。无论何种方式把持针器操作,都取决于医师的个人经验(图1-56)。

2. 缝合针 临床通常使用的是弯针,针

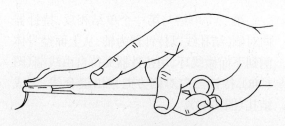

图1-56 从侧面看更牢固

的弯曲呈弧形,该圆弧可作为圆周的一部分,把这圆称为缝合针圆。缝合分为单面缝合、双面缝合。如缝合切口皮肤黏膜时由一侧进针,同一侧出针称为单面缝合;当吻合血管、胆管、肠管时,由一侧进针,另一侧出针称为双面缝合(图1-57)。

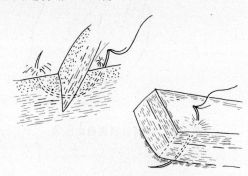

图1-57 双面缝合及单面缝合

缝合的旋转:缝合时首先将缝针定位于刺入点,将针立起使之转动,最后拔针,整个缝合的过程有两次旋转,即称为刺入旋转和拔除旋转。旋转亦分为两种:一种为轴旋转,即以持针器为中心进行旋转;另一种为圆周旋转,缝合时进针出针亦形成一个圆周,缝合时即依其圆周旋转。

当手术操作时,不能单纯以持针器为中心做轴旋转运动,应与缝合针的弯曲弧度一致,做圆周旋转运动,动作自然,缝合操作顺利(图1-58)。

外科医生的手腕、手和持针器的轴保持方向一致,行圆周旋转缝合是很重要的,有学者称之为作业轴。较正确的缝合时示指应稍屈曲,腕关节不背曲,或者轻度弯曲;而错误缝合时示指过度伸展,腕关节背曲(图1-59)。

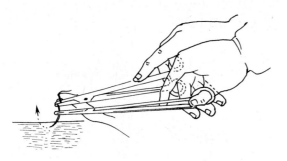

图 1-58 圆周旋转缝合

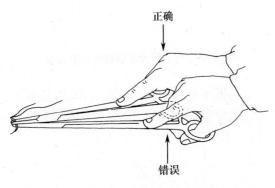

正确

错误

图 1-59 缝合时手指、腕关节的正确与错误比较

在作业轴上应用正确的方法,持针器前端的缝合针做圆周运动时的抖动很小(图1-60)。

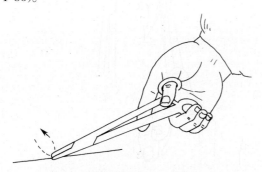

图 1-60 持针器端圆周运动时抖动小

错误的缝法以手腕或者小指侧为中心做圆周运动,持针器前端活动度大,缝合幅度过大(图1-61)。

缝合针的刺入角度:缝合针垂直刺入,能顺利进入组织。被缝合的组织不会留下孔腔,既预防感染,同时也增加缝合组织的面积使之更牢固。为能顺利的垂直进针,应依前所述,加强持针腕部关节的背屈和掌屈,缝针容

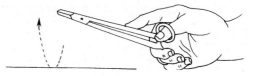

图 1-61 缝合幅度过大

易穿过被缝的皮肤(图1-62)。如果倾斜进针,作用力分散,不易刺入组织(图1-63)。此时并非缝针不锋利,而是刺入角度不当。

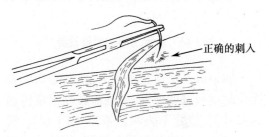

正确的刺入

图 1-62 缝针垂直进入

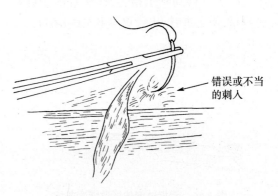

错误或不当的刺入

图 1-63 缝针倾斜刺入

3. 缝合技巧 缝合时示指指尖附着于持针器前端的右侧,控制持针器的旋转,手背屈呈圆周旋转(图1-64)。缝合动作的关键是示指末端指骨关节屈曲,贴在持针器脚上,通

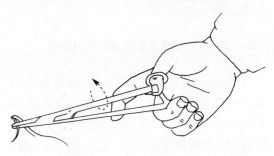

图 1-64 控制持针器的旋转

过前腕、手和持针器这一作业轴的旋转来提高缝合的精确度(图 1-65)。

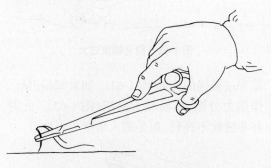

图 1-65　前腕、手和持针器旋转

如果因紧张而过度用力,尤其是初学者操作时示指过度伸展,手腕的转动很难传递到持针器,缝合不协调且笨拙(图 1-66)。缝合时腕关节旋转并掌屈和背曲,旋转将圆周运动的支点移动到示指尖,作业轴前端旋转更容易,使之进针、出针更顺利(图 1-67)。

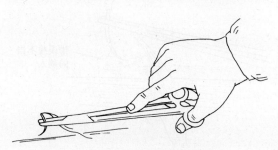

图 1-66　示指过度伸展致缝合笨拙

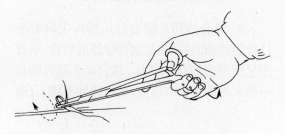

图 1-67　腕关节旋转,进针出针顺利

缝合时另一手起协调作用,通常左手用镊子或止血钳(腔内器官用平钳,皮肤皮下等组织用有齿镊。一般的组织用止血钳。有经验的医生根据情况选择)钳抓组织向上提。在缝合切口时用有齿镊夹起被缝合的组织有

助进针(图 1-68)。

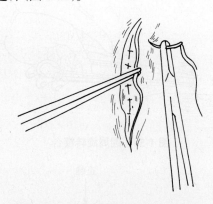

图 1-68　用镊子提起将被缝合的组织

用镊子把持对侧组织防止滑脱,以调整出针的位置(图 1-69)。压迫对侧组织有助于出针(图 1-70)。

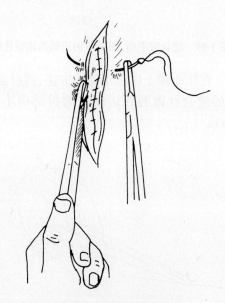

图 1-69　调整出针位置

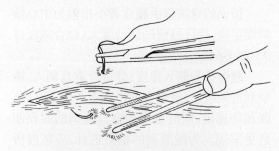

图 1-70　压迫对侧组织有助于出针

镊子是手术中重要的工具,正确的把持方法十分重要,以左手为例,用示指将镊子的左支压向中指,以此固定镊子的上面,左侧面及下面,右侧面的固定全靠拇指的协同作用(图1-71)。如镊子的把持方法不正确或握持太多(藏在手里)不利于镊子的运作(图1-72)。

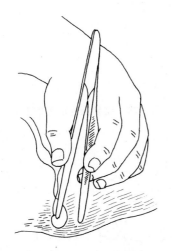

图1-71 正确的把持镊子

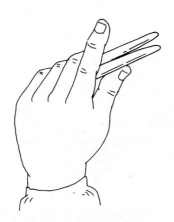

图1-72 错误的把持镊子

4. 缝合时需要注意以下几点:

(1) 缝合时不能留有孔腔,这是预防感染的原则(图1-73,图1-74);

(2) 缝合时应防止线尾缠绕,助手应协助把持住线尾,特别是连续缝合时线较长,容易缠绕锁边(图1-75)。术者拔针后持针器向左,即助手的前方旋转,缝合线不缠绕不锁边(图1-76)。

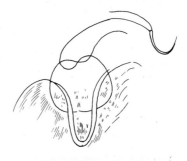

图1-73 缝合过浅留有孔腔,体液潴留易引起感染

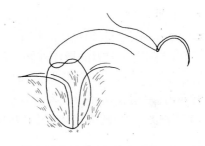

图1-74 缝合贯穿创底不留体液潴留,不易引起感染

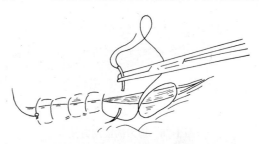

图1-75 连续缝合时缝线过长容易缠绕及锁边

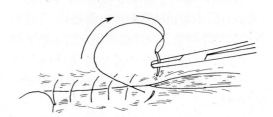

图1-76 拔针后持针器向左前方旋转,线不缠绕,不形成锁边

(3) 缝合针应及时移除术野,不然就要刮到组织或敷料上甚至掉入腔隙内,影响操作等。因此操作者要引起重视(图1-77)。

三、剪刀的应用

1. 剪刀的使用方法 剪刀的把根部和持针器的把根部的构造基本相同,因此持法

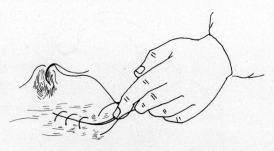

图 1-77 缝针未及时移出术野,影响操作

与持针器的持法也基本一样。要注意的是,
在做微细动作时小指起到重要的作用。把持
剪刀时,小指附着于剪刀的指环外侧,以协调
剪刀的运作。同持针器一样,拇指和环指伸
入两指环内,中指放在环指放入指环的结合
部,紧靠环指,小指也接靠指环(图 1-78)。

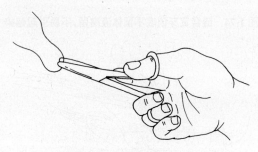

图 1-78 剪刀的应用方法

在结合部的中指末节屈曲,将剪刀的指
环固定住,小指也贴着指环协助把持,并进行
微妙的动作调整。当环指环固定后示指就能
解放了,这时示指末节轻度屈曲,放在剪刀脚
部,剪刀移动的中心向前移动剪刀易于操作
(图 1-79)。

示指末节轻微屈曲对细微操作是经常
的,而且十分必要。示指末节如果不紧靠剪
刀腿轻微屈曲的话,手指僵硬,剪刀就不会进
行细微的运动(图 1-80)。

如果中指插入剪刀指环,环指就必须靠
近指环,协助其操作时的固定,此时小指所起
作用不大,示指就按在中指插入的指环的结
合部(图 1-81)。由于示指的支持作用消失,
致使剪刀前端剪线等运作的精确度和稳定性
欠佳(图 1-82),因此临床一般少用。

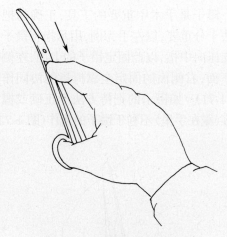

图 1-79 容易操作剪刀的方式

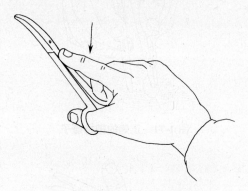

图 1-80 手指僵硬,不能行细微的操作

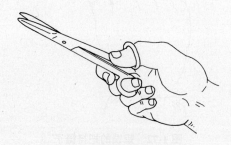

图 1-81 不宜将中指插入指环

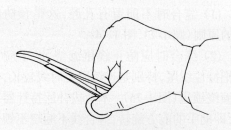

图 1-82 精确和稳定性欠缺

18

手术运作时,如果中指插入指环,示指并不是靠在指环上而是紧靠在剪脚处(图1-83),由于示指紧靠刀脚,剪刀尖端的运作动作较稳定,但由于指环中是中指进行运作,很难进行微细的操作(图1-84)。因此,剪刀的使用方法除图1-78、79外,图1-80~84应不宜应用。

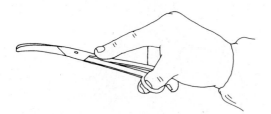

图 1-83　不正确的持剪法

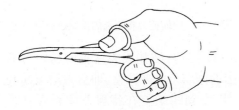

图 1-84　不利细微操作的持剪法

2. 剪刀的应用技巧

(1) 剪刀的任务:常用剪刀有线剪和组织剪,组织剪刀比较长且纤细,特别是尖端锋利,主要用于术中分离、剪开组织(图1-85)。线剪比较厚实,一般刀刃是直的,主要用于结扎时剪线(图1-86)。

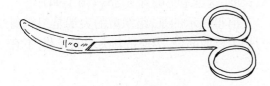

图 1-85　组织剪刀

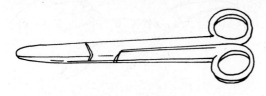

图 1-86　剪线剪刀

(2) 组织剪:其主要作用是剪组织(图1-87)。在分离组织时,将剪刀深入正要切开或已经切开的切口内,张开剪刀将切口的游离缘撑开,起到剥离钳子的作用,以节省更换器械的时间(图1-88)。

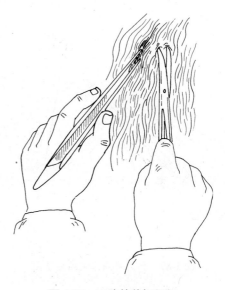

图 1-87　正确的剪切组织

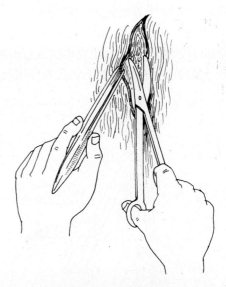

图 1-88　正确的分离组织

剪开组织时,一边剪一边探索进行,边剥离边前进,不能一气呵成。术中分离组织有两种分离法,即钝性分离和锐性分离。锐性分离是用组织剪剪断无关重要的组织并用止血钳钳夹后结扎切断称锐性分离。钝性分离是将主要的组织,如血管、神经等推开,称为钝性分离法。在无血管区除剪开组织,还可以作为剥离子使用(图 1-89)。

剪或配合剥离钳进行组织剥离。

剪切的同时伸缩剪刀可将剥离的组织贴附于一侧(图 1-91)。应用剪刀分离,不需要更换器械,可顺利完成手术。

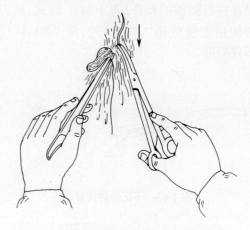

图 1-91　伸缩剪刀将剥离的组织附着到下方

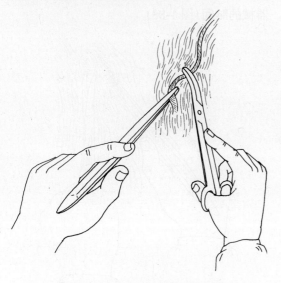

图 1-89　剪刀可当作剥离钳子用

手术中,在向切除组织的方向运作时,剪刀边剪边按压着前进的方向进行分离组织(图 1-90)。由于组织并不可能一下切除,随时都可以终止剪断,后用剥离钳进行游离。但有经验的医生多数情况下都适当应用组织

(3) 线剪:结扎线头留置的长短可通过剪刀的倾斜角度来调整,即剪刀沿着结扎线下滑,直到线结处在将剪刀倾斜直到预定长度后剪断。倾斜角度较小时留置线头较短(图 1-92)。剪刀倾斜角度大时留置线头长(图 1-93)。

通常剪线时都要常规的倾斜剪刀来剪断结扎线,剪刀的一面与组织接触,组织作为支撑点,不会引起副损伤。但在剪线的同时应用左手来辅助支撑剪刀,失误的可能性更小。即可稳当、准确的剪断结扎线并达到需求线头长度,这也是正确方法之一(图 1-94)。

值得提示的是,组织剪的尖端是组织剪刀最主要的部分,为保持其尖端的锋利,不宜

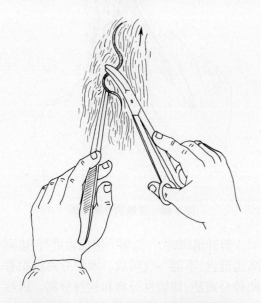

图 1-90　剪刀边剪边按压,前进分离组织

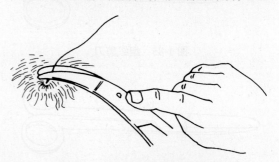

图 1-92　剪刀倾斜切断线头较短

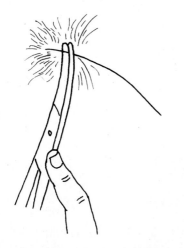

图 1-93　倾斜角度较大时线头留得较长

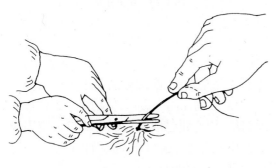

图 1-94　正确的剪刀使用方法

用于剪线。在不可避免的特定场合应用其剪线时,尽可能用剪刀刃的根部来剪(图 1-95),并应尽可能视野清楚,剪刀的前端要有一定的空间以便于操作,否则易于损伤组织。

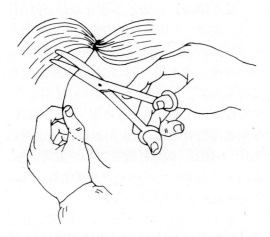

图 1-95　如用组织剪切线,尽可能用刀刃的根部,以减少剪刀的负担

四、手 术 技 巧

外科手术有很多小技巧,如能熟练应用就会起到事半功倍的作用,具有使手术快捷简便顺利完成的功效。本章以开腹手术切开腹壁为例。

1. 切开皮肤和开腹　切开皮肤是手术的开始,而术后创口的愈合才是手术结束的标志。皮肤切口愈合痕迹的美观与否将带给患者很大的精神影响。皮肤切口术后的愈合状态又常常成为评价术者技术水平的标准,因此绝不能轻视手术中皮肤的切开。

(1) 防止切开弯曲:要保持笔直的切口入路是不容易的,即使事先画有标定线,也常会被术者持手术刀的手腕遮挡住。为避免切口切开时出现切线弯曲,术者手指前端应尽量放在目标线上,沿着指尖的方向切开(图 1-96)。

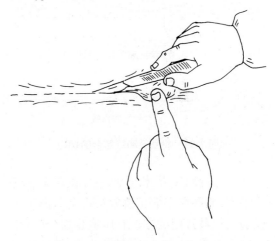

图 1-96　沿指尖方向切开皮肤

(2) 脐是腹壁正中的重要标记:肥胖患者开腹时常常难以确定腹壁正中的位置,但脐部是正中不移的,尽管因腹壁大量脂肪堆积,平卧时脐一般偏向左侧(图 1-97),但将其位置还原,沿着剑突向下就能正中切开(正中切口)上腹壁。

(3) 正中切口:正中切口即沿着腹壁白线切开,出血少,开腹容易,这是诀窍。如果

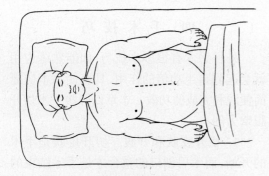

图 1-97 虚线示肥胖患者的正中切口

切口偏移左或右切到腹直肌就会出血多。由于腹白线很细，要将剑突和脐端结合起来，在脐的正上方寻找腹白线，皮肤切口是沿腹白线由脐向头侧(剑突)切开(图 1-98)。这是上腹正中切口最确切也是出血最少的开腹方法。

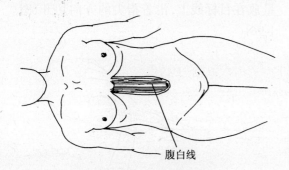

腹白线

图 1-98 将剑突和脐结合的切口

(4) 止血法：手术止血不彻底则无法完成手术，掌握更多的止血方法将会提高手术成功率。最常用的方法有压迫止血(如纱垫压迫止血等)、电凝止血、结扎止血、缝扎止血以及阻断或切除止血病灶等。本小节简单介绍结扎止血、缝扎止血及电凝止血法。

1) 结扎止血法：止血的主要方法是结扎止血。其优点是正确的结扎后不必担心术后出血。缺点是线头和组织坏死物仍在体内存留。为达到止血目的，要正确判断出血部位及出血点，封夹结扎血管断端的近心端(图 1-99)，这在止血的正确判断上很重要，即出血点位置明确后可直接钳夹结扎止血。

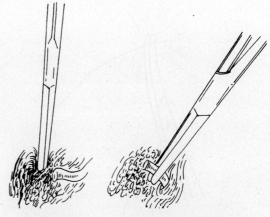

A. 钳夹的位置不正确，不能止血　B. 钳夹出血的血管近心端，达到止血目的

图 1-99 钳夹止血

2) 用镊子防止滑脱：如只结扎血管的一侧而另一侧未结扎，一旦切断血管可致出血。为保证完全止血，断端被结扎组织应完全一致，因此要确保同一戳口，应用镊子夹住被贯通组织，用弯钳带线通过同一戳口。应用镊子夹住被贯通的组织并完全结扎止血的过程很重要(图 1-100)。

3) 缝扎止血法：缝合和结扎都需要一定的技巧。为了确切止血，一般都采用结扎或将需要止血的组织的基底部及其周边用针线带过，先打结，将线头包绕全部组织后再结扎(图 1-101)。

通常的结扎方法是不能止血的，被结扎的组织在钳夹上让结扎术者直视下运作很重要，但将钳夹尖上抬时有撕裂组织的危险，特别是在狭小的术野空间，此时应考虑是出血点的地方被针线穿过，上提组织可见出血点，再用钳子夹住进行结扎就可以了。如要缝扎，在基底部缝针线带过，不用包绕钳子也可结扎(图 1-102)。如缝针线带过的位置等，就必须用钳子尖端将线夹进来方才能结扎。此操作方法难度稍大(图 1-103)。

由于被结扎的组织张力大，打结结扎后线结被撕脱时，用针线缝扎可既不滑脱，也不撕脱。对于张力很大的组织，用缝针线缝合

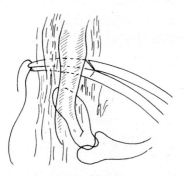

A.再将带线的弯血管钳经原口
通过，可能出现误道

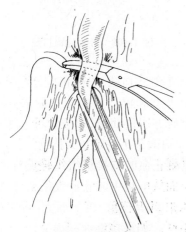

B.用镊子夹住被贯通的组织，
带线的血管钳顺利通过原
道，不损伤附近组织

图 1-100　应用镊子防止滑脱

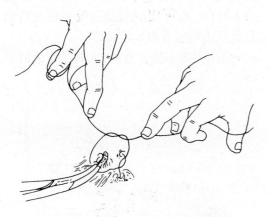

图 1-101　将线头包绕组织后再行结扎

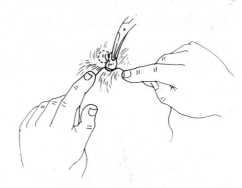

图 1-102　不用包绕钳子也可结扎

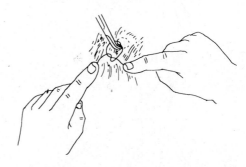

图 1-103　用钳子尖端将线头夹进来后才能结扎

周围组织后，再进行结扎，这种缝合法叫烟包
缝合，现称荷包缝合（图 1-104）。

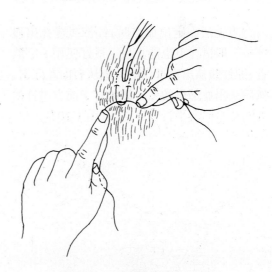

图 1-104　通常荷包缝合结扎法

　　重要部位（如管道等）的止血采取贯穿
缝扎止血是最可靠的止血方法。这种结扎法
不易脱落，适于主要部位的止血，如动脉血管
的结扎及胆囊管的切断结扎就常采用此方

23

法。具体操作是将带针线贯穿要结扎的管道，先打管道的半个结(图1-105)，打好前半个结后，将结扎线头的一端绕过管道的外周，再打2~3个单结(图1-106)。

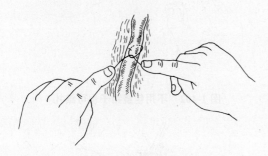

图1-105　先打半个结

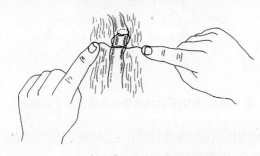

图1-106　将线头一端绕过管道的外周再打2个结

　　当无法确定出血点时，针带线缝扎出血部位一般情况下也能止血。最好使用8字缝合，即针线从出血部位的一端从右向左穿出，然后从出血部位的另一端相对于前方进针的方向从右向左平行贯穿结扎(图1-107)。

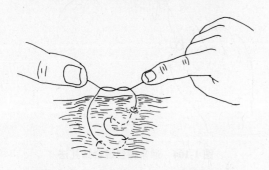

图1-107　不能确定的出血点的缝合打结

　　如果被止血部位的组织很脆，结扎线就可能将结扎的组织切出豁口。为避免这种情况的发生，应在结扎线和组织间放置外垫

（补片），也可置放筋膜结实的组织(图1-108)。这种方法止血虽然比较有效，但也有不足，如残留出血等，再次处理就更麻烦了。对于有经验的外科医生，才适当应用补片缝合止血。

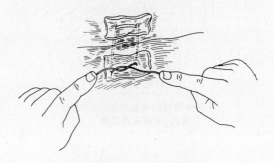

图1-108　补片止血打结

　　4)电凝止血法:电凝止血分可当电刀使用的单极型和仅以止血为目的的双极型两种。止血方法很简单，单极型可边切开边止血，但止血效果不一定长久持续。

　　电凝止血时与接触组织轻重有关，放电面积小而放电集中时止血效果很好，但如果刀刃压迫组织较重，接触面大，效率就低下(图1-109)。如果接触面积小又轻，止血部位被凝组织不易脱落，止血效率高，效果好(图1-110)。

　　术中因出血量多而无法止血的情况并不少见。必要时用干一点的纱布覆盖在出血点上，把电刀刃放在纱布上就不会被出血干扰(图1-111)。也可用吸引器边吸引边进行电凝，此法有时也有很好的效果。

　　当用刀刃不能止血时，尤其是止血时形

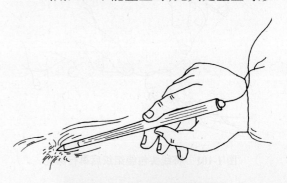

图1-109　电凝止血接触面过大

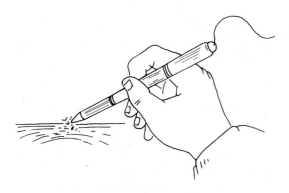

图 1-110　电凝接触面小止血效果好

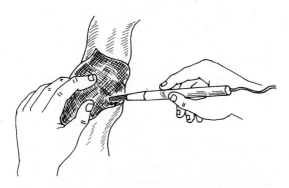

图 1-111　电刀刃放在纱布上可以止血

成的凝血组织随着一起剥脱而导致反复止血时，或出血点陷入到组织内时，用止血钳将出血点夹住或紧靠抵住，再用电刀通过钳子传导止血（图 1-112）。

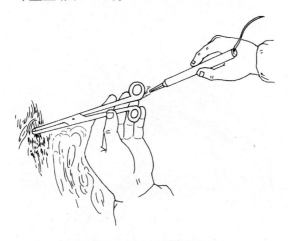

图 1-112　用止血钳传导止血

双极型刀刃间可放电止血，即将出血部位的组织夹在两刀刃间止血，效果最好。如

刀刃闭合着接触出血部位，止血效果并不好。在通常情况下刀刃间稍稍分开，使之出血点在双极刀刃之间即可达到止血效果（图 1-113），保持这种止血的方式并同时调整止血的力量是最实用的，术者将示指尖的指腹放入两刀刃之间调整很容易，即可达到良好的止血目的。

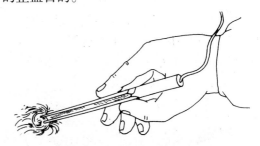

图 1-113　电刀接触的面积较大

电切电凝时通常用刀腹面与组织接触，用力按压时会增加接触面，电切切效果不好，还会扩大烫伤的组织（图 1-114）。用刀刃的尖端轻轻触切，效果更好（图 1-115）

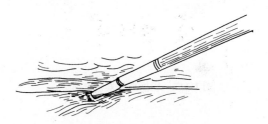

图 1-114　剥离后易引起再出血

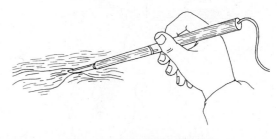

图 1-115　凝血部分剥脱较少

（5）交替提夹腹膜切开：腹腔内主要脏器可能紧贴黏附着腹膜。通常情况下，切开腹膜用镊子夹住腹膜上提时，有时也会把腹膜和一部分脏器夹住，导致一并切开。避免

这种危险的办法是用镊子与助手配合相互交换夹住的腹膜2~3次,交替镊夹时没有与腹膜粘连的主要脏器都会下沉而不被夹住。具体操作是先将要切开的腹膜用镊子夹起,尽可能夹得浅一些(图1-116),松开一把镊子,另一把夹住的镊子慢慢摇动,使之紧贴腹膜的重要脏器就会脱落(图1-117)。松开的镊子再次夹起腹膜以确认没夹到脏器,而另一把镊子晃动腹膜(图1-118),反复2~3次后,在两把镊子夹住的腹膜中央切开进入腹腔。

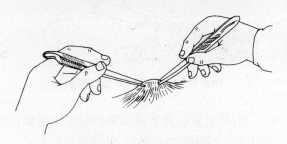

图 1-116 将镊子夹住腹膜

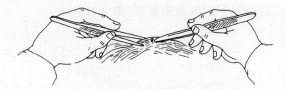

图 1-117 轮换抓提腹膜 2~3 次

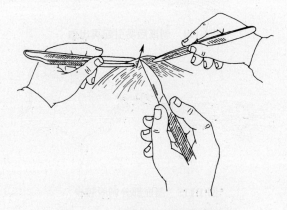

图 1-118 两把镊子的中央切开腹膜

2. **注意要点** 手术中,术者最为辛苦,要有充足的精力,还要对术中的情况保持警觉,哪怕微小的隐患都要重视,避免引起严重的后果。

(1) 注意助手的拉钩:为了更好的显露术野,扩大切口,助手出于自己的视野,会无意识地将拉钩向自己视野好的方向调整,而且较多助手拉钩力度不均,常遭上级医师的指责。

术中可见,如术者侧的拉钩牵拉过强,术者在剥离组织时容易向自己方向偏移(图1-119)。但若对侧助手的拉钩牵拉较强,组织剥离时容易向对侧偏离(图1-120)。因此,术者应十分注意术野中目标物的位置,提醒助手,避免出现拉钩方位的偏离,以确保手术的顺利进行。

(2) 要准确无误的分离组织:术者在用血管钳分离组织,再钳夹线或纱条等通过时,先将剥离的钳夹突出剥离的组织后再张开钳脚是最重要的举措。如果分离钳子还没有穿透就张开钳脚,两钳尖即钳夹张开处会残留未剥离的组织进入钳尖之间,这时夹线等闭合钳子传递出分离的隧道时,就会撕裂组织

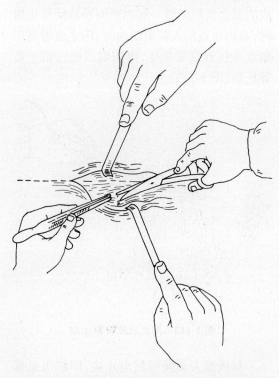

图 1-119 术者侧的拉钩牵拉过强,导致方向偏移

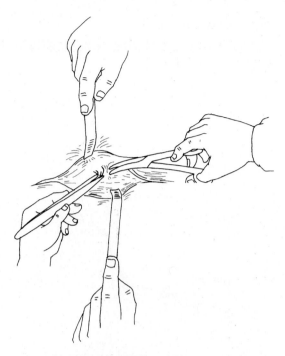

图 1-120　对侧的拉钩较强,剥离时易向对侧偏移

引起出血等损伤(图 1-121)。

　　因此,用剥离钳子剥离贯通组织时,一定要先将钳子尖端突出后再撑开钳脚,以扩大剥离,然后再夹纱布或结扎线等物(图1-122),避免牵引时损伤组织。

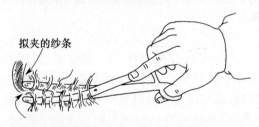

拟夹的纱条

未分离的组织

图 1-121　张开的钳尖进入未分离的组织

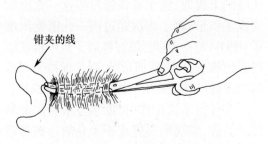

钳夹的线

图 1-122　钳夹线通过组织

　　(3) 切忌遗漏医用物品:手术完成时按常规清点手术器具,检查手术野中是否有残留物品,如纱布、钳子等。确认手术需要,暂时留于创口内的,都必须将其物体的一部分外露(图 1-123)。待关闭创口或腹腔时,再次清点物品清单的完整性及术中器具数目正确与否,避免造成医疗事故。

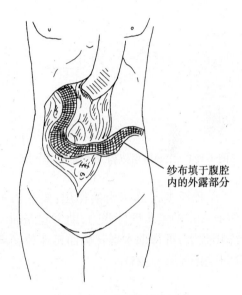

纱布填于腹腔
内的外露部分

图 1-123　腹腔内填塞纱布

　　3. 助手的注意事项　助手的工作是枯燥的,手术技巧的修炼是一个漫长的实践过程。为了完成修炼,就要有记性、悟性和忍性。记性是基本,悟性是升华,忍性是在记性、悟性的基础上超越而成功的重要环节。

　　医者面对的是患者,他将生命托付于你。为此,更应具有崇高的职业道德和精湛的技术。通过长期的潜移默化进而厚积薄发。

　　手术中,站在术者前面的是第一助手,手术成功与否与其关系极大,助手要与术者配合默契,自觉跟随术者的操作,要达到能预感到术者操作的每一步动作。

　　(1) 注意拉钩的重要性:随着手术的进程,术野的移动,拉钩也要随之移到必要的部位,以确保术野的充分显露(图 1-120,121)。拉钩承力作用在尖端,要使钩的前端起作用,必须将手上举。如果拉钩的手不向上举便放在钩上,钩的尖端就减少了作用的效果,随之出现被压迫的组织沉于术野中而显露不佳。将拉手抬起一点,不仅拉钩的前端起到作用将掩盖术野的组织掀开,还能得到良好的显露(图 1-124)。

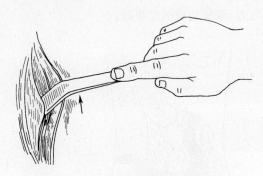

图 1-124　正确应用拉钩,良好的显露术野

(2) 助手要起到牵引的作用:要让术野组织有一定的紧张度即张力,助手起到的牵拉作用很大,可帮助术者正确而迅速地剥离和切开组织(图 1-125)。

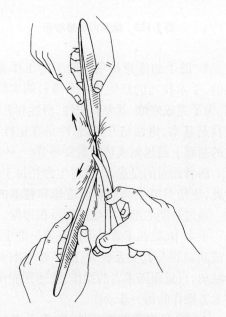

图 1-125　用镊子牵拉组织带有一定的张力

向上牵拉效果更好。当组织被牵拉时同时上举,使之尽量避免下层组织被卷入,这样

不会有切断损伤下层组织的危险。由于解剖层次清楚,识别也容易,术者剥离并切断组织就更容易了(图 1-126)。

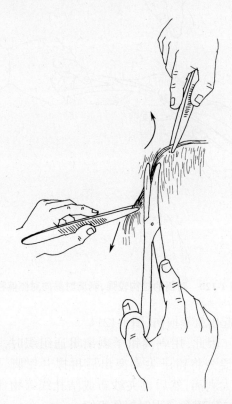

图 1-126　用镊子向上牵拉组织以减少下层组织的卷入

(3) 带线分离钳在同一部位通过:用剥离钳子将组织剥离后两端结扎,并在其中央切断,需要钳子带过两根结扎线,这时的两根线必须和最先开始的剥离钳通过同一孔道。如果另出一道,由于一部分组织未被结扎,当切断时可能会出现出血。如果将另一端的结扎线向上提时,钳子本该通过的这一孔道即变成了弧形,剥子再次通过同一孔道就困难了(图 1-127)。因此,最好将剥子暂停留在原贯通的状态,当再次通过时,助手保持原通道的状态就可避免发生上述情况(图 1-128)。

在任何术式运作时,助手与术者和谐的配合协作,即可顺利完成手术并能达到预期效果。

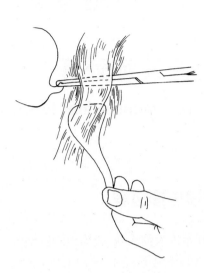

图 1-127　钳子难以通过弧形孔道

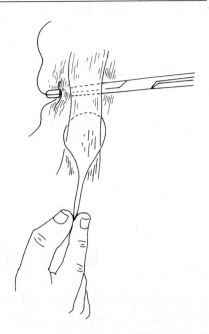

图 1-128　钳子顺利通过原贯通状态孔道

参 考 文 献

1. 陈希哲,斯方杰. 可吸收手术缝线研究进展. 国外
   医学·创伤与外科基本问题分册,1995,16(4):204
2. 汪忠镐. 外科缝合材料进展. 国外医学·参考资料
   分册,1997,3:127
3. 聂旭光等. 伤口处理的研究进展. 国外医学·创伤
   与外科基本问题分册,1995,16(4):208
4. moy RL,Waldman B,Hein DW. A review of sutures
   and suturing techniques. J Dermatol Surg Oncol,
   1992,19(9):785

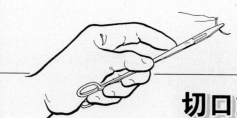

第 2 章

切口愈合与切口并发症处理

Wound Healing and Wound Complications Processing

第一节　切口愈合的病理生理过程

人体组织的新鲜切口,其修复过程可以分为四个阶段,即炎症期、分解期、增殖期和成熟期。每个阶段之间都有重叠的,各个过程不能正常的进行就可影响切口愈合并可能产生并发症,特别是腹部外科手术较为常见。

一、炎　症　期

一旦机体组织被切开,便激发局部组织的炎症性反应,也就是组织的创伤愈合过程的开始。由于组织细胞损伤,释放凝血激活酶(thromboplastin,因子Ⅱ)和表面因子(hagemanfactor,因子Ⅻ);肥大细胞释放组胺致局部水肿,毛细血管渗出增加,血小板参与形成局部的纤维蛋白凝块起着粘合作用。

影响白细胞聚集于伤处的因素为:来自白细胞的破坏,;组织细胞释放前列腺素(PGE₁,PGE₂)及激肽类。而聚集于伤处的血小板,至少释放四种生长因子:生长因子(PFGF)、表皮生长因子(PDEGD)、血管生长因子(PDAF)以及血小板因子(PF4)。伤后48小时生长因子显示出来,可见较少的成纤维细胞,并建立了活跃的血管循环,成纤维细胞逐渐增多。

伤后早期即24小时之内,中性粒细胞是创伤处的主要炎性细胞,它们对创伤的愈合并不起重要作用。48小时后循环中的单核细胞开始进入创伤处,成为组织巨细胞,在相对缺氧的环境下,它们分泌血管生长因子和生长因子,巨细胞对创伤的愈合有重要作用。

二、分　解　期

伤后48小时起,伤口进入组织分解阶段。伤口周围为一充血期,伤口内及无效腔处则为相对缺血、缺氧、酸性、缺乏葡萄糖的区域,当有坏死组织、异物、无效腔时则更为明显。伤处的中性粒细胞数达到高峰,在酸性、缺氧的条件下,中性粒细胞死亡、解体释放出溶酶体水解酶,分解伤口处的坏死组织,纤维蛋白块,凝血块和创缘的胶原组织。胶原的分解活动持续到伤后6~10天。

三、增　殖　期

一般在伤后4天时,伤口的愈后进入了积极的增殖阶段。伤口创缘有大量的葡萄糖、黏多糖、糖蛋白的基质。新形成的成纤维细胞合成原胶原(procoollapen),原胶原分泌至细胞外后,其前肽(propeptid)裂开,便成原胶单位,按一定模式组成胶原纤维。伤后8天时,胶原纤维的数量、直径和长度均有增加和成熟,抗张力迅速增高,此期为4~14天。第3周后,结缔组织成熟、收缩、血管减少,伤口的抗张力亦逐步增加牢固。任何因素影响此过程的顺利进行,均可影响伤口的愈合时间,并可能出现并发症。

四、成　熟　期

伤口愈合的胶原成熟阶段是渐进的,新形成的胶原纤维与正常组织的胶原纤维在结构上不完全相同。伤口愈合早期时的抗张力主要是依靠缝线的支持。

炎性细胞在创口愈合过程中的作用:

1. 中性粒细胞(PMN)　PMN 是伤处出现最早的炎性细胞,其主要作用是吞噬清除伤口的微生物(若为清洁伤口没有细菌感染)。PMN 在伤口内生存期较短,其数目逐渐减少,PMN 与伤口愈合之间关系不大。

2. 巨噬细胞　巨噬细胞在创伤愈合时起着双重作用,首先是接任 PMN 起着伤口内的主要吞噬作用,随后则调节介导伤口愈合的成纤维细胞的活动。故巨噬细胞与伤口愈合有密切关系。

3. 淋巴细胞　随巨噬细胞之后便是淋巴细胞的进入伤部,至伤后 5~7 天时,淋巴细胞的数目达到高峰。伤处的淋巴细胞(T 淋巴细胞)与巨噬细胞对创伤愈合起着重要的调节作用。

研究表明,整个伤口愈合的过程是由多种细胞因子(eytokines)在起着调控作用。因各种细胞因子分泌的时间差异及其作用的靶细胞种类不同,故伤口愈合的时间不同。在创伤愈合时常提到的一些生长因子(growth factors),亦属于细胞因子的范畴,多作用于组织增生上。细胞因子的作用范围较为广泛,可起到内分泌的作用。

第二节　影响切口愈合的因素

一、全　身　因　素

常见的影响切口愈合的全身因素有营养不良,贫血,低血浆蛋白,维生素缺乏,老年、疾病的影响如晚期癌肿病,大量腹水,剧烈的咳嗽等,另外药物的影响如肾上腺皮质激素、抗癌化疗药物等。

1. 蛋白质缺乏　蛋白质缺乏在外科患者中常见,可发生于蛋白质投入量的不足,总热量不足以及蛋白质作为燃料提供热量而被耗掉,不能被身体应用。伤后 10~12 天时,正常愈合的切口已有大量的胶原纤维,愈合接近成熟期。如有蛋白质营养成分缺乏,患者的伤口内只有很多幼稚的成纤维细胞,而胶原纤维的数量很少,伤口愈合缓慢。但若无感染等并发症,伤口仍是可以愈合的。不过,值得注意的是当蛋白质缺乏时,身体的免疫功能受抑制,更易发生感染等并发症,也可发生切口裂开。

2. 维生素 C 缺乏　维生素 C 缺乏在外科患者中较为常见。术前的隐性维生素 C 缺乏,术后身体对维生素的需要量增加,若无补充将会对创口的愈合产生影响。如当患者血浆中维生素 C 水平降低时,切口裂开(特别是腹部手术切口)的发生率明显增加。Crandon(1961)曾临床研究比较 172 例血浆中维生素 C 正常浓度与 115 例维生素 C 缺乏的患者,切口裂开的发生率分别为 1.7% 及 13.9%。目前外科患者手术后常规应用维生素静脉滴注,一般均可预防维生素缺乏。

维生素 C 的缺乏使成纤维细胞增殖受阻,伤口内胶原生成受到抑制,但若积极补给足量的维生素 C,48 小时内伤口愈合速度可以迅速改善。

3. 肾上腺皮质激素及其他因素　术前术后 3 天内使用大剂量肾上腺皮质激素时,将会延迟和减弱伤口的愈合过程,抑制创伤后的炎后反应,减少黏多糖的产生、抑制毛细血管的生成,直接抑制成纤维细胞的增殖,故皮质激素影响伤口愈合是有途径的。

其他因素如糖尿病、梗阻性黄疸、锌缺乏、抗代谢药物等,均能影响伤口的愈合速度和抗张力强度。

二、局部因素

1. 缺氧　伤口局部组织的氧供应与伤口愈合的关系密切,吸入高浓度的氧以增加伤口组织中的氧分压,可以提高伤口愈合的速度。创伤后早期的炎性细胞和成纤维细胞的集结,创口对氧的需求增高,因而形成一缺氧的环境。伤口组织内的氧分压降低,PCO_2升高,pH降低,呈酸性化的环境,若伤口内留有孔腔,该组织孔腔内的氧分压(PO_2)可下降至0,当伤口内有大量的坏死组织,凝血块、异物、细菌感染时,则此过程还要延长。

临床上常遇到伤口缺氧的原因多与组织血液灌注障碍有关。如持续的低血流量、组织低灌流、持续血管痉挛、血管收缩药物的应用、大量输液致组织间水肿等;另外患者原有的疾病如糖尿病的微血管病变、局部供血障碍等也可影响伤口缺氧。

2. 切口感染　临床上切口裂开常发生于切口感染的基础上,据统计有50%的切口裂开都来源于感染。导致切口感染的因素很多,细菌污染是一方面,但内源性污染是腹部切口感染的重要原因。经验不足的医师常把预防切口感染的希望寄于应用预防性抗生素上,但事实上抗生素并不能取代良好的外科手术,包括对组织的保护、无菌操作、彻底止血,减少异物的存留(线结等)、解剖性修复等。过多的电灼、腹部外科手术时消化液外溢、纤维蛋白化、溶解,常是使腹部切口裂开的原因,并且与疾病的背景也有密切关系。

3. 切口的缝合与缝线　切口的缝合技术及缝合材料的选择,与切口愈合不良有直接关系(详见第1章)。

第三节　切口并发症的处理

1. 切口裂开　清创伤口,去除坏死组织,更换敷料,根据伤口内的肉芽组织生长情况,必要时二期缝合,以促使创口的愈合。

2. 腹部切口裂开　腹部切口裂开是值得外科医师重视的并发症。1977~1985年间有10份前瞻性临床报告共5773例剖腹手术中,切口裂开的发生率为1.3%,其高危因素为50岁以上年龄、局部循环不良、全身营养不良、原有肺部慢性疾病、腹腔内疾病、感染以及腹部切口的方式、手术的种类等均能影响腹部切口的愈合或发生切口裂开。

腹部切口裂开多发生在手术后1周左右,若伤口无感染,裂开多发生在一阵剧烈的咳嗽或呕吐之后,从伤口渗出淡红色的液体浸湿敷料,所以当发现伤口处有淡红色流体溢出时,应考虑切口裂开,应做再次手术的术前准备。

手术中以生理盐水冲洗脱出的肠管,检查创口及腹腔内有无感染、胃肠液瘘;特别是胆胰手术后,若腹腔内有感染和积脓,应腹壁另行切口引出。在无感染的腹部切口裂开,以合成的不吸收缝线缝合筋膜和一期缝合皮肤外加减张缝合。若伤口或腹腔感染,宜缝合筋膜后,皮肤皮下敞开,控制感染,之后再行减张缝合。

3. 腹壁切口疝　腹壁切口疝是腹部手术后期的切口并发症。切口疝可发生于切口裂开、感染、二期愈合的切口瘢痕;也可没有切口裂开的病史而发生在手术后的远期,一般认为是由于筋膜切口缝合后愈合不良以致裂开所致。

腹壁切口疝的发生受多种因素的影响,有全身性的,也有与切口本身有关的,统计其发生率在5%~10%的剖腹术患者。腹壁切口疝多见于中年以上、肥胖、腹部正中切口的患者。切口疝可以是较小的圆形或椭圆形的腹壁肌肉及筋膜层的缺损,也可以很大,致腹腔内的肠管大部分突入到疝囊内(相当于第 2 个容纳肠管的腹腔)。

由于腹壁切口疝在腹内压力的持续作用下,疝口有不断增大的趋势,疝口周的肌肉及筋膜有纤维化的可能,缝合修补后复发率高达 25%;再次缝合修复的复发率可高达 50%。故而长期以来,外科医师们都在追求一种更能修补完好的腹壁缺损的材料。

参 考 文 献

1. 黄志强主编. 现代基础外科学. 北京:人民军医出版社,1991,22

2. 付小兵. 生长因子与创伤修复. 北京:人民军医出版社,1991,76

3. 付小兵. 国外创伤修复研究进展. 国外医学·创伤与外科基本问题分册,1994,15:147

4. 方国恩,华积德. 创伤后机体免疫反应. 普外临床,1989,4:371

5. Wilson SE, Kills DF, Williams RA. Reoperation for abdominal wound deshisence. In:Mcquarrie DG and Humphrey EW. Reoperative General surgery, Boston:Moshy Year Book Ice,1992,467-479

6. Koshinage M;Sanon HT,Whittemore SR. Altered acidic and basic fibroblast growth factor expression following spinal cord injury. Exp Neurol,1993,120:32

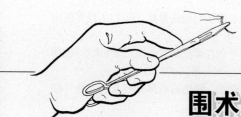

第 3 章

围术期处理
Perioperative Treatment

手术是治疗外科疾病的重要手段之一，但手术和麻醉都具有创伤性，可能引起新陈代谢的应激反应。手术治疗的患者都有不同程度的心理压力。围术期处理（perioperative management）就是为患者手术做准备和促进术后的康复。围术期（the perioperative period）应从患者决定需要手术治疗开始。

手术前可能短至几分钟，如创伤出血患者尽快送入手术室；也可能是数天，以查清复杂的病情，使患者具有充分的思想准备和良好的机体条件，使之安全地耐受手术。手术后，要采取综合治疗措施，防治可能发生的并发症，尽快恢复生理功能，促使患者早日康复。

第一节 术前准备

对患者的术前准备与病患疾病的轻重缓急，手术范围的大小有密切关系。按手术的时限性可分为三种：①急诊手术：如胸腹腔内脏器损伤，需在最短时间内进行手术的必要准备；伴有失血性休克的外伤患者，情况十分急迫，必须争分夺秒进行紧急手术，以抢救患者生命。②限期手术：如各种恶性肿瘤根治术，手术时间虽然可以选择，但应有一定的期限，不宜延迟过久，应在尽可能短的时间内做好手术准备。③择期手术：一般的良性病变，如胃十二指肠溃疡、慢性结石性胆囊炎、良性肿瘤的手术等，可在充分的术前准备后选择时机进行手术。

一、一般准备

1. 心理准备　患者术前多有恐惧、紧张及焦虑等情绪，或对手术及预后多种顾虑，医务人员特别是主管医师及施术者应从关怀、

鼓励出发，根据病情，施行手术的必要性及可能获得的效果，手术的危险性及可能发生的并发症，术后恢复过程和预后，以及手术的体位引起的不适等，以恰当的言语和安慰的口吻，对患者做必要的适度解释，让患者能以积极的心态配合手术和术后治疗。同时，就疾病的诊断，手术的必要性及手术方式，术中和术后可能出现的不良反应、并发症及意外情况，术后治疗及预后估计等方面，向患者家属或单位负责人做详细介绍和解释，以取得其信任和同意，协助做好患者的心理准备工作，配合整个治疗过程顺利进行。应履行书面的知情同意手续，包括手术志愿书、麻醉志愿书，由患者本人或委托家属签署。

2. 为手术的适应性锻炼　术前床上练习大小便，教会患者正确的咳嗽和方法，术前2周停止吸烟。

3. 预防感染　术前应采取多种措施提

高患者的体质。患者在术前不能与感染患者接触。严格遵循无菌技术原则。下列情况需要预防性应用抗生素:①涉及感染病灶或切口接近感染区域的手术;②创伤面积大、长的手术;③肠道手术;④开放性创伤、创面已污染或有广泛的软组织损伤;⑤癌肿手术;⑥涉及大血管的手术;⑦人工制品植入的手术;⑧器官移植手术。

4. 输血、补液和补充热量、蛋白质及维生素 施行大中手术者,术前应做好血型和交叉配血的准备,准备好一定数量的全血或成分血,对有水、电解质及酸碱平衡失调的患者和贫血者应术前给予纠正。由于创伤和术前后的饮食限制,必然会使机体的消耗增加,热量、蛋白质和维生素摄入不足,以致影响组织的修复和创口的愈合。因此,对于择期和限期手术患者,都应该有一段时间的口服和静脉途径摄入,提供充分的热量、蛋白质和维生素。

5. 胃肠道准备 术前 12 小时开始禁食,术前 5 小时开始禁止饮水,以预防因麻醉或手术过程中的呕吐而引起窒息或吸入性肺炎。涉及胃肠道手术者,术前 2~3 日开始进流质饮食,有幽门梗阻的患者需在术前洗胃。对一般性手术在术前 1 日用肥皂水灌肠。结肠、直肠手术者,应在术前 2~3 天开始口服肠道抗菌药物,术前 1 天及手术当天清晨行清洁灌肠或结肠灌洗,以减少术后并发症和感染的机会。

6. 其他 为了保证术前的睡眠及不要过度紧张或焦虑,术前晚可给予镇静药。如发现患者有与疾病无关的体温升高,或女性月经来潮等情况应延迟手术日期。进入手术室前应排尽尿液,预计手术时间长的应置放胃管及尿管。术前应取下活动性义齿,避免在麻醉或手术过程中脱落以造成误咽误吸。

二、危险因素

1. 营养不良 手术是一种应激状况,可

随创伤的程度出现不同的代谢改变,直接影响切口的愈合、组织的修复、感染的发生率与患者的术后康复。术前营养不良将会加重代谢紊乱。术后的禁食与并发症也会增加营养的需要量。因此,现代外科学中,尤其重视围术期的营养支持。

(1) 术前营养支持:需要进行较复杂的慢性消耗性疾病(如慢性肠炎性肠道疾病)的治疗,反复胆道感染再次胆道手术等的营养不良的患者,特别是那些体重在 3 个月内下降 10% 以上,或是在 6 个月内下降 15% 以上,血清白蛋白在 35g/L 以下的胃肠道肿瘤患者。

(2) 术后营养支持:通常用于以下三类患者:①术前因营养不良曾给予营养支持,术后应继续补给,直至能恢复口服饮食。②术前营养不良,因某些原因未进行营养支持,在术后短期内又不能获得足够的营养。③术后发生并发症,如肠瘘、严重感染、胃肠功能障碍(如胃大部切除术后残胃排空障碍)等。

(3) 方法的选择:肠外营养的方法虽已能满足临床的要求,但还不如肠内营养含有的营养素全面、丰富,且并发症多,需要护理和监测。因此,当能经胃肠道给予营养支持时,首选的是肠内营养。周围静脉营养的并发症尤其是与静脉导管相关的并发症少,但摄入营养量较小。可按下列原则选择营养支持方法:①肠外营养与肠内营养两者之间应优先选择肠内营养,包括鼻胃管、胃造口、肠造口灌食等。②周围静脉与中心静脉营养两者间应优先选择周围静脉。③肠内营养不足时可用肠外营养加强。④期望的营养量较高或期望在短期内改善营养状况时可选择肠外营养。

2. 脑血管病 围术期脑卒中不常见(一般为 <1%,心脏手术约为 2%~5%)。80% 的脑血管疾病都发生在术后,多因低血压、冠状动脉硬化、糖尿病、吸烟等危险因素。近期有脑出血史者择期手术应推迟 2~6 周。

3. 心血管病 患者血压在 150/100mmHg

以下,可不必做特殊准备。血压过高者术前应选择合适的降压药物,使血压平稳在一定水平,但不必要求降至正常后才做手术。对原有高血压史,进入手术室血压急骤升高者,应与麻醉师共同处理,根据病情和手术性质抉择实施或延迟期限手术。

对伴有心脏疾病的患者,施行手术的风险明显高于非心脏病患者。外科医生需要与麻醉医生和心内科医生共同对心脏危险因素进行评估和处理。

4. 肺功能障碍　肺部并发症和相关的死亡率仅次于心血管系统疾病居第二位。有肺病史或预期行肺切除术、食管或纵隔肿瘤切除术者,术前应对肺功能进行评估。危险因素包括慢性阻塞性肺疾病、吸烟、年老、肥胖、急性呼吸系统感染。胸部 X 线检查可鉴别肺实质病变或胸膜腔异常;红细胞增多症可能提示慢性低氧血症;$PaO_2 < 8.0kPa$($1kPa \approx 7.5mmHg \approx 10cmH_2O$)和 $PaCO_2 > 6.0kPa$,可能增加围术期并发症。高危患者的术前肺功能检查具有重要意义,第 1 秒钟最大呼气量(forced expiratory volume in is,FEV_1)$< 2L$ 时,可能发生呼吸困难,$FWV_1 < 50\%$,提示肺重度功能不全。

每天吸烟超过 10 支的患者应停止吸烟。戒烟 2 周左右,直到气管黏膜功能恢复,痰量减少;戒烟 6 周左右可以改善肺活量。术前鼓励患者做呼吸训练,以增加功能残气量,可减少肺部并发症。急性呼吸系统感染者,择期手术应推迟待治愈 1~2 周后手术。如系急症手术,需加用抗生素,避免吸入麻醉。

5. 肾疾病　麻醉、手术创伤都会加重肾脏的负担。急性肾衰竭的危险因素,包括术前血尿素氮和肌酐升高、充血性心力衰竭、高龄老年、术后低血压、夹闭腹主动脉、脓毒血症、使用对肾脏有损害的药物等。实验室检查血钠、钾、钙、磷、血尿素氮、肌酐等,对肾功能的评价很有帮助。根据 24 小时内生肌酐廓清率和血尿素氮测定值判断,肾功能损

害的程度大致分为轻度、中度、重度三类(表3-1)。手术前应最大限度地改善肾功能。

表 3-1　肾功能损害程度

测定法	肾功能损害		
	轻度	中度	重度
24 小时肌酐廓清率(ml/min)	51~80	21~50	<20
血尿素氮(mmol/L)	7.5~14.3	14.6~25.0	25.3~35.7

6. 糖尿病　糖尿病患者在整个围术期都处于应激状态,其并发症发生率和死亡率较无糖尿病者上升 50%。糖尿病影响伤口愈合,感染并发症增多,常伴发无症状的冠状动脉疾患。对糖尿病患者的术前评估包括糖尿病的慢性并发症和血糖控制情况并作相应的处理:①仅以饮食控制疾病者,术前不需特殊准备。②口服降糖药的患者应继续服用到手术的前一天晚上;如果服长效降糖药应在术前 2 天停服。禁食患者需静脉注射滴注葡萄糖为宜。③平时用胰岛素者,术前应以葡萄糖和胰岛素维持正常的糖代谢,在手术日晨停用胰岛素。④伴有酮酸中毒的患者,需要接受急症手术,应当尽可能的纠正酸中毒、血容量不足、电解质失衡,特别是纠正低钾血症。对糖尿病患者在术中应根据血糖监测结果来使用胰岛素控制血糖。

7. 凝血障碍　常规凝血试验的阳性发现率低,靠凝血酶时间(prothrombin time,PT)、活化部分凝血活酶时间(activated partial thromboplastin time,aPTT)及血小板计数,识别严重凝血异常的也仅占 0.2% 左右。因此,仔细询问病史和体格检查显得更为重要。患者及家族成员有无出血及血栓栓塞史,是否曾输血,有无出血倾向的表现,如手术和月经有无严重出血,有无皮下瘀斑和鼻、牙龈出血等,有无过量饮酒、服用阿司匹林、非甾体抗炎药物、降血脂药物(可能导致维生素 K 缺乏)及抗凝治疗等。如果临床确定有凝血障碍,

择期手术前应做相应的治疗处理。急症手术时，由于术前没有足够的时间纠正凝血障碍，必须输血浆制品。对于需要抗凝治疗的患者术前处理较为复杂，这涉及权衡术中出血和术后血栓形成的利弊。

8. 下肢深静脉血栓形成　围术期发生静脉血栓形成的危险因素，包括年龄在 40 岁以上、吸烟、肥胖、静脉曲张、有血栓形成病史以及大手术，特别是在盆腔、泌尿外科、下肢和癌肿手术后。血栓形成发生在下肢的深静脉，一旦血栓脱落可发生致命的肺动脉栓塞。由于静脉血栓形成有一定的并发症发生率和死亡率，所以凡是大手术者应预防这一并发症的发生。为此，有静脉血栓危险因素者，应预防性使用低分子量肝素，间断气袋加压下肢和口服华法林（近期内有神经外科手术史或胃肠道出血的患者慎用）。对于高危患者可联合应用多种方法如抗凝、使用间断加压气袋等，对预防静脉血栓的形成有着积极的意义。

第二节　术后处理

术后处理是围术期处理的一个重要阶段，是把术前准备、手术与术后康复连接为一个整体的桥梁，术后处理得当、能使手术创伤的应激反应减轻到最小程度，促使患者顺利康复。

一、常规处理

1. 术后医嘱与监测　正确的进行医疗文件的书写，包括诊断、实施的手术、监测的方法和治疗措施，要准确、详细的记录各项数据。有心肺疾病或心肌梗死危险的患者应用无创或有创监测中心静脉压（centeral venous pressure，CVP）、肺动脉压（经 Swan-Gane 导管）及心电监护，采用经皮氧饱和度监测仪动态观察动脉血氧饱和度。

2. 静脉输液　如果手术冗长，手术野有很多不显性的液体丢失，术中广泛解剖组织创伤又使大量液体重新分布到第三间隙，因此患者在术后应有足够量的静脉输液直到患者恢复进食。术后输液的量、成分和速度，取决于手术的大小，患者器官功能状态和疾病的严重程度。但输液过量又可导致肺水肿和充血性心力衰竭，休克和脓毒血症患者由于流体外渗到组织间隙，会出现全身水肿，此时估计与计算恰当的输液量显得十分重要。

3. 管道引流　管道引流的类别较多，分别置于切口、胸腔、腹腔等部位的引流管，以引流出血液、渗液或脓液。引流管也可置放于空腔器官内（如胃肠减压管及导尿管等）。要经常检查引流管有无阻塞、扭曲等情况，更换敷料时要注意引流物的妥善固定，以防落入体内或脱出，要密切注意观察引流量和颜色并做好记录。待引流量减少到极限后即可拔出或分次拔出引流管。胃肠减压管一般在肠鸣恢复、肛门排气后即可拔出。

二、体位与活动

1. 术后应根据麻醉及施术术式选择患者的体位　选择患者感到舒适和便于活动的体位。全麻未清醒的患者应平卧，头转向一侧，使得口腔内分泌物或呕吐物易于流出，避免吸入气管。蛛网膜下腔阻滞麻醉的患者，应平卧或头低位 8~12 小时，以防止脑脊病外渗致头痛（阻滞麻醉穿刺针不宜偏粗）。全身麻醉清醒后、蛛网膜下腔阻滞 12 小时后、硬膜外阻滞以及局麻等，可根据术后的需要安放患者体位。

2. 活动　手术后，原则上早期下床活动。但前提首先是在床上活动，适当时机下床活动有利于增加肺活量，减少肺部并发症，更有利肠道蠕动和膀胱收缩功能的恢复，从而减少腹胀和尿潴留的发生。另外，尚有利改善全身血液循环,促进切口的愈合,减少因静脉血流缓慢形成深静脉血栓的概率。有休克、心力衰竭、严重感染、出血、全身衰竭等的患者,不宜早期活动。

三、各种不适处理

1. 疼痛反应　麻醉效果消失后伤口疼痛,翻身、咳嗽等都会加重伤口的疼痛。因此,患者常取保护性的制动体位不愿意移动。术后镇痛不全将会影响患者的恢复,可能会促使并发症的发生。常用的镇痛药有吗啡、哌替啶和芬太尼。临床使用时,在达到镇痛作用的前提下药物剂量应尽量小,用药的间隔时间应逐渐延长,尽早停用镇痛剂有利于胃肠动力的恢复。硬膜外阻滞麻醉可留置导管连接镇痛泵(也可将导管穿刺埋于三角肌内,以利任何部位的手术后镇痛)以缓解疼痛,特别适合于腹部和下肢手术的患者。

2. 恶心、呕吐　术后的恶心、呕吐常见于麻醉的反应,待麻醉作用消失后即自然停止。腹部术后的胃扩张或肠梗阻可发生不同程度的恶心呕吐。其他恶心呕吐的原因多因低钠、低钾、尿毒症、糖尿病酸中毒、颅压增高等引起,要查明原因,对症处理。

3. 腹胀　术后早期的腹胀一般是由于胃肠道的蠕动受到抑制,肠腔内积气不能排出所致。随着胃肠功能的恢复,肛门排气后可自行缓解。术后腹胀伴有阵发性绞痛,肠鸣音亢进,甚至出现气过水声或金属音者,是早期肠粘连或其他原因引起的机械性肠梗阻。如手术数日仍未排气并有腹胀,没有肠鸣音,可能是腹膜炎或其他原因所致的肠麻痹。应做进一步检查和积极处理。

4. 呃逆　术后出现呃逆并不少见,多为暂时性,但顽固到7~10天,处理十分棘手。呃逆的原因可能是中枢神经或膈肌直接受到刺激引起。早期可采取压迫眶上缘,短时间吸入二氧化碳,抽吸胃内的积气、积液,给予镇静或解痉药物等措施。上腹部手术后出现顽固性呃逆,要警惕肠吻合或十二指肠残端漏等导致膈下感染之可能。此时,应做B超、X线、CT检查,一旦明确膈下积液或感染,应及时处理。

5. 尿潴留　术后发生尿潴留较为常见,特别是高龄患者。硬膜外及蛛网膜下腔麻醉后排尿反射受到抑制,切口疼痛引起膀胱和后尿道括约肌反射性痉挛,以及患者不习惯床上排尿等都是常见原因。凡是术后6~8小时尚未排尿,或排尿不尽,次数频繁,都应在下腹部耻骨上膀胱区叩诊检查,如发现有膀胱尿潴留,应及时处理。先协助患者排尿,若无效,应放置导尿管1~2日,高龄患者置放尿管的时间可适当延长,有利于膀胱逼尿肌收缩力的恢复。

四、饮　食

术后何时开始进食饮食,与手术的范围、大小、术式有关。可根据以下两种情况来决定。

1. 非腹部手术　视手术的大小、麻醉方法和患者的反应决定进饮食的时间。局麻下施行的手术、体表或四肢的手术、全身反应轻者,术后即可进饮食。手术范围大、全身反应较明显者,需待术后2~3日方可进食。蛛网膜下腔阻滞和硬膜外腔阻滞麻醉时,术后6小时后即可进饮食。全身麻醉者,待麻醉清醒,恶心呕吐反应消失后方可进食。

2. 腹部手术　胃肠道手术通常2~3日肠蠕动恢复,可以开始饮水、少量多次流质,根据情况逐日增加全流质及半流质,7~9日后可恢复普通软食。目前较多的采用肠内营养制剂以代替普通的流质饮食。禁食及少量流质饮食期间,应经静脉输液供给水、电解质和营养。如禁食时间较长,还需通过静脉提供肠外营养,以免内源性能量和蛋白质过度消耗。

五、缝线拆除

手术创口缝线拆除的时间应根据切口的

部位、局部血供情况,患者的年龄来决定。一般头、面、颈部,术后 3~5 天拆线;胸部、上腹部、背部、臀部,术后 7~9 天拆线;下腹部、会阴部,术后 6~7 天拆线,四肢手术,术后 10~12 天拆线;减张缝线 14~15 天拆线。电刀切口应延迟 1~2 天拆线。青少年患者可缩短拆线时间,年老和营养不良的患者可延迟拆线时间,也可根据患者的实际伤情间断拆线。

第三节　术后并发症防治

手术后可能发生各种并发症,要意识到发生的原因及临床表现,一旦发生后应采取积极的治疗措施,是术后处理的重要组成部分。

一、术后出血

由于术中止血不彻底,创面渗血未完全控制,原痉挛的小动脉断端舒张,结扎线脱落,凝血功能障碍等,都是造成术后出血的原因。

术后出血可以发生在手术切口、腹腔及实质脏器及体腔内。创口的敷料被血液渗透时,就应怀疑有手术切口的出血,就应及时处理。体腔手术以后出血位置隐蔽,后果严重。腹部手术后腹腔内出血(置放有引流管可及时发现),早期由于出血量不大,临床表现可不明显,只有通过密切的观察,必要时腹腔穿刺及 B 超检查才能明确诊断。胸腔手术后从胸腔引流管内每小时引流出血流量持续 100ml,提示有内出血。拍胸部 X 线片可显示胸腔积液。术后早期休克的各种临床表现,应警惕有内出血的可能。因此,术后应严密监测生命体征的变化及引流液的量及色泽,术后一旦确认有内出血,不需要作进一步的辅助检查,应果断的再次手术止血,实属上策。

二、术后发热

术后发热是常见症状。75% 的患者术后体温超过 37℃,持续到术后 5~7 天,可达 38.2℃(43%),术后发热一般不一定有感染。非感染的发热原因主要是手术时间长(>2 小时),广泛的组织损伤,术中输血、药物过敏等引起。如体温没有超过 38℃,可不处理。感染性发热的危险因素包括患者体弱、高龄、营养状况差、糖尿病、吸烟、肥胖、使用免疫抑制药物及原有感染病灶。手术因素有止血不完善、残留孔腔、组织创伤等。感染性发热除创口和其他深部组织外,常见的发热原因有肺炎、肺不张、尿路感染、化脓性或非化脓性静脉炎。

三、术后感染

1. 伤口感染　表现为伤口局部红、肿、热、痛(触之有波动明显的疼痛表示创口内有积脓),常有发热或红细胞增加。处理原则:拆除缝线、排出脓液、清洗创口、置放引流物、定期换敷料,根据脓液培养药敏结果选用抗生素(之前用广谱抗生素)。

2. 肺不张、肺炎　常发生在胸、腹部大手术后,多见于老年人,长期吸烟和患有急、慢性呼吸道感染者。这些患者肺的弹性差,手术后呼吸活动受到限制,肺泡和细支气管内易积聚分泌物,如不能很好的咳出就会填塞支气管,造成肺不张。临床表现为早期发热、呼吸和心率增快等。临床表现、胸部 X 线征、血气分析中 PaO_2 下降和 $PaCO_2$ 升高就可能确立诊断,积极采取治疗措施。

3. 腹腔脓肿及腹膜炎　表现为发热、腹痛、腹部压痛及反跳痛,白细胞增加,如为全腹膜炎,应剖腹探查。如感染局限行腹部 B 超检查及 CT 检查即可明确诊断。腹腔脓肿定位后可在 B 超引导下做穿刺引流,必要时开腹脓腔置管引流。选用抗生素应针对肠道菌丛和厌氧菌丛。

4. 尿路感染　尿潴留是术后尿路感染的基本原因,感染可引起膀胱炎,逆行感染引起肾盂肾炎,急性膀胱炎表现为尿频、尿急、尿痛,有时尚有排尿困难,尿液检查有较多的白细胞和脓细胞。急性肾盂肾炎多见于女性,除畏寒发热外肾区尚有叩击痛,白细胞计数增高,中段尿镜检可见大量白细胞及细菌,尿培养不仅可明确菌种(大多数为革兰阴性菌),而且为选择有效抗生素提供依据。尿路感染的治疗主要是使用有效的抗生素,并保持排尿通畅(单纯的膀胱炎可冲洗膀胱)。

5. 真菌感染　临床多为假丝酵母菌所致。常发生于长期应用广谱抗生素的患者,若有持续发热,又未找到确切的病原菌,此时应想到真菌感染的可能性。应行一系列真菌检查,包括血培养。此时拔除全部静脉插管,检查视网膜是否有假丝酵母菌眼内炎。因治疗很难,可选用两性霉素 B(amphotericin B)或氟康唑(fluconazole)等。

四、切口裂开

术后切口裂开可发生在全身各手术部位,但多发生在腹部。主要原因有:①营养不良,组织愈合能力差;②切口缝合技术有缺陷,如打结不紧,切口对合欠佳;③引发腹压突然增高的动作,如剧烈咳嗽及呕吐(笔者曾遇 1 例外伤性脾破裂行脾切除术后的患者,31 岁男性,术后 6 小时麻醉醒后呕吐,突然一声“崩响”,腹壁全层裂开,肠道涌出。即刻处理后再行手术减张缝合治愈)。切口裂开常发生在术后 1 周左右。

预防与治疗:①腹部较大手术后应常规上腹带,预防麻醉醒后的恶心呕吐,以及呃逆和咳嗽等引起腹压增高致使伤口愈合不佳、裂开等。②注意在逐层缝合的基础上,对营养不良的患者应行可靠的减张缝合。③积极治疗术后患者的咳嗽症状,对症处理术后腹胀。

切口完全裂开时,要立即用无菌敷料覆盖切口,在良好的麻醉条件下重新缝合,同时加用减张缝合。切口完全裂开的患者多有肠麻痹,术后应放置好胃肠减压,给予全身支持治疗。

参 考 文 献

1. 黎介寿. 围术期处理学. 北京:人民军医出版社,1993,97
2. 黎介寿. 临床肠外与肠内营养支持. 北京:人民军医出版社,1993
3. Sabiston Dc. Textbook of surgery. 14^ed. Phitadeiphin:WB. Saunders Co,1991
4. 陈孝平. 外科学. 第 2 版. 北京:人民卫生出版社,2010,8
5. Tanaka Takehiko,Okada Akira. Nutritional support in organ Frailure. Amsterdam:Amsterdam Excrept Medica,1990

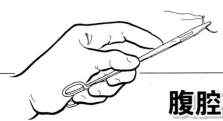

第4章

腹腔镜外科基础
Basic Laparoscopic Surgery

第一节 腹腔镜外科发展概况

在20世纪中,腹部外科手术中尽管应用的是一些原始的设备和器械,但并没有阻碍敢于探索的临床医师们通过各种途径不断地研究探索腹腔内奥秘,进而为现在的腹腔镜外科奠定了基础。内镜与腹腔镜的历史与科学技术的进步密切相关。内镜外科的先驱们有非凡的远见,他们为内镜外科的发展做出了贡献。

1. 腹腔镜外科的早期 古希腊的希波克拉底(Hippocrates 约公元前460-公元前377)最先使用窥器检查直肠。由于仪器缺乏光源,探入体内的深度非常浅,一直延续了若干世纪。直到19世纪,奥地利的philip Bozzini医生解决了内镜的光源问题。

1879年,托马斯·爱迪生(Thomasedsion)发明了白炽灯,这对于内镜外科来说是一个重大的突破。几年后,格拉斯哥(Glasgow)的Newman将爱迪生的灯泡进行改进,将其安置于膀胱镜中,使得光线在套管内观看到所需的视野。如此看来,Nitze发明的膀胱镜应当是世界上第一台膀胱镜。尽管膀胱镜早已问世,但直到电视腹腔镜胆胰切除术大宗报道后,外科医生才敢于接受。其实,腹腔镜胆胰切除术早就有学者做,德国的George Kelling首次应用膀胱镜检查腹腔,并在活狗身上实施了胆胰切除,他将此手术称为腹腔手术(coelioscopie),并于1902年1月报道了他的实验研究。记录显示Kelling还用此技术为2例患者实施胆囊切除,但未发表这方面文章。在其研究中,应用室内空气注入到腹腔中,从而意识到气腹的运用对腹腔显露的重要性。当瑞典的Jacobaeus于1910年报道了其应用腹腔镜对患者做的一系列检查和治疗后,Kelling批评了Jacobaeus,声称是他(Kelling)而非Jacobaeus是第一个做此手术的人。这说明早期腹腔镜手术的激烈竞争以及科学成果应及时报道的重要性。

另一个声称自己是世界上第一个做腹腔镜的是圣·彼得堡(St.petersburg)的Dimitri Von Ott.。据他发表的文章,早在1901年他就切开阴道穹隆置入窥器,使用腹腔镜探查了腹腔内脏器和盆腔。Ott的探索为后来的妇科腹腔镜发展奠定了坚实的基础。

1911年,美国的约翰·霍普金斯(Jonhns Hopkins)医院的Bertram Bembeim也用直肠镜为2例胰腺肿瘤患者做了腹腔镜探查术,应用电动头镜照明获得了很好的图像。

2. 腹腔外科的探讨 早期,大家对腹腔镜的作用并不够重视,很少有临床医师将腹腔技术作为一种诊断和治疗的方法。德国慕尼黑Korbsch医生应用腹腔镜观察,研究了许多腹腔疾病,发表了有关方面的论文,并于 1927 年出版了世界第一部腹腔镜和胸腔镜的教科书和图谱。另有一位德国医生 Kac K 在 20 世纪 20 年代提出了使用前斜视系统（135°），后来被 Kramer 推介应用。在这之前，芝加哥一位住院医师 Omdoff 报告了使用腹腔对 42 位患者进行治疗的结果，并发明了锥形穿刺器，提出应当用 X 线透视探查来避免套管针穿过腹腔壁时可能造成的损伤。

此外，迄今气腹的重要性逐渐被人们意识到。德国的 Goetzo 发明了针刺注射法，随后匈牙利的 Janos Veress 发明了弹性针，他最初设计的弹性针至今仍在使用。

20 世纪 20 年代，瑞士的 Zollikofer 研究与过滤的空气和氮气相比，二氧化碳（CO_2）作为空腹的注入气体更为合适。因 CO_2 吸收很快，至今仍是最常用的气体。

尽管当时很少有人将腹腔技术作为一种诊断的手段。但美国的 Ruoddock 和 Benedict 却对腹腔镜诊断情有独钟。Ruddock 是一名外科医生，他意识到腹腔镜在两个方面具备很大的潜力：一是视觉诊断，二是取组织活检和组织病理学探查来肯定视觉的发现。他发明了多种器械和活检钳，并体会到腹腔镜手术是安全和成功的。1957 年他就报道了数百例腹腔探查病例，诊断准确率达 92%，且死亡率很低。波士顿的 Benedict 医生将腹腔镜探查应用于肝脏、胃肠病学和妇产科学方面的报告。最伟大的妇科腹腔镜倡导者应当是巴黎的 Polmer 医生，他强调了监测气腹压力的重要性，并认为此压力不应超过 25mmHg。德国的 Frangenheim 于 20 世纪 50 年代设计出了多种器械，发明了第一台全自动二氧化碳气腹机，认为腹腔镜会广泛应用于临床，并描述了腹腔镜的一些并发症，如皮下气肿、空气栓塞、肠穿孔、出血及热损伤等。

3. 腹腔镜外科的进展 20 世纪 60 年代，Kurtsemm 发明了自动控制空气系统，该系统能有效而安全地维持气腹发挥极大的作用。同一时期，英格兰的物理学教授 Hocrold

Hopkins 发明了光纤传输器，极大改善了图像的分辨率和对比度，从而提供了真彩图像和明亮的光照。随着腹腔镜的不断发展，妇科医生们很快接纳了腹腔镜，并将其作为妇科疾病诊断治疗的工具之一。但是，普通外科的医生仍然拒绝接受腹腔镜，坚持"大外科医生的大手术切口"这一普通外科"公理"。

20 世纪 60~70 年代，Masson 描述了开放式腹腔镜操作方法，即先在腹壁做一个能看到的腹腔小切口，用手指接触腹膜腔而不是用穿刺器直接穿入，这一方法避免了使用 Veress 针刺穿腹壁造成的并发症。目前，许多腹腔镜权威们多推荐 Hasson 的开放式穿刺套管置入法。

20 世纪 70 年代末到 80 年代初，欧洲、北美以及俄罗斯的妇科专家们已广泛的使用腹腔镜。尽管如此，还是有外科医生提倡在普通外科领域使用腹腔镜，但多限于诊断方面，包括组织活检、腹部恶性肿瘤分期以及了解腹水原因等。在试验中，一些外科医生试图利用腹腔镜进行更为复杂的手术，如腹腔镜胆道造口术，甚至腹腔镜胆囊切除术。Charles Filipi 及其同事 Fred Moll 于 1985 年在两只狗的身上做了腹腔镜胆囊切除术，由于当时的操作器械相当笨拙，费时，器械化程度不成熟，不能将此技术用于临床。此时，法国 Muhe 也描述了使用腹腔镜行胆囊切除术。

在很短的时间法国里昂（Lyon）的 Moclret 医生于 1987 年完成了腹腔镜卵巢手术后，又为同一患者做了腹腔镜胆囊切除术，当时未做报道。1988 年法国巴黎的 Francois Dubois 做了一例引以为豪的小切口胆囊切除术后，他指着切口很自豪的对手术室的护士助手说这是世界上胆囊切除的最小切口。可护士 Claire Jeaupitre 反驳说，还有比你的切口更小的胆囊切除术（当时更小的胆囊切除是 ±7cm），于是 Moclret 医生所取得的成就才为世人所知。Dubois 与 Moclret 联系并得到了 Moclret 腹腔镜手术的录像带，专心于腹腔镜技术的学习。

同时期,美国的 Barry Mckeman 等设想通过腹腔镜用激光束分离胆囊。他的这一想法来自于 Daniell 的实验对他的启发,当时的 Daniell 正在演示他的腹腔镜激光技术,如进行粘连松解术。Mckeman 和 Ssye 开始了他们的腹腔镜胆囊切除术方面的研究,为了熟练和完善他们的技术,于 1988 年先做了腹腔镜阑尾切除术,但并非世界首列。1977 年德国的 Dekok 首先完成了腹腔镜辅助的阑尾切除术,1983 年 Kurt Semm 也报道了 1 例通过妇科腹腔镜技术切除了一条正常的阑尾。Schreibet 于 1987 年报道了腹腔镜阑尾切除术在女性患者中应用的经验体会,并被尊为急性阑尾炎患者实施腹腔镜下阑尾切除术的第一人。

1988 年 6 月 22 日,Mckeman 和 Saye 于佐治亚州的马里他(marietta)成功的实施了腹腔镜胆囊切除术。1988 年 9 月,他们的同事 Reoldick 在那逊威尔(Nashville)与 Olsen 合作,也成功的实施了腹腔镜胆囊切除术。逐年来,腹腔镜胆囊切除术在大西洋两岸已取得了立足点,数以百计的外科医生造访那逊威尔市,观摩 Reddick 和 Olsen 的腹腔镜胆囊切除术,以掌握第一手资料。Reddick、Olsen、Mckeman 与 Saye 合作创办了第一期腹腔镜胆囊切除术学习班。由于腹腔镜胆囊切除术的传播迅速,这种状况遭到学术界的强烈批评,认为造成一哄而上的情形应归因于患者对该术式的极大热情,过分强调其美容效果和较轻的术后疼痛。但随着越来越多的腹腔镜设备、器械的问世以及不断增多的腹腔镜胆胰切除术培训、学习机会,外科医生可在任何地方提供给患者该项技术服务。

时隔不久,富于开拓者的外科医生们开始将腹腔镜技术引入到其他外科领域。Katkhoudoo 和 Mouiel 描述了腹腔镜下浆肌层切开加迷走神经切断术,Zucker 和 Bailey 介绍了腹腔镜下高选择性迷走神经切断术

(HSV),Phieeips 和 Retelin 开展了腹腔镜胆管切开术和通过胆囊管行腹腔镜胆道探查术。Joha Hunter 则成为腹腔镜裂孔疝修补术的推动者。Cuschieri 和 Nathanson 报告了腹腔镜胆囊 - 空肠吻合术,以及恶性病变对十二指肠压迫造成的肠梗阻行腹腔镜胃 - 空肠吻合术。新加坡的 Pete Goh 描述了腹腔镜胃切除术,圣 - 路易斯的 Ralph Clayman 则开展了腹腔镜肾切除术等。

总之,腹腔镜外科的发展,经历了一些重要的技术改进:①气腹系统,包括气腹针和气腹机以及二氧化碳的装置;②摄影镜和电视系统;③恒压自动 CO_2 气腹机;④冷光源系统;⑤单双级高频电刀和激光器;⑥照明系统;⑦体内和体外结扎术;⑧冲洗器与吸引系统;⑨腹腔镜的各种专用器械的设计等。目前已获得一定经验的腹腔镜手术有:①胆囊切除及胆总管切开术;②Nissen 胃底折叠缝合术;③高选择性迷走神经切断术;④胃十二指肠溃疡穿孔修补术;⑤腹腔镜辅助下结肠切除术;⑥阑尾切除术;⑦疝修补术;⑧肝囊肿开窗术;⑨肝左外叶切除术。在外科团体中仍然有许多持怀疑态度的人,然而,还是这种怀疑主义激发了那些真正相信腹腔镜的外科医生们的热情,考虑到某些医学和非医学文献所报道的一些严重并发症,因而少数学者还在继续评价着腹腔镜技术。一个精通业务的外科医生通常是一个充满热情的专家教授,只要所做的演示和对结果的分析是建立在一个坚实的基础上,那么他的可信任度将会永远保存。

当前需要确立的观点是,腹腔镜手术是腹部外科中可供选择的一种方法,应遵循腹部外科的原则,使手术更有成效,不是什么病的治疗都能用腹腔镜手术的问题,而是如何比传统手术做得更好,对患者更为有利。

参 考 文 献

1. 陈训如主编 . 腹腔镜外科理论与实践 . 昆明:云南

科技出版社,1995

2. 黄志强主编.腹腔镜外科学.北京:人民军医出版
   社,1994

3. 刘国礼.我国腹腔镜外科发展的现状.中华外科
   杂志,1999,37:592

4. 胡三元主编.腹腔镜临床诊后技术.济南:山东科
   学出版社,2001

5. Semm K.Atlas of gynecologic Laparoscopy
   andbysteroscopy. phitadecphia:WB sounders,1997

6. Edmonson JM. History of the instruments for
   gastrointestinal endoscopy. Gastrointest sndosc,1991,
   37(suppe):27-56

7. Keeping G.Cceher Oesophagoskopie grstroskopie and
   koeioskopie.Muncb Med Wochenschr,1902,1:21-24

8. Jacokacus HC.Cleber die mogeichkeit die zystoskopie
   kei untersuchung seroser Hoheungen anzuwenden.
   Much med Wocbenschr,1910,57:2090-2092

9. Kaek H.Erfarungen mir der caparos kopie.Z Kein
   Med,1929,111:303-348

10. Orndoff BH.The peritoneoscope in diagnosis of
    disease of the abdomen.J Radioe,1920,1:07-325

11. Veress J.Neues instrument zur ausfurung Von
    brust-oder bauchpunlctionen and pneumothoraxbe-
    handing.Desch Med Wochenschr,1939,64:1480-
    1481

12. Palmer R. Instrumentation et technique de ea
    codioscopie gyecoeogique.Gynecol Obstetric,1947,
    46:420-431

13. Frangenheim H.History of endoscopy. in:Gordon
    HG,Lewis BV ed.gynecologicai endoscopy.London:
    Chapman & Hall,1988,1:1-1.5

14. Litynski GS.Highlights in the history of caparoscopy.
    Frankfurt:B Bernert Verlag,1996

15. Schreiber JH. Early experience with Laparoscopic
    appendectomy in women.Surg Endosc,1987,1:211-
    216

16. Reddick EJ,Olsen DO,Daniel JF.Laparoscpic laser
    cholecystectonmy.Laser Med Surg Adv,1989,7:38-
    40

17. Katkhouda N,Mouid J.New technique of surgical
    treatment of chronic duodenal ulcer without caparotomy
    by videocoeliscopy. Am J Surg,1991,161:361-364

18. Zucker KA,Bailey RW.Laparoscopic for intractable
    ulcerdisease.Semin Gastrointest Dis,1994,5:128-
    129

19. Retelin JB. Laparoscopic approach to common duct
    parhology.Secrg Laparosc Endosc,1991,1:33-41.

20. Carroll B,Chandya M,Pappioannou T,et al.Bieiary
    eithotrpsy as an adjunct to laparoscopic common hile
    duct stone extraction,Surg endosc,1993,7:356-359

21. Hunter JG,Trus TL,Brauum GD,et al.A physiologic
    approach to Laparoscopic fundoplicatoin for
    gastroesphagel refeux disease.Ann Surge,1996,
    223:673-685

22. Nathanson LK,Shimi S,Caschieri A.A
    sturedlaparoscopic cholecystoje junostomy evolved
    in an animal model.JR Coll Surg Edinb,1992,37:
    215-220

23. Goh P,Tekant Y,Isaac J,et al.The thechnique
    of laparoscopic Billroch II gestrecoscopic surg
    laparosc. Endos,1992,2:258-260

24. Clayman RV,Kavoussi LR,Soper NJ,et al.
    laparoscopic nephrectomy. N Engl J Med,1991,
    324:1370-1371

第二节 腹腔镜手术的病理生理改变

　　腹腔镜手术有别于传统的开腹手术在于两个方面:①没有腹壁大切口。②有15mmHg(2.0kPa)压力的人工气腹,几乎都使用CO_2气体。腹腔镜手术的病理生理改变是由于这两个因素作用的结果。虽然逐年开展了无气腹腔的腹腔镜手术(gasless L aparoscopic suegery),但其使用范围仍受限制,大部分腹腔镜手术是在人工气腹下实施,其具有广泛影响。1967年,Steptoe将腹腔镜技术应用在妇产科手术,首次向麻醉科医师提出了如何对待腹腔镜操作引起患者的生理变化及由此引发的并发症的处理问题。由于并发症少,并没有引起过多的注意。直到20世纪80年代法国首次成功实施腹腔镜胆囊切除术以及随后用于手术时间长的复杂的手术和一些中老年、脏器功能衰退的患者,使人工气腹的安全性问题得到重视,人们才认识到微创手术的麻醉已成为一个独立的亚麻醉学科。腹腔镜手术可简化一些术后的护理,但却增加麻醉管理的复杂性。

1. 呼吸系统的影响　气腹(pp)、体位的改变加上麻醉本身对呼吸系统功能的影响,可使患者肺总容量减少,顺应性降低,同时 CO_2 经腹腔进入血液,需要经肺排出的 CO_2 量增加,这与腹腔充气时的压力有关。麻醉的诱导使用肺功能残气量(FRC)减少,其肺的顺应性减少或降低的幅度与气道阻力的上升量比例有关。

腹腔内空气引起的 FRC 降低的 20%,顺应性降低至少 30%,对生理无效腔(VD/VT)的影响难以预测。引起顺应性变化的主要原因是胸壁顺应性降低,是由腹腔内压(IPA)和腹腔镜移位引起的膈肌向头端移位增加所致。由于肺的顺应性主要与呼吸道疾病有关,因此肺组织的顺应性很少受此影响。肺组织的顺应性变化也不受体位的影响,当腹腔放气后,这些改变可很快消失。

有学者对全麻下不开腹行腹腔镜胆囊切除术及硬脊膜外麻醉下开腹胆囊切除术患者,分别测定术前、术后 24 小时或 72 小时的肺活量(VC),用力肺活量(FVC)第 1 秒用力呼气容量(FEV1.0)和 25%~75% 肺活量流速(FEF25~75),并算出肺功能下降率,结果腹腔镜手术的各项肺功能指标下降率均较开腹手术者为低。并且术后 72 小时已恢复达术前的 80%,而开腹手术者只达术前的 50%~60%。腹腔镜手术对肺功能的影响比开腹手术要轻,因为开腹手术的腹壁上切口疼痛,腹壁活动受限,均可能影响对呼吸功能的检测结果。

2. 循环系统的影响　腹腔镜手术对循环系统的影响主要是建立气腹(PP)的过程中腹腔内压(IVP)的关系。由于 CO_2 具有易溶和不易燃的特点,而常用做气腹时的填充气体。PP 必然引起 CO_2 弥散入血液增加。当气腹压达 1.87kPa(14mmHg)时,股静脉压明显升高,股静脉的高峰血液流速明显降低,说明可能引起下肢静脉血液淤滞。当腹压降低后,股静脉血液恢复正常。这现象说明气腹下腹腔镜的长时间操作时,可能发生下肢静脉的血流停滞,有深静脉血栓形成和肺动脉栓塞的危险。该并发症虽然和国外报告不一致,但引起普遍的重视并采取了预防措施,国内深静脉血栓形成和肺动脉栓塞的发生率低,多与患者为一般情况较好的年轻人有关。

国内解放军总医院麻醉科观察腹腔镜胆囊切除术在全麻下应用肌松药,纯氧,机械通气下(O_2 气)腹压 1.9kPa(14mmHg)施行时,患者的气道压、动脉血气分析,心功能改变,动脉血压和中心静脉压各项指标的变化。其结果仍然属于正常波动范围内,故没有明显的麻醉学意义。因此在全身麻醉下腹腔镜手术是安全的。然而,观察的患者都属于年轻、一般情况良好者。若在特殊情况下,如经历长时间的手术,老年人、肥胖、心肺功能减退,有下肢静脉疾病(静脉曲张、有静脉炎病史),生理参数改变等应认真考虑,采取预防措施。

3. 应激反应　手术的应激反应主要表现为手术后的应激激素分泌和其伴随的代谢改变。一般认为开放胆囊切除术具有较高的手术应激效应。而 Mcmahon 等随机比较腹腔镜胆胰切除术与小切口胆囊切除术的外科应激反应时,发生多种急性时相应激反应物,包括血 C- 反应蛋白、白介素 -6、皮质醇、白蛋白、运铁蛋白、铁、尿儿茶酚胺排出在两组患者均无差别。

近年来,一般的胆囊切除术多在腹腔镜下完成,因而,前瞻性和随机性比较是很需要的。Ortega 等比较了腹腔镜胆囊切除术和开腹胆囊切除术的代谢与应激反应,在 20 例前瞻性随机研究中,发现 24 小时内腹腔镜胆囊切除术患者术后的疼痛程度较轻,而应激激素中的肾上腺皮质激素、髓皮质激素、甲状腺激素、胰高血糖素、胰岛素的反应在第二组患者中相同或类似;抗利尿激素水平在腹腔镜胆囊切除术中 1 小时和拔除气管内插管后

(时)的水平明显高于开腹胆囊切除术者；血浆水平在腹腔镜胆囊切除术后早期明显升高，而开腹胆囊切除术者血糖和胰岛素水平在 12 小时，24 小时有明显升高。因此，开腹胆囊切除术与腹腔镜胆囊切除术的应激反应是接近的，但反应的时间特点在二者间是不同的。可能与不同的刺激因素有关；手术中的应激反应以腹腔镜胆胰切除术者为重，而术后的应激反应以开腹胆胰切除术者为重。

腹腔镜手术属于最新小创伤或微创性手术，患者对手术的应激反应水平明显低于同类的开放性手术，临床研究多将腹腔镜胆胰切除术与开腹胆囊切除术进行比较。

4. 气腹效应　目前，绝大多数的腹腔镜手术都是在 CO_2 气腹条件下实行，气腹压一般维持在 1.6~2.0kPa（12~15mmHg）之间，如手术历时较短，是安全的。如手术复杂，历时较长，主要出现的问题是：① CO_2 经气腹吸收后，可引起高碳酸血症，加重吸收负担，在有呼吸循环障碍的患者，可致使 CO_2 潴留引起酸中毒；②腹腔内血压高可引起循环改变。

腹压（IPA）升高的作用是直接压迫腹腔内静脉系统，从而减少了回心血流量。在气腹（pp）下腹腔镜手术过程中尿量明显减少，且不随输液量改变，以致时有在手术中输入过多液体。气腹对呼吸与循环的影响在临床上曾受到较多关注。1982 年 Harman 等在试验中将犬的腹腔内放置气囊造成 2.7kPa（20mmhg）的腹压，随后造成 5.3kPa（40mmHg）的腹压，当其 IPA 达到 2.7kPa（20mmHg）后，肾血流与肾小球滤过率下降至小于正常的29%，而肾血管阻力升高 55%，比周围血管阻力高 15 倍；当 IPA 升高至 5.3kPa（40mmHg）时，有的实验犬出现了无尿，而有的肾血流和肾小球滤过率下降至正常的 7%，心输出量下降 37%。输入右旋糖酐（Dextran-40）可纠正心输出量的降低，但肾血流与肾小球的滤过率仍小于 25%，因此而认为 IPA 的升高是肾功能障碍时由于肾脏受压的局部效应而非继发于心输出量的降低。

由于人工气腹在腹腔镜中的广泛应用，Chili 等 1995 年又重新研究 pp 对全身肾脏血流动力学的影响。用猪作为实验动物，CO_2 气腹压力为 2.0kPa（15mmHg）维持 2 小时，在 pp 组，每小时尿量下降约 50%，而单侧腹膜后的空气组每小时尿量下降约 25%，而无气腹的腹腔镜以 2.0kPa（15mmHg）压力提升腹壁时，在两小时的手术过程中尿量无改变；用激光多普勒流量计直接测量肾皮质的血流量时，发现表层的肾皮层血流下降约 60.5%；解除 pp 和腹膜后充气后，肾皮层血流又恢复正常，腹膜后充气对肾脏影响小于气腹。以上的研究结果有助于了解在 pp 下腹腔镜手术时患者的病理生理状况。

5. 术后疼痛与恶心、呕吐　腹腔镜手术以及腹壁切口的创伤均会引起疼痛，然而与传统开腹手术相比，腹腔镜手术后疼痛的持续时间较短，程度较轻，这也是腹腔镜手术能成功的推广，病例逐年增多的原因之一。

腹腔镜术后的疼痛可分为创口痛、内脏痛和肩痛三种。体表痛是手术后 24 小时内疼痛的主要原因。由于切口小，对组织的损伤轻，疼痛一般较轻微，但当患者出现咳嗽时，使腹腔肌肉收缩，疼痛加重；内脏痛多表现为术后各种不适感觉，多在 24 小时后明显减轻或消失，咳嗽可加重内脏痛，肢体活动并不影响内脏疼痛的加重。内脏痛的机制复杂，对其发生过程尚缺乏真正了解；肩痛在手术后第 1 天逐渐加重，术后第 2 天更为明显。经研究显示，腹腔镜术后肩痛是 pp 的残余效应，是 CO_2 气腹对膈肌刺激的结果。

腹腔镜腹部手术后发生恶心、呕吐的概率很高，尤其全身麻醉下施行的腹腔镜手术后恶心、呕吐的发生率可高达 50% 以上。恶心呕吐引起的体液丢失、电解质紊乱等，成为影响患者术后恢复的主要因素。

呕吐是中枢神经系统的催吐中枢对来自

身体不同部位刺激所作出的反应,这些刺激包括通过自主神经传入的来自消化道、纵隔的刺激、通过第8对脑神经传入的来自前庭区的刺激、来自视觉和皮层的刺激以及来自化学感受区的刺激。全麻下腹腔镜手术后恶心、呕吐发生率高,尤其是女性患者、有术后恶心呕吐病史者、手术时间较长者、非吸烟和有晕动病病史者更为容易发生。恶心是一种来自咽喉和上腹部无痛性不适感,常伴有想呕吐或即将要呕吐的感觉。呕吐是上消化道内容物通过口腔快速排泄的效应过程。干呕时没有内容物排出,但参与活动的肌肉与呕吐时间相同。在临床上,恶心、呕吐常作为一种术后的不良反应来对待。而在自然界中的动物,则是他们寻求生存所具有的一种特殊功能,即可通过呕吐排出过多的食物或误食的有毒物质以净化胃肠。

近年的研究发现联合应用两种作用于不同受体的药物治疗腹腔镜手术后的恶心、呕吐,能产生良好疗效。

参 考 文 献

1. 黄志强主编.现代腹腔镜外科学.北京:人民军医出版社,1994

2. 黄志强主编.腹腔镜外科学.北京:人民军医出版社,1994

3. 陈训如主编.腹腔镜外科理论与实践.昆明:云南科学技术出版社,1995

4. 胡三元主编.腹腔镜临床诊治技术.济南:山东科学技术出版社,2001

5. Harman PK,Kron IL,Mclachlan HD,et al.Elevated intra-abdominal pressure and renal function. Ann Slcrg,1982,196:594

6. Ortega AE,Peters JH,Incarbone R,et al.A Prospective randomized comparison of the metabolic and stress hormonal responses of laparoscopic and open chdecystectomy. J Am Coll Surg,1996,183:249

7. Mcmahon JM,Fuallarton G,Bacter JN,et al.Blie duct injury and bite leakage in laparoscopic cholecystectomy.Br J Surge,1995,82:307

8. Chiu AW,Chang LS,Birkett DH,et al.The impact of pneumoeritoneum and gastess laparoscopic on the systemic and renal hemodynamics.J Am Coll Surg,

1995,181:397

9. McGrath BJ,Zimmerman JE,Wieeiams JE,,et al. Carbon dioxide emboeism treated with hyperbaric oxygen can. J Anacesth,1989,36:586-589

10. Wahka RWM. Perioperative functionae residual capacity.Can J Anaesth,1991,38:384-400

11. Drummond GB,Martin LVH.pressure-volume relationships in the lung during laparoscopy. Br J Anaesth,1978,50:261-269

12. Waban RWM,Bezique F,Kleiman ST. Cardiopulmonary function and laparoscopic cholecystectomy can. J Anaesth,1995,42:51-63

13. Bardoczky GI,Engelmann E,Leveler M,et al. Ventilatory effects of pneumoperitoneum monitored with continuous spirometrg.Anesthesia,1993,48:309-311

14. Doument L,Matty M,Mardirosoffc C,et al.changes In pulmonary mechanics during laparoscopic gastroposty in morbidey obese patients.Acta Anaesthesid Scang,1997,41:408-413

15. Puri GD,Singh H.Ventilatory effects of laparoscopyunder general anaesthesia.Br J Anaesth,1992,68:210-213

16. Wittgen CM,Andrus CH,Fitzgerald SD,et al. Analysis of thehemodynamic and ventilatory effects of laparoscopic cholecystectomy. Anch Surg,1991,126:997-1001

17. Grisson TE,Gootos PJ,Brown TR. Puemonary compliance is not affected by changes in position during Laparoscopic Surgery[Abstract]. Anesthesiology,1993,79:491

18. Fahy BG,Barnas GM,Nagle SE,et al.Changes in lung and chost wall properties and abdominal insufflation of carbon dioaide are immediarely reversible. Anesth Analg,1996,82:601-605

19. Tan PL,Lee TL,Tweed WA.Carbon dioaide absorption ad gas exchange during pelric laparoscopy. Can J Anaesth,1992,379:677-681

20. Mullet CE,Voale JP,Sagnard PE. Pulononary CO_2 climination during surgical procedures using intra- or extraperitoneal CO_2 insuffilation.Anesth Analg,1993,76:622-626

21. Lister DR,Rudston-brown B,Warriner CB,et al. Carbon dioxide absorption is not linearey related to intraperitional carbon dioxide insufflation pyessure in pigs. Anesthesidogy,1994,80:129-136

22. Koivuranta M,Jokela R,Kivieuoma K,et al.The

antimetic efficacy of a combination of ondansetron and droperidol. Anaesthesia,1997,52:863-868

23. Kum CK,Wong CW,Goh PM,et al.Comparative study of pain level analgesic requirement affter laparoscopic and open cholecystectomy.Surg laparosc endosc stectomy.Surg Laparosc Endosc, 1994,4:139-141

24. Fredman B,Edeikin R,Olsfanger D,et al.Residual pneumoperitoneum:a cause of postoperative pain affter Laparoscopic cholecystectomy.Anesth Analg, 1994,79:152-154

25. Thune A,Applegren L,Haglind E.Prevention of postoperative nausea and Vomiting affter Laparoscopic cholecystectomy.aprospective randomized study of metoclopramide and transdermal hyoscine.Eur J Surg, 1995,161:265-268

第三节　建立气腹及腹壁提拉法

一、建立人工气腹（establishment of artificial pneumoperitoneum）

腹腔镜应用在腹部外科实践中,对患者是大有裨益。经过无数次的变化和改进,建立气腹的方法一般归纳为三类,即Veress针法、直接套管穿刺法以及开放法。

1. Veress针法　Keling于1901年前先描述了先穿刺泡气再置入导管的技术,直到今天仍常用。市售的Veress针（图4-1）长12~15cm,外径2~5mm,有多种型号。由一个带斜面的外套管和一个弹簧的内穿刺针组成。Piccigallo等把针的长度改为5~8cm,使其可有效降低穿入腹腔的概率,缩短了的穿刺针在低压充气时也可将针的外径缩减至1.2mm左右。

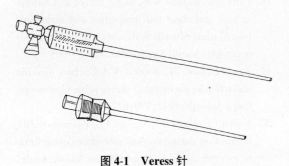

图4-1　Veress针

穿刺技巧:由于脐与筋膜相连,脐下很容易穿透腹壁,可在脐窝的下缘做一弧形切口,在切口两侧4~6cm处各上一把中钳,由主刀及助手提起中钳,从而使得内脏远离腹前壁。

对于肥胖患者,中钳的位置应距脐切口较近的地方,以便肥厚的腹壁容易提起到位。接着术者将Veress针像拿飞镖一样持在手中,并保持正确的角度刺向筋膜,当穿刺进入腹壁时,由于压力的突然降低,套管内的穿刺针会弹回鞘内以免损伤内脏。在过去,外科医生认为避免发生损伤内脏的最好方法是向骶尾部方向刺穿,但现在认为垂直定位更加重要,关键是要防止穿刺突然过深,否则会损伤腹主动脉和下腔静脉。当穿刺针正确的进入腹腔且效果满意后,将气腹机与Veress针链接,以低流量充入气体,这时可将腹壁抬高。这时在通过Veress针所测得的气流压显示是不是可靠的,因为其受到针的长度、角度及麻醉深浅度的影响。如果起始压力很低且几乎不受控制,可把气腹机的旋钮调到较高流量的位置,以达到目标容积,此时要注意腹部的形态,人工气腹的结果应该是对称性的腹壁隆起。在充入了足够的气体后,取出Veress针,选择一个穿刺套管,最好是有安全弹簧装置,进入腹腔的一刹那可弹出以推开腹腔内脏较为安全。当刺破腹膜进入腹腔时有一个明显的突破感,同时可听到安全装置发出的咔哒声,此时不能再向前穿刺。在整个穿刺过程中必须保持前腹壁抬高,以减低损伤腹内脏器的可能性。将套管针取出,可听到气体溢出声,以提示穿刺位置正确。把气腹机接到套管上,开始高压充气,然后在腹腔镜直视下置入其余的穿刺套管。

对于肥胖患者操作 Veress 针很困难,其原因可能与以下有关:①肥胖患者的腹膜大而松弛,提起腹壁时不易与内脏分离;②筋膜前脂肪和腹膜外脂肪增加了穿刺针和穿刺套管的距离;③由于肥胖患者筋膜常退化和削弱,时有向前进针时感觉不到力量改变和突破感。对于肥胖患者可在脐部加大切口 2cm 左右,提起腹壁白线,按上述的 Veress 针进针法进行操作,置套管的准确率将得到提高。

2. 套管直接穿刺法 如果认为先建立空气腹再置入穿刺器或套管就容易和安全了,其实是错误的观念。Veress 法采用的是两次穿刺进入腹腔,这样就有可能增加损伤内脏的概率。基于上述的考虑,有学者就提出采用套管直接穿刺建立气腹。Dingfelder 发现与 Veress 法相比,套管直接穿刺法并未增加并发症。也有研究有着相似的结果,并指出了套管直接穿刺法缩短了手术时间。但要注意以下几点。

(1)腹壁要完全松弛,通常需要全麻或给予肌松药。

(2)穿刺器要锋利。

(3)皮肤切口相对要大,有利穿刺器的置入。

(4)穿刺器的角度要正确刺向筋膜,如角度过大,可能穿刺器在腹膜外。原则上进针距离短、阻力小就采用垂直进针。从理论上讲,这使并发症的发生率降低。

(5)如经过反复穿刺的不成功,应果断的改为 Veress 法或开放法。

对有经验的腹腔镜医生来讲,套管直接穿刺法是安全有效的。如没有经验的外科医生操作,并发症的发生率可能要增高,尤其是威胁生命的并发症。

3. 开放法(Hasson 法) 为降低 Veress 针或穿刺器所引起的损伤,Hasson 提出了小切口开腹入路法,并为此发明了一个可重复使用的类似于标准穿刺套管的装置,即 Hasson 套管,锋利的套管针被钝的充填装置

所代替(图 4-2)。

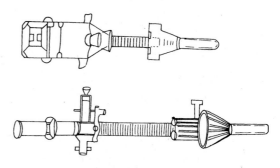

图 4-2 开放法使用的一次性和重复性使用的穿刺装置

开放法操作技巧:同其他方法一样。开放入路有以下优点:①在直视下进入腹腔,降低了内脏损伤的可能性;②避免了腹膜外层的充气;③术后缝合筋膜降低了腹壁切口疝发生的可能性;④Hasson 法并没有增加手术的时间,反而节省了手术时间。基于上述因素,开放法的手术入路减少了其并发症也是被广泛接受的原因之一。

4. 其他方法 如患者腹部脐周曾有手术史,可能有这一区域的腹壁粘连,多数外科医生都会另选择穿刺点,并认为 Veress 针法在其他部位穿刺简便。Reich 通常采用 Veress 针在左腋线第 9 肋间进针,认为胸壁的固定性穿刺入路浅而易行,但外科医生应用该部位时应注意气胸、脾损伤及充气后脾血栓形成的可能。

选择其他部位穿刺入路意味着高并发症的发生率,这是因为粘连等因素而被迫选择,不应完全归咎于穿刺技术的问题。

5. 并发症 总的来说,与腹腔镜手术入路相关的并发症发生率和死亡率是很低的,大约为 0.05%~0.2%。与腹腔镜手术入路有关的并发症主要有血管损伤、内腔损伤和腹壁并发症。

(1)血管损伤:最为严重的是腹膜后血管损伤。美国一项研究结果显示,其发生的危险性约为 0.05%,0.005% 需要外科干预。Nuzzo 报道需要外科处理血管损伤中约 80%

发生在初始穿刺置管时,而血管损伤又以 Veress 针穿刺造成的最多见。

(2)内脏损伤:内脏损伤的发生率为 0.05%~0.4%,但其死亡率高达 5%,外科医生尤应重视。内脏损伤并发症的死亡原因多为因损伤未及时发现和处理,术后出现腹膜炎,脓毒症,甚至在术后 2~7 天死亡。

(3)腹壁并发症:常见有血肿、感染、腹壁疝。Mavol 等近来报道的腹壁并发症,特别是切口并发症多发生在密闭穿刺法,密闭法导致的脐部并发症是开放法的 6 倍多。

总在,无论腹腔镜的何种术式,都需要在腹壁上穿刺以建立腹腔镜通道。因此,腹腔镜手术医师要掌握几种腹腔镜进入路方法的技能实属必要,将对患者大有裨益。

二、腹壁提拉法

自 1991 年报道了一篇肥胖患者应用内镜拉钩在低腹压下获得良好手术野后,腹腔镜外科的全腹壁提拉(abdominal uall eift awl)概念于 1992 年首次出现在英文版中。目前,AWL 根据放置的位置可分为两种,即全腹壁提拉和皮下腹壁提拉。

1. 全腹壁提拉法 该法首先报道来自日本,手术时用以 U 形拉钩提起腹壁全层(图 4-3),也有报道在不使用气腹的情况下用 U 形拉钩也可获得较好手术视野。U 形拉钩在气腹建立之后插入,然后放置拉钩并牵拉系于患者前胸壁上方的支架上。当气腹释放后就可以获得良好显露和手术操作空间,因肝圆韧带随腹壁被一起提拉起,这一全腹壁的提拉技术对于肝脏和胆道手术有着特别的优势。有学者在随机性前瞻性试验中对气腹(pp)和 AWL 系统(非气腹)进行了比较,证实了 AWL 系统的有效性。

在美国,一种扇形拉钩被用于提升腹壁,通过脐部小切口放入腹腔,拉钩固定于手术台边的电机械牵引臂上,牵引力不超过 13.6kg,以防造成腹壁损伤。此系统是通过

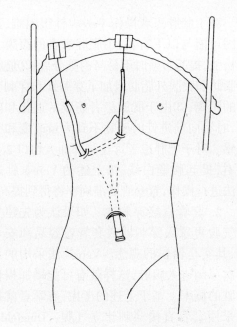

图 4-3 Kitano 发明的 U 形拉钩全腹壁提拉法

特别设计(图 4-4),因手术部位而异,对于胆道手术,最常用的牵引部位是脐部。

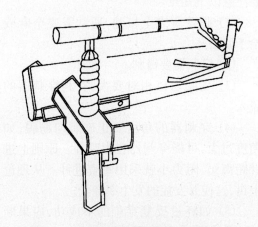

图 4-4 与机械提拉臂相连的扇形提拉器

近年来出现了一种装配型的 AWL 系统(图 4-5),该牵拉器的拉钩头部能使更广泛的平面抬高,使得提供的视野更宽大。

2. 皮下腹壁提拉法 皮下 AWL 系统被日本外科医师引进。Nagai 首次描述了于腹壁右上象限、上腹部和脐周围皮下架线缝合,金属丝再被连接于前腹上方的曲柄和框架上(图 4-6)。

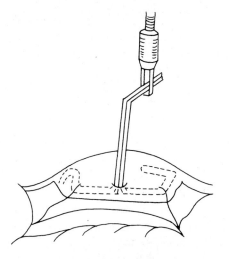

图 4-5　组织性腹壁提拉器

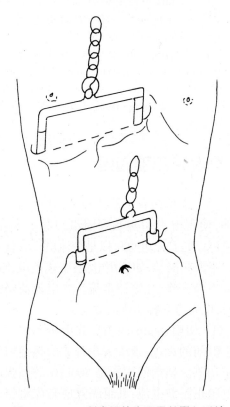

图 4-6　Nagai 所发明的皮下导丝置入系统

3. AWL 的优点和不足

优点：①无与 CO_2 气腹相关的血流动力学和代谢改变，以及高腹压导致的气体栓塞和张力性气胸出现。②无空气密闭性和气体泄漏问题。③不需要昂贵的一次性器械及消耗品。

不足：①用于肥胖患者时，显露有限，以致操作困难。②如肠管充气致使手术操作空间减小，外科医生需要更高技能。③腹壁疼痛。

4. 适应性好　当外科医师熟悉和掌握 AWL 系统所提供的视野后，可应用于各种腹腔镜手术。无论哪一种 AWL 系统，其操作方法的不足之处都可以通过调节装置和改变穿刺孔的位置来得以克服。

AWL 更适用于心血管功能不全和肥胖患者，因为 AWL 系统可以将腹压降到最低的程度（即便注入一定量的 CO_2）。临床应用 AWL 系统有较高的经济价值，因不需要昂贵的设备和一次性器械设备与材料，故在发展中国家和地区特别受欢迎。对于复杂的手术如肝脾切除及肠吻合等，AWL 系统更为安全、省时。

5. 展望　目前，腹腔镜治疗中心及各大医院在技术可行性方面对 CO_2 气腹和 AWL 系统进行比较和探讨：①AWL 不增加患者皮肤切口的数目；②气腹(pp)及腹壁提拉法(AWL)这两者的显露基本类似；③放置 AWL 不需要过多的时间；④AWL 腹壁上最少的导丝置入；⑤AWL 设施既简单又科学；⑥AWL 具有合理的价格等。一旦上述几方面取得进展，在不久的将来 AWL 系统将会可能完全取代 pp。

参 考 文 献

1. 黄志强主编．现代腹腔镜外科学．北京：人民军医出版社，1994
2. 陈训如主编．腹腔镜外科理论与实践．昆明：云南科学技术出版社，2001
3. 胡三元主编．腹腔镜临床诊治技术．济南：山东科学技术出版社，2002
4. Gunming J. The history of laparoscopic.J Reprod Med,1974,12:222-226
5. Picicigallo E,Jeffers LJ,Reddy KR,et al.Expereience with a 1.2mm penumoperitoneum needle for laparoscopy. Gastrointest Endosc,1993,73:265-289
6. Nuzzo G,Giuliante F,Tebala GD.Routine use of open

technique in laparoscopic operation. J Am Surg,1997, 184:58-62

7. Copeland C,Wing R,Hulka J.Direct trocar insertion atLaparoscopy.an evaluation.Obstet Gynecol,1983, 62:655-659

8. Jarrett JC. 2nd,Laparoscopy direct trocar insertion without pneumoperitoneum.Obstet Gynecol,1990, 75:725-727

9. Hasson HM. Modified instrument and method for laparoscopy. Am J Obestet Gynecol,1971,110:886-887

10. Mayol J,Garcia-Aguilar J,Ortiz Oshiro E,et al. Risks of the minimal access approach for Laparoscopic surgery.Multivariate analysis of mobidity relared to umbilical trocar insertion.World J Surg,1997,21: 529-533

11. Billem RV,Rudomanski J. Techniques of pneumoperitoneum. Surg Laparosc Endosc,1993, 3:42-43

12. Hulka JF,Reich H. Abdominal entory. In Hulka JF,Reich H. Textbook of Laparoscopy,3rd ed. Philadelphia:WB Saunders,1998,99-119

13. Deziel DJ,Millikan KW,Economou SG,et al. Complications of Laparoscopic cholecystectomy a national surrey of 4292 hospites and an analysis of 77604 cases.Am J Surg,1993,165:9-14

14. Kitano S,Tomikawa M,Iso Y,et al.A safe and simple method to maintain a clear field of vision during Laparoscopic cholecystectomy.Surg Endosc, 1992,6:197-198

15. Smith RS,Fry WR,Tsoi EKM,et al.Gasless Laparoscopy and conventional instruments. The next phase of minimoclly invasive surgery. Arch Surg, 1993,128:1102-1107

16. Gutt CN,Heinz P,Held S,et al.Modular retraction system(MORES)for gasless Laparoscopy. Surg Endosc,1996,10:584

17. Nagai H,kondo Y,yasuda T,et al.An Abdominal wall-lift merthod of Laparoscopic cholecystectomy without peritoneal insufflation.Surg Laparosc Endosc,1993,3:175-179

18. Kitano S,Iso R,Tomikawa W,et al.A prospective radomized trial comparing pneumoperitoneum and u-shaped retractor elevation for Laparoscopic cholecystectomy.Surg Endosc,1993,7:311-314

第四节 电刀和超声刀在腹腔镜中的应用

一、电刀（electric knife）

腹腔镜手术与传统手术相比，更依赖于手术器械的性能，在手术中切割止血占有重要的地位，与开腹手术的差异很大，涉及一些较复杂的物理学等方面的知识。要充分认识和发挥这些切割止血器械的性能，以避免不当的使用而导致手术并发症。因此，腹腔镜外科医师应对切割止血器械的工作原理、组织效应有一个基本的了解。

1. 电刀 电刀的应用是外科手术的一个巨大进步，能有效的减少出血和缩短手术时间，在不需结扎血管的情况下能提供较为干净的手术视野。1910年，Edwin Beer首次使用电刀经内腔镜切除膀胱肿瘤；1928年在Harrey Cushing和William T Bovie的努力下，电刀得到了广泛的推广及应用。

由于细胞内有电解质成分，其可为电的导体，使得电刀切割和凝固组织起了效应。电流可以是直流电也可以是交流电。直流电向一个方向流动，如使用电池；交流电电流的方向不断变换，如家用电流。当电流流经组织时，电刀有三种明确的效应：

（1）切割（cutting）：需要在电极和组织间发生瞬间的火花，这些火花释放的热给组织造成切割。切割使用的是500kHz的高强度低电压正弦波电流，其组织效应是先将组织加热到气化温度（100°以上），使组织与电极之间出现一个气隙（图4-7），随后的电流只能跨过这一气隙产生火花放电，电火花的能量浅表的分布在组织上，这就限制了热损伤的扩散。电切割效果最好的效应是一种纯正弦波，电流传递给组织过程中电刀设备必须为激活状态。

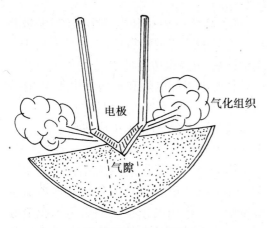

图 4-7 电极产生火花

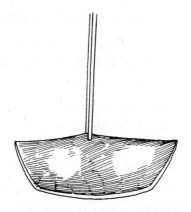

图 4-9 电刀产生的作用——干燥

（2）电灼（fulguration）：电灼不需要电外科器械与组织直接触及。与电切相比，电灼需要足够高的电压来产生火花，而低能量只产生凝固而不产生切割（图 4-8）

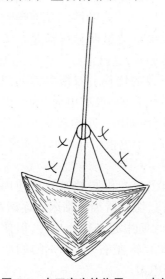

图 4-8 电刀产生的作用——电灼

（3）干燥（desiccation）：细胞受热后细胞内的水以蒸汽的形式挥发的过程，导致细胞内水分丧失。干燥是电刀发生器与组织直接接触来实现的，不需要切割电流和凝固电流（图 4-9），这是外科医师最常用的一种方法。

2. 单极电刀 单极电刀是临床上使用最广泛的电外科器械，是腹腔镜外科中主要的切割止血工具。单极电刀的主要优点是操作方便，如 L 形电钩可做钩、挑、压等分离切割，而且单极电刀在广泛应用的大宗病例中真正与其有关的并发症很少见。著名的电刀设备研究者 Pearcc 指出，电刀的目的就是引起手术部位组织的热灼伤。由于损伤并不局限于手术部位，便存在潜在的风险。当前多数外科医师在开放性手术和腹腔镜手术中使用单级电刀，Tucker 做了一项调查，发现 85.6% 的外科医师使用单极电刀，而只有 12% 使用双极电刀；在使用单极电刀的医师中，74% 的医师主要使用电凝固电流，21% 的医生使用混合电流，只有 5% 的医生使用电切割电流。

（1）单极电刀的主要不足是漏电，其危险性取决绝缘失效的具体部位。Voyles 和 Tucker 将绝缘漏电引起的损伤分成四个区带（图 4-10）。发生在 1 区带的绝缘漏电一般在外科医生的视野内，常因高电压凝固波、器械在反应时的电热、摩擦损坏，消毒等造成；2 区带出现的绝缘漏电在术前仔细检查是可以发现；3 区带的绝缘漏电可通过检测到失调的低频电流来发现；4 区带的绝缘漏电不伤害手术患者，却是伤害手术人员的一个重要原因。

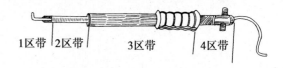

图 4-10 绝缘漏电的区带划分

（2）非常值得注意的是绝缘层裂缝越小，接触组织后损伤越大，这与能量密度的概念相关。由于电流分布到大的表面时易于使得电流分散，而小的裂缝导致电流集中于一个小的表面区域，易造成组织损伤。所以术前应仔细检查手术器械，以预防术中患者的灾难性后果。

（3）有些电流在通过小的断面结构时，会在窄的断面处产生电流聚集，从而造成了不必要的热损伤。如电刀分离胆囊与十二指肠粘连时所造成的十二指肠损伤。如果接近胆囊的粘连带比十二指肠端的粘连宽，那流到十二指肠侧的电流密度比流到胆囊的电流密度高，特别是当靠近胆囊的粘连带处理后，再处理靠近十二指肠的粘连带，几乎所有的电流都流向了十二指肠（图 4-11）。这时的医生的注意力集中在胆囊，没有意识到电流会损伤十二指肠。而热损伤部位的组织需要几天时间才发生坏死，常表现为迟发性的十二指肠穿孔。

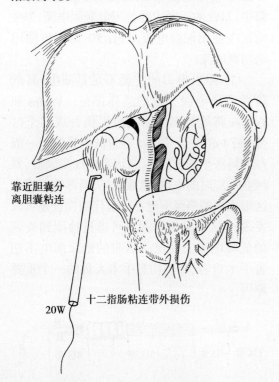

靠近胆囊分离胆囊粘连

20W

十二指肠粘连带外损伤

图 4-11　十二指肠电流聚集损伤

（4）高压电火花和电弧形成，当电极与组织之间的距离足够靠近时，电极即便未与组织接触，电极也可通过空气介质产生电弧，这也正是电刀的电灼和电切作用所在，这一现象会引起意想不到的组织损伤。

基于上述情况，手术中应注意以下几点：①熟悉电外科原理并常检测电刀绝缘情况；②使用全金属的套管，避免任意加大输出功率。③通电的电刀不可与任何其他器械金属接触。④作用电极接触的组织面积最好<3mm。⑤当电凝止血效果不佳时，为避免任意延长电凝时间，应改用其他的止血方式。

3. 双极电刀　与单极电刀相比，双极电刀对组织的损伤小，且深度也较浅。相反，单极电刀的电流通过人体时扩散的面积较大；对深部凝固止血效果要优于双极电刀，但也增加了因组织迟发性坏死而导致穿孔的危险。双极电刀最明显优势是电流回流不通过人体传导，这就消除了因接地板和其他变更点所致的烧伤。双极电刀的两个电极间电流是闭合的，没有电流泄漏，因而消除了电容耦合，即由一个电极引起的绝缘体改变可被另一个电极引起的变化所平衡，故净电流是零。

目前已有专供腹腔镜外科使用的双极电剪、电镊、切割器等在临床上逐渐普及（图4-12），尽管使用起来得心应手，但使用的外科医生仅 15% 左右，而 45% 的妇产科医生使用双极电刀。

4. 氩气束凝血电刀（argon bean coagulator，ABC）是利用纯氩气作为射频电流的传导媒介。氩气是一种惰性的、不燃烧又不助燃，且又不容易被电离的气体。与单极电刀联合应用可产生电灼。氩气比空气的传导性好，从而在组织与电极间提供桥连作用；由于氩气束凝固对组织损伤轻，产生的烟雾较少，对人体无害。ABC 有独特的工作原理，具有一些临床特点：①止血速度快，效果好；②创面焦痂牢固；③组织损伤较轻；④止血时烟雾极

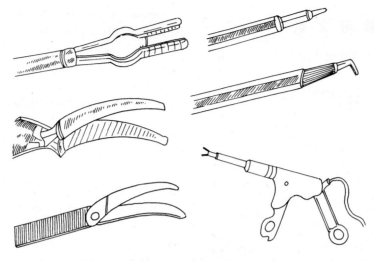

图 4-12 双极腹腔镜器械

少;⑤对于深部的创面,即死角点的出血有良好的止血作用。氩气束凝血电刀可电离氩气从而为电流的流动提供多途径(图 4-13)。尽管如此,氩气束凝固器在腹腔镜手术中仍有弊端,即氩气大量灌注到腹腔内,这不仅使腹压增高造成危险,还可能产生气体栓塞。虽然通过套管放气来降低其并发症。由于氩气的血液中相对不容易溶解,如遇大血管出血,气体栓塞的并发症难以避免。

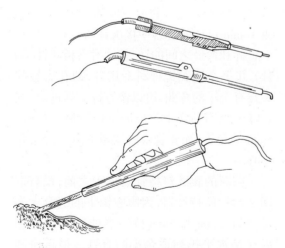

图 4-13 氩气束凝血电刀

二、超 声 刀

超声刀同电刀一样具有电凝和电切功能。超声凝固血管的基本原理与电刀和激光相类似,都是由于蛋白质变性形成凝固块,通过填塞和接合使血管封闭,使蛋白质变性的方式却不同;电刀用电子,激光用光束激活组织中的分子,分子运动消耗的动能以热的形式释放,凝固块是通过加热组织蛋白质而形成的。

动物实验表明,超声刀与电刀相比在手术时间,并发症及出血方面没有明显差异,在分离胆囊防止穿孔方面优于电刀而且在切割和凝固组织时不产生烟雾,在临床上超声刀分离 Calot 三角区比较安全。但胆床的渗血仍需电刀止血。

超声刀没有明显的止血作用,在实质性脏器切除术中,主要靠超声刀对血管的精细解剖控制,来达到减少出血的目的。超声刀最早用于肝切除术,可安全地清除高位肝门结构浅层肝组织,清楚的显露肝门的管道及其走向,以避免误扎误切的风险。由于超声刀没有止血作用,也不能切割出一个完整的肝组织断面,分离出的管道还要用别的方法来处理,肝断面的渗血还要用电凝或激光等止血。如反复多次的变换手术器械甚为不便,如患者有严重的肝硬化,超声刀的优越性就难以施展。

参 考 文 献

1. 黄志强主编.现代腹腔镜外科学.北京:人民军医出版社,1994
2. 陈训如主编.腹腔镜外科理论与实践.昆明:云南科学技术出版社,2001
3. Oconnor JL,Bloom DA,William T. Bovie and electrosurgery. Surgery,1996,119:390-396
4. Beer E.Removal of neoplasms of the urimary bladder. A new method employing high frequency(oudin)currents through a catheterizing cystoscope. JAMA,1990,54:1768
5. Tucker RD. Laparoscopic electrosurgical injuries;survey results and their implications.Surg Laparoscopic Endosc,1995,5:311-317
6. Voyles CR,Tucker RD.Education and engineering solutions for potential problems with laparoscopic monnpolar electrosurgery.Am J Surg,1992,164:57-62
7. Ata AH,Bellemore TJ,Meisel A,et al.Distal thermal injury form monopolar rlectrosurggery. Surg Laparosc Endosc,1993,3:323-327
8. Sage WB,Miller W.Hertmann P electrosurgical thermal injury.myth or misconception.Surg Laparosc Endosc,1991,1:223-228
9. Papp JP.Endoscopic electrocoagualation of actively bleeding arterial upper gastrointestinal lesions.Am J Gastroenterol,1979,71:516-521
10. Tucker RD,Hollenhorst MJ. Bipolar electrosurgical devices. Surg Endosc,1993,1:110-114
11. Evangelou GN,Stathakes HP,Baltayianmis NE,et al.Argoncoagulation in laparoscopic cholecystecttomy. Surg Endosc,1996,10:414
12. Go PM Bruhn EW,Garry SL,et al.Patterns of small intestinal injury with the argon beam coagulator.Surg Gynecol Obstet,1990,171:341
13. Amaral JF.Laparoscopic cholecyesteetomy in 200 consecutive patients using an ultrasonically activated scalpal.Surg Laparosc Endosc,1995,5:255-262
14. Amaral JF. Laparoscopic application of an uitrasonically activated sclpel.Gastrointest Clin North Am,1993,3:383-392
15. Wetter LA,Payme JH,kirschenbaum G,et al. The ultrasonic dissector facilitates laparoscopic cholecystectomy. Arch Surg,1992,127:1195-1199

第五节 腹腔镜下缝合与打结

近年来,腹腔镜发展较快,新的精密器械的出现使得腹腔镜外科医生明显缩短了完成复杂手术的时间。尽管如此,传统的外科缝合及打结技术仍然是必要的,因有些部位如肠管的损伤等不能用金属夹来替代,还需熟练的掌握外科缝合、结扎技术。Zoltan Szabo将体内缝合技术引入腹腔镜外科,使很多外科医生得到了受益。但腹腔镜外科也面临着几个问题:①缝针和线必须通过口径相对小的套管或腹腔镜戳孔送入腹腔;②针必须固定在狭长的持针器上才能穿缝组织;③安全的外科结必须系紧在被缝合的组织上,而且这些操作程序都必须在腹腔镜下完成。

1. 缝合器械 通过套管将直针送入腹腔比送弯针容易,即术者可以抓住针线连接处后方的线,顺持针器方向夹持直针较容易地将针线套管送入腹腔,并很简单地从5mm或10mm口径的套管中接出针线。有一种介于直针和弯针之间的针,移动滑雪板状针(ski针),几乎是腹腔镜外科专用针,即在直针的尖端有个小的弯曲,可以像直针一样进出(图4-14)。所有市场上供应的ski针都可以通过5mm的套管,如套管带有活瓣的进出针必须小心。

在新的腹腔镜持针器出现之前,没有适用于弯针的持针器,因腹腔镜下的缝合大多是直针,3mm和5mm持针器的咬合部的锯齿形是水平排列适合小的直针。最近研制出了适合于弯针及直针的持针器(图4-15)。Cook OB/GYN发明了一种安全的抓持弯针,而且能利用其钩端做推杆打结的独特持针器(图4-16)。

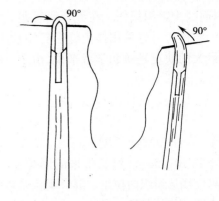

图 4-17　持针器爪与针呈直角

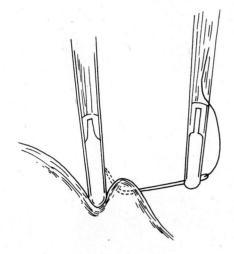

图 4-14　ski 针

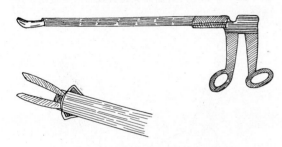

图 4-15　适于弯针带抓持面的持针器

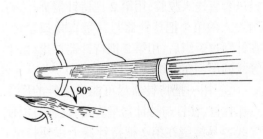

图 4-18　持针器以垂直方向抓紧缝针及进针

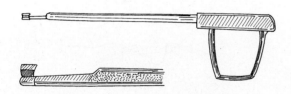

图 4-16　抓持弯针的独特持针器

在使用持针器时,为了使直针和弯针都能有效的通过组织,持针器咬合部应以垂直方向抓紧缝针及进针(图 4-17,18)。

所有腹腔镜持针器都要配有弹簧装置,其目的是保持持针器与针之间咬合部的恒定压力,这种锁样装置通常位于器械抓柄的一端。

2. 体外打结与缝合　体外打结包括体外滑结和体外外科结,两种打结的方法是相同的。针和缝线通过套管送入腹腔,穿过组织,然后再通套管将针和缝线抽出腹壁外,在腹壁外打结,再将所打的结推送或滑向腹

腔内。

(1)体外滑结:应用体外打结法使打的滑结靠向组织,这些结通常有较好的支撑力且易于收紧,具有简便快捷的优点。缺点是所有穿过组织的缝线都要牵到体外,打结后必须有一定的强力才能使浅结下滑收紧线圈,有可能导致一些组织的损伤。

(2)体外外科结:如外科医生不愿意单个滑结,可在体外做一个外科结,用带凹槽的推杆推送到缝合的组织。

为了避免反复打单个结及反复推送结,有经验的外科医生在体外打结时多绕几圈,然后快速的把结送入腹腔,既节约了时间,操作也容易。不利的因素,需有一定张力的向上牵线,可导致组织产生拉锯效应的损伤。故有学者认为,当处理缝合类似胆道样纤细的组织时,最好不采用体外打结法。

3. 体内打结和缝合　体内打结是用腹腔镜专用器械在腹腔内打结,类似开腹手术的器械打结。优点是穿过组织的线不需要很

长,因而减少组织损伤。在缝合肠管胆管等精细的结构时最好采用体内缝合打结技术。该法最大的缺点是对初学者来说,由于空间狭小,操作非常困难。

为了尽快学会体内打结,注意掌握以下几点:

(1) 缝针和线的长度要适当,缝线一般情况下长 10~15cm。过长带来的困难多,过短又易使线从组织内拉出。缝针无论是弯针还是直针,均由直径 3mm 或 5mm 的持针器经过套管送入腹腔,用第 2 把持针器夹持,再用置入的第 1 把持针器与针呈直角抓紧针。在针穿过组织后,用第 2 把持针器拉出,留下缝线的尾部在组织外(图 4-19,20)。

(2) 用一把持针器尽可能靠近针的操作点抓住针,使针与持针器呈直角,这样可以使缝线容易缠绕在第 2 把持针器上以便打结,注意到露出在组织外的线尾尽可能要短,这样以便于打结操作(图 4-21)。

(3) 将缝线缠绕持针器 2 圈,再将持针器夹住线尾,两把持针器向相反方向牵拉缝针和尾线使结紧扣,露出的线尾部和线头部要有适当的长度比例,以便打第 2 个结。第 1 个结打好后,对侧持针器夹住缝针,重复上述

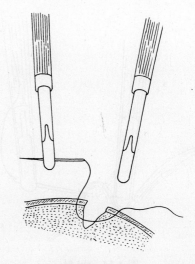

图 4-20　第 2 把持针器抓夹缝针拔出被穿过组织的缝针

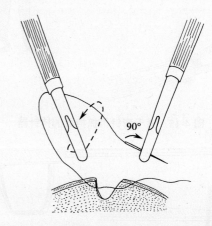

图 4-21　手持第 2 把持针器准备绕线打结

操作步骤,但这次缝线与针的牵拉力方向与第 1 个结相反,即能正确的打好第 2 个结(图 4-22)。

腹腔镜下缝合打结不但是技术,也是一门艺术。对于初学腹腔镜外科的医生,为避免在手术中出现挫折及可能的并发症,应在动物模型上熟悉掌握体外和体内缝合技术,通过活体动物模型获得经验,最后再进入人体腹腔镜下缝合打结,这对年轻的腹腔镜外科医生,实有裨益。

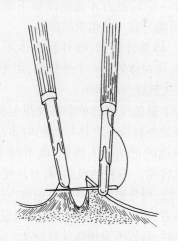

图 4-19　第 2 把持针器提起组织使缝针穿过组织

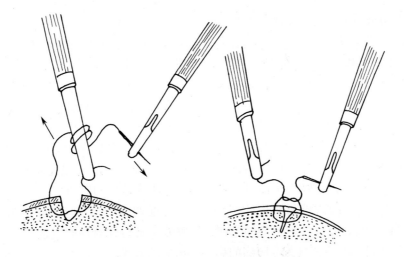

图 4-22　A. 缝线缠绕打第 1 个结

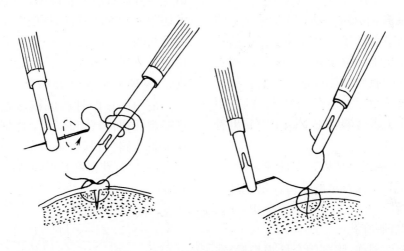

图 4-22　B. 缝线缠绕打第 2 个结

参 考 文 献

1. 黄志强主编 . 现代腹腔镜外科学 . 北京 : 人民军医
出版社 ,1994
2. 黄志强主编 . 腹腔镜外科学 . 北京 : 人民军医出版
社 ,1994
3. 陈训如主编 . 腹腔镜外科理论与实践 . 昆明 : 云南
科学技术出版社 ,1995
4. Szabo Z, Hunter J, Berci G, et at.Analysis of Sargical
Movements Oluring suturing in Laparoseopy.Endosc
Surg Allied Technol,1944,2:55-61
5. Boesch PF. Schweiz Z Krankenhous An staltsw,
Laparoskopie,1936,6:62
6. Reich H,McGeynn F,Budin R. Laparoscopic repair
of full-chickness bowel injury.J Laparoendosc Surg,
1991,1:119-122
7. Reich H,Cearke HC,Sekel LA. Simple method for
cigating with straight and curved in operative lapazoscpy.
Obstet Gynecol,1992,79:143-147
8. Kelly HA.Operative gynecology NewYork.Appleton,
1901,141

第六节　诊断性腹腔镜检查

20 世纪初 ,Kelling 和 Jacobaeus 将腹腔　镜应用于临床以来 ,主要当作诊断性工具。

直到20世纪80年代后期,胶腔镜胆囊切除术这一革命性的进展极大的改变了普通外科的状况,腹腔镜技术和方法的不断扩展,促使人们将诊断性技术用于不明原因的腹部疾病的探查。

1. 腹痛

(1) 急性腹痛:常常引起诊断性恐慌,如急腹症或阑尾炎等,反映了外科医生对此情况的无把握性。对于这种情况,可能外科医生只好剖腹探查,这就要求外科医生处理急腹症患者时,必须做好应付各种可能性情况的准备。诊断性腹腔镜检查对急性腹痛的病因诊断有着重要的价值并且风险小。

(2) 慢性腹痛:该病处理起来有一定的困难,因多数患者已接受过多种无创性的检查。显然,在拒绝剖腹探查与实施剖腹探查之间,诊断性的腹腔镜探查是一个恰当的选择,诊断性腹腔镜探查还有一个潜在的应用价值,即可在患者清醒状态下确定引起患者疼痛的病灶位置。

无论腹腔镜探查结果是阳性或阴性,其结果都是可靠的,探查出的病情提供了进一步的治疗方案。

2. 腹部肝脏穿孔

(1) 闭合性损伤:腹部闭合性损伤后,在患者的血流动力学稳定的情况下,诊断困难,外科医生难以下剖腹探查的决心时,腹腔镜探查就是最好的适应证。

(2) 非损伤性穿孔:如非损伤性空腔脏器穿孔常伴有进展性的腹膜炎症状,腹腔镜用于可疑脏器穿孔的诊断有很多优势。一旦发生穿孔,治疗也很直接、彻底,可即行修补、切除和彻底的腹腔灌洗等。

3. 妇科疾病　妇女接受腹腔镜探查最常见的非阑尾炎疾病而是急性输卵管炎,也有考虑为盆腔炎(不包括盆腔脓肿),较常见的卵巢囊肿破裂和扭转、异位妊娠、子宫浆膜下肌瘤、附件肿块等,多发病变可同时在腹腔镜下完成手术。

4. 肝脏疾病　①当肝脏肿大,肝功能不正常,用其他方法不能确诊者,可经腹腔镜直视下了解肝脏情况,必要时取肝组织活检以获得病理诊断;②肝硬化:直视肝硬化程度,结合化验检查以明确分期;③肝脏占位病变:明确诊断又能采取积极地治疗。在有条件的医院结合病灶的部位,可考虑腹腔镜下肝叶或肝段切除;④黄疸的鉴别诊断:通过病理检查以明确黄疸的原因。

近期Joha等对CT显示可切除的肝脏肿瘤患者行诊断性腹腔镜和BUS探查,结果46%患者无法手术切除;经诊断性腹腔镜和BUS检查后的肿瘤切除率为93%,既往的手术切除率为58%;诊断性腹腔镜探查的成功率为96%。Tanden等报道在对30例可手术切除的肿瘤患者行诊断性腹腔镜和BUS探查时,发现了50处潜在病变。

常用的诊断性腹腔镜探查可用3个套管穿刺孔:脐旁孔和双侧上腹辅助孔。通过这3条入路,可探查肝脏的大部分,交替从左、右入路可获得肝脏纵轴和断面的影像(图4-23)。

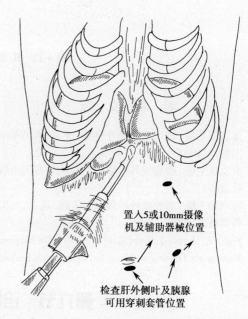

置入5或10mm摄像机及辅助器械位置

检查肝外侧叶及胰腺可用穿刺套管位置

图4-23　置放检查肝时穿刺套管的位置便于抓持组织及活检

5. 胰腺疾病　近年来,较多的医生应用诊断性腹腔镜和 BUS 检查,使不适于行胰十二指肠切除术的患者免于剖腹探查。John 等对 40 例"可手术切除"的胰头癌和壶腹周围癌的病例进行了研究,包括 CT 和腹部 B 超等多种检查,经诊断性腹腔镜和 BUS 探查发现有 60% 患者的肿瘤无法切除,阴性预测指数为 89% 的手术切除成功率为 78%。Conlon 等研究认为通过腹腔镜检查使 35% 肿瘤无法切除的患者免于不必要的剖腹探查,此检查方法的准确率可达 94%,阴性预测指数为 91%,手术切除达 74%。

应用腹腔镜和 BUS 探查的置套管入路(图 4-24)。

国外学者对肝脏、小网膜、肝门、十二指肠、横结肠系膜及门静脉等的探查,在脐旁和左右上腹使用 3 个较大的套管穿刺孔和左右偏上方的 5mm 套管入路(图 4-25),将 30° 倾斜型腹腔镜经脐旁穿刺孔置入。患者取头低位行腹腔镜灌洗。灌洗液行细胞学检查,再取头高位稍左倾斜以探查肿瘤是否有扩散。

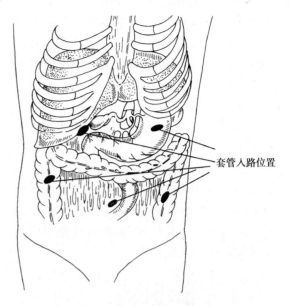

图 4-24　胰腺或胃腹腔镜探查的入路

6. 胃癌　胃癌是世界上常见的肿瘤。多数外科医生认为术前行 CT 检查即可了解病变,但 CT 难以显示病变区域的淋巴结。近年有两组研究试图改变这种情况。Anderson 癌症中心的 Lowe 等和 Sloan Kettering 癌症中心

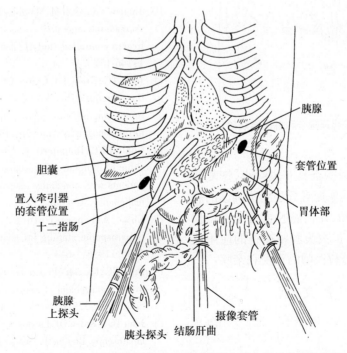

图 4-25　胆胰疾病的诊断性腹腔镜探查置入超声探头套管的部位

的 Burke 等对 CT 证实无腹腔内转移的患者进行腹腔镜探查,发现有较多患者已有转移而不能行根治性切除术。Lowe 经诊断性腹腔镜探查确诊的 41 例患者中有 38 例(93%)手术切除了所有的病变。而 Burke 对 111 例无梗阻或出血经 CT 证实无转移的患者进行腹腔镜探查,发现 37% 的患者已无法进行手术治疗。诊断性腹腔镜探查的操作技术与胰腺病变探查相似(图 4-26),有较高的敏感性(84%)和特异性(100%),并能使开腹手术的成功率达 94%,仅有 2% 的患者开腹术中探查发现肿瘤已无法切除。

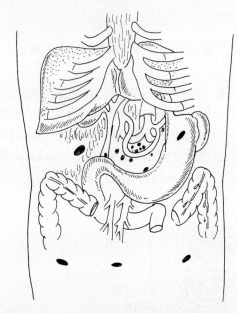

图 4-26 表示腹腔镜超声探查和淋巴结切除活检的穿刺部位

诊断性腹腔镜探查具有风险小,恢复快的优点。并可对其他探查方法无法确诊的病变进行正确的诊断,评估癌肿患者能否行根治性手术。总之,扩大腹腔镜探查的应用范围将会受到更多外科医师的重视和亲睐。

参 考 文 献

1. 黄志强主编 . 现代腹腔镜外科学 . 北京:人民军医出版社,1994

2. 陈训如主编 . 腹腔镜外科理论与实践 . 昆明:云南科学技术出版社,1995

3. Kelling G.Uber Oesophagoskopie.Gastroskoopie and colioskopie.Munch. Med.Wochenschr,1901,49:21-24

4. Jacobaeus HC.Uber die Mogeichkeit,die Iystoskopie hei Untersuchung seroser Hobeungen anzuwenden. Munch Med Wochenschr,1910,57:2090-2092

5. Easter DW,Cuschieri A,Nathanson LK,et al.The utieity of diaynostic laparoscopy for abdominal disorders.Arch Surg,1992,127:379-383

6. Nathanson L,Easter D,Cuschieri A.Laparoscopic repair /peritoneal toilet of perforated duodenal ulcer. Surg Endosc,1990,4:232-233

7. Spirtos NM,Eisenkop SM,Spirtos TW,et al. Laparoscopy a diagnostic aid in cases of suspected appendicitis. Its use in women of reproductive age. Am J Obstet Gynecoe,1987,156:90-94

8. Apelgren KN,Cowan BD,Metcact AM,et al. Laparoscopic appendectomy and the management of gynecotogic pathologic conditions found at Laparoscopy for persllmed appendicitis.Surg Clin North Am,1996,76:487-492

9. John TG,Grery JD,Gosbie TL,et al.Superior staging of eiver tumors with laparoscopy and laparoscopic utrasound. Ann Surg,1994,220:711-719

10. Tandan VR,Asch M,Margolis M,et al.Laparoscopic vs,open interoperative uetrasound exmination of the liver;a controlled study.J Gastrointest Surg,1997, 1:146-151

11. John TG,Greig JD,Carter DC,et al.Carcinoma of the pancreatic head and periamppullary region: tuinor staging with laparoscopy and laparoscopic ultrasasonography.Ann Surg,1995,222:156-169

12. Conlon KC,Dougherty E,Klimstra DS,et al.The value of minimal access surgery in the staging of patients with potenially resectable peripancereatic malignancy. Ann Surg,1996,223:134-140

13. Lowe AM,mansfield PF,leach SD,et al. Laparoscopic staging for gastric cancer.Surgery. 1996,119:611-614

14. Burk BC,Karpeh MS,Conlon KC,et al.Laparoscopy in the management of gastric adenocarcinoma. Ann Surg,1997,225:262-267

15. John TG,Garden OJ. Laparoscopic scope of diagnostic laparoscopy. Br J Surg,1994,81:5-6

第七节 腹腔镜在腹部闭合性创伤中的作用

40多年前,曾有学者提议把腹腔镜作为诊断腹部损伤的一种工具。近年来腹腔镜择期手术治疗进展快,已致腹腔镜在腹部创伤中的应用的评价问题又被提出。要求把腹腔镜作为腹部创伤的首先诊断技术的呼声不断增多。

1. 腹腔镜探查与灌洗 20世纪60年代初,Heselson报告了腹腔镜探查在评估腹部创伤中的经验。他认为腹腔镜探查是外科医生所应采用的最有效手段,这种检查应早于腹腔灌洗的应用。如果在腹部闭合性损伤患者的腹腔内发现较多出血,即需开腹手术。

Heselson的探查方法很快(1965)因Root采用的腹腔灌洗而失色,由于这两种检查方法仅是探查腹腔出血是否存在,相比较快速和费用低廉的腹腔灌洗更加可取。其优点除诊断精确之外,还有快速和经济。但腹腔灌洗的假阳性率较高,由此而带来的非治疗性开腹手术也受到部分权威的质疑。也有学者认为远低于诊断为阑尾炎行开腹手术却没有阳性发现的概率,认为腹腔灌洗是可以接受的。

CT扫描已被证实具有诊断性腹膜成像(DPL)同样的精确度,显示腹膜后结构和确定器官受损的范围时,CT扫描更有优势。但CT扫描亦被证明在探查肠道和系膜受损伤时是不可靠的,这一点限制了评价穿透性腹部损伤中的作用。腹部超声探查被称为评价腹部损伤的快速筛选技术,能可靠地发现腹腔液体的存在。但在鉴别小肠损伤时超声探查能力较差。对于特定器官损伤的检查,超声探查要比CT扫描差,但有无创和价格低廉的优点。

2. 腹腔镜用于腹部创伤的探查 正当腹腔灌洗和CT扫描技术发展时,有学者质疑腹腔镜在腹部创伤中的应用。他们希望

腹腔镜探查能够使阴性开腹率更低的,住院时间更短和费用更低。国外学者在1970—1990年间,7个研究小组对总计283例创伤患者用腹腔镜进行探查。探查中,腹腔镜被用做腹腔灌洗的代替手段,如果发现有中等量的血液或肠内容物,即行开腹手术。研究中没有努力去探查肠道损伤,而是由腹腔内存在的液体性质来判断脏器的损伤,故腹腔灌洗相对更易获得真实信息。

20世纪80年代后期,录像芯片和照相机的发明,出现了应用腹腔镜进行腹部创伤探查的热潮。到1995年,文献上报道了92页有关腹腔镜探查,腹部创伤的报告,包括627例患者。其中有报道数例腹腔镜探查腹部损伤引起小肠损伤及膈肌损伤引起张力性气胸的并发症。Livingston观测了39例患者,其中使用腹腔镜探查有1/3的腹部损伤未能查出;包括肝损伤2例、结肠损伤1例、肠系膜损伤1例、小肠损伤4例、脾损伤3例及活动性出血5例。Livingston总结认为,无法"移开肠管"显露脾脏及出血的部位,从而限制了腹腔镜的应用。Lvatury证实了腹腔镜探查胃肠道12例损伤中只发现2例(18%),因此认为使用腹腔镜排除空腹脏器损伤应当极其谨慎。因为任何腹部损伤都可能隐藏有空腔脏器损伤。

3. 正确使用腹腔镜探查器械和探查的适应证 在钝性腹部损伤的领域,可能由于CT及腹部B超的探查有快速、详细、精确及经济的优点而大大限制了腹腔镜探查的应用,加之近年来腹部创伤采用了非手术的治疗趋势也进一步削弱了腹腔镜探查的作用。

腹腔镜行腹部创伤的探查除技巧熟练外,应重视操作器械的合理选择,以避免医源性脏器损伤,仔细、耐心、有序的检查,尽最大

努力发现阳性病灶。以下几点可作为使用腹腔镜探查腹部创伤的适应证：

（1）熟练掌握腹腔镜技术，发现脏器一般性损伤能同时用腹腔镜技术处理而不需开腹治疗者。

（2）经腹部B超及CT扫描未发现阳性损伤脏器，但临床又不能排除腹内脏器损伤者。

（3）腹腔灌洗阳性，可行治疗性的腹腔镜探查者。

（4）施术者对腹腔镜探查腹部创伤有激情，患者又乐意接受者。

（5）施术者对腹腔镜探查腹部损伤有进一步的研究意识者。

总之，腹腔镜探查最大的作用是在穿透性腹部创伤中证明是否有腹膜的损伤，而这种信息亦可以由容易而经济实惠的腹腔灌洗而得到，在两者之间争论一直不断。腹腔镜探查的技术目前还不够成熟，随着时间推移和进一步发展，这一宝贵的技术会在腹部创伤患者的诊疗效果评价中找到自己的一席之地。

参 考 文 献

1. 黄志强主编.现代腹腔镜外科学.北京:人民军医出版社,1994
2. Hesslson J. Peritoneoscopy in abdominal trauma.S Afr J Surg,1970,8:53-61
3. Root HD,Hauser CW,Mckinley CR,Lafave JW,Mendiloa RP.Diagnostic peritoneal lavage. Surgery, 1965,57:633-639
4. Root HD,Keizer PJ.Peritoneal trauma.Experimental and clinical studies. Surgery,1976,62:679-686
5. Lau W,Fan S,Yiu T,et al.Negative findings at appentectomy. AmJ Surg,1984,148:375-378
6. Shah R,Max MH,Flit LM Jr. Negetive laparoyomy; mortality and morbidity among 100 patients. Am Surg,1978,68:150-154
7. Soderstrom CA,Dupriest RW,Cowley RA.Piuaus ofperitoneal lavage in blunt abdominal trauma. Surg Gynecol Obstet,1980,151:513-518
8. Sherck JP,Oakes DD. Intestinal injuries missed by computed tomography. J Trauma,1990,30:1-5
9. Berci G,Sackier JM,Pza-Partlow M. Emergency laparoscopy.Am J Surg,1991,151:332-335
10. Fischer RP,Miller-crotcher P,Read RL. Gastrointestinal disruption the hazards of nonoperative management of adults with blunt abdominal injury. J Trauma,1988,28:1445-1449
11. Berci G,Dunkelman D,Michel SL,et al.Energency mimilaparoscopy in abdominal trauma. Am J Surg,1983,146:261-265
12. Livingston DH,Torella BJ,Blackwood J,et al.The role oflaparoscopy in abdominal trauma. J Trauma,1992,33:471-475
13. Gazzaniga AB,Stanton WW,Bartlett RH. Laparoscopy in the diagnosis of blunt and penetrating injuries to the abdomen.Am J Surg,1976,131:315-318
14. Ivatury RR,Simon R,Stahe WM. A critical evaluation of laparoscopy in penetrating abdminal trauma. J Frauma,1993,34:822-827
15. Salvino CK,Esposito TJ,Marshall WJ,et al.The role of diagnostic laparoscopy in the management of trauma patients a preliminary assessment.J Trauma,1993,34:506-513;discussion,513-515

第八节　正确认识腹腔镜手术的并发症和中转开腹的指征

腹腔镜外科的出现是腹部外科发展史上一个富有前景的里程碑。随着腹腔镜推进和发展，越来越多的人认识到，在腹腔镜手术的初期，并发症较多，其原因是没有经过严格的医师培训，术者缺乏经验以及对腹腔镜器械的性能认识不足和使用不当，除与气腹相关的并发症外，其他并发症多与腹腔镜关系不大。

造成中转手术的主要因素为：在早期缺乏对腹腔镜手术的认识和经验，当获得了一定的经验后，又盲目扩大手术的适应范围，并追求腹腔镜手术的高成功率而导致严重的并发症被迫中转开腹。另外，术前未做详细检查、术中检查致误诊或漏诊需开腹手术处理的病变也是重要的因素之一。因此,最明智的措施是根据自己的实际水平来选择手术适应证。

1. 腹腔镜并发症的特点

(1) 与气腹相关的并发症:目前大多数的腹腔镜手术采用气腹,是应用 CO_2 作为气腹的介质,因此产生了与 CO_2 气相关的并发症,如心肺功能不全时的高碳酸血症、血 pH 下降、心律不齐、皮下气肿、纵隔气肿及气胸等。

(2) 腹腔内脏器的损伤:Wherry 等统计 89 个军队医院的 642 例 LC,发生内脏损伤 11 例,其中 65.52% 为小肠损伤,其余 34.48% 为结肠损伤。Deziel 报告 116 例内脏损伤,其中小肠损伤为 49.14%,结肠 17.24%,十二指肠 10.34%,胃仅 2%,其他的均不足 1%。其死亡的 5 例中十二指肠 1 例,结肠及小肠各 2 例。

(3) 血管损伤:腹腔镜手术中血管损伤无准确的统计,其发生率为 0.20%~2.09%。国内有学者报道甚至高达 8.65%。全美 77 604 例 LC 中共有 193 例血管损伤,其中腹膜后血管损伤共 36 例(腹主动脉 13 例,下腔静脉 5 例,髂动脉 11 例,髂静脉 7 例);肝蒂血管损伤共 122 例(肝动脉损伤 44 例、胆囊动脉损伤 73 例、门静脉损伤 5 例);其他血管损伤 35 例。上述资料表明肝门处肝蒂血管损伤的发生率较高,其中以胆囊动脉损伤的发生率最高。国内也有因经验不足,穿刺过猛损伤腹主动脉、下腔静脉、门静脉以及处理胆囊动脉的失误,引起大出血死亡的报道。

(4) 其他并发症:如腹壁穿刺孔感染、腹腔内感染及心肺并发症,其并发症均明显小于上述的(2)(3)。需指出的是(2)和(3)属于腹腔镜开展初期常见并发症。

2. 中转手术的必要性 腹腔镜手术是一项专业性很强的技术。必须要有坚实的解剖学基础,丰富的开腹手术经验,熟练的内镜下操作技术。随着技术的日渐成熟和经验的积累,手术适应证范围会逐渐扩大,而中转手

术率也会逐渐下降,手术成功率会逐渐增加。但要认识到,必要的中转手术并非腹腔镜手术的失败,而是确保手术成功,减少并发症和确保患者安全的重要手段。因此,腹腔镜手术中转开腹手术的指征应为低标准。笔者的经验并同意有关学者的观点,当你处于犹豫不决的时候就是中转手术的时机,应该说这是明智的抉择。

中转开腹手术的原因有:①病变的因素:如重度炎症、肿瘤(恶性)等;②技术的因素:如医源性损伤,如无法用腹腔镜止血的血管损伤及内脏损伤等;③术中出现的器械故障等。

国外学者文献报道腹腔镜手术中转开腹率最高达 11.0%,国内报道在 3.5% 左右。腹腔镜手术成功率和中转开腹手术率,与术者的技术水平和手术适应证的范围有很大关系。大宗病例报告没有手术中转率是不可信的。

3. 如何降低并发症和中转开腹手术途径

(1) 人员条件:要有一组相对稳定,训练有素的腹部外科医师,热衷于腹腔镜外科,具有完成中转开腹、处理术中各种并发症的能力。

(2) 强化训练,多渠道培训:腹腔镜手术是一项技能性很强,全新的技术,要熟练腹腔镜下的穿刺、显露、切割、止血、打结、缝合及吻合等操作,先要通过动物模拟操作,反复实践才能掌握。

(3) 严格掌握腹腔镜手术适应证的筛选:在总体原则的指导下,术者应根据自己的经验和技术水平能力,选择相应的适应证是降低并发症和中转开腹手术率的重要措施之一,这也是实施个体化选择的手段。

(4) 提高术前的诊治水平,防止漏诊、误诊:腹腔镜术中发现术前未诊断出的外科病变,或腹腔镜手术中遗留了需要外科处理的腹内病变有增多的趋势,其主要原因是术前未作详细的询问病史,仔细的物理检查及相

应的辅助检查;如遗留右半结肠癌、胰腺癌或将胆囊恶性肿瘤诊断为胆囊良性疾病,结果增加了中转手术率,或再手术率。

(5)重视围术期的处理:术前除正确的诊断疾病外,不可忽略术前常规处理与准备,包括供给营养,纠正低蛋白血症,注意水盐失衡的补充和胃肠道准备、确定麻醉方法、腹腔镜手术器械的选配以及检查手术器械有无绝缘漏电情况等。术中除充分发挥娴熟的技能外,更要密切观察操作程序与周围组织的关系,及时发现意外情况,以便从容的处理。术后严密观察病情变化,一旦有可疑情况,及时采取相应处理。

参 考 文 献

1. 陈训如主编.腹腔镜外科理论与实践.昆明:云南科学技术出版社,1995
2. 王秋生,邓绍庆.腹腔镜外科的应用原则.腹腔镜外科杂志,1996,1:1
3. 冯佳文,张永久等.腹腔镜手术1200例无并发症的体会.腹腔镜外科学杂志,1996,1:18
4. 陈训如,罗丁,李胜宏等.腹腔镜胆囊切除术严重并发症的预防.中华医学杂志,1996,76:392
5. 陈训如.腹腔镜手术中内脏损伤.中国实用杂志,1994,14:648
6. 李立春,王炳煌,李晓等.腹腔镜胆囊切除术并发出血的原因和预防.普外临床,1995,10:280
7. 陈训如.正确评价LC中转开腹手术.腹部外科,1992,5:139
8. 黄志强.腹腔镜胆囊切除术的手术适应证问题.肝胆外科杂志,1995,3:69
9. 黄新近.腹腔镜胆囊切除术43例失败的原因分析.人民军医,1944,(3):29
10. 汪新天,吴全术,蒋波.腹腔镜胆囊切除术12例中转原因分析.湖南医药,1996,13:125
11. 彭立勋,王志成,邓明富等.156例腹腔镜胆囊切除术中转开腹原因分析.陕西医学,1996,25:210
12. 许红兵.腹腔镜术中内脏损伤的原因与防治.普外临床,1995,10:274
13. Dcziel DJ, Minlikan KW, Economon SG, et al. Compplications of laparoscopic cholecystectomy; a national survey of 4292 hospitals and an analysis of 77604 cases. Am J Surg, 1993, 165:9
14. Seidman DS, Nasserbakht F, et al. Delayed recognation of iliac artery injury during laparoscopic surgery. Surg Endosc, 1996, 10:1099
15. Allendorf JDF, Bessler M, Kayton ML, et al. Tumer growth after laparotomy or laparoscopy. A preliminary study. Surg Endosc, 1995, 9:49
16. Ramshall BJ, Tucker JG, Conner T, et al. A comparison of the approaches to laparoscopic herniorrhaphy. Surg Endosc, 1996, 10:29
17. Wexner SD, Reissman P, Pteiter J, et al. Laparoscopic colorectal surgery; analysis of 140 cases. Surg Endosc, 1996, 10:133
18. Trias M, Targarona EM, Balague C. Laparoscopic splenectomy; an evolving technique: A comparison between anterior and lateral approaches. Surg Endosc, 1996, 10:389
19. 李荣祥.腹腔镜亚肝段切除肝血管瘤1例.中华肝胆外科杂志,2002,10:98
20. 李荣祥等.腹腔镜规则性肝叶切除治疗左肝结石1例.中国微创外科杂志,2006,6:7
21. 陈孝平.外科学(教材).第2版.北京:人民卫生出版社,2010,8

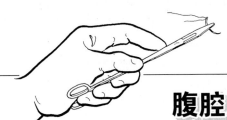

第5章

腹腔脓肿引流术
Drainage of Abdominal Abscess

腹腔脓肿一般均继发于急性腹膜炎或腹腔内手术。原发性感染少见。脓液在腹腔内积聚,由肠管内脏、网膜或肠系膜等粘连包围,与游离腹腔隔离。形成腹腔脓肿。腹腔脓肿可分为膈下脓肿、肠间脓肿及盆腔脓肿(图5-1)。

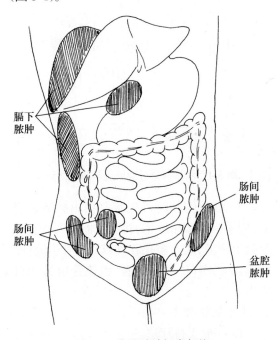

图 5-1　腹腔脓肿好发部位

腹腔脓肿引流方法有经皮穿刺脓肿引流(percutaneous abscess drainage,PAD)和手术切开引流两种。PAD 近几年取得了较大进展。1990 年 Brummeekamp 认为 75% 的腹腔脓肿可应用 PAD 治愈。1992 年 Lambiase 报道 PAD335 例,治愈率 62.4%。但 PAD 的不足之处:①时有引流不畅需中转手术引流。②不适合多层性脓肿。③不适合腹腔内部位较深的脓肿。因此,传统的手术切开引流仍居重要的地位。

一、膈下脓肿引流术

脓肿位于膈肌之下,横结肠及其系膜之上者,统称为膈下脓肿。多来源于胃、十二指肠穿孔、胆囊炎、胰腺炎及阑尾炎等疾病。由于解剖的特殊性,脓肿比较隐蔽,体检不易发现,诊断常被延误,故临床上疑有腹腔内感染而不明确部位者,应考虑膈下脓肿的可能。

(一)经背部切开引流术
【适应证】
右肝上间隙后部(右后肝上间隙)和右肝下间隙及多房性的脓肿。

【术前准备】
1. 针对病原体应用抗生素。
2. 全身情况差者应全身支持疗法,包括补充营养、输入蛋白或血浆。
3. B 超检查确定脓肿的部位。

【麻醉与体位】
1. 全身或硬膜外麻醉,对衰弱者可用基础 + 局麻。
2. 左侧卧位,右侧在上腰部垫一布袋。

【手术步骤】
1. 切口在第 12 肋下缘,于棘突旁 3cm

开始,沿12肋骨做一斜切口止于肋骨尖端(图5-2),切口足大能容纳手,显露12肋骨,背阔肌及下后锯肌。

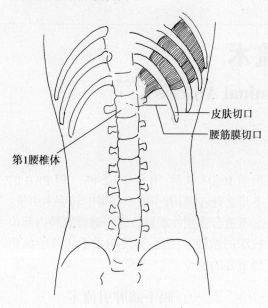

皮肤切口
腰筋膜切口
第1腰椎体

图 5-2 切口入路

2. 切开第12肋骨膜,用骨膜剥离子剥离12肋,注意勿损伤胸膜,用小牵开器将骶棘肌向后牵以显露12肋根部,将12肋切除。

3. 相当于第1腰椎棘突水平横向切开12肋骨床(图5-3)。要注意的是切口要与第1腰椎水平平行,不是与12肋床平行,以避免切破胸膜进入胸腔,切开下后锯肌和腰方

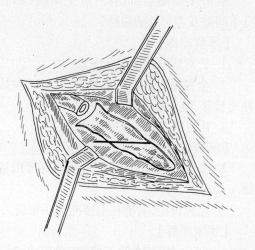

图 5-3 经肋床入路

肌,显露膈肌附着点及右肾周围脂肪和肝右叶的背面。切口的内侧要注意保护肋下神经和髂腹神经免于损伤。

4. 钝性分离膈旁脂肪即膈周脂肪,显露肾筋膜后层,沿肾脏向上钝性分离使指尖达肾上极和肾上腺,如脓肿在右肝下间隙,则向前在肾上极与肝脏之间进行分离;如脓肿在右肝上间隙后部,则向上在肝脏与膈肌之间分离(图5-4)。

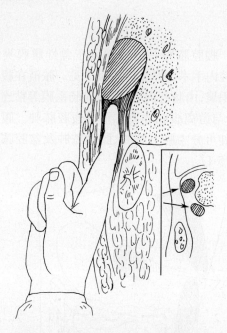

图 5-4 示指探查分离肝脏与膈肌之间

5. 触及脓肿时可先穿刺抽出脓液证实后,用手指穿破脓肿壁,将吸引器伸入脓腔尽量吸出脓液,放入多孔胶管或双套管引流(图5-5),清洗伤口,逐层关腹,引流管由另切口引出。

【术后护理】

1. 一般支持疗法。

2. 继续使用抗生素,并根据脓液培养细菌敏感性调整有效抗生素的应用。

3. 引流管接引流袋,记录引流量。待每日引流量减少到10ml以内,可拔除引流管。若脓腔大小不能确定,可做脓腔造影,以决定拔管事宜。

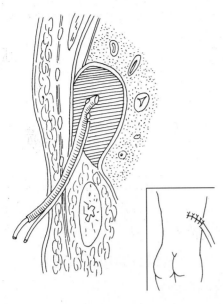

图 5-5　脓腔内置放引流管

4. 鼓励患者做呼吸运动,以促进脓液排出。

【术后并发症及处理】

1. 误入胸腔　后入路的引流术容易将胸膜穿破。破口小,请麻醉师配合缝闭破口;若破口大,需置放胸腔闭式引流。

2. 胸腔感染　可发生胸腔积液并发脓胸,应做细菌培养,选择有效抗生素,必要时做脓胸引流。

(二) 经前腹壁腹膜外切开引流术

【适应证】

经前腹壁腹膜外途径切开引流适用于右肝上间隙、右肝下间隙和右肝间隙的脓肿,但右肝下间隙脓肿的引流效果不及经背部腹膜外途径的切开引流法。现以右肝上间隙脓肿的切开引流为例。

【术前准备】

同经背部切开引流术。

【麻醉与体位】

全身或硬膜外麻醉,仰卧位。

【手术步骤】

1. 在右肋缘下一横指平行的斜切口,长约 10cm(图 5-6),切开皮肤、皮下组织,显露

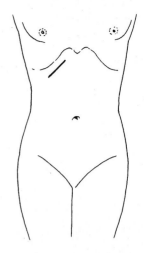

图 5-6　右肋缘下切口

腹直肌前鞘和腹外斜肌。

2. 腹膜显露后不切开,手指沿腹膜前方向上在膈肌和肝脏之间做钝性分离,直达脓肿所在处(图 5-7),经穿刺抽得脓液后或直接用示指插入脓肿,放出、吸净脓液,置放双套管引流(另切口),腹壁切口逐层缝合。

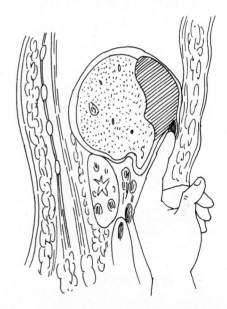

图 5-7　手指探查分离膈肌与肝脏之间直达脓腔

二、肠间脓肿引流术

肠间脓肿多见于消化道穿孔弥漫性腹膜炎。腹腔脓液包裹在肠管、肠系膜之间,或肠

管与腹膜之间形成单发或多发性脓肿。位于横结肠系膜以下盆腔以上的位置。

【适应证】

肠间脓肿可以非手术疗法治愈，需手术引流者不多，但有部分患者局部炎症重，并有扩大趋势，出现肠梗阻者应行手术治疗。

【术前准备】

1. 全身支持，输液和应用抗生素，必要时输血及血浆。

2. B 超、CT 等检查以确定位。

3. 合并有肠梗阻时置放胃肠减压。

【麻醉与体位】

全身或硬膜外麻醉。仰卧位。

【手术步骤】

1. 根据术前特殊检查做脓肿定位，结合临床体征及腹部脓肿的位置，选择腹部切口。

2. 切开腹膜时注意因粘连而损伤肠管。

3. 分离腹腔粘连，发现肿块，用纱垫保护周围组织，用手指钝性分离进入脓腔吸净脓液，并用手指分开脓腔内的纤维坏死组织。

4. 用纱布渍净脓腔液后，置放多孔双套管引流物(图 5-8)，另切口引出。

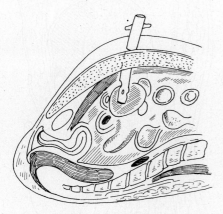

图 5-8　肠间脓肿引流

【手术要点】

1. 以钝性为主分离腹腔粘连，少用锐器分离以防损伤肠管。

2. 吸净脓液后应检查脓腔是否与肠腔相通，以做相应的处理。

3. 如并发有肠梗阻时，应同时解除梗阻。

4. 肠间脓肿有多发倾向，应仔细检查不要遗漏。

5. 置放软的引流管，防止出现压迫肠管的并发症。

【术后处理】

1. 全身支持　包括补充营养、输血或血浆、人体白蛋白等。

2. 根据细菌培养选择好抗生素的应用。

3. 根据引流量适当调整管道及逐渐拔除引流物。

三、经直肠切开引流术

【适应证】

低位盆腔脓肿可经直肠前壁切开引流，操作较简单，引流和重力方向一致，故疗效较好。

【术前准备】

盐水或肥皂水灌肠 1 次，留置导尿管，排空膀胱。

【麻醉与体位】

低位腰麻或骶管麻醉。膀胱截石位。

【手术步骤】

1. 会阴部皮肤消毒。先行直肠指诊了解脓肿位置。然后手指慢慢扩张肛门括约肌，放入肛门扩张器，到达直肠后撑开扩张器，看清直肠前面隆起的部位后，用碘伏消毒显露的部位，随即用穿刺针向前上方穿刺(图 5-9)。

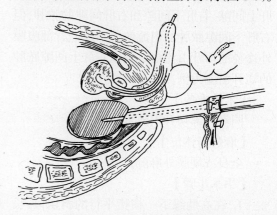

图 5-9　经直肠穿刺盆腔脓肿

2. 抽出脓液后,用尖刀沿着穿刺针切开直肠壁少许,再用长弯止血钳插入脓腔撑开扩大引流口,放出脓液,用示指伸入脓腔进行探查,选择置放引流管的位置及是否冲洗。

3. 将软橡皮多孔管放入脓腔,从肛门引出。

【术后处理】

取半卧位,有利排脓。进流质软食 2~3 天。3~4 天后脓液明显减少,根据引流情况或 B 超检查脓腔变小,可拔除引流管,直肠上的切口愈合较快。

【术后注意要点】

1. 本手术方式是盲探操作,有损伤肠管引起肠瘘的可能。术后应注意观察引流液的色、质、量。一旦疑有损伤肠管应剖腹探查。

2. 术后体温不降而又升高,应行直肠指诊,如发现盆腔肿块突向直肠并有触之波动感需将原引流管口处撑开扩大置放引流管引流。

四、经阴道切开引流术

【适应证】

已婚妇女的盆腔脓肿。

【术前准备】

同经直肠切开引流术。

【手术步骤】

1. 用苯扎溴铵、碘伏消毒。

2. 置放阴道扩张器,以显露拟穿刺部位。

3. 在阴道后穹隆隆起部位试行穿刺(图 5-10)。抽得脓液后,以长柄尖刀在后穹隆中间纵行切开一小口,用长弯血管钳伸入脓腔扩大切口,排放出脓液。

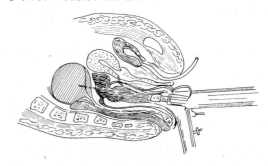

图 5-10　经阴道后穹隆隆起部穿刺

4. 脓腔内置放轻金属双套管引流,由阴道引出,并在会阴部固定。

【术后处理】

同经直肠切开引流术。

【术后注意要点】

同经直肠切开引流术。

参 考 文 献

1. 韩学德.现代外科感染学.北京:科学技术出版社,1995,314-322

2. Willians PL, Warwick R.Grays Anatomy, 36th. ed. Norwich:Jarrold & lsons, 1980, 551-559

3. Chwartz ST, Ellis H. Maingors Abbominal operations, 9th ed. Norwaek:Appleton & lange, 1990, 179-193

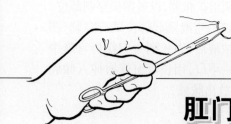

第6章

肛门、肛管的手术

the Anus, Anal Canal Operation

一、肛管的解剖

图示肛管解剖、肛管是消化道的末端，上到齿线，下到肛缘，长3~4cm，为解剖肛管。齿线为直肠与肛管的交界线，由肛瓣及肛柱下端组成，该线呈锯齿状，故称齿线或梳状线（图6-1）。

二、会阴肛门成形术

【适应证】

1. 低位肛门畸形，无瘘孔或瘘孔小能维持正常的排便者，生后或在新生儿期手术。

2. 肛门狭窄或瘘孔较大者，能维持基本正常排便者，于出生6个月后手术。

【术前准备】

1. 无肠梗阻症状，全身情况好可不必术前准备。

2. 就诊晚并有肠梗阻者，需补液、胃肠减压，有瘘管应灌肠。注意保暖预防新生儿肺炎。

3. 备血。术中置放尿管。

【麻醉与体位】

全身麻醉，取膀胱截石位。

【手术步骤】

1. 插消毒导管尿后，在会阴部浅窝处做纵向切口，一般切口长约2cm，切开皮肤和皮下组织（图6-2）。

2. 分离切开肛管外括约肌前方，将其向

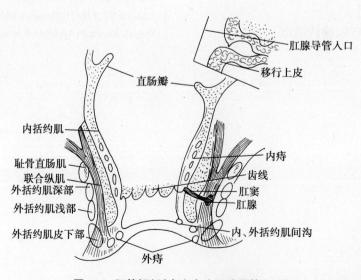

图 6-1　肛管解剖（右上方为肛腺导管入口）

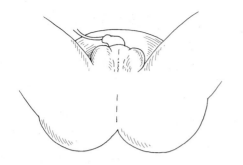

图 6-2　会阴浅窝处纵向切口

两侧分离,以分开肛提肌直达直肠的盲端(图 6-3)。

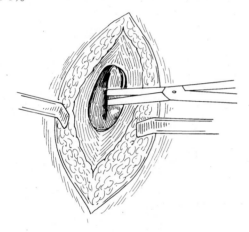

图 6-3　分开肛提肌,直达直肠盲端

3. 在直肠盲端缝 2~4 针,注意不要贯穿全层的牵引线(图 6-4)。

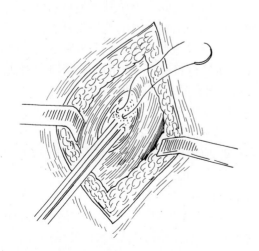

图 6-4　直肠盲端上缝牵引线

4. 充分游离直肠壁,能将其拖拉至肛门口处 1~2cm 长,使其缝合(吻合皮肤)后无张力。用 4-0 铬肠线与皮下组织间断缝合。分开的外括约肌前端缝合 1~2 针,再环形切断直肠盲端,修整边缘(图 6-5)。

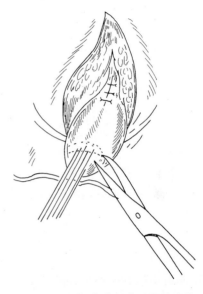

图 6-5　环形切断直肠盲端修整边缘

5. 用 3-0 不吸收肠线或丝线将直肠壁全层与皮肤边缘做间断缝合固定,缝合后肛门口应顺利容纳成人的示指,以避免术后收缩变窄,最后用 6cm 左右的软橡皮管外包油纱布插入成形术的肛管内 3cm。外用别针固定纱布包扎(图 6-6)。如合并有盲端外瘘时,可将瘘管与直肠盲端一并切除,手术方法基本相同。

【术中注意要点】

1. 在解剖直肠盲端时,要常能扪及导尿管,避免损伤泌尿生殖器官。

2. 游离直肠要足够,以保证缝合线不紧张,否则回缩后造成狭窄。

【术后处理】

1. 麻醉清醒后进流质。

2. 合理选用抗生素。

3. 手术两天后拔除肛管。

4. 导尿管 4 天后拔除,如合并有泌尿系

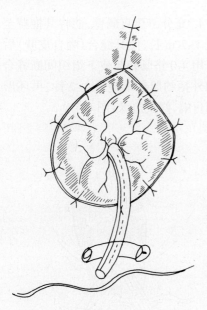

图 6-6　直肠壁与皮肤边缘缝合,橡皮管置入肛管内 3cm,固定

瘘应保留 10~15 天。

5. 术后 10 天拆除缝线。

6. 护理好肛门,保持干燥。如肛门口较小,术后两天扩肛。每周 1~2 次坚持 6 个月并教会病婴的父母完成。

【术后主要并发症】

1. 肛门狭窄,多由于手术分离直肠不足所致。

2. 直肠黏膜外翻,多由肛周皮肤缺损或肛门开口过多、过大引起。

三、肛门、肛管的手术

(一)肛管、直肠周围脓肿的切开引流术(anal,rectal abscess incision and drainage)

肛管直肠周围软组织内或其间隙内发生急性化脓性感染,并形成脓肿,称为肛周直肠周围脓肿。肛管直肠周围脓肿若来自于肛腺处,破溃或手术后多形成肛瘘,在临床上最常见。

因肛窦开口向上,粪便易于进入或损伤肛窦导致感染。感染可通过肛腺管进入肛腺及腺体分支或联合纵肌纤维向上、下、外3处扩散到肛管直肠周围间隙形成各种不同部位的脓肿(图 6-7,8)。

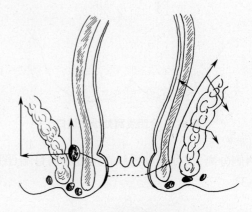

图 6-7　肛周脓肿扩散方向

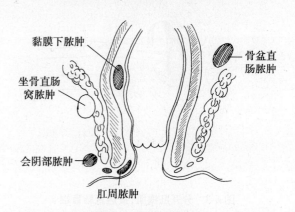

图 6-8　肛周脓肿分类

【适应证】

1. 肛管直肠周围脓肿不易自行吸收,即使向外突破引流也不畅,故应切开引流。

2. 骨盆直肠脓肿,波动不易察觉,则可在压痛处直接穿刺,抽得脓液即切开引流。必要时可做超声检查帮助定位。

【术前准备】

1. 术前禁饮食;

2. 应用抗生素;

3. 肛周剃毛。

【麻醉与体位】

局麻或骶管麻醉。俯卧位或膀胱截石位均可,最好选用膀胱截石位,以便术中观察生命体征。

肛周脓肿切开引流术（incision and drainage of perianal abscess）

【手术步骤】

1. 在脓肿的中心位置或波动明显处做一放射形切口即可引出脓液，脓腔大可用示指探查脓腔分开间隔。用纱布渍尽脓液，冲洗脓腔置放引流物（图6-9）。

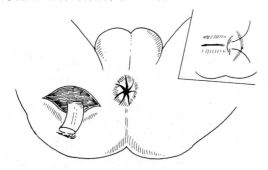

图 6-9　油纱条放入脓腔内引流

2. 如脓腔与肌窦相通，用探针仔细探查内口后切开瘘管，适当切除内口的组织使之引流通畅，如瘘口较深，瘘管通过括约肌可采用挂线疗法，其优点是脓肿腔隙一期愈合。急性炎症时，找内口困难，切忌盲目探寻，避免形成假道。待形成瘘管后行二期手术，治愈率高（图6-10）。

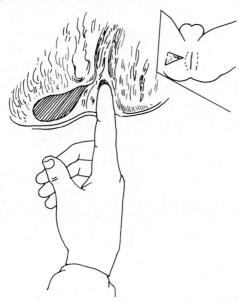

图 6-10　示指探查脓腔与肛窦相通的部位

坐骨肛门窝脓肿切开引流术（incision and drainage of ischiorectal）

【手术步骤】

在压痛明显处用较粗针头穿刺抽得脓液后，在该部位行前后方向切口。切口离肛门2.5~3cm以外，以免损伤肌管括约肌。切开脓肿分开脓腔的纤维，排净脓液。切除少许的边缘皮肤和皮下组织，以利引流，脓腔内置放引流物（图6-11）。

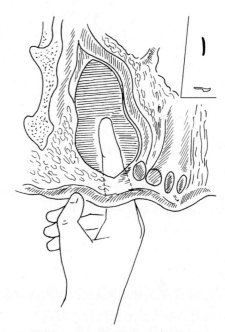

图 6-11　示指将脓腔内纤维隔分开

骨盆直肠脓肿切开引流术（incision and drainage of pelvic abscess of rectum）

【手术步骤】

1. 切口同坐骨肛门窝脓肿，可稍偏后且稍长。

2. 左手示指伸入直肠内先探查脓肿位置并做引导。

3. 另一手持血管钳经过皮肤切口，穿过肛提肌进入脓腔并撑开排出脓液。

4. 用右手指插入脓腔分开肛提肌纤维，以扩大引流。

5. 冲洗脓腔，放入软橡皮引流管，并用

安全别针固定以防止滑入脓腔(图 6-12)。

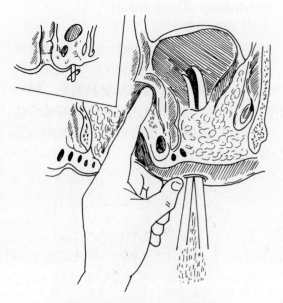

图 6-12 手指引导,血管钳分离

直肠后脓肿切开引流术(retrorectal abscess incision and drainage)

【手术步骤】

1. 切口与坐骨肛门窝脓肿基本相同,仅稍偏后方。

2. 经皮穿刺抽得脓液后,用弯血管钳经切口向直肠后方插入脓腔排出脓液。

3. 冲洗脓腔后置橡皮管或烟卷引流物(图 6-13)。

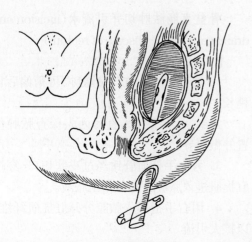

图 6-13 置橡皮引流管

肛管直肠周围脓肿切开与一期缝合(incision and primary closure of anorectal abscess)

【适应证】

主要适应于浅表性的肛周脓肿及坐骨肛门窝脓肿。

【禁忌证】

深部脓肿及合并内瘘者。

【术前准备】

术前给予大剂量广谱抗生素,在麻醉前从静脉内注入。

【麻醉与体位】

骶麻或腰麻。仰卧位及侧卧位。

【手术步骤】

1. 放射形切开脓肿(图 6-14),用手指探查脓腔,仔细探查有无内瘘口,后者不宜使用此法。

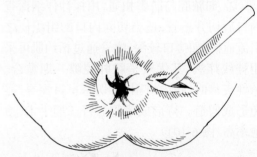

图 6-14 放射形切开脓肿

2. 用较锐利刮匙刮除脓腔壁,即破坏脓腔壁的肉芽组织,便于抗生素自血液循环穿透到脓腔壁内达到灭菌目的(图 6-15)。

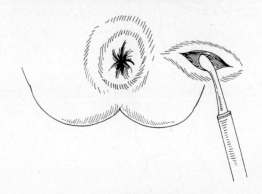

图 6-15 刮除脓腔壁坏死组织

3. 用不吸收缝合线贯穿到底不留孔腔缝合 3~4 针，伤口加压包扎(图 6-16)。

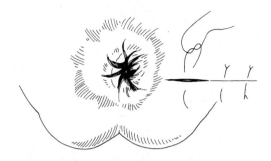

图 6-16　褥式缝合

【术后处理】

1. 术后继续应用抗生素，持续 5~7 天，脓液培养做细菌药敏试验选用对症药物。

2. 术后 5~7 天拆线。

3. 疑有复发及炎症蔓延者，应提前拆线酌情处理。

【述评】

肛管、直肠周围脓肿多由肛腺感染所致，经切开排脓或溃破后形成肛瘘，应早期切开引流，当切开脓肿，探查脓腔发现内口，可一并切开使之一期愈合，避免发生瘘管。如炎症严重、脓腔大，应行二期手术，处理瘘管治愈率高。如炎症不重，脓肿不大，可一期处理瘘管。笔者常将急性肛周脓肿先行脓肿周正常组织大号针头穿刺抽脓，应用抗生素冲洗脓腔，待炎症消退后切开脓腔，探及有瘘管一期切除得到治愈。肛周直肠周脓肿切开一期缝合要严格掌握适应证，术中仔细探查脓腔有无瘘管，避免盲目缝合。

直肠腔内 B 超检查对肛管直肠周围脓肿的诊断具有较高的价值。

（二）肛瘘手术（anal fistula operation）

肛瘘主要是侵犯肛管，很少涉及直肠，是与肛周皮肤相通的感染性管道。目前多按瘘管与括约肌的关系将瘘分为四类(图 6-17)：

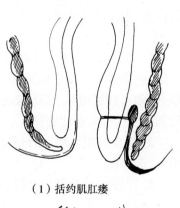

（1）括约肌肛瘘

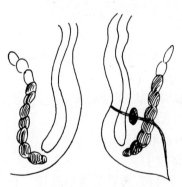

（2）经括约肌肛瘘（低位或高位）

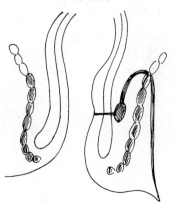

（3）括约肌上肛瘘（高位）

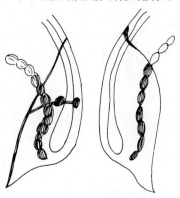

（4）括约肌外肛瘘（肛管直肠）

图 6-17　肛瘘的分类

①括约肌肛瘘,多为低位最常见,约占 70%;②经括约肌肛瘘,可高位或低位,约占 25%;③括约肌上肛瘘,为高位,约占 5%;④括约肌外肛瘘,为肛管直肠瘘,最少见,为 1%。

临床上简单地将肛瘘分为低位或高位两类。前者是瘘管位于肛管直肠环以下,后者是瘘管位于肛管直肠环以上。

肛瘘不能自愈,必须手术治疗,手术治疗原则是将瘘管全部切开,必要时切除瘘管,伤口自基底部向上逐渐愈合。根据瘘管的深浅、曲直,可选用以下疗法。

挂线疗法(seton therapy)
【适应证】

1. 适用于距肛门 3~5cm 以内,有内外口的低位肛瘘。

2. 临床上能明显触及索条状的管壁,无分支及急性感染。

3. 为复杂性肛瘘切开或切除的辅助方法。

【禁忌证】
伴有急性感染或积脓时应先控制感染。
【术前准备】

1. 清洗肛周皮肤,剃净皮毛。

2. 术前 1 天进流质。

3. 术后 6 小时灌肠。

【麻醉与体位】
局麻、骶管麻醉、鞍麻等均可选用一种,

俯卧、侧卧位或膀胱截石位。
【手术步骤】

1. 先在探针的远端栓 1 根橡皮筋,将探针头从瘘管外口轻向内探入,在肛管的齿状线附近处找到内口,将示指伸入肛管,摸及探针头并将探针头弯曲后从肛门拉出(图 6-18A)。

2. 橡皮筋顺着探针经过外口进入瘘管(图 6-18B)。

3. 提起橡皮筋切开瘘管内外口之间皮肤,拉紧橡皮筋,紧贴皮下用血管钳夹住,在其下方用粗丝线结扎,切口敷以凡士林纱布(图 6-18C)。

【术中注意要点】

1. 要正确找到内口,注意探针穿出内口如有明显阻力和出血可能为假道。

2. 橡皮筋松紧度适当,术后观察调整。

3. 注意伤口必须从基底部开始先愈合内口,防止表皮过早闭合。

【术后处理】

1. 术后每天用 1:5000 高锰酸钾热水坐浴,更换敷料。一般情况 10 天左右橡皮筋切开,如未切脱组织,多因橡皮筋松弛,需再行调整。保持大小便通畅。

2. 橡皮筋脱落后,应每日检查伤口更换敷料,进饮食。

3. 出院前检查肛门直肠、有无大便失禁

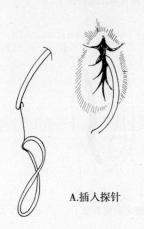 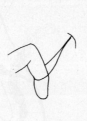 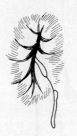 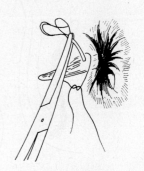

A.插入探针　　　B.橡皮筋经过瘘管　　　C.粗丝线结扎橡皮筋

图 6-18　挂线疗法

或狭窄等。

肛瘘切开术（anal fistulotomy）

【适应证】

1. 低位直形或弯形肛瘘,管壁的纤维组织少。

2. 黏膜下瘘或肛管皮下瘘。

3. 多发性肛管瘘的患者,侧支瘘管较小,配合挂线疗法治疗高位或复杂性肛瘘者。

【禁忌证】

同肛瘘挂线疗法。

【术前准备】

1. 复杂性或高位性肛瘘应做 40% 碘化油造影,以观察造影剂的运行并拍 X 线正侧位片。

2. 其他同肛瘘挂线疗法。

【麻醉与体位】

同肛瘘挂线疗法。

【手术步骤】

1. 低位直形肛瘘切开术　①膀胱截石位,用探针确定瘘管的方向和深度后,再用有槽探针从外口插入,内口通出,沿着有槽探针方向将瘘管切开(图 6-19A)。②用刮匙刮除瘘管的坏死组织和肉芽组织切口内堵塞纱条(图 6-19B)。

2. 低位弯形肛瘘切开术　①先在肛内塞入一块白纱布,再从肛瘘外口注入消毒的亚甲蓝或甲紫少许,如纱布有染色,便于手术辨认瘘管的走向(图 6-20A)。②将有条槽型探针插入肛瘘管内,用电刀切开瘘管部分显露,直到整个瘘管完全敞开(图 6-20B)。刮净

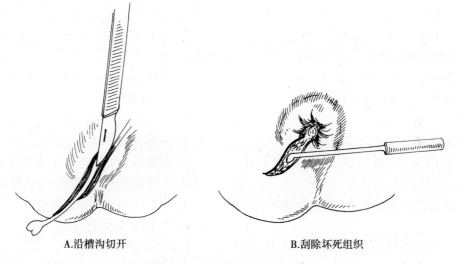

A.沿槽沟切开　　　　　　　　　　B.刮除坏死组织

图 6-19　低位直形肛瘘切开术

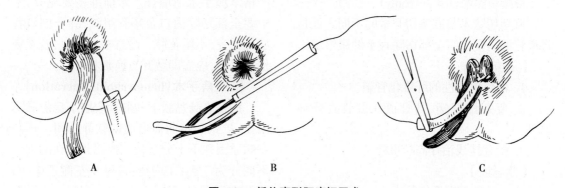

A　　　　　　　　B　　　　　　　　C

图 6-20　低位弯形肛瘘切开术

瘘管内坏死组织,仔细止血,清洗创口。填入碘仿纱布条(图6-20C)。

【术中注意事项】

1. 肛瘘手术的成功关键在于成功正确地找到和准确的定位内口,切开或切除整个瘘管,包括主瘘管和分支瘘管和交通管、正确处理好括约肌与瘘管的关系、术后创口的引流通畅等。

2. 术中仔细摸清探针位置与肛管直肠环的关系。

3. 如肛管直肠环下方进入探针,虽全部切开瘘管及大部分外括约肌及相应内括约肌,由于保存了耻骨直肠肌,不会引起肛门失禁。

【术后处理】

1. 术后24小时更换敷料,如创面大,可48小时更换敷料。

2. 每日检查伤口,避免切缘粘连,应促使创口基底层向外生长。

3. 换药是术后治疗的重要一环。

4. 其他同肛瘘挂线疗法。

【术后主要并发症】

1. 出血易处理,但不多见。

2. 肛门失禁,虽少见,但实属严重并发症。

3. 肛门瘢痕挛缩变形,主要是创口深而大引起。

4. 直肠黏膜脱垂,常伴有肛门失禁,两者发生原因相同。

肛瘘切除术(fistulectomy)

肛瘘切除术与肛瘘切开术的不同之处是将瘘管的病变组织全部切除直至健康组织。

【适应证】

1. 低位单纯性的纤维化管道。

2. 复杂性肛瘘、其管道在肛管直肠环以下。

3. 配合挂线治疗高位肛瘘。

【禁忌证】

高位肛瘘不宜行切除术。

【术前准备】

1. 口服肠道抗生素1~2天。

2. 其他同肛瘘挂线和切开术。

【麻醉与体位】

同肛瘘切开术。

【手术步骤】

1. 从肛瘘外口注入1%亚甲蓝或甲紫后,术者将示指插入肛门直肠内引导,切开瘘管外口的皮肤皮下组织,将瘘管全部切除,留下新鲜创面(图6-21A、B)。

2. 伤口内用肠线将括约肌及脂肪层间断缝合。

3. 肛管的表面用细肠线缝合,皮肤用不吸收线成褥式或间断缝合(图6-21C、D)。

【术中注意要点】

1. 创面要新鲜,不要遗留任何的肉芽组织及瘢痕组织,止血完善。

2. 皮肤及皮下脂肪组织不能切除,以便缝合。

3. 各层创口要完全对齐缝合。

【术后处理】

1. 药物协助控制3~4天内不大便;

2. 静脉补液5~7天;

3. 静脉给予抗生素,伤口保持干燥换药;

4. 大便前给予缓泻剂协助大便;

5. 术后流质3天后改软食;

6. 7~10天拆除伤口缝线。

【主要并发症】

伤口感染是主要的并发症。预防主要是严格掌握手术适应证。术前准备要充分,术中要全部切除内口及瘘管组织,缝合创口各层要对齐,不留孔腔。注意检查伤口,若发现伤口感染,应立即敞开更换敷料。

(三)痔手术(hemorrhoids operation)

痔是直肠黏膜下和肛管皮肤下痔静脉丛淤血、扩张和蜷曲而形成的软静脉团。痔的发病原因并不十分清楚。根据其所在的部位不同分为三类:①内痔:常见于左侧正中、右前及右后三处,称为原发内痔(母痔)。继发

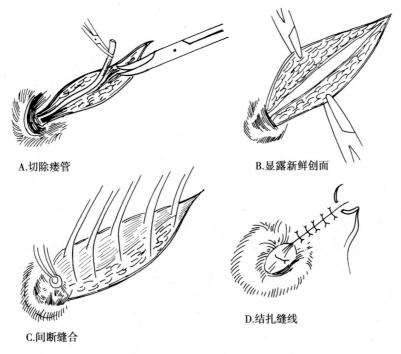

A.切除瘘管　　　　　　　　B.显露新鲜创面

C.间断缝合　　　　　　　　D.结扎缝线

图 6-21　肛瘘切除一期缝合

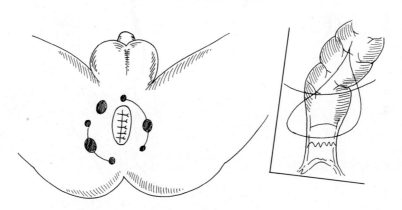

图 6-22　母痔和子痔
(右上图示直肠上动脉的分支与母痔的关系)

内痔有 1~4 个,常与右后及左正中母痔相连。右前母痔处静脉多不分支,故常为单发而无子痔并发(图 6-22);②外痔:位于齿线下方,由痔外静脉丛形成;③混合痔:由痔内静脉和痔外静脉丛之间相互吻合的静脉所形成。

目前对痔的治疗有不同的看法:①无症状者不需治疗;②有出血、脱垂、血栓形成及嵌顿才需治疗;③应考虑综合治疗,不能掉以轻心。

内痔的治疗方法很多,可根据病情选择(外痔手术治疗简易方便,本文略)。本文仅述"内痔外剥内扎切除"常选用的手术。

内痔外剥内扎切除术(internal hemorrhoids Milligan Morgan resection)

【适应证】

1. 脱垂内痔须手法复位者;

2. 常脱出肛门外的内痔者;

3. 经注射疗法或其他非手术疗法无

效者；

4. 内痔并有息肉,肥大乳头或肛瘘者；

5. 混合痔者。

【禁忌证】

1. 继发性的内痔,如门静脉高压及心力衰竭所引起的内痔,须治疗原发病因；

2. 内痔伴有急性感染、溃疡、坏死或栓塞等并发症,手术暂缓进行；

3. 妊娠妇女不宜手术。

【术前准备】

1. 半流饮食1~2天；

2. 清洗肛周皮肤,剃净手术区皮毛；

3. 术前灌肠及留置导尿管。

【麻醉与体位】

同肛瘘切除术。

【手术步骤】

1. 用组织钳夹住痔块组织向外牵拉,显露内痔。在痔块基底部两侧皮肤做V形切口,此时注意只剪到皮肤,不要剪破痔静脉丛(图6-23A)。

2. 提起皮肤,用手指钝性分离外痔静脉丛,沿外痔静脉丛和内括约肌之间向上分离,充分显露痔块的蒂部和内括约肌下缘(图6-23B)。

3. 用中弯血管钳夹住痔块蒂部,在蒂上用7号丝线结扎一道,贯穿缝扎1次,防止结

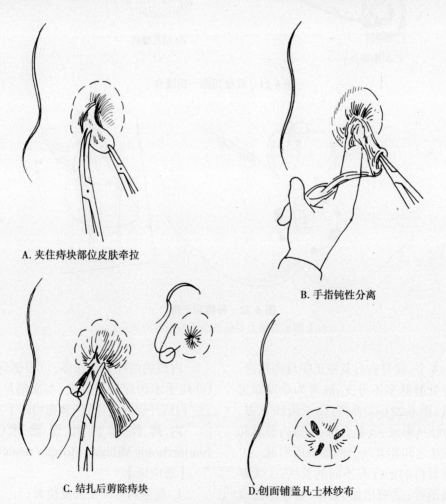

A. 夹住痔块部位皮肤牵拉

B. 手指钝性分离

C. 结扎后剪除痔块

D. 创面铺盖凡士林纱布

图6-23　内痔外剥内扎切除术

扎不牢而出血,切除痔块。

4. 用同法切除另两个母痔。注意在两个痔之间保留 1cm 宽的正常黏膜和皮肤,以防发生肛门狭窄。创面用凡士林纱布(图6-23C、D)。

【术后注意要点】

1. 痔块两侧皮肤不宜切除过多,以防肛门狭窄。

2. 将混合痔的外痔部分钝性剥离至内痔处,一般不易出血。

3. 因内痔蒂部较宽,应结扎加缝扎更牢靠。

4. 两个创面之间应留有皮桥,以防肛门狭窄。

【术后处理】

1. 进流质软食。

2. 术后 3 天起服药保持大便软、通畅。

3. 出院前做直肠检查以明确有无肛门狭窄。

【主要并发症】

1. 创面出血 多见于术后 24 小时,多因术中止血不彻底,后期出血常见 7~10 天,由组织坏死及缝线脱落有关。一旦出血较多,可有气囊压迫止血(图6-24)。如无效应手术止血。

2. 肛门狭窄及失禁 不常见。

3. 尿潴留 术后 8 小时内常见应留置导尿管,定时排放。

4. 创口感染 加强抗炎及对创口处理。

5. 术后出院时检查,如有肛门轻度狭窄

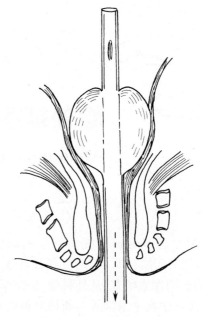

图 6-24 气囊压迫止血

及失禁可对症处理,随访观察。

参 考 文 献

1. 黄志强.外科手术学.北京:人民卫生出版社,1990,743-745,773-775

2. 武汉医学院第二附属医院编.小儿外科手术学.北京:人民卫生出版社,1978,392-411

3. 喻德洪.肛肠外科疾病问答.上海:上海科学技术出版社,1983,81-112,138-156,161-168

4. 吴阶平,裘法祖主编.黄家驷外科学.第5版.北京:人民卫生出版社,1992,1263-1271

5. 喻德洪.痔病诊治现状.医生进修杂志,2000,23(4):11

6. 喻德洪,杨新庆,黄莛庭.重新认识提高痔的诊治水平.中华外科杂志,2000,38(12):890

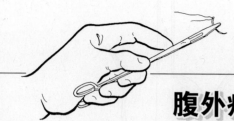

第 7 章

腹外疝手术

Abdominal External Hernia Operation

100 年前 Bassini 依托解剖学基础创立了划时代的疝修补术。经过几代外科专家学者不断长期探索研究,从外科学、解剖学、生理学、病理学及手术学等方面均取得长足进展,并日趋完善。Myhus 近年精辟的概括,近代腹股沟疝经历了三次高潮。即应用腱膜与筋膜的折叠缝合修补;应用人工合成材料的网片修补;目前又通过腹膜前间隙途径修补法。但目前仍有一些争议问题存在,有许多问题有待解决,仍需进一步不断探索,改进,才能对疝外科的病理生理,解剖及手术方面有新的突破和创新。

第一节　腹股沟疝手术

一、腹股沟区的局部解剖与病的发病机制

(一)腹股沟区的局部解剖(anatomy of the inguinal region)

腹股沟区为下腹部两侧的三角形区域,其内侧为腹直肌外缘,上界为髂前上棘至腹直肌外缘的水平线,下界为腹股沟韧带。此处为腹前壁的薄弱区域。其原因为:①腹外斜肌在此移行较薄的腱膜;②腹内斜肌与腹膜肌在腹股沟韧带内侧 1/2~1/3 处,不附在腹股沟韧带上而成为游离缘;③有精索或子宫圆韧带通过腹股沟管而形成潜在的裂隙;④站立时腹股沟所承受的压力比平卧时高 3 倍左右,由于解剖与生理上的特点,腹外疝多发生在此区域。

1. 腹股沟区域的解剖层次　在腹股沟区中间部位从皮肤至腹膜层则有以下层次(图 7-1)。

(1) 皮肤:在腹股沟区的皮肤上有重要的临床意义,其表面标志着有髂前上棘、耻骨结节、腹直肌外缘和腹股沟韧带等。

(2) 皮下组织:分浅深两层,即以脂肪组织为主的浅筋膜(camper 筋膜)和以膜样组织为主的深筋膜(scarpa 筋膜)。

(3) 无名筋膜:覆盖在腹外斜肌表面的一层独立的筋膜,它将腹外斜肌与皮下组织相隔开。

(4) 腹外斜肌腱膜:是腹前壁三层肌肉腱膜层的最外层。在腹股沟区。腹外斜肌腱膜向中线行至腹直肌外缘和腹内斜肌,腹横肌一起融合成腹直肌前鞘;在髂前上棘至耻骨结节间向后上返折成为腹股沟韧带;韧带内侧的一小部分纤维继续向下,向后并向外转折形成腔隙韧带(陷窝韧带);自腔隙韧带再向外侧延续,附着于耻骨梳上,形成耻骨梳韧带(cooper 韧带),这三条韧带对疝修补术有着重要的意义(图 7-2)。腹外斜肌腱膜向

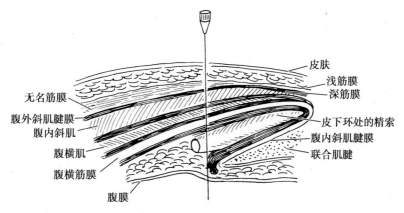

图 7-1 腹股沟区的解剖

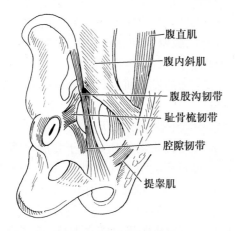

图 7-2 腹股沟区韧带

下伸至耻骨体和耻骨结节并在其间形成一个三角形裂口,有精索或圆韧带通过,此处为腹股沟管外环(或称皮下环)(图 7-3)。

(5) 精索圆韧带:位于腹壁中间,自腹股沟管通过。

(6) 腹内斜肌与腹横肌:腹内斜肌在此区起自腹股沟韧带外侧 1/2,肌纤维向下走行,其下缘成弓状超过精索的前方、上方,在精索的内后侧止于耻骨结节。腹横肌在此区起自腹股沟韧带的外侧 1/3,其下缘也呈弓状超过精索上方,在精索的内后侧与腹内斜肌融合而成腹股沟镰(或称联合链),也止于耻骨梳结节。

(7) 腹横筋膜:在腹横肌的深面,为一层独立的筋膜,将腹横肌与腹膜外脂肪隔开。腹横筋膜下面部分的外侧 1/2 附着于腹股沟韧带,内侧 1/2 附着于耻骨梳韧带。在腹股沟中点上 2cm 处,腹壁下动脉外侧,腹横筋膜有一卵圆形裂隙,即为腹股沟管内环(或称腹环)。内环内侧的腹横筋膜较厚,称凹间韧带(图 7-4)。腹横筋膜在腹股沟韧带深面

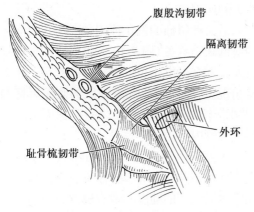

图 7-3 腹股沟管外环

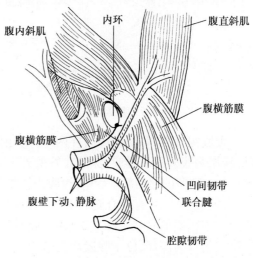

图 7-4 凹间韧带

增厚形成一束组织结构,外侧附着于髂前上棘,向内与耻骨结节相连,称为髂耻束(也称Thomson 韧带)(图 7-5)。

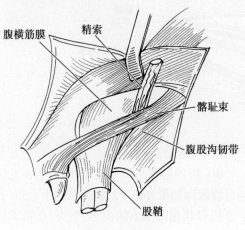

图 7-5 髂耻束

2. 腹股沟管的解剖 腹股沟管位于腹股沟韧带内侧的上方,是由外上方斜向内下方的肌肉筋膜裂隙,长 4~5cm,内有精索或子宫圆韧带通过(图 7-6)。

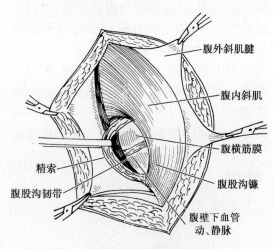

图 7-6 腹股沟管

腹股沟管有四个壁及内、外两个口。前壁:浅层为腹外斜肌腱膜,深层在管的外 1/3 处有腹内斜肌的起始部。后壁:为腹横筋膜,在管的内侧 1/3 处有联合腱。上壁:为腹内斜肌与腹横肌的弓状下缘。下壁:为腹股沟韧带。内口为深环,位于腹股沟韧带中点一横指处,是腹横筋膜的一个卵圆形孔。孔的

内侧为腹壁下动脉,浅层有腹内斜肌,深层为腹膜所覆盖。外口为浅环,是腹外斜肌腱膜在耻骨结节外上方的一个三角形裂隙。

男性腹股沟管内有精索和髂腹股沟神经等。精索由输精管、输精管动脉、睾丸动脉,蔓状静脉丛,生殖股神经的生殖支,淋巴管及腹膜鞘突的残余部分组成。

3. 腹股沟三角(Hessechach 三角)解剖 腹壁下动脉、腹直肌外侧缘和腹股沟韧带内侧半所围成的三角区域,称为腹股沟三角。腹股沟直疝即由此三角区突出,腹股沟斜疝则从腹壁下动脉外侧的深环进入腹股沟管。因此,腹壁下动脉可作为手术时鉴别腹股沟直疝与斜疝的标志(图 7-7)。

(二)疝的发病机制(the pathogenesis of hernia)

腹股沟的斜疝有先天性和后天性两种。

先天性腹股沟斜疝是由于胚胎早期,睾丸位于腹膜后的第 2~3 腰椎旁,以后逐渐下降,同时在未来的腹股沟管内带动腹膜,腹横筋膜及各肌肉组织经腹股沟管逐渐下移,并推动皮肤而形成阴囊。随之下移的腹膜形成一鞘突,睾丸则紧贴在其后壁。鞘膜下段待婴儿出生后不久便成为睾丸固有鞘膜,其余部分即自行萎缩闭锁,遗留一纤维束带(图 7-8)。如未闭锁,鞘突就成为先天性斜疝的疝囊(图 7-9)。临床上右侧腹股沟斜疝多见,就因右侧睾丸比左侧下降略晚,鞘突闭锁也较迟的原因。

后天性斜疝的发生原因主要与腹股沟区的解剖缺损有关(图 7-10)。腹横肌和腹内斜肌发育不全对发病也起着重要的作用。在正常情况下,腹内斜肌和腹横肌的收缩可把凹间韧带牵向上外,而在腹内斜肌深面关闭了腹股沟管内环。

另外腹内斜肌收缩时,可将弓状下缘拉直而向腹股沟韧带靠拢,有利于覆盖精索并加强腹股沟管的前壁。故在腹内斜肌弓状下缘发育不全或位置偏高时,使之掩闭防御功

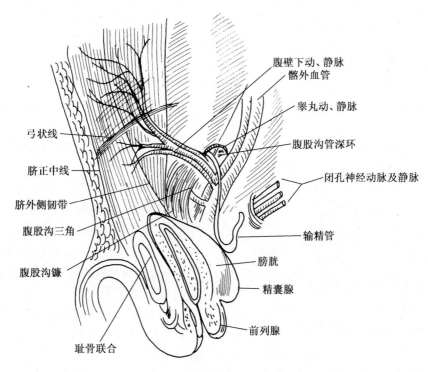

腹壁下动、静脉
髂外血管
睾丸动、静脉
腹股沟管深环
闭孔神经动脉及静脉
输精管
膀胱
精囊腺
前列腺

弓状线
脐正中线
脐外侧韧带
腹股沟三角
腹股沟镰
耻骨联合

图 7-7　腹股沟三角（内面观）

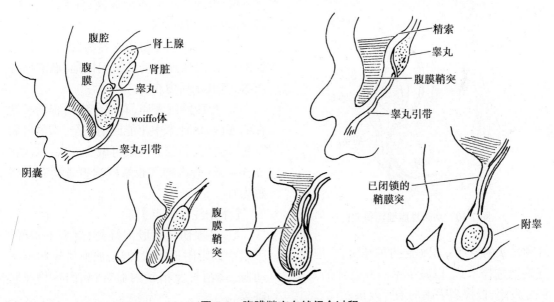

腹腔
肾上腺
腹膜
肾脏
睾丸
woiffo体
睾丸引带
阴囊

精索
睾丸
腹膜鞘突
睾丸引带

腹膜鞘突

已闭锁的鞘膜突

附睾

图 7-8　腹膜鞘突自然闭合过程

能丧失而容易导致腹股沟疝的发生（特别是直疝）。很多复发性疝也与此有关。

二、腹股沟斜疝修补术

腹股沟斜疝是最常见的外科疾病，发病率约 90％ 为全部腹外疝，占腹股沟疝的 95％，有统计男女占 15∶1，右侧腹股沟多见。治疗疝的手术方法较多，也很容易掌握。但如手术处理不当，易导致术后复发，给患者带来痛苦。因此必须熟悉局部解剖结构，了解

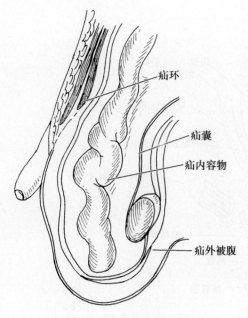

图 7-9 先天性腹股沟斜疝

（标注：疝环、疝囊、疝内容物、疝外被腹）

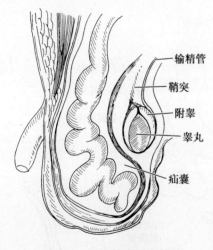

图 7-10 后天性腹股沟斜疝

（标注：输精管、鞘突、附睾、睾丸、疝囊）

各种术式的原理。根据患者的情况，合理地、正确地选择术式，以减少术后并发症的发生和复发率，以提高手术的治疗效果。

【适应证】

1. 有症状的腹股沟疝，一般均宜行疝修补术；以防发生嵌顿或绞窄。

2. 无症状的婴幼儿腹股沟疝可等到 2 岁后再手术。

3. 对易复发性疝和难复位性疝均应及早手术，以免过久使腹股沟区组织的结构更加薄弱，容易导致术后复发。

【禁忌证】

1. 腹压增高的因素未经治疗解除者，如慢性支气管炎、咳嗽不能控制；顽固性便秘；前列腺肥大排尿困难，各种原因的腹膜炎、妊娠以及无症状高龄预计生存期不长者；

2. 1 岁以内的婴儿无嵌顿或绞窄的。较小的疝的婴儿（因随着身体的增长，腹肌逐渐强健，有自行愈合的机会）。

3. 手术部位及全身感染灶存在，其他如严重心力衰竭及晚期癌肿、严重的糖尿病等。

【术前准备】

1. 术前再次详细的体格检查和必要的化验检查，特别注意，心、肺、血流及手术部位。

2. 术前 1 天完成手术区域的皮肤准备。

3. 术前 1 小时排净尿液，使膀胱空虚，必要时导尿留置尿管。

4. 巨大疝应复回疝内容物后，卧床休息 2~3 天，使之疝囊的局部组织松弛，血液循环改善，有利术后愈合。

5. 特殊的巨大疝，有部分疝内容物长期在疝囊内，估计术中不能回纳完全，术前可做气腹，以扩大腹腔。气腹可做 3~5 次，每次相隔 3~4 天，每次的气腹量以达患者稍有不适感为宜。

【术中注意要点】

1. 易损伤髂腹股沟神经、髂腹下神经、腹股沟韧带附近的股神经；股血管及腹壁下动脉、输精管及精索内血管；疝内容物及膀胱等。

2. 切开疝囊时，应仔细检查有无组织或肠管坏死，有无滑动性疝。

3. 修补缺损时勿用力拉拢较紧或勉强缝合，如缺损较大者可用自体筋膜或人造材料布、聚丙烯网等做修补。

4. 成人的嵌顿疝术中确定无肠壁血液

循环障碍坏死可一期修补。如采用精索移位法修补时,切记要注意内环或外环缝合过紧,以免压迫精索发生缺血坏死。

5. 做绞窄性疝手术时,应确认有无缺血坏死,必要时用热盐水纱布敷盖 3~5 分钟及 0.25% 普鲁卡因或 1% 的利多卡因行肠系膜血管封闭后观察肠壁血色,若有肠坏死者应做肠切除术,如患者术中情况危急,可暂行肠外置术。

【术后处理】

1. 术后平卧,术侧髋关节屈曲,阴囊下垫布袋,使阴囊抬高,保持会阴部干燥。

2. 术后 24 小时内在伤口处压一小沙袋(重约 500g),以防伤口出血和阴囊血肿形成。

3. 2~3 天全流食后进软食。

4. 无并发症者,3~5 天后可下床适当运动,7~8 天拆线,2 周后恢复一般活动,3 个月后方可重体力活动。

【主要并发症】

1. 术中出血　可由下列血管损伤引起:①闭孔动脉的耻骨支;②腹壁下动脉;③动、静脉。前两根血管可延长切口显露后结扎或缝扎方可止血,不至造成严重问题。股血管损伤造成的后果严重,多因缝合腹股沟韧带时太深而引起大出血,此时切记不慌张,退出缝针压迫止血。如无效延长切口,显露出血部位血管,用细针缝合止血。

2. 切断输精管　术中发现损伤输精管后应立即修复,用细圆针线端 - 端吻合,也可先用细塑料管做内支撑后再行吻合,术毕时拔除支撑管(图 7-11)。

3. 损伤下腹部神经　疝修补术可遇到重要的神经有髂腹下神经和髂腹股沟神经。另外还有骶神经的感觉支和生殖股神经的生殖支等。一旦神经损伤,修复并无临床价值。神经端可用修整后银夹夹住,以免产生神经瘤,生殖神经损伤可出现术侧睾丸下垂。如缝合腹股沟韧带过深可损伤股神经,出现不全瘫痪,患者行走时可能跛行,拆线取出后可

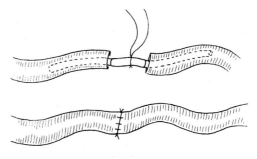

图 7-11　输精管吻合术

恢复。

4. 损伤睾丸的动脉血供　精索内动脉来源于腹主动脉,血管较细,难于修复。但一般不造成严重后果。在复发性疝的修补术,偶有可能横断精索血管,以致影响睾丸血供,尽可能避免损伤精索血管,否则可能造成睾丸萎缩。

5. 损伤腹腔内脏器　滑动性疝手术时可以损伤盲肠和乙状结肠,由于术者经验不足,缺乏对该手术的认识,待等认识到呈滑动疝时,已将肠壁切开或肠系膜血管切断。一旦发生应立即修复。直疝的内侧常有膀胱壁,在切开直疝疝囊时如不慎,可能切开膀胱壁造成破损。此处见到血运丰富的柠檬色脂肪组织要提高认识,可能是膀胱壁的脂肪。不要轻易切开。一旦损伤应立即用细铬肠线或可吸收缝线分两层缝合,同时留置导尿管,疝手术常规进行(图 7-12)。

巴西尼法(Bassini method)

【适应证】

适于疝带较大而腹壁薄弱的成年患者。手术特点是将精索移位至腹内斜肌和腹横肌腱膜之间。

【麻醉与体位】

椎管内硬膜外麻醉。腹壁薄弱者可用局麻,儿童可用全麻或基础加局麻。仰卧位。

【手术步骤】

1. 在腹股沟韧带中点上方 1.5~2.0cm 处开始向下至耻骨结节,与腹股沟韧带平行的

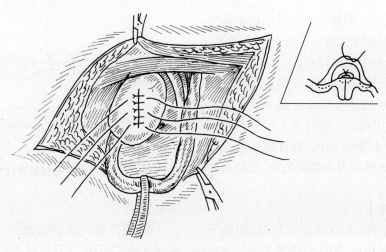

图 7-12　膀胱修补术

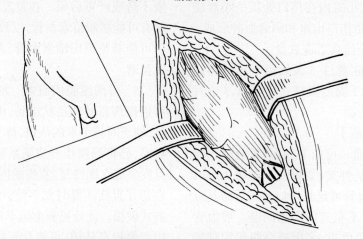

图 7-13　显露腹外斜肌腱膜切口下端露出外环

斜切口，长 6~8cm，切开皮肤及皮下组织，显露出腹外斜肌腱膜，在切口下端显露出皮下环（外环）（图 7-13）。

2. 沿腹外斜肌腱膜方向，在腱膜中部做一小切口，提起两侧腱膜，用剪刀在腱膜下面潜行分离，然后往上、下方剪开腱膜和外环，在此处注意与损伤腱膜下的髂腹下神经和髂腹股沟神经（图 7-14）。

3. 将腱膜向两侧分开，显露出腹股沟韧带的内面和联合腱。从腹内斜肌及提睾肌表面细心游离出髂腹下神经和腹股沟神经，并往两侧牵开，保护在腹外斜肌腱膜的外面及下面（图 7-15）。

4. 纵形分开提睾肌及腹横筋膜纤维，显

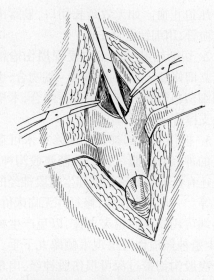

图 7-14　剪开腱膜和外环

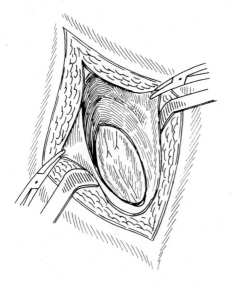

图 7-15　显露腹股沟韧带和联合腱

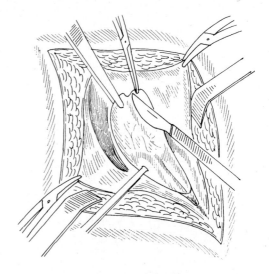

图 7-17　切开疝囊

露疝囊。疝囊位于精索的前内侧,略呈白色。年轻医生要切记此处的位置标记,如辨认困难时,可让患者咳嗽,或鼓气腹胀,此疝囊随之沿精索突出(图 7-16)。

使疝囊中部完全游离,横行剪断疝囊,仔细止血后,远端疝囊不予特殊处理,以免疝囊内积血(图 7-18)。

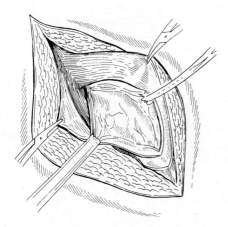

图 7-16　分离开提睾肌及腹横筋膜纤维,显露出疝囊

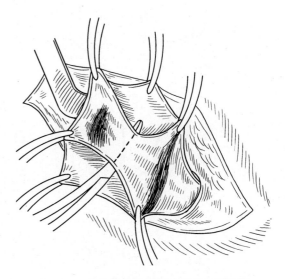

图 7-18　疝囊中部完全游离横形切断疝囊

5. 提起疝囊壁,先用手术刀沿囊壁上切一小口,再用组织剪扩大切口,注意不能损伤疝内容物,示指进囊肿内探及腹壁下动脉,并明确是否为斜疝或直疝以及有无第 2 个疝存在(图 7-17)。

6. 将疝内容物轻易地还纳回腹腔,在疝囊的中后部钝锐结合剥离疝囊周围的组织,

7. 近侧疝囊用止血钳提起,左手示指托起疝囊的内面,右手示指可包扎纱布继续剥离近侧疝囊到颈部,技术熟练者可用组织剪顺利剥离,注意不要损伤精索血管和输精管(图 7-19)。

8. 将腹内斜肌与腹横肌弓状下缘往外上方牵开。在疝囊颈上方约 0.5cm 处用中号丝线做荷包缝合,或 8 字缝扎即可(图 7-20)。

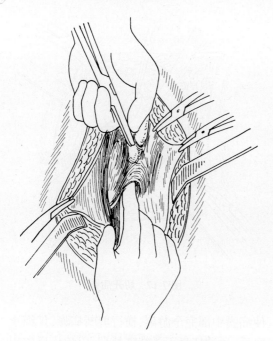

图 7-19　用手指剥离疝囊颈部

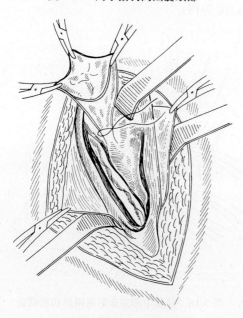

图 7-20　缝合结扎疝囊颈

9. 在结扎线远端约 0.5cm 处剪除多余疝囊壁，用结扎线的两断端穿针由腹横肌和腹内斜肌的后面往前穿出后结扎，即疝囊颈部固定在该处（图 7-21）。

10. 提起精索，在其下方穿过一条纱布条作为牵引，同时在精索周围分开腹横肌和

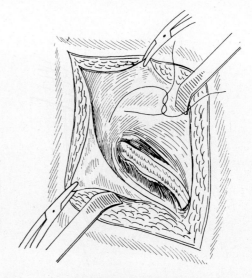

图 7-21　将疝囊颈缝合固定在腹内斜肌和腹横肌的后面

提睾肌。注意不能损伤精索后方的血管等（图 7-22）。

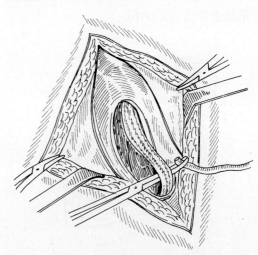

图 7-22　在精索下面穿过纱布条

11. 术中发现疝内环口过大，或内环处的筋膜已被切开，应先在此处缝合修补使之内环口适当，也可先行 8 字缝合，但缝合不可过紧，需能容纳一个小指通过即可（图 7-23）。

12. 将精索牵开，从切口内下方开始，用 7 号粗丝线或不吸收的缝线将联合腱与腹股沟韧带间断依次缝合，一般缝合 3~5 针，第 1 针应先缝在耻骨结节的骨膜缝上，使之不会

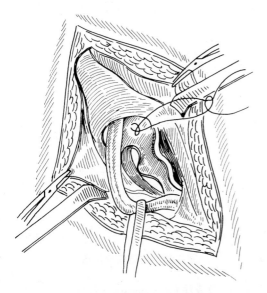

图 7-23　8 字缝合修补内环口

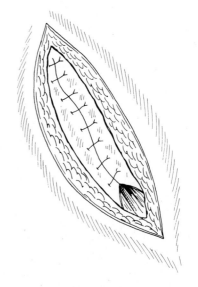

图 7-25　间断缝合结扎腹外斜肌腱膜

留下三角形空隙。缝合腹股沟韧带时应紧贴其后面进针，以避免损伤股血管。需注意的是每针进出点不宜在同一平面，以免结扎时撕裂腹股沟韧带。最后 1 针缝合时注意内环的松紧（图 7-24）。

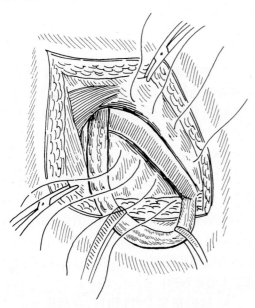

图 7-24　间断缝合联合腱与腹股沟韧带

　　放回精索，冲洗伤口，间断缝合腹外斜肌腱膜，外环处留一小指间隙使精索不受影响（图 7-25）。根据创口情况可在皮下置放橡皮引流，48 小时后拔除。

福克森法（Ferguson method）

【适应证】

　　此法是传统方法。适于疝囊较小和腹股沟后壁较强的患者。其特点是不游离精索，在其前面加强腹股沟管的前壁，适于青年人。

【麻醉与体位】

　　同巴西尼法。

【手术步骤】

　　1. 切口及分离疝囊步骤同巴西尼法。

　　2. 将疝囊高位结扎后，保持精索不动，在精索前用 7 号丝线或不吸收缝线将联合腱和腹股沟韧带间断缝合在一起，缝合方法及注意事项同巴西尼法（图 7-26）。

　　3. 将牵开的神经放回原处，用 4 号不吸收丝线缝合腹外斜肌腱膜，此时若发现腹外斜肌腱膜松弛，应间断折叠缝合，分层逐渐缝合皮下及皮肤（图 7-27）。

哈斯特德法（Halsted method）

【适应证】

　　适应于老年人或腹股沟后壁薄弱的患者。特点是将精索移至皮下。

【麻醉与体位】

　　同巴西尼法。

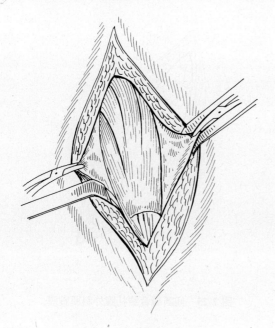

图 7-26　保持精索原位不动

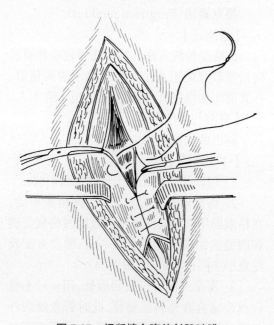

图 7-27　间断缝合腹外斜肌腱膜

【手术步骤】

按巴西尼法修补后,再将腹外斜肌腱膜在精索后做间断缝合,精索移位到皮下。特别注意精索在内、外环处要有足够的间隙,使之不发生血液循环障碍(图 7-28),分层缝合皮下组织、皮肤。

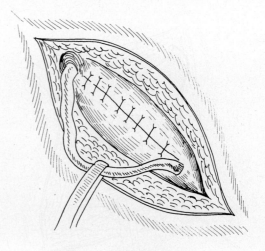

图 7-28　将精索移位皮下

麦克威法（Mc vay method）

【适应证】

适应于腹壁肌肉薄弱以及年老患者和复发性疝。其特点是将联合腱膜缝合在耻骨梳韧带上,以加强腹股沟管后壁的目的。

【麻醉与体位】

同巴西尼法。

【手术步骤】

1. 切口、分离疝囊、高位结扎疝囊同巴西尼法。

2. 将精索提起,在腹股沟韧带中部内下方摸清股动脉动不动,其内侧为股静脉,以手指紧贴此处作为标记,向内下方沿耻骨支内缘钝性剥离开腹横筋膜,推开疏松结缔组织即可显露出耻骨梳韧带(图 7-29)。

3. 用不吸收的 7 号粗丝线将联合腱缝合 2~3 针在耻骨梳韧带上,注意,第 1 针应穿过陷窝韧带,打紧结。最后 1 针时要注意保护股血管,以免损伤出血。再将其余的腹内斜肌和腹横肌游离缘缝合在外上方的腹股沟韧带上(图 7-30)。

4. 放回精索,冲洗伤口,在精索前分层缝合腹外斜肌腱膜、皮下组织及皮肤。

舒尔迪斯法（加拿大法）（Shouldice method）

1945 年,Shouldice 首先发表无张力的疝修补法。近年来国内也有很多学者采用此法。

主要集中了 Mcvay 等方法的优点。认为这一手术损伤小，安全、符合生理解剖要求，发病率低，适用于各种腹股沟疝。

【适应证】

同巴西尼法。

【麻醉体位】

同巴西尼法。

【手术步骤】

1. 切口与疝囊的处理步骤与前面术式相同，但不做疝囊结扎后的悬吊固定。

2. 提起精索和提睾肌，切开精索内精膜，以显示内环口下缘并进行分离。

3. 纵行切开腹横筋膜，直至耻骨结节部位，使腹横筋膜分成内外两叶并进行两侧叶间分离（图 7-31）。

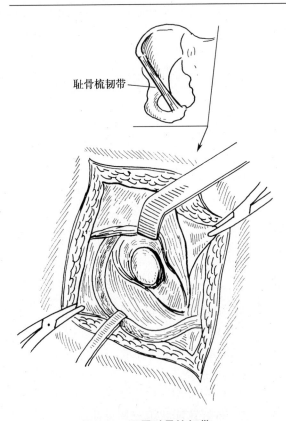

耻骨梳韧带

图 7-29　显露耻骨梳韧带

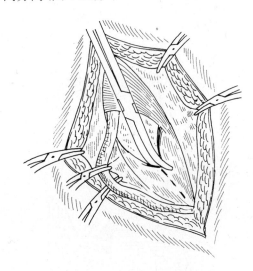

图 7-31　剪开腹横筋膜

4. 用长不吸收缝线自耻骨部开始将腹横筋膜外侧叶在内侧叶下面用连续缝合法与联合腱及腹内斜肌腱下面缝合，直到内环口处（图 7-32）。

5. 将腹横筋膜内侧叶在外侧叶之上与腹股沟韧带做连续缝合，直至耻骨部打结（图 7-33）。

6. 从内环外口开始将腹内斜肌和腹横肌边缘与腹股沟韧带边缘的深面连续联合在一起。目的是加强第 2 层。放回精索，冲洗

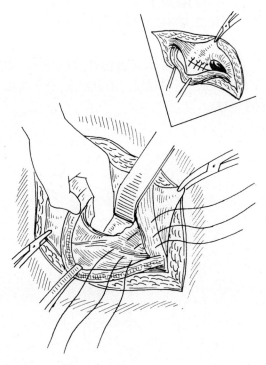

图 7-30　将腹内斜肌和腹横肌的游离缘缝在外上方的腹股沟韧带上

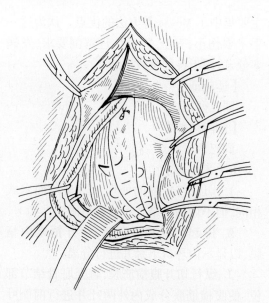

图 7-32 将腹横筋膜外侧叶与联合肌腱连续缝合直至内环口

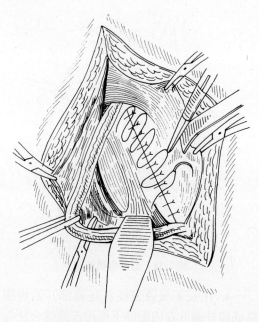

图 7-33 将腹横筋膜的内侧叶与腹股沟韧带连续缝合直到耻骨部

伤口,逐层缝合腹外斜肌腱膜,皮下组织皮肤(图 7-34)。

疝环充填式无张力修补术(mesh plug hernioplasty)

【适应证】

1. 同腹股疝修补术。

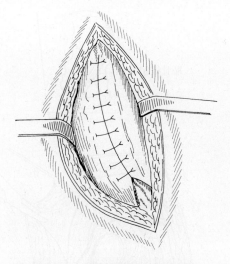

图 7-34 间断缝合腹外斜肌腱膜

2. 缺损较大的腹股沟直疝。

【禁忌证】

同腹股沟直疝修补术。

【术前准备】

1. 同腹股沟斜疝修补术。

2. 备好花瓣状填充物及补片。

【麻醉与体位】

同腹股沟斜疝修补术。

【手术步骤】

1. 按 Bassini 术式做切口,切开皮肤,皮下组织及腹外斜肌腱膜,游离精索,分出疝囊(图 7-35)。

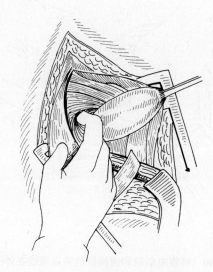

图 7-35 游离精索,分出疝囊

2. 沿着疝囊基底部周围切开腹横筋膜,高位游离疝囊,显露出腹膜前脂肪(图7-36)。

3. 将花瓣状充填物(Perfix plug)的顶端对准疝囊底部,往腹腔内方向还纳,直至充填物达到疝环的边缘(图7-37)。

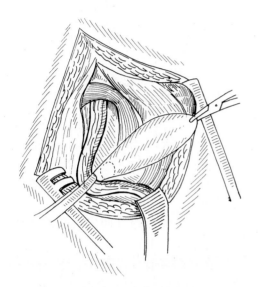

图 7-36　游离疝囊直至显露出腹膜前脂肪

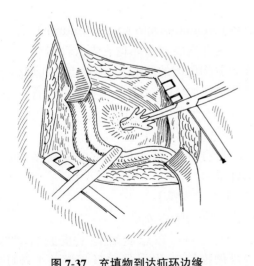

图 7-37　充填物到达疝环边缘

4. 嘱患者咳嗽或腹部鼓气,证实充填物堵住疝孔后,用不吸收的缝合丝线将充填物的花瓣周边缝合 6~8 针在疝环周围(图7-38)。

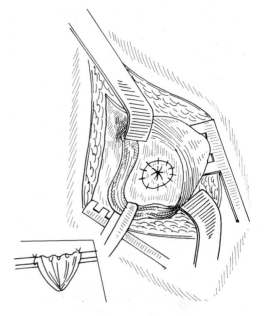

图 7-38　缝合充填物花瓣周边,固定在组织上

5. 将聚丙烯或膨体聚四氟乙烯(epTFE)人工补片剪成与腹股沟后壁薄弱区内相仿大小,置放在腹股沟后壁的前面,从耻骨结节内侧至内环上方,将补片剪一缺口,使之容纳精索通过,将缺口两侧的补片缝合 1~2 针。补片的内、外缘分别与腹横筋膜、腹股沟韧带缝合固定数针(图7-39)。

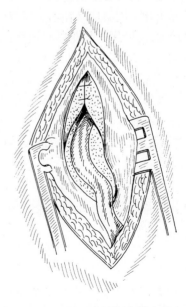

图 7-39　补片物周边适当缝合固定

对疝环不大，疝囊较小的腹股沟斜疝，常规疝囊切除、高位疝囊结扎或悬吊加补片行腹股沟无张力修补，不需要用花瓣状充填物，亦可得到良好的治疗效果。

用盐水冲洗伤口，仔细止血，逐层缝合腹外斜肌腱膜，皮下组织及皮肤（图7-40）。

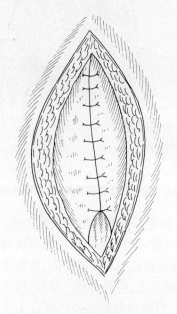

图7-40 缝合腹外斜肌腱膜

疝环充填物对直疝的修补：

其方法基本同斜疝修补术。但直疝的疝囊一般较大，需要用大号花瓣充填物，花瓣与周围组织的缝合可达10针左右。在腹股沟前面及精索后面置放一聚丙烯或epTFE补片，其内、外缘分别与腹横筋膜、腹股沟韧带适当缝合固定数针（图7-41）。

女性腹股沟疝修补术（inguinal hernioplasty in females）

【适应证及麻醉与体位】

同巴西尼法。

【手术步骤】

1. 切口与疝囊的处理同常规的腹股沟斜疝。

2. 将子宫圆韧带与疝囊分开，如因粘连重不能分开，也可将圆韧带和疝囊一并在内

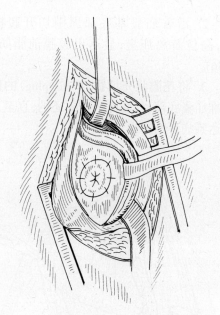

图7-41 花瓣状充填物与周围组织缝合数针

环口处缝扎，近侧端缝在腹内斜肌或腹股沟韧带的深面（图7-42）。

3. 在圆韧带前面将联合腱缝合在腹股沟韧带上，逐层缝合腹外斜肌腱膜、皮下组织、皮肤。

小儿腹股沟斜疝修补术（inguinal hernioplasty in infants and young children）

婴儿腹股沟直疝均为先天性斜疝，一般无腹股沟肌肉的薄弱，手术要点是疝囊高结扎或结扎加悬吊，不需要修补腹股沟管，一般情况待6个月后可行手术。

【麻醉与体位】

全身麻醉，较大的儿童可基础加局麻。仰卧位。

【手术步骤】

1. 经腹股沟入路

（1）切口：在患侧耻骨上皮肤自然皱襞处做横切口，其外缘稍低于髂前上棘（图7-43），切开皮肤皮下组织，钝性分离显露出腹外斜肌腱膜。

（2）将切口向下牵拉，找到腹股沟管外环的内、外脚，在其下分离显露提睾肌并切开（图7-44A）。钝性分离找到疝囊（图7-44B）。

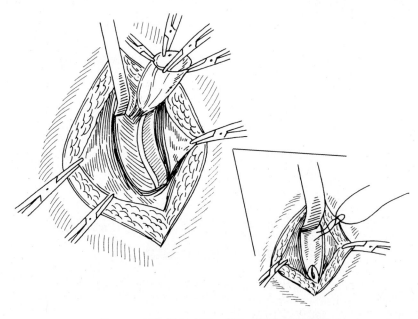

图 7-42　圆韧带与疝囊一并在内环处结扎切断

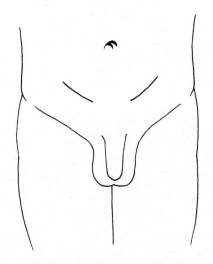

图 7-43　横切口经腹股沟入路

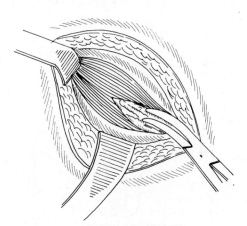

A. 从外环口分开提睾肌

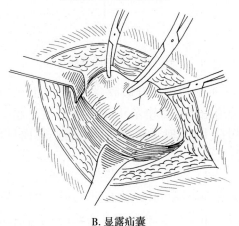

B. 显露疝囊

图 7-44　分离疝囊

婴幼儿疝囊较薄弱,牵拉时不可用力,剥离疝囊,切开用小止血钳提起,分离疝囊到内环并与周围组织分开,显露腹膜的脂肪,在该处 8 字贯穿缝合疝囊颈(图 7-45)。

(3) 距疝囊结扎处下端 0.5cm 切断疝囊,可将结扎线穿出联合肌腱缝扎悬吊。远端残端仔细止血后放回,不予进一步处理。冲洗切口逐层缝合,对合好皮肤切口。

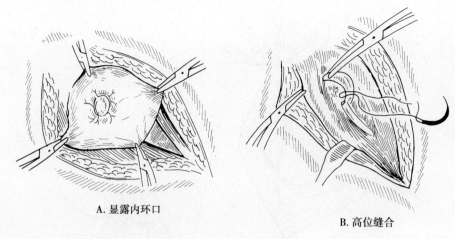

A. 显露内环口

B. 高位缝合

图 7-45 高位结扎疝囊颈部

2. 经腹部入路

（1）取病变侧下腹部自然横纹切口，或在腹股中点外上切口（中点外上一横指处），长约 2~3cm（图 7-46），显露出腹膜。

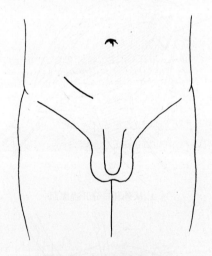

图 7-46 切口经腹部入路

（2）横行切开腹膜，将腹膜上下缘切口的边缘用止血钳牵开，进入腹腔后提起腹膜切口下缘，向下牵拉即可显露疝囊内口（图 7-47）。

（3）找到内口后，将疝内容物还回腹腔，如有疝内容物嵌顿，切记不要勉强牵拉，可用剪刀疝囊前壁，将疝内容物轻轻牵拉复位，并注意观察疝内容物有无坏死，根据情况作出

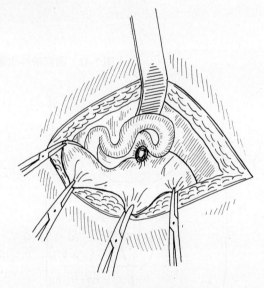

图 7-47 显露疝囊内口

处理。

（4）用血管钳提起疝囊内的后缘，使之内环口与精索血管分离，以避免损伤（图 7-48）。再将疝囊内口后缘与腹膜切口上缘用不吸收 4 号丝线作间断或连续缝合以关闭腹腔。经此法可于腹腔外显露出疝囊内口与鞘状突（图 7-49）。

（5）逐层缝合腹外斜肌腱膜、皮下组织及皮肤。

【特殊情况的处理】

1. 双侧疝 可行两侧对称切口，一次完

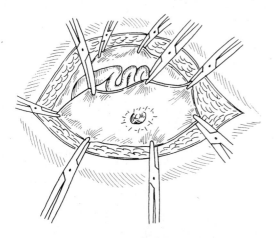

图 7-48　提起疝囊内口后缘

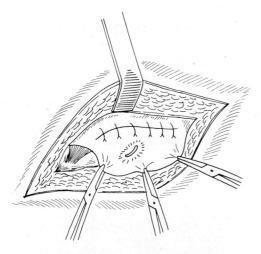

图 7-49　疝囊内口与鞘状突置于腹腔外

成疝囊高位结扎术。

2. 女孩手术方法与男孩相同。可见女性腹股沟疝修补术。

3. 巨大型腹股沟疝　术中必须在疝囊高位结扎的基础上,加强腹股沟管前壁,缩小外环的修补,即采用福克森法(Ferguson method)。才能达到根治目的。

三、绞窄性腹股沟斜疝手术

绞窄性腹股沟斜疝的处理与一般的腹股沟疝是有所不同的:①患者情况严重,选择麻醉应慎重,一般可选用椎管硬膜外麻醉,老年及危重患者可用强化加局麻。有条件应选择

全身麻醉;②有肠梗阻的患者术前纠正水电解质平衡,置放胃管、尿管;③使用有效抗生素。

【手术步骤】

1. 切口同腹股沟斜疝,但需适当延长。

2. 找到疝囊并解剖分离,切开疝囊时应注意勿伤及疝囊内容物。先在卡紧的疝环处与绞窄的肠壁间伸入小指或有槽探针,直视下剪开整个疝环(图 7-50)。

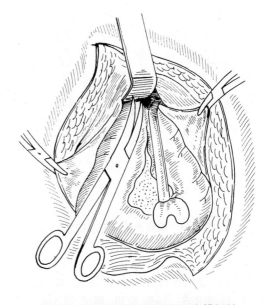

图 7-50　从内环与肠襻间插入有槽探针

3. 解除嵌闭后,再剪开疝囊壁直到壁腹膜,将全部绞窄的肠襻拉出,仔细检查肠管的活力。

4. 如确定肠管失去活力并已坏死,切除坏死部分,包括远、近端正常肠管 5cm,行对端吻合。缝合切开的疝囊环及壁腹膜。冲洗创口,一般情况不作一期修补,以免发生感染,导致手术失败。

5. 如术中患者情况不好,不允许做肠切除手术,可将坏死的或难以确定活力的肠管做小肠外置,插管造口术(图 7-51)。之后再选择时机行肠切除吻合术。

6. 有部分绞窄的患者,因麻醉后疝环松弛,疝内容物待手术切开疝囊时已缩回腹腔,这时必须拉出疝环附近的肠管,仔细检查辨

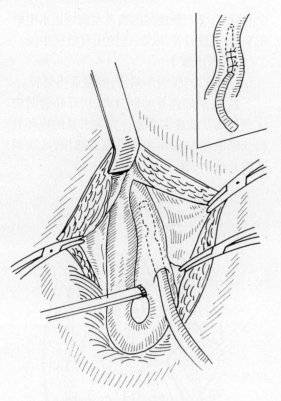

图 7-51 小肠外置插管造口术

认肠管活力是否存在。其依据是:肠管失去弹性,蠕动消失,肠壁发黑,肠系膜 1% 的普鲁卡因封闭及热盐水纱布敷后,肠系膜血管搏动仍不能触及等。

四、腹股沟滑疝修补术

滑动性斜疝临床表现多数都是 30 岁以上的男性,右侧多见。疝内容物多为盲肠、阑尾、回肠、升结肠等(图 7-52)。左侧多为乙状结肠与降结肠。疝物多降至阴囊,部分患者疝内容物不能还纳,构成难复性疝。该疝的手术目的及要点是切除疝囊,缩小疝环,加强修补腹股沟管,将脱出的疝囊内的结肠还纳入腹腔,手术后易复发,应特别注意加强腹股沟的修补,常用方法有以下三种。

(一)哈特齐开斯法(Hotchkiss method)

【适应证】

右侧滑动性疝。

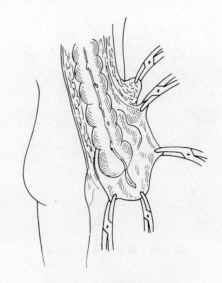

图 7-52 滑动性疝示意图

【手术步骤】

1. 切口和显露疝囊同腹股沟斜疝。

2. 在疝囊前切开疝囊壁显露出结肠,此时注意勿损伤肠壁及系膜血管,在距离结肠 1cm 处,沿疝囊颈做环状切开(图 7-53)。

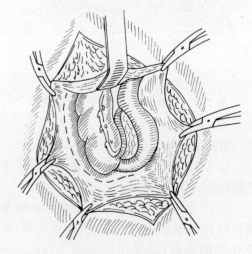

图 7-53 虚线所示沿疝囊颈环状切开

3. 轻轻地将脱出疝囊内的结肠往后上方翻转,以显露出结肠后壁,用不吸收细丝线连续缝合结肠两侧的囊壁,使之形成新的结肠系膜(图 7-54)。

4. 将剩余的疝囊切口行连续缝合或间断缝合(图 7-55)。

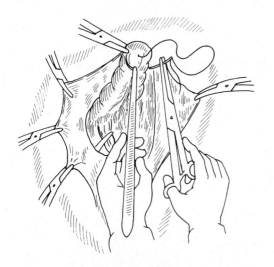

图 7-54　连续缝合结肠两侧的剩余囊壁

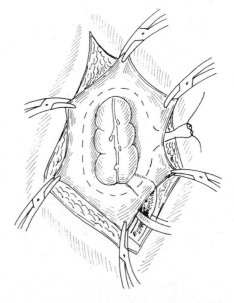

图 7-56　剪去多余疝囊,紧靠肠壁上行荷包缝合

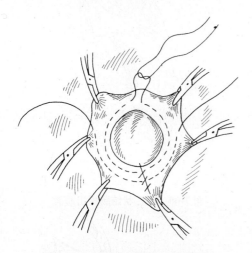

图 7-55　结扎剪除多余的疝囊壁

5. 将结肠还纳回腹腔,在内环处的疝囊颈部用中号不吸收缝线做一荷包缝合,结扎之后在缝合的荷包外周再做一荷包缝合,结扎后剪除多余的疝囊壁(图 7-56)。后面的手术步骤与斜疝修补术相同。

(二) 齐默尔曼法 (Zimmerman method)

【适应证】

适用于右侧滑动性疝。

【手术步骤】

1. 切口和显露疝囊同腹股沟斜疝修补术。

2. 切开疝囊后在靠近肠壁的疝囊壁上做荷包缝合,剪去多余的疝囊(图 7-57)。

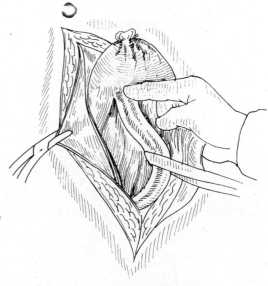

图 7-57　将疝囊与精索分开

3. 将囊壁及后面的精索组织分开,使疝块还回腹腔(图 7-58,图 7-59)。

4. 提起精索,将腹横肌筋膜缝在腹股沟韧带上,以闭合内环。其他步骤与一般疝修补相同。

(三) 拉曼求法 (Raman method)

此法是滑动性疝修补术中比较理想的一种术式,适于巨大滑动疝及复发滑疝,特别是疝内容物较难辨别或不易回纳者。优点为操

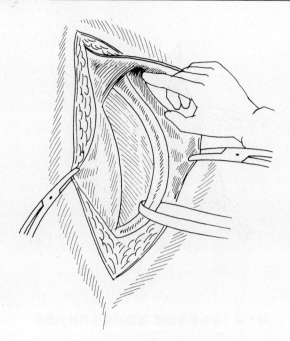

图 7-58 将疝块还纳腹腔

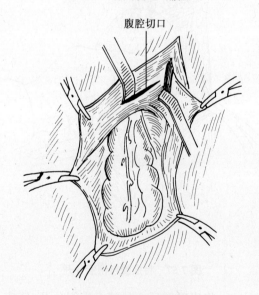

图 7-59 拉出乙状结肠

作方便,且不易损伤肠管,必要时还可将结肠壁固定于腹膜后壁上。

【适应证】

适于左侧滑动疝或复发性滑疝。

【手术步骤】

1. 切口及腹股沟区疝囊的显露与腹股沟斜疝修补术相同。

2. 切开疝囊,发现疝内容物为乙状结肠滑动疝,即需在内环上方另做一腹部切口,切开腹外斜肌腱膜、腹内斜肌、腹横肌及腹膜,由腹部切口拉出乙状结肠(图 7-60)。

3. 将乙状结肠经上述切口拉出,显露出疝囊外侧面。缝合裸露的外侧面,形成新的肠系膜。将乙状结肠还纳腹腔(图 7-61)。

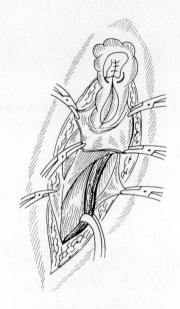

图 7-60 将乙状结肠提出腹腔

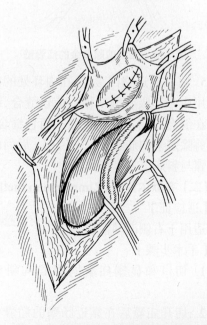

图 7-61 缝合内环口处的腹膜及肌层

4. 分层缝合内环上方切口处的腹膜及肌层(图 7-62)。

5. 缝紧内环,按照 Bassini 法或 Mc Vay 法修补腹股沟管(图 7-63)。

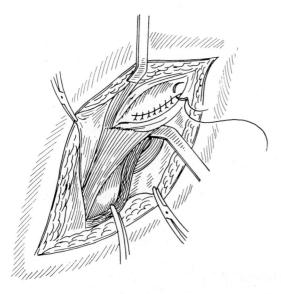

图 7-62　修补腹股沟管

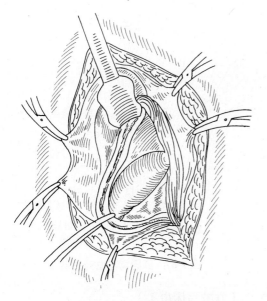

图 7-63　显露疝囊

五、腹股沟直疝修补术

腹股沟直疝在临床上较斜疝少见,多发生于老年人,手术后的复发率远高于斜疝。

直疝是经过腹壁下动脉内侧,经腹股沟三角(Hessechach 三角)突出的疝,不经过内环。这里是腹股沟最薄弱区,仅有一层薄薄的腹横筋膜。手术的关键是修补和加强腹股沟三角即薄弱的腹壁。

【适应证、禁忌证、术前准备、麻醉与体位】同腹股沟斜疝的手术。

【手术步骤】

1. 切口及切开腹外斜肌腱膜同腹股沟斜疝。

2. 游离精索,将其向下牵拉,即可见到腹股沟管后壁突出的灰白色,呈半球状的疝囊,其颈部宽大(图 7-64)。分开腹横筋膜,剥离疝囊至颈部,此时注意损伤膀胱及外侧的腹壁下动脉,切开疝囊,回纳内容物,在疝囊颈两侧各缝一牵引线,剪开疝囊及其颈部,剪除多余囊壁,也可连续缝合(图 7-65)。如疝囊较小,可将囊壁翻入缝扎即可将疝囊埋入。

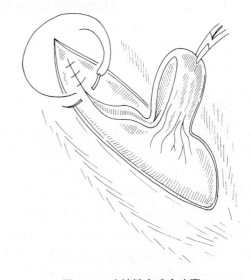

图 7-64　连续缝合残余疝囊

3. 如发现缺损过大,又无足够的或坚实的联合肌腱可供缝合时,则可利用外侧翻转的腹直肌前鞘或涤纶布、尼龙布等材料修补腹股沟的薄弱区。补片要放在精索后以加强后壁(图 7-66)。

4. 分层缝合腹股沟切开的各层组织。

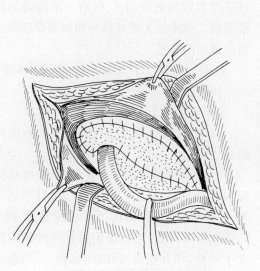

图 7-65　精索后补片加强后壁

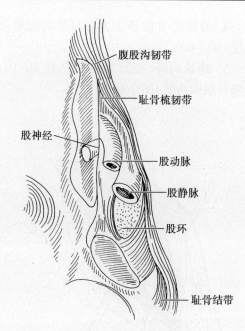

图 7-66　腹股沟管解剖

第二节　股疝修补术
Hernioplasty for Femoral Hernia

腹腔内容物经股环，股管和从卵圆窝突出的疝，称为股疝。多见于老年以上的经产妇女。

【股管的局部解剖】

股管位于股静脉内侧，腹股沟韧带与耻骨之间，是一个狭长的漏斗间隙，长约1~1.5cm，内含脂肪，疏松结缔组织和淋巴结。从外向内依次为闭孔神经、股动脉、股静脉、股管等（外科医师须熟记），股管有上下两口。上口为股环，直径约 1.3cm（图 7-67）。股管下口为卵圆窝，在腹股韧带内侧的下方。下肢大隐静脉由此穿过进入股静脉（图 7-68）。与股环对应的腹膜被内脏推向下方进入股管，从卵圆窝突出于皮下形成股疝。

【适应证】

股疝发生嵌钝绞窄的机会多，一经发现，应早期手术。

【术前准备】

同腹股沟斜疝。

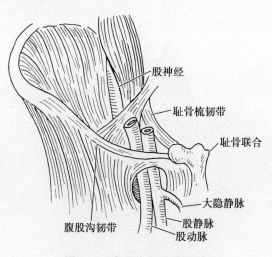

图 7-67　卵圆窝与血管关系

【麻醉与体位】

局麻或硬膜外麻醉。仰卧位。

【手术步骤】

1. 经腹股沟入路

（1）切口与腹股沟斜疝相同。

（2）切开腹外斜肌腱膜，将子宫圆韧带

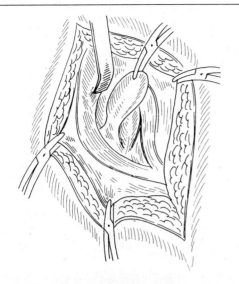

图 7-68　将疝囊提到切口内

（或精索）、腹内斜肌、腹横肌及联合肌腱向内上方牵开，显露出腹股沟管后壁。沿皮肤切口方向切开腹横筋膜，即可在股环处找到疝囊，分离疝囊颈，将进入股管中的疝囊全部提到切口内（图 7-69）。

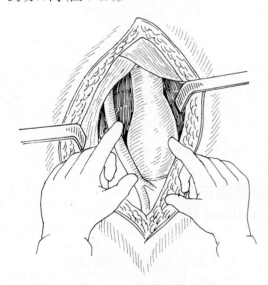

图 7-69　显露疝囊

（3）疝囊颈高位贯穿缝合结扎后，修补股环，也可将联合腱、腹股沟韧带、耻骨梳韧带一并缝合（图 7-70）。此处操作时，必须用左手示指保护股静脉，一般缝合 3~4 针，由外

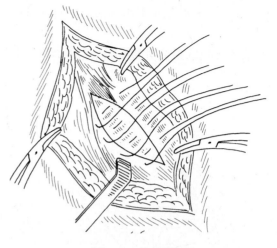

图 7-70　修补股环

向内依次结扎。冲洗创面，缝合切口。

2. 经腹部入路（又名腹股沟下股疝修补术）

（1）切口在股动脉内侧自腹股沟韧带上方 3cm 处开始，经疝块表面纵行向下切开 6~8cm。

（2）切开皮肤、皮下及浅、深筋膜即达卵圆窝处的筛筋膜，将其分开即显露疝囊。注意保护股静脉及大隐静脉（图 7-71）。清除附着于腹股沟韧带、腔隙韧带与耻骨筋膜上的脂肪组织，以备修补。

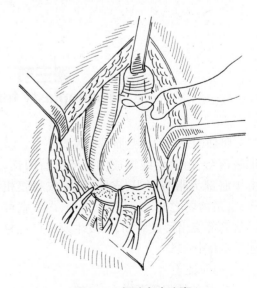

图 7-71　切除多余疝囊

（3）如疝囊颈狭窄影响回纳疝囊内容物时，可切开疝囊颈。将疝囊尽量向下外牵拉，在腹膜突出的最高处贯穿缝扎，切除多余囊壁（图 7-72）。

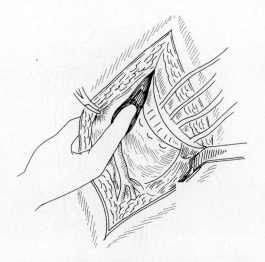

图 7-73　将腹股沟韧带与耻骨梳韧带一并缝合

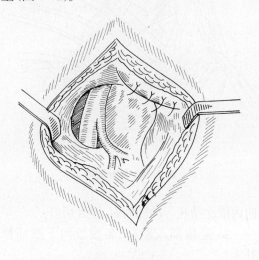

图 7-72　缝闭股环

（4）修补股环：注意术者手指将股静脉向外推开并加以保护，7 号缝线将腹股沟韧带、腔隙韧带与耻骨梳韧带一起缝合 3~4 针（图 7-73）。依次结扎，关闭股环。

（5）再结扎缝合镰状韧带与腹股沟韧带（图 7-74）。

（6）冲洗创面，逐层缝合切口。

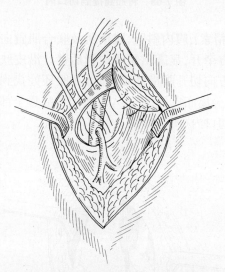

图 7-74　结节缝合镰状韧带与腹股沟韧带

第三节　脐疝修补术
Hernioplasty for Umbilical Hernia

脐疝的发病原因是脐部的发育不全。脐带脱落后，由腹后线形成的脐环自行闭锁。由于脐部无脂肪组织、皮肤、筋膜或腹膜相连，是最薄弱之处，一旦腹压增加，内脏就可以从脐部突出形成脐疝，如发生绞窄可行急症手术（图 7-75）。

【适应证】

1. 疝的体积逐渐增大。

2. 难复性、嵌顿或绞窄性脐疝。

【禁忌证】

1. 与一般疝修补术相同。

2. 巨大脐疝并有心功能衰竭时。

【麻醉与体位】

通常选取硬膜外麻醉或全麻。仰卧位。

【手术步骤】

1. 围绕脐疝基底部做横形或菱形切口

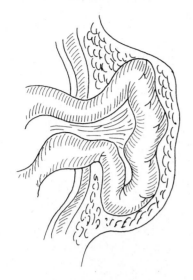

图 7-75　脐疝示意图

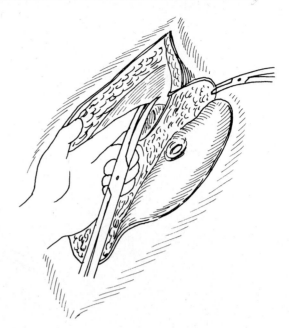

图 7-77　将疝内容物还纳腹腔

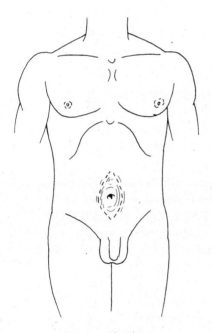

图 7-76　棱形切口

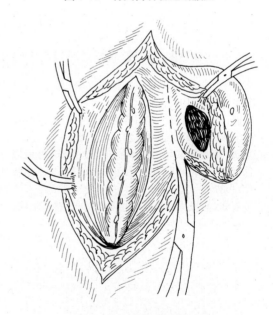

图 7-78　分离腹膜与腹直肌鞘

（图 7-76）。

2. 切开皮肤、皮下，在脐疝的上、下、左、右进行分离，充分显露腹直肌前鞘筋膜，由助手提取脐部的皮肤、皮下组织及疝内容物，清除疝环周的脂肪等组织直到疝囊颈部，切开疝囊，分离疝内容物与囊壁的粘连，将疝内容物还纳腹腔（图 7-77）。

3. 分离出腹直肌鞘、腹直肌和腹膜（图 7-78）。

4. 切除脐疝被盖，将腹膜与后鞘作一层缝合，前鞘筋膜可折叠缝合（图 7-79）。

5. 冲洗创面，尽可能在减少张力情况下缝合其余诸层（图 7-80）。

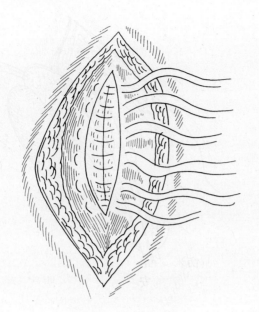

图 7-79　折叠缝合前鞘

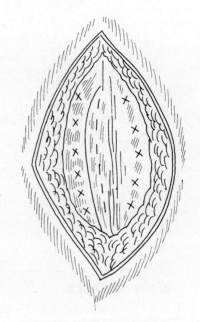

图 7-80　冲洗创面逐层缝合

参 考 文 献

1. 吴阶平,裘法祖主编.黄家驷外科学.北京:人民卫生出版社,1986,1345
2. 沈魁,何三光主编.实用普通外科手术学.沈阳:辽宁教育出版社,1989,123
3. (英)R.梅恩各忒著.湖南省外科学会译.鲁思赐总审.腹部外科手术学.长沙:湖南科学技术出版社,1987
4. 黄莛庭.腹股沟疝修补术的现代观点.普外临床,1987,2:241
5. 黄莛庭.有关近代腹股沟修补的一些问题.实用外科杂志,1989,9:145
6. 徐少明.腹股沟疝的发病机制及其临床意义.实用外科杂志,1992,12:117
7. 刘承训.腹横筋膜在腹股沟疝修补中的应用.普外临床,1988,3:142
8. Devlin MB. Management of Abdominal Hernia. London:Butterworth Co,1998,106
9. 吴孟超,吴在德主编.黄家驷外科学.第七版.北京:人民卫生出版社,2008,10
10. 陈孝平.外科学(教材).(第 2 版).北京:人民卫生出版社,2010,8

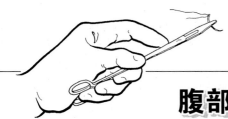

第8章

腹部损伤
Abdominal Injury

腹部创伤无论是战时还是平时都较常见,医源性的损伤也时有发生。腹腔实质脏器破裂引起的腹腔内大出血或空腔脏器破裂造成的腹腔感染,是腹部创伤的两大主要问题。早期正确的诊断和得当的处理是降低腹部创伤死亡的关键。腹部损伤常为全身多发伤的一个部分,占各种损伤的 0.5%~2%（±1.5%）。所以不应当视腹部损伤作为孤立的损伤来处理。一旦为多发伤时,应从整体考虑,合理的安排处理顺序。腹部创伤是一种严重的创伤,腹腔内大出血直接威胁伤员的生命,消化道破裂会引起腹腔感染导致严重的后果。因此在消除窒息,心肺复苏,控制休克和外出血之后,就应抓紧处理腹部的创伤。

第一节 腹部损伤的诊断技术

腹部开放性损伤诊断容易,但以下几点应引起注意:①投射物或其他锐器物的入口不在腹部而在胸、肩、腰、臀或会阴部等部位时,仍有穿透腹腔,伤及脏器的可能;②高速投射物未穿透腹膜的切线伤,可因冲击效应引起腹内脏器损伤;③实际的伤道往往与连接贯通伤入、出口的直线不符,因此不能只凭出入口的部位来判断有无脏器损伤及哪些脏器损伤;④创口的大小并不能说明伤势情况的轻重。

腹部闭合性损伤的诊断相对困难。要正确判断是否有内脏损伤,且大部分内脏损伤者需要早期手术治疗,如不能及时诊断,可能贻误手术时机而导致严重后果。为此,腹部闭合性损伤的诊断应包括以下几点:

1. 有无内脏损伤　有下列情况之一者,应考虑有脏器损伤;①单纯的腹部伤早期出现休克;②多发伤时全身情况不好,如有顽固性休克,难以用其他部位的损伤来解释;③持续性腹痛伴有消化道症状,并有加重的趋势;④有固定的逐渐扩大的腹部压痛、肌紧张及反跳痛。腹部出现移动性浊音、肠鸣减弱;⑤呕血、便血及血尿等。

为了防止漏诊,还要做到:①详细了解受伤的情况;②重视生命体征的变化及全身情况的观察;③全面而有重点的反复体格检查;④进行必要的实验室检查。

2. 损伤的是什么脏器　应先确定是哪一类脏器受损后,再考虑具体脏器。以下各项表现对确定哪一类脏器破裂有一定的价值:①有恶心呕吐,便血,气腹者多为空腔脏器受损,结合暴力打击的部位、腹膜刺激征最明显位置及程度,基本可确定伤及胃,上段、下段小肠或结肠;②有排尿困难、血尿或外阴部、腰背部牵扯、叩击痛多是泌尿脏器损伤;③有膈面腹膜刺激表现以及同侧的肩部牵扯痛者,提示有上腹脏器损伤,多为肝脾破损;④有下位肋骨骨折者,提示有肝或脾破裂的可能;⑤有骨盆骨折者,提示有直肠、膀胱及尿道损伤的可能。

3. 是否并有多发性损伤 由于现代工农业生产方式及交通运输工具的发展,多发性损伤日益增多。各种多发性损伤可能有以下几种:①腹内有一个以上的脏器受损;②腹内某一脏器有多处破裂;③除腹部损伤外,并有腹部以外的损伤;④腹部以外的损伤累及腹内脏器。无论哪一种情况,在诊断和治疗中,都应注意避免漏诊,否则必将导致严重的后果。

4. 以上的检查和分析未有明确诊断时,可采取以下措施:

(1) 诊断性腹腔穿刺术和腹腔灌洗术:阳性检出率可达 90% 以上,对于判断腹腔内脏损伤及哪一类脏器损伤有很大的帮助。腹腔穿刺术的穿刺点多选于脐和髂前上棘连线的中外 1/3 交界处或经脐水平线与腋前线交界处(图 8-1)。把有多个侧孔的细塑料管送入腹腔的深处,进行抽吸(图 8-2)。抽到腹腔液后应观察其性状,如血液、胃液、混浊腹水、胆汁或尿液等。必要时,送化验室检查,借以推断哪类脏器受损。

诊断性腹腔灌洗术则是经上诉诊断性腹穿置入的塑料管向腹内缓慢灌入 500~1000ml 生理盐水,然后借虹吸作用使腹内灌洗液流回输液瓶中,取其液体进行肉眼观察或显微镜下检查,必要时涂片、培养或测定淀粉酶含量,检查结果符合以下任何一项均属阳性;①灌洗液中含有血液、胃液、尿液、胆汁;②显微镜下红细胞计数超过 100×10^9/L 或白细胞计数超过 0.5×10^9/L;③淀粉酶超过 100somogyi 单位;④灌洗液中发现细菌。

对于有严重的腹内胀气、中晚期妊娠、既往有腹部手术史情况不宜做腹腔穿刺。诊断性腹腔灌洗虽然敏感,但仍有极少部分为假阳性或假阴性结果,因此要全面考虑。

(2) B 超检查:主要用于诊断肝、脾、胰、肾损伤的部位、程度以及周围积血情况。

(3) X 线检查:如情况允许,选择性检查还是有帮助的。

(4) CT 检查:对实质脏器损伤的范围及程度有重要的诊断价值。

(5) MRI 检查:对血管损伤和某些部位的血肿,如十二指肠间血肿有较高的诊断

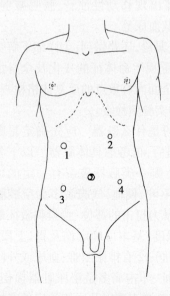

图 8-1　1、2、3、4 诊断性腹穿进针点

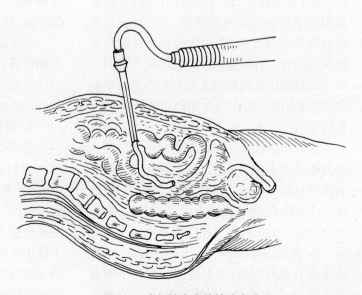

图 8-2　诊断性腹穿的抽液方法

价值。

凡腹腔内脏器损伤的诊断已确定，尤其伴有休克者，应抓紧时间处理，不必做所有辅助检查，以免加重病情，延误治疗。

第二节 腹腔探查术

【适应证】

1. 腹部火器穿透伤。

2. 腹部非火器穿透伤。

3. 腹部闭合性损伤，伴有以下情况之一者：①腹膜炎体征；②单纯的腹部外伤出现休克或经积极处理休克未好转，生命体征仍不稳定者；③呕血、便血或严重的血尿；④腹穿或灌洗阳性同时提示内出血或腹膜炎的相应症状和体征；⑤多发伤时的全身情况恶化，又不能用其他部位的损伤来解释者。

【禁忌证】

为挽救伤员的生命无绝对禁忌证，除证实已死亡。

【术前准备】

1. 建立通畅的扩容通道。

2. 有休克者应积极抗休克治疗。危重患者应置入 Swan-Ganz 导管，在血流动力学检测下快速扩充血容量。

3. 安放鼻胃管及导尿管。

4. 交叉配血准备。

5. 尽早使用抗生素。

【麻醉与体位】

1. 宜选用气管插管全身麻醉。

2. 除特殊情况外，均采用平卧位。

【手术步骤】

根据伤病员的伤情，受伤部位，初步确定损伤的脏器情况等来决定手术切口。

1. 开腹后发现腹腔内出血，应立即吸净积血，清除凝血块，迅速寻找到出血的来源，加以控制。最常见的是肝、脾、肠系膜，其次是腹膜后大血管。术前根据受伤史、体征或影像学检查所见，疑为哪个脏器损伤即应先探查哪个脏器，若术前未得到有关提示，则先探查血块集中的区域，该处一般都是出血的部位。

2. 如果没有明显的内出血，则应对腹腔内脏器行系统检查。其顺序不需要强求一律，但绝不能遗漏伤情，且不要重复翻动。探查可先从上腹开始，先探查左侧膈肌、脾、结肠脾曲、左肾、胰体尾部、左肝叶及胃；继而可打开胃结肠韧带探查小网膜囊；再探查右膈肌、右肝、结肠肝曲、右肾、胆囊、肝十二指肠韧带、十二指肠及胰头，必要时切开十二指肠外侧腹膜，探查其后方；最后从 Treit 韧带开始探查小肠及其系膜、盲肠、升结肠、横结肠、降结肠及其系膜、直肠和盆腔内其他器官。无论从何处开始探查都要完成系统的检查。谨防遗漏隐蔽部位的损伤，如横膈、腹膜后的胰腺和十二指肠等。如有空腔脏器破裂，应采集标本做细菌培养及药物敏感试验。

3. 如发现肠管破裂时，应先用肠钳夹住以防更多肠液溢出污染腹腔，然后继续系统探查，切忌发现一处，处理一处。小肠系膜缘的小穿孔及升、降结肠的腹膜后穿孔极易遗漏，因此凡见肠壁上或肠旁血肿应切开探查，必要时切开升结肠及降结肠的外侧腹膜，将肠管翻转检查。要注意的是子弹或弹片造成的肠管伤道都有入口及出口多个弹道破孔，必须仔细检查以避免遗漏。

4. 为了控制出血也减少了污染，如大血管与实质脏器同时损伤，应先处理血管，止血后再处理实质脏器；实质脏器与盆腔脏器同时破损，应先处理实质脏器后处理盆腔脏器。

5. 腹腔脏器处理完毕后，应彻底清理腹腔，清除异物、组织碎块、凝血块、食物残渣及粪便等。然后用大量的生理盐水冲洗，吸净。不需要抗生素溶液冲洗，更不宜用高浓度抗生素置于腹腔，以防吸收后的毒副作用而引起不良反应。

6. 根据腹腔脏器受损及手术的处理情况抉择置放引流物(引流管)的部位、数量以及深浅。另切开引出引流管,妥善固定切口,逐层缝合,如有张力,应加 3~4 针减张缝合。污染较重的切口,应冲洗后置放橡皮引流条,缝合的针距不宜过宽。暂不缝合皮下及皮肤,留待二期处理。

【术后处理】

1. 严密注意伤情变化,观察生命体征的变化,如休克未纠正者应继续处理纠正休克,失血严重或未纠正贫血者应及时输血或血浆、人血白蛋白。使患者术后的血红蛋白达到 120g/L,血细胞比容不低于 0.35。

2. 保持引流管道的通畅。

3. 要意识到是否有遗漏伤情或手术的处理未达到目的,应做必要的检查以排除或证实。有多发伤的患者应注意其他部位或系统的情况变化,以免延误主要的诊断治疗。

4. 维持水、电解质及酸碱平衡及营养的支持。

5. 根据术中取样标本培养的药物敏感试验结果及时调整抗生素。

第三节　肝外伤的手术

一、概　　述

肝脏虽有胸廓保护,但由于体积、重量较大,质地脆弱,又被周围韧带固定,无论是战时还是平时,无论是钝器伤还是锐器伤都易致其破损。据有关统计,战时肝外伤约占腹部外伤的 25%,平时约占交通事故伤的 15%~30%。近年来欧美各国的肝外伤病例统计有增多的趋势,均与车祸伤及暴力伤有关。肝脏外伤往往合并其他脏器的损伤,如头、胸、腹部其他脏器,骨盆及尿道复合性损伤,故在诊治的过程中切忌顾此失彼。

第一次世界大战肝外伤死亡率达 66.8%,战后仍在 60% 左右。第二次世界大战肝外伤死亡率已降至 27% 左右。在朝鲜及越南战场上,美军的肝外伤死亡率分别降到 14% 和 8.5%,这与直升机等交通工具的投入后早期抢救手术有关。一般情况下,单纯的肝外伤及开放性肝外伤的病死率较低。而复杂性肝外伤和闭合性肝外伤的病死率较高,后两种情况约占肝外伤总数的 15%~40%,而病死率却占 50% 以上。

肝外伤可分为开放性损伤和闭合性损伤两类。临床上对于肝损伤分级法目前尚无统一标准。1994 年美国创伤协会提出器官损伤程度分级(OIS),将肝损伤分为六级(表 8-1)。

表 8-1　肝损伤程度分级(OIS)

级别	伤情
I	血肿:包膜下,<10% 的肝表面积
	裂伤:被膜撕裂,深度 <1.0cm
II	血肿:被膜下,占 10%~50% 肝表面积,实质内 <2.0cm
	裂伤:深度 1~3cm,长 <10cm
III	血肿:被膜下,占 50% 以上肝表面积,实质内血肿 >2cm,且继续扩大
	裂伤:深度 >3cm
IV	血肿:实质血肿破裂伴活动出血
	裂伤:占肝叶的 25%~75%,实质有碎裂
V	裂伤:实质破裂占肝叶的 50% 以上
	血管伤:肝周静脉及肝后下腔静脉及肝静脉主干伤
VI	血管伤:肝脏撕脱

国内黄志强提出简洁、实用的肝外伤分级:I级:裂伤深度不超过 3cm;II级:伤及肝动脉,门静脉,肝胆管的 2~3 级分支;III级:或中央区伤,伤及肝动脉、门静脉、肝总动脉或其一级分支合并伤。

按病理形态分类,肝闭合性损伤又可分为肝包膜下血肿、肝破裂伴肝包膜撕裂和肝中央破裂。此外,临床上根据创伤轻重的分类法,如中山恒明的Ⅳ度分类法:Ⅰ度:包膜撕裂肝实质伤;Ⅱ度:伤口长<3cm,深度<1cm的轻度裂伤;Ⅲ度:伤口长5~10cm,深度1~4cm的较大裂伤;Ⅳ度:伤口呈星芒状或粉碎状的爆裂伤。目前认为按创伤的轻重结合病理形态改变分级,有利于临床处理和判断预后。

肝脏接受双重的血液供给,因此血液非常丰富,肝脏有产生和引流胆汁的功能,所以当肝严重受损后果严重,导致失血性休克,胆汁外漏导致胆汁性腹膜炎均危及患者生命。据统计,出血、感染及合并伤在肝外伤的死因中分别占前3位。其中大出血是肝外伤致死的主要因素。肝外伤的手术原则与一般创伤外科要求一致,应包括肝损伤的清创、止血消灭孔腔、缝合裂口和充分引流等。通常采用的是单纯缝合法、填塞法、引流术和肝部分切除术。如合并肝周血管损伤时,应根据程度确定手术方案。

【手术适应证】

1. 单纯裂伤缝合术　适用于单纯性肝实质浅表裂伤,分布在不同的肝叶或肝段,肝包膜下血肿清除后,肝实质内无大块失活组织(2~4级)。

2. 填塞缝合法　适用于单纯肝挫裂伤,但裂口较深,肝组织缺损较多,清除失活的肝组织后,遗留的腔隙较大,单纯缝合不能达到止血及对合的目的。若大量输血导致凝血障碍者,其他止血方法的技术和设备条件有限,需要尽快转到有条件的医院。

3. 清创引流术　适用于肝包膜下血肿合并感染者,肝组织损伤较重的火器贯通伤。

4. 肝动脉结扎术　肝实质多处部位深在裂伤,难以显露或破裂的血管回缩无法缝扎止血,试行阻断肝动脉能控制出血者。

5. 肝部分切除术　适用于肝脏某部分

由严重的挫裂伤及到肝内较大的血管,不能用一般的手术方法止血者;肝左叶或肝右叶实质大块毁损,局部肝组织创伤后缺血坏死或肝组织呈不规则破损者(图8-3~5);为显露和修补肝后腔静脉后无法控制的出血者。

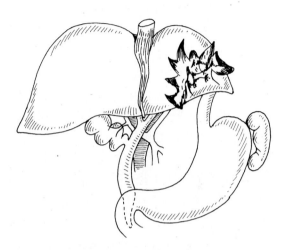

图8-3　肝左叶大块组织毁损

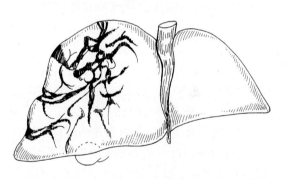

图8-4　肝右叶大块组织不规则破损(呈星芒状)

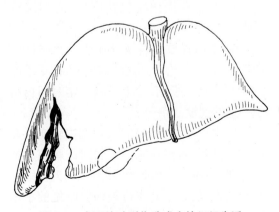

图8-5　右肝外叶裂伤造成大块组织失活

6. 当肝静脉损伤时,如休克不易纠正,术中用纱布垫局部压迫或肝门阻断仍不能控制肝创面大出血者,提示有肝静脉主干或肝后下腔静脉的撕裂,则积极采取相应的措施。

【禁忌证】

肝后腔静脉或主肝静脉破裂及肾功能损害者不能采用填塞缝合法。

【术前准备】

1. 肝损伤危及生命的要害就是大出血导致失血性休克,尤其在严重创伤的肝组织施行手术时,一般出血量较多,都伴有不同程度的休克,应积极的抗休克和复苏治疗。包括备血、输血、补液、纠正水电解质与酸碱失衡、保护肾功能、防止肾衰竭。

2. 靠近肝静脉处的严重肝破损,多伴有出血性休克,顽固性低血压或其他脏器的复合型损伤,常于入院前已生命垂危。因此,术前关键的一步是抗休克治疗,迅速建立2~3条静脉通道,高位大隐静脉切开置静脉导管于右心房以便于迅速输血、补液,更可监测中心静脉压。抓紧术前准备,尽快手术止血并继续复苏,以缩短休克时间。有大量病例报道,休克超过30分钟以上者死亡率>90%。因此说,死亡率与休克时间呈正相关。

3. 对危及生命的严重合并伤应首先及时处理,如有张力性气胸即刻做胸腔闭式引流,以免发生严重的缺氧、休克甚至死亡;呼吸困难者先行气管插管供氧,维持良好的通气。

4. 开放性损伤应包扎创口,立即进行手术。

5. 术前置放胃管及导尿管。预防性使用抗生素,术前给予一定的剂量,根据手术的时间及药物半衰期,术中间隔一定时间再给予一定的剂量。

6. 如伤员为深度休克,短期内输血后血压无回升者,可经左胸第5肋间进胸腔于膈上,暂时阻断主动脉血流,使血压回升以维持心脑的血供,直至开腹行损伤肝脏处的手术止血为止。

【麻醉与体位】

1. 宜选用气管插管全麻。

2. 单纯的无休克肝外伤的单纯缝合术,可选用硬膜外麻醉。

3. 如有张力性血气胸者,应先闭式引流置管后方可气管插管全麻。

4. 一般取仰卧位。如取胸腹联合切口可采用左侧半卧位。

二、肝外伤单纯缝合术
simple surgical stitching of liver

【手术步骤】

1. 切口选择 一般取右肋缘下短斜切口,上端起至剑突下,下端至右腋前线止(图8-6),入腹后根据探查结果可适当延长。

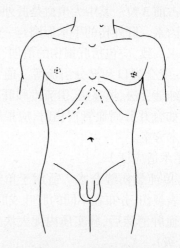

图8-6 右肋缘下切口

2. 浅表裂伤 仅将创缘挤压靠拢即可止血,可做直接间断缝合(图8-7)。

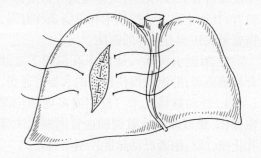

图8-7 缝合裂口

116

3. 深在裂伤 应取净凝血块后仔细检查,逐一结扎创面上的出血点及破裂漏胆汁的胆管。如肝破裂创面出口不易控制,可在肝门处采用下肝门间歇阻断方法控制入肝血流,每次阻断时间 15~20 分钟,阻断的间隔时间 5 分钟左右,如此反复,直至完成手术(图 8-8)。

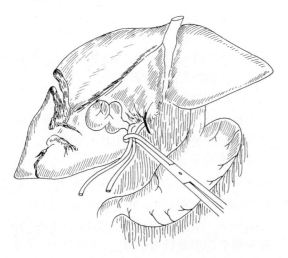

图 8-8　肝门十二指肠韧带间断阻断入肝血流

4. 以 10 号丝线将创缘连同肝被膜一起做间断缝合,缝线距创缘 1.5~2.0cm,针距 1.5cm 左右,缝线应尽可能穿至裂口底部,勿留无效腔(图 8-9)。对深部裂口渗血时,可距

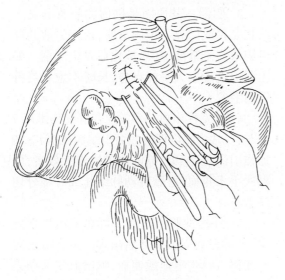

图 8-9　缝合修补肝裂伤

创缘 2.0cm 处做平行的褥式缝合,必要时可再加间断缝合(图 8-10)。若难以做到不留无效腔,可填入带蒂网膜(之前先填入可吸收的吸收性明胶海绵)后给予缝合(图 8-11)。

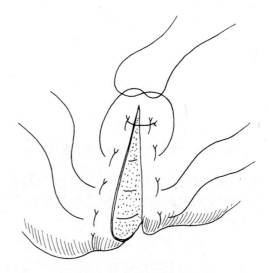

图 8-10　加固创缘抗张力缝合

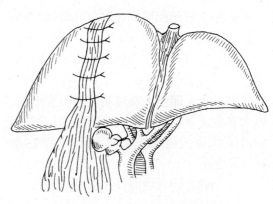

图 8-11　填入网膜缝合肝裂伤

5. 裂伤周围的失活组织应清创去除,连接邻近两处裂伤之间的桥状组织应切断止血。创口难以缝合对拢时不必强求缝合,将能缝闭的缝合,剩下的裸露创面仔细止血,可带网膜覆盖缝合后,放置多孔引流管于膈下,肝创面及小网膜孔处(图 8-12)。

6. 为减少创面渗血,可在无法缝合的创面喷布纤维蛋白凝胶。

【术中注意要点】

1. 进腹腔后,如未发现明显的损伤,应

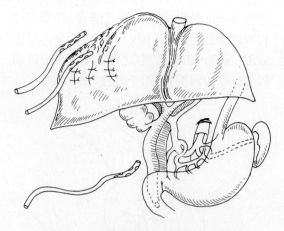

图 8-12 肝裂伤部分缝合置管充分引流

考虑到肝中央破裂的可能,应轻轻的触摸肝脏,在凹隔或变软处行穿刺或胆总管穿刺,如有血性液即可证实。

2. 肝断面显露出未断离的血管、胆管应结扎并切断。以免断端回缩后结扎困难造成出血或漏胆。

3. 由于肝组织脆弱,缝合打结时应慢慢拉紧,以免缝线割裂肝脏。

4. 如有较大的肝内胆管损伤,应仔细寻找并予修补,同时行胆总管 T 形管引流术。如肝创口较大即使未发现明显的胆管损伤,施术者也应果断抉择置放 T 形管,以降低胆管内压力,促进创面愈合,更方便术后观察胆汁引流情况。

5. 应注意腹腔内的合并伤,勿遗漏。

【术后处理】

1. 密切注意生命体征的变化 如生命体征平稳可取半卧位。严重肝外伤术后较多发生休克,故术后 48 小时内仍需注意抗休克治疗。应及时测定血钾、钠、氯和 CO_2 结合力,以便及时补充足够的水与电解质,纠正水与电解质紊乱。

2. 肝创伤后凝血酶原和第Ⅶ因子均低于正常人的 40% 左右。纤维蛋白原和血小板亦有所减少。故术后输入新鲜血液,给予维生素 K 和其他止血药物,纠正出血倾向非常必要。

3. 保持引流管通畅 术后引流是治疗肝外伤中极为重要的环节。因此应注意间断进行负压吸引,保持管道通畅不能滑脱。必要时可调整引流管道的深浅部位,以更利于引流,避免发生膈下或肠间隙积液,造成化脓感染。引流管一般在 4~7 天拔除。如有胆汁外漏,需持续双套管负压吸引。T 形管可于术后两周造影后拔除,如有胆漏延迟拔管时间。

4. 肝损伤后的机体对细菌及其毒素的抵抗力显著降低,应积极抗菌治疗,以广谱抗生素为宜,辅以全身营养支持。

【术后并发症】

1. 手术野出血 术后可从引流管持续引流出血性液体,或突然引出大量鲜血。前者多因术中止血不完善造成创口渗血,经输鲜血多能停止出血;后者多为结扎线滑脱所致,应即刻开腹止血。偶有输大量库存血后造成凝血功能障碍引起出血,应注意鉴别。查明原因后采取针对性措施,如输鲜血、纤维蛋白原、促凝血药物等。

2. 感染 最为常见的并发症,包括膈下或肝下感染,多与清创不彻底引起组织坏死、胆漏、引流不充分有关。主要治疗是加强引流,合理使用抗生素及全身支持。必要时在 B 超下定位穿刺置管引流。

3. 胆漏 其原因是创面的胆管分支未结扎完善或结扎不牢固滑脱,或许失活的肝组织未完全清除,坏死液化后发生胆漏。如胆漏引流量不大多能自愈,长时不愈者需待后期手术。

4. 继发性出血 多发生在肝损伤术后 7 天左右,常由感染即肝残面组织坏死引起,如加强引流、抗感染、输鲜血等措施无效者,应再次手术止血,可做肝动脉结扎或肝部分切除术等。

5. 外伤性胆道出血 可在术后早期出现,也可在数周或数月后出现。患者可表现上腹痛、黄疸、呕血或便血,呕出血块为条索状。出血的原因是肝内血肿穿破胆管或创伤性肝动脉瘤。传统的治疗方法是行肝动脉结扎或肝叶切除术。目前有条件的医院首选介入治疗及在肝动脉造影的基础上对出血部位进行检查和处理,大多疗效满意。如栓塞失败再行手术治疗。

三、肝填塞缝合术
liver packing suture

【手术步骤】

1. 清除腹内积血和凝血块　检查肝创面部位和创伤的程度,切除创面失活的肝组织,仔细止血。

2. 纱布及大网膜填塞止血　严重的肝损伤部位在膈下呈星芒状破损者,病情危急。已不允许用其他方法处理时,可用此法。即先将带蒂大网膜覆盖创面,尽可能缝合固定数针,然后将浸湿的纱布卷带,紧紧的填塞于肝破碎处,借助于胸壁压迫止血,另一端自腹壁另切口引出体外,固定于腹壁(图 8-13)。

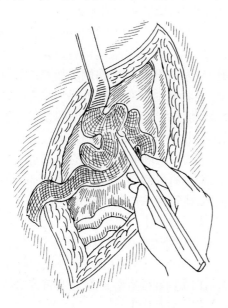

图 8-13　纱布填塞止血

3. 在肝损伤处,即膈下、肝下放置双导管引流,关腹。

【术中注意要点】

1. 要严格掌握使用纱布垫压迫止血的指征,因易造成感染,应尽可能避免使用。

2. 应用最好先预备的绷带状的条带,最好不用凡士林纱布(易引起感染),因纱布条带既可压迫止血,又能起到一定的引流作用。

3. 肝创面应先用吸收性明胶海绵及带蒂大网膜尽可能覆盖固定后,再应用纱布带压迫。

4. 在填塞止血之前,应先清除凝血块及失活的肝组织,尽量减少术后感染的因素。

5. 尽管有学者不愿应用纱布垫填塞术,但笔者结合国内外文献,在严格掌握指征的情况下,按上述方法应用于膈下严重的肝破损,情况危急,又不允许其他方法处理的情况下,曾多次使用,获得较满意的结果。

【术后处理】

使用不吸收的材料填塞后感染率高,应尽可能早于 48~72 小时拔除。但由于伤情严重不稳定,亦有延迟到 5~7 天开始拔取。逐日拔出一节剪短一节,10 天左右全部取除。

其他的处理见单纯缝合术。

四、肝损伤的清创引流术
debridement and drainage of liver wound

【手术步骤】

1. 进腹腔后,根据探查情况,先切开血肿的被膜,清除血块和破碎的肝组织以及被膜下的积脓。

2. 对肝创口的肝内胆管及血管均分别给予结扎,尤其是对出血的血管可靠结扎,不需缝合创口,将双套管放置在创口处,亦可放置对流冲洗的引流管。

3. 如为深入肝脏的贯通伤,特别是有明显的污染者,但无肝内大血管损伤出血时,冲洗清创后,应在创口的两端放置引流管即可。

【术中注意要点】

止血要彻底,失活肝组织应清除干净,以减少感染机会。对于肝挫伤面积较大者,不宜采用此种方法。肝脏的盲管伤,往往伤道较深,如有异物取出后清创止血,仅在伤道周放置引流管,不宜填塞或过紧的填塞,切忌缝合盲管的入口,以免成死孔,造成感染。

【术后处理】

保持引流通畅,观察引流物的性质和量。如引流量逐日减少,可在3~5天拔除引流管。

其他处理参照单纯缝合术。

五、肝动脉结扎术
ligation of hepatic arteries

【手术步骤】

1. 根据出血的部位及试做阻断结扎动脉后的止血效果决定结扎的平面,选择结扎肝动脉、肝固有动脉或一侧的肝动脉(图8-14)。

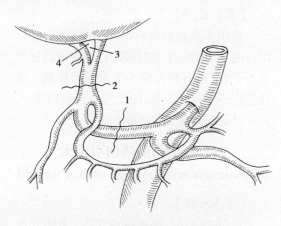

图8-14 在不同平面的部位结扎肝动脉

结扎肝总动脉较为安全,但止血效果差。结扎左肝或右肝动脉对一侧出血的止血效果是最肯定的,对肝功能的影响较小。双侧多处出血则需要结扎肝固有动脉,但对肝功能影响较大。

2. 分别切开肝胃韧带、肝十二指肠韧带及肝门部腹膜,在动脉搏动处进行解剖,即可找到肝总动脉、肝固有动脉及左右肝动脉。肝固有动脉在胆总管内侧后方,在门静脉的左前方,在入肝前分为左、右肝动脉,显露不难,游离后结扎即可。

3. 如阻断相应部位的动脉不能止血,可能另有粗大的侧支。或出血来自门静脉、肝

静脉或肝后下腔静脉,应放弃结扎肝动脉,选择其他手术方法。

【术中注意要点】

1. 肝损伤在左、右肝,如肉眼观肝脏色泽良好无硬化或脂肪肝表现,可结扎肝固有动脉。否则,为挽救患者生命可考虑结扎肝总动脉。如肝损伤出血在一侧肝脏,可结扎相应的左或右肝动脉。

2. 同时处理肝破损的部位,如清创、缝合或加填塞物等综合处理。

3. 肝固有动脉突然阻断多有致命的危险,而肝总动脉阻断比较安全,是由侧支血管如胃左动脉与胃右动脉的汇合。胃右动脉由肝固有动脉发生,另外脾动脉发生胃网膜左动脉续延并与胃网膜右动脉、胃十二指肠动脉,再通向肝固有动脉,即肝总动脉阻断后这些侧支血管血液很快进入肝固有动脉。现在有学者认为即使阻断肝固有动脉,也不至于有生命危险。不能结扎肝固有动脉已不像过去那样重视,因肝脏有丰富的侧支循环,特别是肝癌的患者。有人主张双重结扎,即先结扎肝固有动脉后,再结扎胃右及胃十二指肠动脉,或左右肝动脉视伤侧肝而相应结扎更有效(笔者有对严重的肝外伤均结扎相应部位的肝动脉加综合处理肝损伤获得满意疗效的经验,并在《肝胆外科杂志》上报道)。

4. 试做阻断相应部位的肝动脉无明显效果,提示有肝静脉、门静脉或肝后下腔静脉的损伤,应迅速采取其他有效地措施。

【术后处理】

除常规处理外,应注意肝功能的变化,为减轻肝脏的负担,宜禁食1周左右,输注新鲜血浆或人血白蛋白和维生素K等,全身营养支持。

【术后并发症】

同单纯缝合术。

六、肝切除术
regional hepatectomy

肝切除术是指按解剖分叶做规则性肝切

除术,因其能充分止血,在 20 世纪 70 年代曾一度流行。近年来发现在急诊条件下做肝切除术,其手术病死率高达 40%~60%,故多主能严格掌握手术指征。

Smith 收集了 70 年代后期 5083 肝外伤资料,其中 7.5% 的病例做了肝手术治疗,但切除术后病死率为 52.5%。因此,目前大多主张行清创切除术即肝部分切除术,也就是清除了肝外伤造成的失活或脱落及毁损的肝组织,并直接在创面伤止血。笔者在 20 世纪 80 年代曾收治 1 例 10 岁男孩交通事故致腹部闭合伤的肝破裂,从第 1 肝门的镰状韧带至近第 2 肝门处较整齐的撕裂并左外叶上段外侧不规则的破损。左右肝断面除渗血外,未伤及左肝静脉,肝后腔静脉及左右肝管等。鉴于这种类型的损伤少见,虽行左外叶切除极易操作,但笔者果断抉择清创断面止血,修补破损的左肝叶,贯穿缝合左右肝断面,将带蒂网膜填入后对拢打结,肝脏色泽较正常,术后恢复良好。

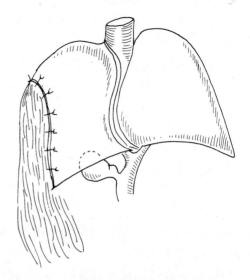

图 8-15 带蒂网膜覆盖肝断面并缝合固定

【手术步骤】

1. 根据需要确定切除的范围,尽量保存未受累的肝组织,已自行离断的创面如果整齐、干净、有生机,就不必再予切除、止血、缝扎。

2. 切开肝被膜后可用捏、刀柄、吸头等常用的切肝方法进行操作。

3. 切除后的肝断面仔细缝扎血管和胆管后,尽可能地对拢缝合。否则,用带蒂网膜包裹固定(图 8-15,16)。

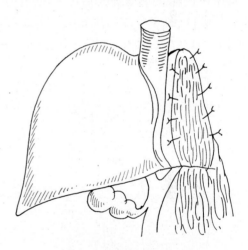

图 8-16 网膜肝残面缝合固定

4. 放置双腔引流管。

5. 具体操作,见"肝切除术"章节。

【术中注意要点】

1. 显露应良好。对于第Ⅷ的破损或伴肝右静脉的损伤,应考虑延长切口至胸腔。

2. 如肝创面止血困难者,应考虑结扎相应部位的肝动脉或门静脉分支。

3. 见"肝切除术"章节。

【术后处理】

1. 外伤性肝切除术与常规肝切除术不同,伤者往往伴有不同程度的休克。因此,术后继续抗休克治疗,密切注意生命体征的变化。

2. 术后注意保肝治疗。

3. 见"肝切除术"章节。

七、肝损伤并肝后下腔静脉及肝静脉主干破裂手术

operation for hepatic trauma with retrohepatic vena cava and major hepatic vein injuries

此类损伤少见,但非常严重,死亡率高达

60%~100%（平均85%），在西方国家钝性肝
损伤死亡率高于肝穿透伤，其原因主要是近
肝静脉的血管破裂。国内这类损伤并不少见。
处理上十分棘手，关键是先控制出血，才能进
行相应的处理。迄今虽有多种控制出血的方
法，还没有一种能较好的适合所有肝损伤并
大血管破裂的情况，只能根据伤情、施术者的
经验和设备情况进行选择。

【手术步骤】

1. 指压控制与钳夹法 术中如控制肝
止血无效或上下牵拉肝脏立即发生出血，则
提示有近肝静脉的损伤。充分显露第2肝门
及肝裸区，少数情况可见静脉破口，并能用
手指压住止血，尽量显露术后用无损伤侧垒
钳夹住破口（图8-17,18），用6-0不吸收缝线
（prolene）连续缝合修补，如破口不大，可直接
缝合不需要上钳夹。

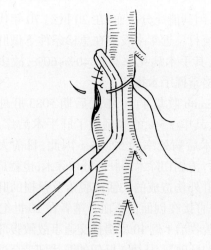

图 8-18　钳夹法

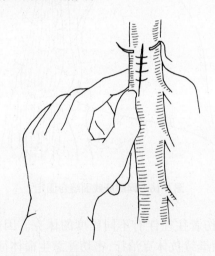

图 8-17　指压法

2. 间接指压控制法 阻断第1肝门后，
由一位助手用手指紧贴压膈下（如胸腹联合
切口则在膈上）。将下腔静脉挤压在内后方，
另一助手同法将下腔静脉挤向脊柱，此时出
血可明显减少。迅速找到出血部位，上无损
伤钳夹，直视下修补。此法的优点是不需要
设备，快速，适用范围广。

3. 带蒂网膜填塞法 多数静脉的裂口
是肝实质裂伤的直接延续（图8-19），加之肝

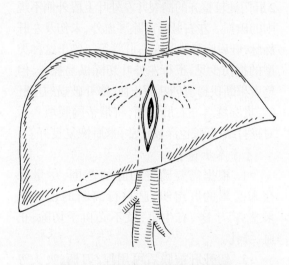

图 8-19　肝实质裂伤累及下腔静脉

静脉及下腔静脉的压力不高，可将带蒂的大
网膜及吸收性明胶海绵（吸收性明胶海绵在
网膜的浅面），将肝裂口贯穿创底缝合，挤拢
打结（图8-20），此法适用于静脉裂口不大的
肝损伤并近肝静脉破裂者。

4. 下腔静脉与右心房置管分流法 ①切
开心包，经右心房耳戳孔插入Foleg32或34
硅胶管连接转流泵，套拢心包腔内的下腔静
脉和肾静脉上方的下腔静脉，同时阻断第1
肝门（图8-21）。②经下腔静脉插管至右心房
也同时阻断第1肝门（图8-22），完成分流后
用6-0的Prolene缝线修补。

分流法在控制出血的同时也能维持下腔

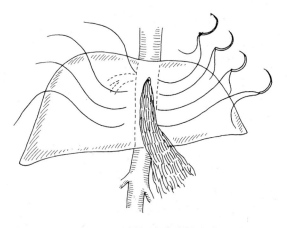

图 8-20 带蒂网膜填塞缝合法

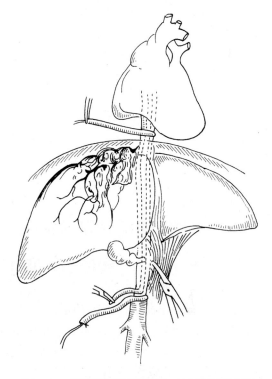

图 8-22 从肝下腔静脉置管入右心房进行分流

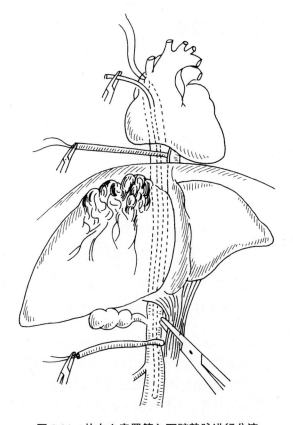

图 8-21 从右心房置管入下腔静脉进行分流

静脉和肾静脉的回流,对血流动力学影响较小,从理论上讲是合理的。但操作复杂且费时,创伤大,临床上实际效果差,多数伤者死于手术中或手术后早期。因此,实用价值有限,尤其不适于基层或条件有限的医院。

5. 全肝血流阻断法 相继阻断膈肌的

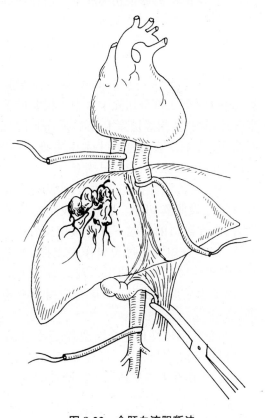

图 8-23 全肝血流阻断法

123

主动脉(可试做间断或不完全阻断),第1肝门及上下端下腔静脉(图8-23)。总阻断时间越短越好,尽可能不超过30分钟,在无血状态下修补破损静脉及处理肝损伤。恢复血流按相反顺序解除。此法在上述1~3法不能止血时,可能是较为现实的选择。

【术中注意要点】

1. 腔静脉内分流术操作复杂,费时多,除抗休克,复苏在术中不能中断外,麻醉及呼吸管理也应重视。

2. 分流中使用的转流管应有抗凝作用,以保证转流泵的正常运转。

3. 见常温下无血切肝术。

【术后处理】

1. 由于手术时间长,创伤大,血液、胆汁外渗和失去活力的肝组织坏死、液化等为细菌繁殖创造了良好的环境,易导致败血症和中毒性休克,术后应加强抗感染治疗。

2. 术后患者在短期内处于负氮平衡状态,应积极支持治疗,必要时可胃肠外营养,补给血浆、蛋白等全身支持疗法。

3. 见单纯缝合术。

第四节 肝外胆管损伤修复术

肝外胆管位于肝十二指肠韧带内侧,有较好的保护性及韧性,闭合性损伤受累的机会不大。出现肝外胆管损伤多由火器伤、锐器伤等引起。一旦损伤,多伴有邻近脏器伤,如肝、十二指肠、胰腺损伤和肝十二指肠韧带处血管伤。手术前诊断困难,一般在术中探查时被发现,必要时可做术中胆道造影或向胆总管内注入亚甲蓝帮助。

医源性胆管损伤并不少见,最常见于胆囊切除术或胃大部分切除手术中。根据近年来统计,腹腔镜胆囊切除术(LC)损伤胆管概率为1%左右。多数能在手术中发现,宜开腹修复;若术后发现,应尽早探查。

外伤或医源性损伤仅累及到胆囊或胆囊管者应做胆囊切除。肝总管或胆总管破裂者,应在破口的上或下方另做切口置入T形管,将T管短臂伸过裂口作为支撑,再做修补(图8-24)。切忌利用原破口放入T形管,以免术后形成狭窄。T形管应留置半年以上。

胆总管因钝性伤完全断裂者,多发生在十二指肠后段(图8-25)。远端多缩入下方不易寻找,应切开十二指肠外侧腹膜,将十二指

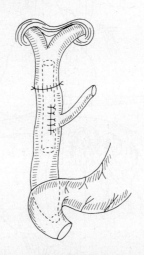

图8-24 置入T形管修补胆总管

肠第二段翻向内侧,在肠壁和胰腺之间寻找。若寻找困难,可切开十二指肠,经腹插入探条作为引导便能找到,断裂的两端做修整后以T形管为支撑,对拢吻合。如有张力,应进一步游离十二指肠的第一、二段,将下段胆总管上提做端-端吻合(图8-26)。T形管应放置9~12个月。如胆管有缺损,不宜勉强缝合,应做胆总管或肝总管Roux-en-y吻合。若因伤情严重,不宜一期修复者,可胆总管内置管引流,3个月后行二期手术。

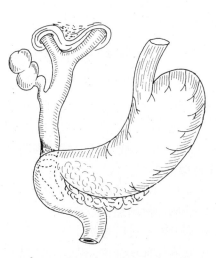

图 8-25 钝性伤致胆总管好发的部位

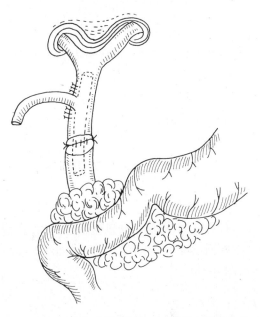

图 8-26 断裂胆总管,置放 T 形管端 - 端吻合术

第五节 胰腺外伤的手术

一、概 述

胰腺是后腹膜器官,右侧在腰 $_{2-3}$ 平面,左侧在腰 $_1$ 的平面,横跨脊柱前方。故胰腺在脊柱前所处的位置最为表浅,且后方有椎体,是腹部闭合性损伤时最容易发生损伤和断裂的部位。胰腺的头部和尾部位置较深,故一般只并发于该部的严重创伤时。胰头部有 3 个面为十二指肠所环抱,并与十二指肠有共同的血供,故胰头部损伤常合并有十二指肠损伤,习惯上将胰头与十二指肠损伤作为一个整体来考虑。

战时胰腺外伤多为开放伤。在国外,胰腺外伤平时也多为开放伤。国内胰腺伤多为闭合伤。我国胰腺外伤的发生率为闭合性腹部伤的 1.5% 左右。按胰腺外伤损伤的不同程度和多发损伤的形式,简单分类如下:①单纯性挫伤,包膜完整;②胰腺包膜破裂,但无主胰管损伤(断裂);③主胰管断裂;④胰十二指肠复合伤。

胰腺伤有较高的死亡率,除了伤情严重和合并伤外,还有一个重要的原因是诊断困难,常延误治疗,不单是在术前诊断困难,手术中也可能被遗漏。血清淀粉酶升高是诊断胰腺伤的佐证。Jones 曾对过去 500 列胰腺外伤的血淀粉酶测定进行分析,发现 362 例穿透性损伤仅 17% 有血清淀粉酶升高;138 例闭合性损伤有 61% 血淀粉酶升高,胰腺横断者亦有 65% 升高。血淀粉酶升高的程度并不与伤情成正比。所以临床上并不能以单项血清淀粉酶升高与否来作为手术探查的依据,而是要根据 X 线、CT 及 B 超等全面检查进行分析决定。

胰腺外伤的手术方法较多,应根据具体情况选择,从最简单的放置引流到复杂的胰十二指肠切除术。由于胰腺外伤在临床上并非常见,尚难通过大量的临床资料和实践来评定各种不同的手术方法的实用价值。

二、胰腺裂伤缝合修复术
repair of pancreatic laceration suture

【适应证】

1. 胰腺浅表性裂伤或多处裂伤。

2. 无主胰管破裂。

【麻醉与体位】

气管插管全麻或硬膜处阻滞麻醉。平卧位。

【手术步骤】

1. 切开小网膜充分显露胰腺之后,在裂伤之两面清洗后,先褥式缝合,后间断 8 字缝合(图 8-27)。

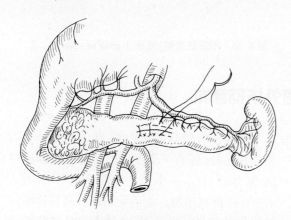

图 8-27　胰腺裂伤缝合

2. 任何部位的胰腺裂伤,特别是胰腺的中央部,均要查明有无胰管破裂。同时检查胰腺的后壁包膜是否完整,手术中要仔细观察有无胰管破裂。

3. 胰腺凡有裂伤,即使胰管破裂未能发现,都要充分引流,不致造成严重的后果。引流管一般是较粗的橡胶或乳胶管直接放置于裂伤处,从距离最近的腹壁切口引出并固定。

【术后处理】

1. 同一般的剖腹探查术。

2. 注意腹腔引流液的量和性质,定期检查测定引流液的淀粉酶。

3. 手术后有持续性的腹痛,应考虑腹腔内有胰液渗漏。并注意保护引流口周围的皮肤,以免被消化液侵及糜烂。

4. 应用广谱抗生素。

5. 保持引流管通畅,如有遗漏,应保留至胰瘘已闭合后方可逐渐拔除。

三、胰腺断裂切除术
resection of pancreatic rupture

胰腺体部位于脊柱的前方,临床常见在肠系膜上血管的左方的胰腺断裂,如修复困难,也不得已可行断裂的左侧胰腺切除术。

【适应证】

1. 胰尾部伤合并脾破裂。

2. 胰腺左侧断裂伤。

3. 合并有空腔脏器伤。

4. 胰腺体部伤情重,不可能修复者。

【禁忌证】

无胰管断裂者不需做胰体尾切除。如患者病情危重不能耐受者,可做单纯引流,待二期手术。

【术前准备】

同剖腹探查术。

【麻醉与体位】

宜采用硬膜外麻醉,但有多发伤及病情严重者应作气管插管全麻。

平卧位

【手术步骤】

1. 如同时伴有脾脏破损,应一并切除。若脾脏及脾蒂血管均无损伤且患者情况稳定者,亦可仅切除胰体尾部而保留脾脏。

2. 沿横结肠上缘剪开大网膜在横结肠上的附着,拎起胃体部即可显露胰体尾部的损伤处,彻底止血。

3. 切开胰腺下缘被膜,分离胰腺背面的腹膜后间隙,用手指伸入游离并向前提起(图 8-28)。

4. 在胰腺断裂处切断胰腺,找到胰管可靠结扎,如脾脏一并切除,将脾动静脉结扎切断,常规切除脾脏,即连同胰体胰尾一并切除。如脾脏的脾蒂完好,单纯切除胰体、胰尾

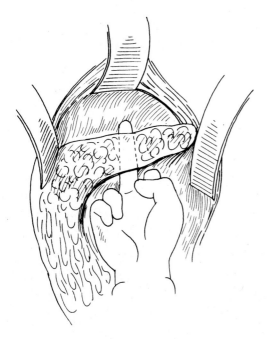

图 8-28 游离胰腺

部。此时若病情不允许,可连同脾动静脉一并切除,单纯保留脾脏,并不影响脾脏的血供及回流。如腹部有多处脏器损伤且病情危害,不宜花费更多时间去保存脾脏,以免顾此失彼。

5. 胰腺断端的处理 在距断端 1.0~1.5cm 处,用不吸收缝线间断褥式缝合,再间断 8 字缝合,并以网膜覆盖固定(图 8-29)。

6. 胰腺断端及脾床处置,放引流管,腹壁另切口引出固定。冲洗腹腔,关腹。

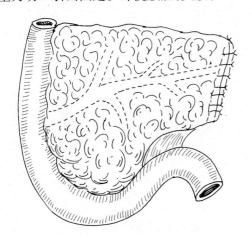

图 8-29 远端切除,近端缝闭

【术后处理】

同剖腹探查和胰腺裂伤缝合术。

四、胰头部合并十二指肠联合伤手术 operations for injuries of the head of the pancreas and the combined pancreas-tic duodenal injuries

【手术方法】

1. 胰体尾部严重的断裂或撕裂,近端胰腺完好者,做远端胰腺或脾切除术。若近端胰腺即胰头部有挫伤或挫裂伤,由于炎症水肿,有可能对主胰管或开处造成压迫改胰管内压力增高,此时不能仅缝闭残面,应做胰腺断面与空肠 Roux-en-y 吻合术(图 8-30)。

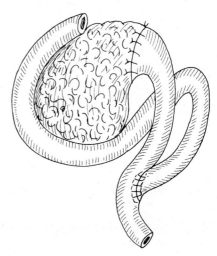

图 8-30 胰腺空肠 Roux-en-y 吻合

2. 若胰腺近端(肠系膜上静脉的右侧)严重破裂或断裂,远端较完整未损及胰管,应将其保留。因胰岛分布以体尾部为主,体尾部切除后可能引发糖尿病,故可将近端缝闭,远端与空肠吻合(8-31)。若胰头部完好,仅做前者吻合,如胰头部有挫伤,为保证近端胰液流出通畅而不发生胰漏,可行两侧断端同时与空肠吻合(图 8-32)。

3. 胰腺破裂并主胰管损伤者,如发生在体尾部可予切除。若发生在胰头,则应慎重考虑。有人主张做主胰管吻合,在胰管内置

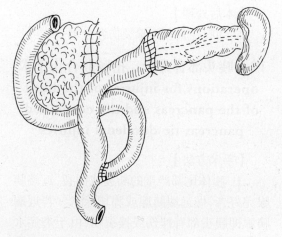

图 8-31　胰腺断端近端缝闭,远端与空肠 Roux-en-y 吻合

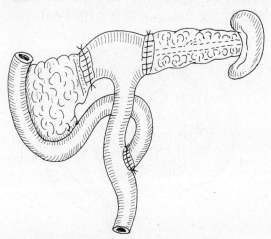

图 8-32　胰腺断裂两个断端同时与空肠吻合

入细导管,但因创伤及胰管细,导管进入肠壁内的胆胰共同开口处较困难,可能置管不满意。所以较实际可行的还是创面清洗止血后,用空肠与胰腺口吻合即"罩盖"创口,有作者称为盖板式吻合。但应在破损的主胰管处置放细导管,从输出襻引出(图 8-33),即有利引流吻合口的愈合。

4. 如累及胰头及十二指肠第二段,此损伤最为严重,尽可能修复重建。但发生吻合口瘘的机会更大,对肠管减压要求更高。为减少肠瘘发生的机会,保证愈合,必要时附加肠道改道的手术。常用的是十二指肠憩室化(duodenal diverticularization)手术,其内容包括胃部分切除,迷走神经切断,胃空肠吻合,十二指肠残端及胆总管造口(T 形管引流)(图 8-34)。

十二指肠憩室化手术效果是肯定的,但手术复杂又冗长,创伤大,代价高昂,术后病死率达 30% 左右。近年来有不少学者主张幽门排外术(即幽门旷置术)或保留幽门的十二指肠与空肠吻合术。

5. 幽门旷置术　将胃窦部做切口,显露幽门后用组织钳夹住提起,做连续或荷包缝合将其缝闭。然后利用胃窦切口做胃空肠吻合,距胃空肠吻合15cm的肠襻行侧 - 侧吻合,

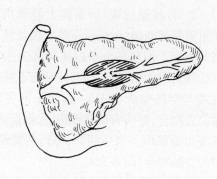

A. 胰腺破裂累及主胰管

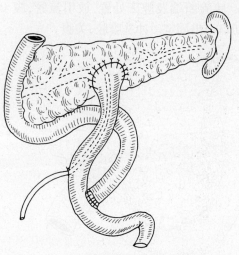

B. 空肠与胰腺"罩盖"吻合

图 8-33　空肠 - 胰腺"罩盖"Roux-en-y 吻合

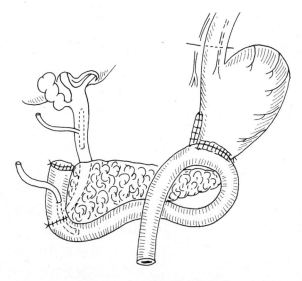

图 8-34 十二指肠憩室化手术

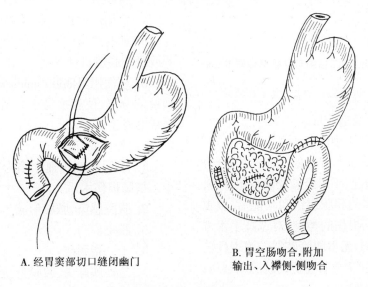

A. 经胃窦部切口缝闭幽门

B. 胃空肠吻合,附加输出、入襻侧-侧吻合

图 8-35 幽门旷置术

对预防反流性碱性胃及吻合口溃疡有利(图8-35)。

该手术可用肠线即可吸收缝线关闭幽门,胃内容物经胃空肠吻合转流,3 个星期后幽门自行开放,避免做胃切除和迷走神经切断术,手术创伤轻。据 Moore 报道该方法治疗 34 例胰十二指肠联合伤,总病死率下降到9%;Vaughan 报道一组患者,手术后幽门均全部开放,100 例患者中仅有 3 例发生边缘性溃疡(吻合边缘)。

6. 保留幽门十二指肠空肠吻合术 该手术是基于十二指肠伤在第二段及第三段。在幽门下 2cm 切断十二指肠的第一段,做 Roux-en-y 空肠与十二指肠侧吻合,手术包括缝合胰腺及十二指肠破裂,缝合关闭十二指肠残端,游离空肠襻,十二指肠与空肠襻端-侧吻合及胃造口(图 8-36)。

关于胰十二指肠切除术,创伤大,手术时间冗长,并发症多,死亡率高,尽可能不宜采用。但该术有时亦可挽救伤者的生命,应严

129

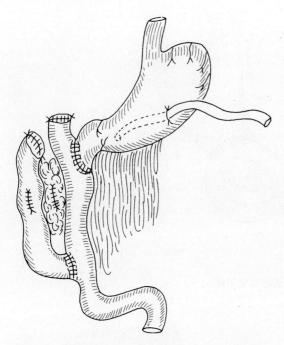

图 8-36　保留肝门的十二指肠与空肠襻端侧 Roux-en-y 吻合术

格掌握手术指征及适应证。

【胰腺外伤的术中注意要点】

1. 胰腺外伤手术方法的选择,应综合分析伤情及全身情况,手术经验及设备条件等,尽可能保留较多的胰腺组织和功能后,慎重决定。判明以下损伤的类型,对选择手术方法有重要意义:①无主胰管破裂的浅表性胰腺损伤;②肠系膜上血管左侧的胰腺断裂伤;③胰十二指肠损伤。

2. 手术治疗的原则　要降低并发症的发生率和病死率,其次才是保留胰腺组织和功能的问题。

3. 术后并发症的死亡率的发生,与胰瘘的关系甚为密切,所以手术方法的选择极为重要。

【术后处理】

胰腺外伤后的手术常有多种严重的并发症,术后的处理较为复杂,主要取决于胰腺的伤情、手术的方式、合并伤的严重程度等。术后一般的处理原则包括:

1. 重症患者应进入 ICU 进行密切监测。

2. 积极处理严重的合并伤。

3. 胃肠减压、尿管、引流管要通畅。

4. 使用广谱抗生素,并按血培养应用。

5. 如有严重的并发症,应用 TPN 维持营养或经空肠造口管管饲。

6. 可使用奥曲肽(sandostatin),即可减少胰液的分泌,使胰瘘易于处理。但不能防止胰瘘的发生。

【主要并发症】

1. 术后早期出血　多为严重的胰头并十二指肠损伤术后。

2. 腹腔感染,脓肿形成。

3. 胰瘘。

4. 十二指肠瘘。

5. 急性胰腺炎、腹膜炎、胰腺假性囊肿。

6. 多器官衰竭。

第六节　脾脏损伤的手术

一、概　述

脾脏是腹部闭合性损伤最易受损的腹腔脏器。脾破裂(lienal rupture)占 20%~40%,在腹部开放伤中,脾损伤约占 10%。有慢性病理改变(如血吸虫、疟疾、淋巴瘤等)的脾更易受损,按脾的病理解剖脾破裂可分为中央型破裂(脾实质的深部)、被膜下破裂(实质的周边部分)和真性破裂(破损累及被膜)三种。前两种因被膜完整而出血量受到限制,临床不易被发现,最终形成的血肿可自行吸收,但血肿在被膜下肿胀,张力大的情况下易被外力的影响突然转为真性破裂,可能导致措手不及的治疗局面。

脾损伤的分型及分级迄今尚未达成统一标准。脾损伤 OIS 分级见表 8-2。

表 8-2　脾脏损伤分级（OIS）

分级	伤情
I	血肿：包膜下，<10% 的面积不继续扩大
	破裂：包膜或实质破裂，<1.0cm 深度不出血
II	血肿：包膜下，10%~50% 的面积，不继续扩大，实质内≤2.0cm，不继续扩大
	破裂：包膜破裂伴活动性出血；实质破裂深度 1~3cm，不累及脾小梁血管
III	血肿：包膜下，占 50% 以上面积，包膜下血肿破裂伴活动性出血；实质血肿 >2cm 或继续出血
	破裂：深度 >3cm 或累及小梁血管
IV	血肿：实质内血肿破裂并活动出血
	破裂：累及脾门血管导致 25% 脾无血供
V	破裂：完整撕裂
	血管伤：脾门血管伤，脾脏无血供

　　我国第六届全国脾脏外科学术研讨会在天津 2000 年制订的Ⅳ级分法为：

　　Ⅰ级：脾被膜下破裂或被膜及实质轻度损伤，手术所见脾裂伤长度≤5.0cm，深度≤1.0cm。

　　Ⅱ级：脾裂伤总长度 >5.0cm，深 >1.0cm，但脾门未累及或脾段血管受累。

　　Ⅲ级：脾破裂伤及脾门或脾部分裂断，或脾叶血管受损。

　　Ⅳ级：脾广泛裂伤，或脾蒂，脾动静脉主干受损。

　　20 世纪 80 年代以来，由于注意到脾切除术后的患者，主要是婴幼儿，对感染的抵抗力减弱，可发生以肺炎球菌为主要的病原菌的脾切除术后暴发性感染（overwhelming posts plenectomy infection）而致死。研究发现脾脏有一系列的免疫相关功能。随着对脾功能认识的深化，在选择脾损伤的手术时，基本原则是"保命第一，保脾第二"，尽量保留脾特别是儿童，已被多数外科医师接受。

　　目前公认的处理原则是：①无休克或一过性休克，影像学检查提示裂伤局限、表浅，出血不多（Ⅰ级或部分Ⅱ级），无其他脏器损

伤者，可在严密观察下保守治疗；②如继续出血，经输入血 1200ml 以上或有其他脏器伤，应立即手术；③不符保守治疗的条件（Ⅲ级以上）应尽早手术；④尽可能查实伤情如为Ⅱ～Ⅳ级（尽可能的保留脾）。采取单纯缝合，部分脾切除等，不能保留脾者做全脾切除；⑤婴幼儿若做全脾切除，为防止日后的 OPSI 发生，可将 1/3 的脾脏切成薄片，埋入网膜中做自体移植。

　　【术前准备】

　　1. 综合性考虑，不仅要了解伤情以确诊为脾脏损伤，而且要明确脾脏受伤的严重程度，有无活动性出血，有无腹内外严重的损伤。

　　2. 维护好伤者的有效循环血量，做好失血性休克的治疗措施，建立好静脉通道，必要时置管测中心静脉压，备好交叉配血输血的准备。如有活动性出血，应尽快手术抢救。

　　3. 正确判断伤者主要脏器的功能；尤其是老年人，有多脏器损伤的伤者，在术前应做出相应的处理。

　　4. 及时使用有效抗生素。置放好胃肠减压及导尿管等准备。

　　【麻醉与体位】

　　病情较轻者可选用硬膜外阻滞麻醉。病情较重，年龄较大，病情危急者应采用气管插管全身静脉麻醉。

　　平卧位。必要时垫高左腰背部，以便术中显露脾脏。

　　【切口的选择】

　　切口部位主要取决于伤者的体型，脾脏大小，估计脾周粘连程度和腹内有无合并伤而定。一般确诊后采用左腹直肌切口，左肋下切口及上腹正中切口，后者切口便于探查上腹多脏器功能。

二、脾动脉结扎术
ligation of splenic artery

　　【适应证】

　　1. 脾脏损伤的创面有活动性动脉出血，

用压迫或缝合止血无效者。

2. 脾脏的包膜或包膜下广泛损伤(挫伤性)无法修补者。

3. 脾门附近的裂伤无法修补,结扎脾动脉主干能控制出血者。

4. 脾动脉结扎能防止已被凝血块填塞及大网膜包裹粘连、不需要分离止血的再出血者。

5. 脾包膜下大的血肿,为防止血肿破裂者。

6. 脾动脉结扎与脾修补,部分脾切除或全脾切除同时应用。

【禁忌证】

1. 脾脏侧支循环欠佳或已游离结扎者。

2. 脾动脉结扎不能达到止血保脾的要求者。

3. 位于胰腺后面不易寻找的脾动脉。

4. 腹内多脏器伤,腹内污染重,病情危重者。

【手术步骤】

1. 寻找脾动脉 吸净腹腔积血清除血块,然后沿胃大弯侧脾胃韧带(或打开胃结肠韧带显露出胰体尾,在胰腺上缘寻找),在距脾门5cm内寻找脾动脉主干,正常脾动脉是由内向外到脾门,多数是在胰体尾上缘,极少数位于胰尾的后面或下方。脾静脉位于脾动脉的后下方。

2. 游离脾动脉 将胰尾上缘充分显露后,在脾动脉的表面切开后腹膜2cm左右,将脾动脉周围组织分离开,用直角钳伸入脾动脉后方打开直角钳,扩大后壁间隙,并用7号丝线带到直角钳内引出(图8-37)。

3. 结扎脾动脉 结扎用力适中,仅结扎一处即可,不需要结扎两处(图8-38)。

三、脾 修 补 术
splenorrhaphy

【适应证】

1. Ⅰ、Ⅱ、Ⅲ级脾损伤,裂伤线或局限性

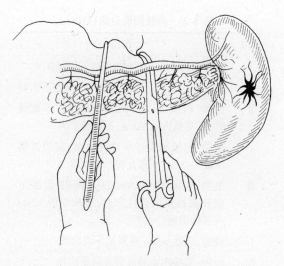

图 8-37　游离脾动脉

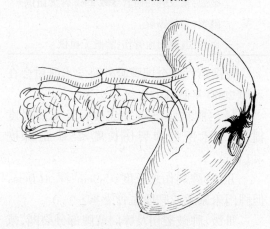

图 8-38　结扎脾动脉

很深,远离脾门,1~3处总长度在10cm以内。

2. 腹腔内合并伤不重,无严重的污染,脾裂伤可修补者。

3. 生命体征平稳,无休克或经抗休克后血动力较稳定。

【禁忌证】

1. 脾损伤超过72小时,裂伤处充血水肿明显。

2. 严重的开放性损伤并合并伤,腹腔污染重。

3. 不能排除严重性病变的破裂者。

【手术步骤】

1. 回收腹腔积血及紧急止血 进腹前备好回收腹腔血的装置,进腹后收回积血,确

定无其他脏器损伤后方可输入(但在血源紧
缺的基层医院,只要确定无空肠脏器破裂,其
他的脏器如肝破裂的)混合血,经滤过处理
后,为挽救患者生命,也可输入,待出血止住,
血压基本稳定后为止,同时再给予综合处理。
如有出血,术者应用手指立即控制住脾蒂,或
用大沙垫压住脾破损处,待有效止血后再做
其他脏器的探查。

2. 控制脾动脉的主干　按上述方法寻
找和显露脾动脉。用 7 号丝线暂时控制脾动
脉出血。再将脾脏从脾窝搬到切口外面后,
仔细检查脾脏损伤的部位和伤势,结合伤者
的本身情况决定手术的方式。

3. 脾脏粘合的修复术　先做脾脏创面
止血,清除失活的组织,用专用的特制注射器
将纤维蛋白的粘合剂注入到裂伤的基底部
(图 8-39),将裂口内盛满,用手捏住对拢 3~5
分钟,裂伤的表面再涂胶原纤维网,脾裂伤可
先修复(图 8-40)。Scheele 用此法治疗脾损
伤 108 例,有效率达 92.6%。

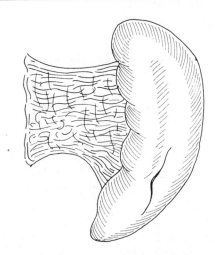

图 8-40　脾裂伤已黏合修复

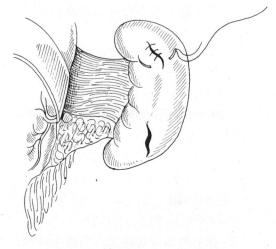

图 8-41　脾肋膈面两处裂伤间断缝合

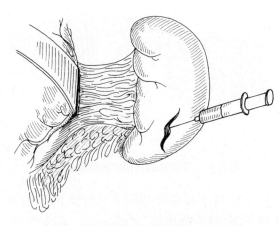

图 8-39　黏合剂注入脾裂伤的基底部

4. 脾缝合修补术　应准确判断裂伤深
度。先用 4 号丝线做垂直褥式缝合,再平行褥
式缝合,以消灭脾实质内无效腔,脾表面间断
缝合以对合两侧的包膜(图 8-41)。间断缝合可
将带蒂网膜覆盖或吸收性明胶海绵(图 8-42)。

5. 脾床置放引流管　以便观察该术式
在术后是否再出血,并能有效引出术野的渗

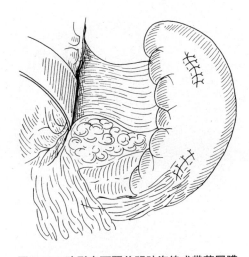

图 8-42　脾裂表面覆盖明胶海绵或带蒂网膜

出血性液,以防膈下感染。

四、脾部分切除术
partial excision of spleen

脾部分切除术为规则性和非规则性两种,前者是按照脾脏的叶段切除,后者是按损伤范围大小切除破损组织,尽量保留有生机的脾组织。该术式的技术要求高,难度大,应在熟练掌握脾修补术的基础上,严格掌握指征和适应证。

【适应证】

1. 脾裂伤位于上级或下级,程度为Ⅲ~Ⅳ级的局部粉碎或星状裂伤。

2. 受损的上或下级有血运障碍或已有梗死者。

3. 经脾动脉结扎或脾修补后有血液循环障碍者。

【禁忌证】

1. 脾损伤部分在脾门附近,有可能损伤脾动静脉的主干。

2. 全身情况不允许长时间的保脾手术者。

3. 其余同脾修补术。

【手术步骤】

1. 同脾修补术的 1~3 步骤。

2. 脾上极部分切除术 当脾上极粉碎伤时,将脾脏托出切口外(图 8-43),或者用手指控制脾蒂,或用纱布垫压迫脾裂伤处暂时止血。再做胃短血管的钳夹、切断,结扎加缝扎,以防止术后胃膨胀时滑脱出血,待游离完脾胃韧带结扎脾上极血管后,钳夹、切断位于脏面的脾叶血管即上终末支,近端血管双重结扎,此时脾上极的血管即动脉供血已完全终止,上极脾组织色泽暗,界限分明,出血停止,在分界明显处做脾上极规则性部分切除术(图 8-44,45)。

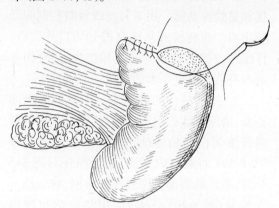

图 8-44 脾上极规则性部分切除

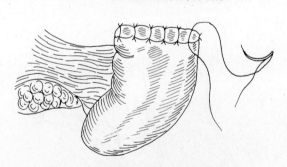

图 8-45 脾切断面用明胶海绵覆盖缝合

3. 脾下极部分切除术 当脾下极粉碎破裂时,将脾托出切口(图 8-46)。首先控制创面的出血,然后游离和结扎脾结肠韧带内的血管和脾下极终末支血管,近端的双重结扎,终止脾下极动脉供血后,色泽变浅暗,分界明显,可做脾下极规则性切除术(图 8-47)。

4. 不规则性脾部分切除术 脾损伤局限于脾门以外的任何部位(图 8-48)。部分脾组织已失活,均应将失活组织切除,若切除的总体积或总量为正常的 1/2,则称为半脾切

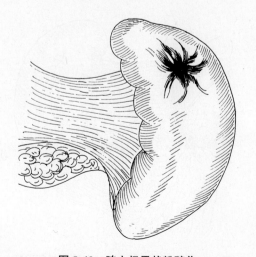

图 8-43 脾上极星状粉碎伤

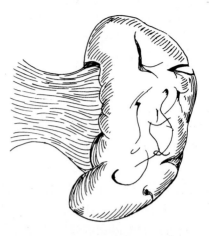

图 8-48 脾门以外的多处破损

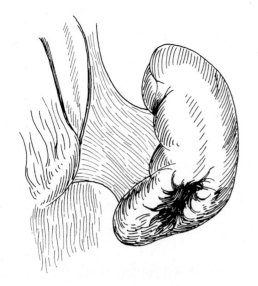

图 8-46 脾下极粉碎伤

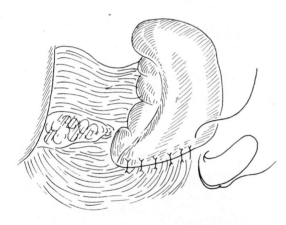

图 8-47 脾下极切除,网膜覆盖

除术。若在脾部分切除术中发现不足正常的1/3 脾脏或 1/4 者,应附加网膜内自体脾块移植术(图 8-49)。移植脾块能够成活并有功能。

【术后处理】

1. 麻醉清醒后半卧位,密切注意生命体征的变化。

2. 禁食和胃肠减压 3~4 天,避免胃扩张导致胃短血管的结扎线脱落引起出血和对保脾手术的影响。

3. 注意水与电解质的平衡,合理的给予抗生素。

4. 保持引流管的通畅。

5. 预防血栓形成,全脾切除后或脾块移

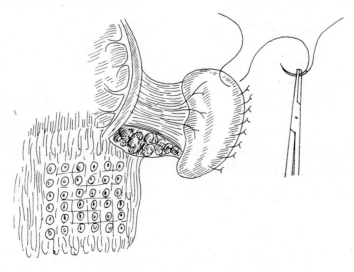

图 8-49 脾大部切除附加自体脾块的移植

植术后的早期血小板计数升高,凝血功能相对增强。除及时停用止血药物外,必要时应使用阿司匹林等。情况许可应尽可能早期下床活动,对脾部分切除者应延迟下床活动。

6. 对即将出院的保脾患者,应做有关检查,了解脾裂伤的愈合及脾功能的恢复情况。

【述评】

由于学者们对脾的超微结构及脾功能的深入研究,脾损伤时采用保脾手术的必要性和可行性已得到临床的验证。目前临床上采用保脾方法较多,如脾损伤修补、脾动脉结扎、脾部分切除等。为了手术的安全、可靠,笔者认为,由于脾脏的侧支循环丰富,无论任何一种方法都应加脾动脉结扎,创面可靠清创止血后用带蒂网膜及吸收性明胶海绵填塞并细致缝合,脾周韧带尽可能保留。如脾损伤未合并有其他脏器损伤、术中生命体征平稳者且患者年龄不大,术者应把主要精力用于保脾手术的操作和观察上。

有争论的是自体脾移植能否恢复正常的脾功能的问题。1985 年,全国召开的第一届脾外科学术会上进行了认真讨论,多数学者认为在无法保留损伤脾的情况下,只要移植得当,采用自体脾移植术对患者是有益无害的。

对于处理脾损伤的原则是:救命第一,保脾第二,自体脾移植第三。

第七节　胃、十二指肠损伤的手术

一、概　　述

胃的活动度大、壁较厚。一般情况下,胃破裂不多见。胃损伤的主要原因多为锐器刺伤。

由于解剖位置的特殊,十二指肠受到损伤后的临床表现及处理比较复杂,其原因是:①十二指肠的大部分位于腹膜后,不易早期发现,易漏诊;②80% 左右十二指肠伤位于第二段,合并胰腺伤较多;③十二指肠伤缝合后易狭窄,由于位置的固定,肠壁受损后无法拉拢对合吻合,易发生并发症,病死率高。遇上腹部及后腰部外伤的患者都应警惕有十二指肠损伤的可能,应早发现,及时处理。

【适应证】

1. 上腹部或腰部外伤后出现腹痛、呕吐等症状,并有腹膜刺激征,伴呼吸快、脉细速,甚至血压下降等休克症状,如有腰背部疼痛提示有十二指肠损伤。

2. 腹部 X 线检查发现右肾周围有游离气体,腰大肌阴影模糊及右肾及腰大肌阴影消失,提示有十二指肠破裂征象。

3. 已确诊有胸腹联合伤时,应不失时机地及早剖腹探查。

【术前准备】

1. 首先抗休克处理,进而处理其他脏器损伤的大出血、气胸、窒息等。

2. 置放鼻胃管,持续胃肠减压,导尿等。

3. 给予抗生素。

【麻醉与体征】

1. 术前已确诊单纯损伤,可用硬膜外阻滞麻醉。

2. 全身麻醉(气管插管)。

3. 一般取平卧位。

二、胃损伤手术
gastric injury operation

【手术方式】

1. 剖腹探查　上腹中线切口或腹直肌旁正中切口。进入腹腔后,注意腹内有无积血和积血的主要部位。进一步探查有无其他脏器损伤,若有肝脏损伤应首先处理;若无,应详细检查胃的各个部位,胃损伤常见于胃底及贲门部,发现胃前壁有破口,必须切开胃结肠韧带探查后壁,进行前后壁的清创缝合修补术(图8-50~53)。

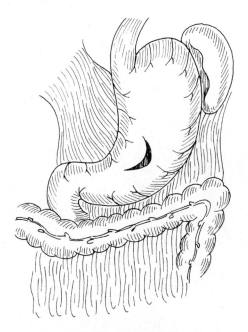

图 8-50　胃前壁破裂

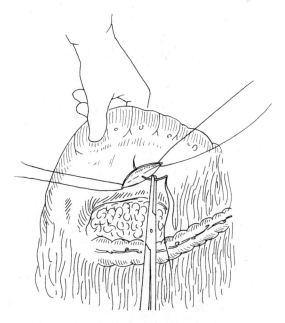

图 8-52　胃后壁损伤翻转缝合

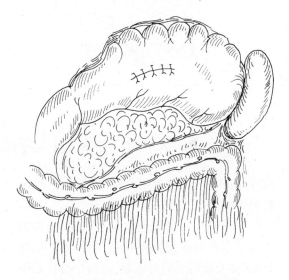

图 8-53　胃后壁全层缝合修补完整

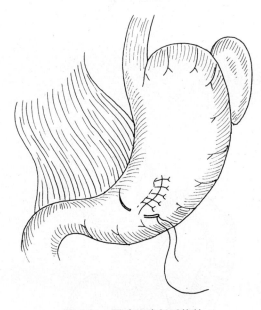

图 8-51　胃破口清创后修补

2. 若胃幽门窦损伤广泛,局部修复困难者,可做胃远端部分切除。

3. 必要时做胃造口置引流管以代替胃管的胃肠减压。

三、十二指肠破裂修补缝合及吻合术
duodenal rupture repair suture and anastomosis

临床上该术式是治疗十二指肠损伤的基本术式,80%左右的伤者都采用过本方法。

【手术步骤】

1. 未累及全层的十二指肠裂伤,如范围不大,可直接缝合修补;十二指肠全层裂伤,

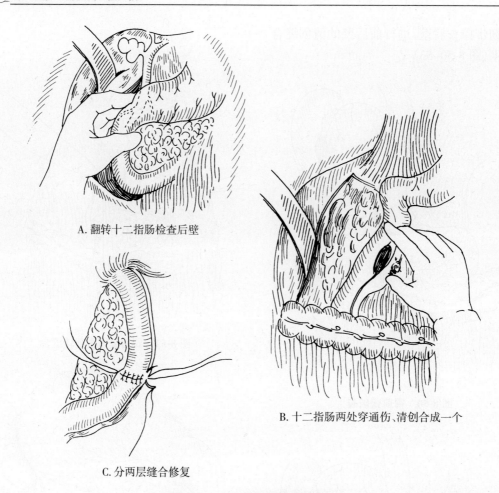

A. 翻转十二指肠检查后壁

B. 十二指肠两处穿通伤、清创合成一个

C. 分两层缝合修复

图 8-54　十二指肠破裂修补缝合

创缘整齐,血运良好,可直接双层缝合,尽可能做横向缝合,以防肠管狭窄。

2. 发现十二指肠前壁破裂,特别是锐器伤及火器伤时必须探查后壁,需将肠管翻转显露,如发现后壁同时破裂,而两个破口相距较近,可通过清创时将其融合逐一进行缝合修补(图 8-54)。

3. 如修补处张力大或不牢固,可上提一段空肠,以其系膜对侧壁为中心覆盖固定于修补处周围,能起到加强作用(图 8-55)。

4. 带蒂肠修补　游离一小段带蒂的空肠管剖开后修剪成所需的大小,镶嵌在破损处行全层间断缝合修补(图 8-56)。该法既可恢复肠道的正常运转,更符合解剖生理。如破裂处的对拢缝合有张力,为防止破裂成瘘,

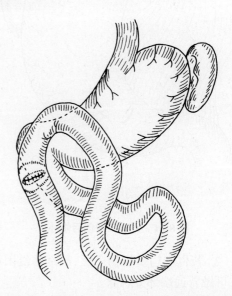

图 8-55　将空肠襻覆盖于十二指肠修补处间断缝合浆肌层

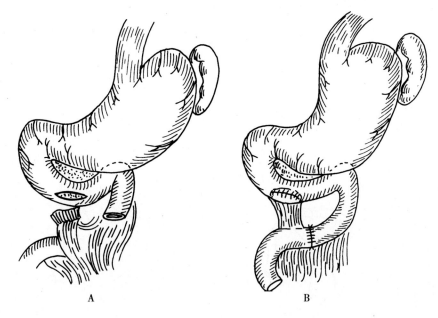

A   B

图 8-56　利用带蒂空肠片修补十二指肠破损处

可将带蒂处的空肠的黏膜剪除,将其浆膜面覆盖于修补处加以缝合固定。

如破损严重不宜修补时,应切除十二指肠第3~4段,利用近端做空肠 Roux-en-y 吻合术。

5. 充分的胃十二指肠减压　十二指肠大部分位于腹膜外,血供较差,愈合能力较弱,加之术后肠液滞留。内压较高,缝合或吻合后容易破裂成瘘。术中或术毕时直视下置减压管,对防治遗漏十分重要。常用的方法有以下三种:A 将胃管前节带有 2~3 个侧孔(或大号导尿管剪上侧孔)放入十二指肠直接减压(图 8-57);B 十二指肠造瘘(二管法),置管于缝合口(或吻合口)附近直接减压(图8-58);C 分别置管即胃造瘘、空肠减压性造瘘,即将管道逆行送入十二指肠和空肠减压造瘘(三管法)(图 8-59)。

6. 充分的腹腔引流　应于缝合口或吻合口的附近放置引流管或双套管引流,必要时做负压吸引。

【术后处理】

1. 严密观察生命体征变化,及时纠正水、电解质和酸碱失衡。

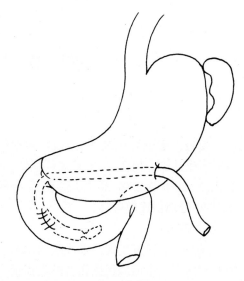

图 8-57　胃造口管置入到修补处远端的十二指肠水平部

2. 保持引流管的通畅。

3. 使用广谱抗生素,重视营养支持。

四、十二指肠第 2 段严重损伤的重建术 severe injury of the descending pecrt of the duodenum reconstruetion

见"胰头部合并十二指肠联合伤手术"。

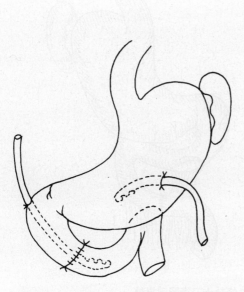

图 8-58　胃造瘘、十二指肠造瘘二管法减压

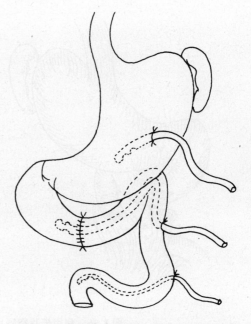

图 8-59　胃造瘘、空肠减压造瘘、空肠肠内营养造瘘三管法

第八节　小肠损伤的手术

一、概　　述

小肠是占腹腔容积最大的器官,无论闭合性损伤或开放性损伤,都最易受到损伤,分别为 15%~20% 及 25%~30%。受伤后诊断多无困难,处理也比较容易。

【术前准备】

小肠损伤后可发生腹膜炎或腹内出血表现失血性休克。术前应根据伤者的失血情况以及年龄、心脏功能状况,补充血容量,纠正水、电解质失衡。同时要注意检查全身各部位,以避免发生遗漏其他的损伤。

【麻醉与体征】

硬膜外阻滞麻醉或气管插管麻醉。

一般取平卧位。

【手术方式】

基本手术法是肠修补术和肠切除和肠吻合术。腹正中切口是腹部外伤手术中最常用的切口,它可根据需要向上、下及左、右

延伸(图 8-60)。

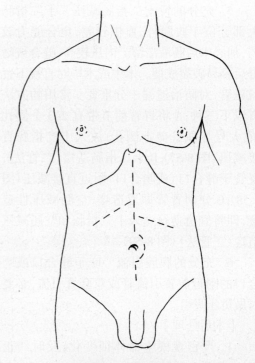

图 8-60　手术切口

140

二、肠破裂修补缝合术
repairing suture of the ruptured intestine

【适应证】

1. 将肌层破裂,全层破裂<50%的周径。

2. 破口≧50%的周径,无断裂。

【手术步骤】

1. 肠壁小的血肿,无血供障碍者,可不处理。

2. 黏膜及浆肌层破裂可做修补缝合。

3. 小肠单纯全层破裂,应做横向主层及将肌层缝合,修补破损的肠壁(图8-61)。

4. 如多处小肠破裂,应分别修补缝合。

三、小肠破裂切除、吻合术
segmental resection and anastomosis
of the ruptured intestine

【适应证】

1. 肠壁缺损大或过长的纵性裂伤,直接缝合会造成肠腔狭窄。

2. 集中在一段小肠上的多处不同程度的裂伤。

3. 肠管严重的挫裂伤。

4. 肠壁内或系膜内有大的血肿。

5. 系膜严重挫裂伤伴有血运障碍。

【手术步骤】

1. 多处破裂集中在一小段肠管,宜将其切除吻合(图8-62)。

2. 肠系膜血管损伤形成血肿或撕脱,如修复血管困难或修补后仍有血供障碍者,应切除吻合(图8-63)。尽量保留有血供的小肠。

【术中注意要点】

1. 肠损伤切除吻合术以开放式操作和端-端吻合最为有利,争取保留回盲部以免术后发生营养障碍。将破损的肠道经处理后,肠系膜和肠切除术后的缺损必须缝合修补。

2. 肠破裂后致使腹腔污染严重,关腹前应彻底冲洗或0.5%甲硝唑液冲洗腹腔。

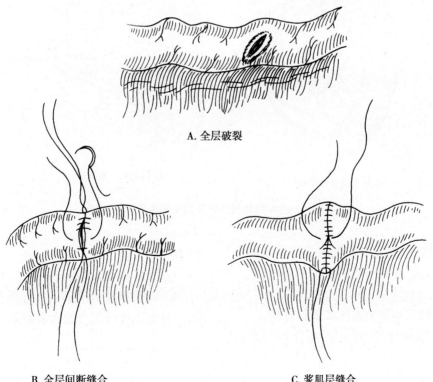

A. 全层破裂

B. 全层间断缝合

C. 浆肌层缝合

图 8-61 肠破损修补术

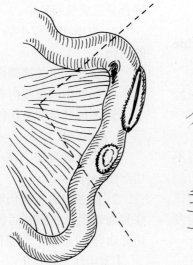

A. 一段肠管上多处集中的破裂

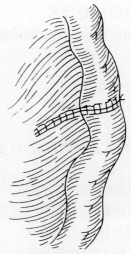

B. 切除破裂段的肠管吻合

图 8-62 肠切除,肠吻合

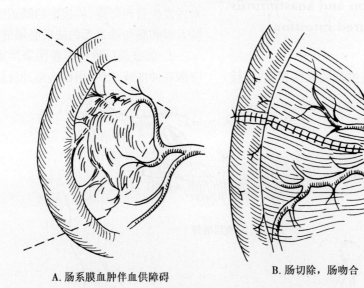

A. 肠系膜血肿伴血供障碍

B. 肠切除,肠吻合

图 8-63 一并切除肠管损伤及相应肠系膜,行肠吻合

3. 腹腔内置放引流管,充分引流是减少腹膜炎并发症,缩短住院日程的有效措施。

【术后处理】

1. 保持引流管及胃肠减压的通畅。

2. 继续抗休克,纠正低血容量与维持水、电解质平衡。

3. 加强抗感染的处理。

4. 应重视肠外营养,当有低蛋白血症时,应补充人体白蛋白或血浆制品。

第九节　结肠、直肠损伤的手术

一、概　　述

结肠损伤是较常见的腹内脏器损伤之一，仅次于小肠，多数为开放伤，闭合伤少见。还有医源性如结肠镜造成的损伤。结肠的钝性伤仅占 3%~5%。结肠伤的处理原则与小肠有所不同。因为：①结肠壁薄，血运较差，又易积气。缝合、吻合后愈合能力差，易发生破裂成瘘。②结肠腔内细菌密度很大，破裂后污染重，感染率高。

结肠伤的治疗方法：①外置造口；②修补或切除吻合，近端不造口；③修补或切除吻合，近端造口；④修补后外置，观察 7~10 天，伤部愈合，则可还纳腹腔，如修复处发生瘘则改成造口，至于如何选择手术适应证，目前无统一意见，不管应用何方法，都应要降低结肠伤的并发症和死亡率。

直肠伤的处理原则：①直肠伤口缝合修补；②乙状结肠造口；③直肠后间隙引流。

二、结肠破裂外置及切除后造口术 exteriorization of the ruptured colon or resection with colonostomy

【适应证】

1. 浆肌层破裂或破口 <50% 周径。

2. 破口≥50% 周径，但未断裂。

3. 结肠全层断裂，或节段性的组织缺损，血管损伤，肠段无血供。

【手术步骤】

1. 查明结肠损伤的情况，暂时控制破处，不使肠内容物继续溢出。

2. 清净吸出腹腔内污染物。

3. 升结肠旁如有腹膜后血肿，应予打开，探查结肠后壁有无损伤。

4. 根据伤情需要，将破裂的肠管通过单独的腹壁切口引出外置（图 8-64)，在肠系膜

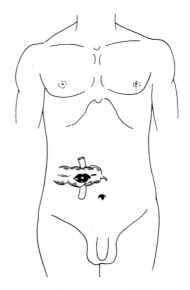

图 8-64　结肠外置造口

置一玻璃管支撑，再用一乳胶管连接两端以防滑脱移位，或将破裂肠段远近端分别拖出造口（图 8-65)。或切除后近端造口，远端封闭（图 8-66)。

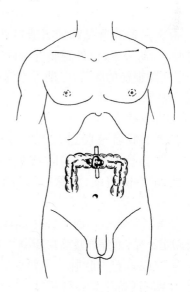

图 8-65　远近端破裂拉出造口

5. 用大量盐水冲洗腹腔，置引流管负压吸引。

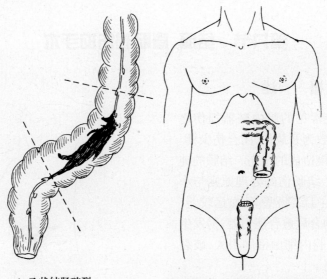

A. 乙状结肠破裂　　　B. 切除后，近端造口，远端封闭

图 8-66　降结肠造口

【术后处理】

1. 注意生命体征变化，保持引流通畅，并注意观察引流液的性质及量。

2. 注意胃肠减压的通畅，避免肠胃胀气。

3. 继续抗生素的有效应用。

4. 给予肠外营养。肠道功能恢复后进饮食。

5. 根据患者的情况和局部造口处的伤情，数周后二期手术，行外置肠管切除吻合，如原来已切除损伤的肠管，二期手术仅行端-端或端-侧结肠吻合术。

【术后并发症】

1. 外置的肠管或肠道口血供障碍，主要是因外置肠管的系膜受压，或处理系膜时被误扎，应拆除缝线，清除原因后重新外置造口。

2. 外置肠管或造口回缩，原因是存在有引力或固定不妥，回缩严重者应重新手术。

3. 腹腔或盆腔内脓肿　主要原因是清洗可能不彻底或抗生素疗效不佳、全身情况差等因素。一旦形成，可在 B 超下穿刺抽液或置管。必要时手术引流。

4. 结肠瘘　如已行转流性造口，一般都能自行愈合。除加引流外无特殊处理。若未行转流性造口的应行造口，同时做局部引流。

三、结肠破裂修补和切除术 repairing suture or resection of the ruptured colon

【适应证】

结肠各种程度及各个部位的损伤，未超过 8 小时，且腹腔污染不严重及全身情况好者。

【禁忌证】

1. 腹腔污染严重。这是一期手术失败的主要原因。

2. 严重的多发伤及腹腔内合并伤。

3. 患有其他严重疾病，如肝硬化、糖尿病、免疫功能低下者。

【手术步骤】

1. 腹腔探查　同肠外置、结肠造口术。

2. 如损伤部位活动度大，如盲肠、横结肠、乙状结肠，可将破口修复后，置入粗的橡胶管造瘘，分两层缝合并固定于壁层的腹膜(图 8-67)。

3. 如损伤位于不易提起的升结肠，可缝合修补后，改在盲肠造口(图 8-68)。

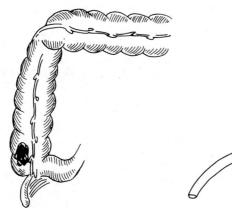

A. 盲肠损伤

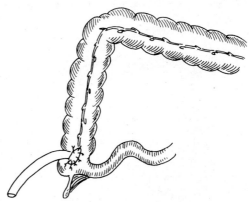

B. 原破口缝合造瘘

图 8-67　盲肠修补造瘘

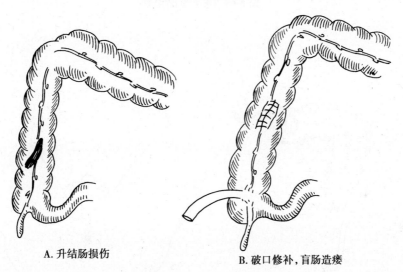

A. 升结肠损伤

B. 破口修补,盲肠造瘘

图 8-68　修补造瘘

4. 右侧结肠损伤严重无法修补时,可切除右半结肠,做回肠与横结肠端 - 端吻合术(图 8-69)。

5. 左结肠毁损性伤,可做切除吻合,必要时做横结肠转流造口,可保证吻合口得以愈合。

6. 冲洗腹腔,置管同"肠管外置术"。

【术后处理】

1. 与肠管外置术相同。

2. 如恢复顺利,10 天后拔除结肠造瘘管。

3. 待 1 个月后关闭结肠造口。

【术后并发症】

见结肠管外置术。

四、直肠、肛管损伤手术
operation for injuries of the rectum and anal canal

【手术方法】

1. 腹膜返折以上直肠损伤　临床表现和处理原则与结肠损伤相同。如全身情况好,破损不大,污染不重,可仅缝合破口,不做近端造口。

2. 腹膜返折以下直肠损伤　处理较为

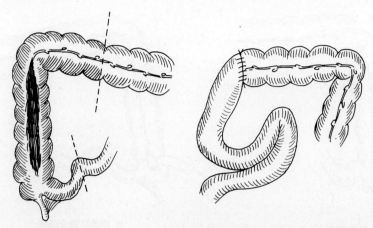

A. 升结肠严重损伤　　　　B. 右半结肠切除,回肠与横结肠端-端吻合术

图 8-69　右半结肠切除

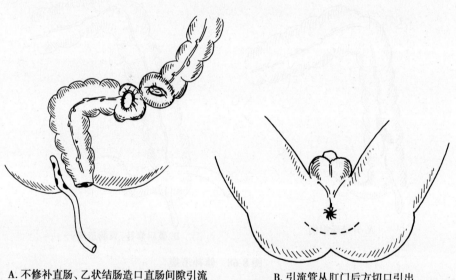

A. 不修补直肠、乙状结肠造口直肠间隙引流　　　B. 引流管从肛门后方切口引出

图 8-70　直肠损伤,乙状结肠造口、引流

复杂。手术无论从盆腔还是骶尾部都难以满意的显露,因此不必强求直接修补。但必须上下两组配合,清除直肠旁间隙的粪便。经直肠后间隙放置乳胶管或双套管引流,另一端经肛门后方引出固定(图 8-70)。

3. 肛管损伤　浅小的仅单纯做清创缝合。损伤较重且累及直肠末段或括约肌者,应做乙状结肠造口。伤口愈合可关闭造口,并定期扩张肛门和直肠,以防止狭窄。

直肠和肛管损伤手术后常见并发症和后遗症有:①盆腔和直肠间隙感染;②直肠外瘘;③直肠膀胱瘘;④直肠尿道瘘;⑤直肠阴道瘘;⑥直肠、肛门狭窄或失禁等。针对感染,可加强引流和抗生素药物治疗;脓肿可切开引流;肛门狭窄可行扩肛;内瘘和肛门失禁则需在后期再次手术。

第十节 腹部大血管损伤的手术

腹部大血管主要指腹主动脉和下腔静脉的损伤,绝大多数由穿透伤引起,由于出血迅猛,伤者几乎现场死亡。极少数能活着送到医院的都处于重度休克即濒死状态,需要即刻剖腹压迫出血处或阻断膈肌腹主动脉控制出血,才可能有救治希望。

1. 腹主动脉和下腔静脉损伤的手术 腹主动脉及下腔静脉严重损伤时,伤者完全可死于现场或转送途中。因此外科手术处理的可能都是较局限的损伤,而且都以下腔静脉损伤为主的。下腔静脉小的破口,可用手指压迫止血,再用 satinsky 钳夹住破口,用 6-0 protene 线连续缝合(图 8-71)。

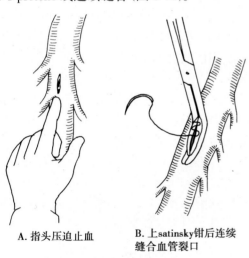

A. 指头压迫止血 B. 上satinsky钳后连续
缝合血管裂口

图 8-71 血管损伤修补

较大的裂口仅用手指是不能控制止血,可在裂口出血端用钳夹纱布球压迫下腔静脉和腰部静脉即可止血,如为穿透伤,先修补后壁,再修补前壁(图 8-72)。

也可先修补前壁,再将下腔静脉翻转后修补后壁(图 8-73)。

2. 门静脉及肠系膜上血管(上静脉)损伤手术 门静脉主干损伤是极为严重的损伤,死亡率在 50% 以上。门静脉血流占肝脏

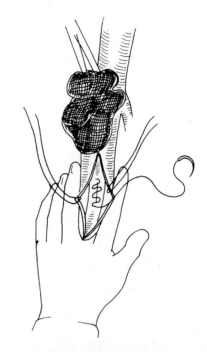

图 8-72 先在血管腔内连续缝合后壁的修补

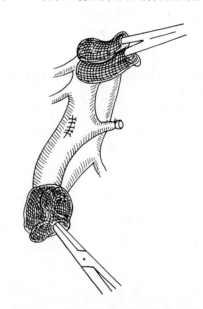

图 8-73 将下腔静脉翻转后修补后壁

血供的 70%~75%,损伤后应尽量修复,若肝动脉与门静脉同时受损,至少修复其中之一,否则伤者很快死于肝缺血衰竭。

门静脉的显露较困难,其上段可打开肝十二指肠韧带和解剖肝门进行显露,它位于肝总管及胆总管的后方,肝动脉的后外侧。下段被胰腺被膜覆盖,为获得较好的显露可游离脾脏和远段胰腺,才能看清破口进行修补。门静脉主干小的破口可阻断两端后,直接缝合,如破口较大,伤者术中情况允许,为防止缝合后狭窄,可取大隐静脉作为补充修补(图8-74)。

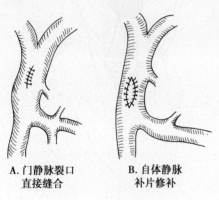

A. 门静脉裂口　　　　B. 自体静脉
直接缝合　　　　　补片修补

图 8-74　门静脉破损

门静脉横断或局部毁损,可修剪后两端对端吻合。如吻合张力大,可移植大隐静脉一段于缺损处吻合(图8-75)。

有时,门静脉的严重毁损已确实无法修补、修复或移植,可将其结扎(图8-76)。过去因动物实验后,临床上一直认为结扎门静脉(不包括肠系膜上静脉及下腔静脉)为绝对禁忌证。现已明确,结扎门静脉后虽然一过性的血流淤滞和肠壁水肿,但并不发生肠坏死。门静脉结扎后,大量血流滞留腹腔脏器,回心血流减少,必须同时注意扩容,否则会导致低血容量性休克;传统的做法是门静脉结扎后必须同时作门腔或肠腔分流术(图8-77~79)。目前大多数学者已不主张分流术。由于门静脉结扎后侧支循环很快建立,逐渐恢复肝血流。分流术后可导致肝性脑病,且技术处理上比较复杂,在创伤急救是不可行的。

肠系膜损伤后尽量直接修补或补充修复,起始部的损伤不能通过补充修复者可予结扎,之后利用脾静脉转流恢复其通道(图8-80,81)。肠系膜上静脉伤后不能修复者可以结扎,因有侧支循环,比门静脉结扎更安全些。

手术后不用抗凝药和止血药,可用低分子右旋糖酐及双嘧达莫等类药物。使用抗生素、血浆蛋白及静脉营养等。

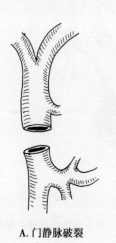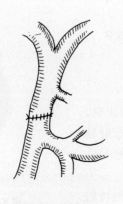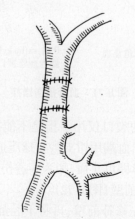

A. 门静脉破裂　　　　B. 修整后对端吻合　　　　C. 大隐静脉移植修复门静脉

图 8-75　门静脉损伤的处理

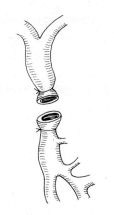

图 8-76 门静脉结扎

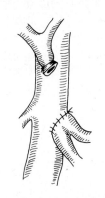

图 8-77 近端门静脉结扎,远端与腔静脉吻合

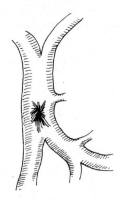

图 8-78 门静脉下段损伤

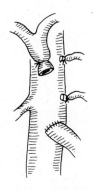

图 8-79 结扎门静脉上段及胃冠状静脉和脾静脉,做肠系膜上静脉与腔静脉吻合

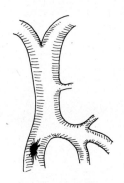

图 8-80 肠系膜上静脉起始部的损伤

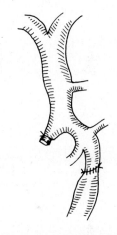

图 8-81 脾静脉与肠系膜上静脉吻合

参 考 文 献

1. 吴孟超.肝脏外科学.第 2 版.上海:上海科学技术文献出版社,2000
2. 吴孟超.腹部外科学.上海:上海科学技术文献出版社,1992,249-261
3. 沈魁,何三先.实用普通外科手术学.沈阳:辽宁教育出版社,1989
4. 张晓华,吴孟超.复杂肝外伤的处理.肝胆胰外科杂志,1991,1:1-4
5. 夏穗生主编.现代脾脏外科学.南京:江苏科学技术出版社,1990,21
6. 马宏敏等.保留脾脏或脾组织的实验研究和临床应用.实用外科杂志,1983,9(4):191
7. 马宏敏等.脾损伤切脾后自体脾组织移植的动物实验和临床应用.中华外科杂志,1985,23(3):160
8. 马宏敏等.保脾技术的方法及其指征的合理选择.临床外科杂志,1996,4(2):60
9. 孙传兴.腹部创伤学.西安:陕西科学技术出版社,1982
10. Hollands MJ,Little JM. Hepatic Venous Injury after Blunt Abominate Trauma Surgery,1990,107(2):149
11. Watson CJ,Calne RY,Padhani AR,et al.Surgical resection in the management of live trauma. Br J Surg,1991,78(9):1071
12. Schwalke MA,et al.Aplenic artery ligation for splenic salvage clinical experimance and immune function. J Trauma, 1991, 31(3):385

13. Wieson RH, Moorhead RJ.Current management of trauma to the pancreas.Br J Sury,1991,78:1196

14. Lo AR, Beaton HL.Selective management of colonoscopic perforations. J Am Coll Surg,1994, 179:333

15. 李荣祥.肝动脉结扎在重度肝外伤中的临床应用.肝胆外科杂志,2006,14(4):271-273

16. 潘万能,李荣祥等.胰腺损伤的外科处理(附28例报告).肝胆外科杂志,1999, 7(2):100-101

17. 陈孝平.外科学(教材).(第2版).北京:人民卫生出版社,2010

18. 吴孟超,吴在德主编.黄家驷外科学.第七版.北京:人民卫生出版社,2008

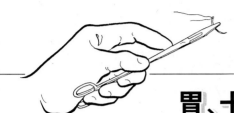

第 9 章

胃、十二指肠的外科解剖学
Surgical Anatomy of the Stomach and Duodenum

一、胃的外科解剖
surgical anatomy of the stomach

　　胃的近端为贲门,与食管相连,远端为幽门,延续至十二指肠,其间可分为胃底、胃体及胃窦三部分。胃底是胃向上高起的部位,相当于贲门的水平线以上部分。胃窦部是胃的远端部分,相当于幽门近端8cm左右的范围,胃窦与胃底部之间的部分即为胃体部分。做胃大部分切除时,一般是指切除胃组织的60%以上(图9-1)。

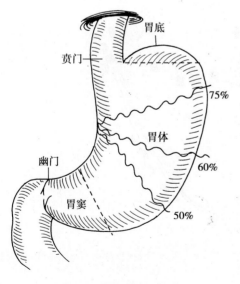

图 9-1　胃的解剖示意图

　　1. 胃的血供与回流　胃的血流丰富,其动脉血来自腹腔总动脉干的各分支,即胃左

动脉、胃右动脉、胃网膜左、右动脉及胃短动脉等。此外尚有来自膈动脉的逆行支。胃的血供在黏膜下层形成广泛的血管网,故只要保留一支主要的动脉支,胃壁便没有缺血的危险。但临床上要注意胃底的血运,该处的胃壁很薄,有发生缺血、坏死及穿孔的危险,可见于脾切除、胃底食管血管结扎治疗食管静脉曲张破裂出血(图9-2)。

　　胃的静脉回流由胃左和胃右静脉汇成胃冠状静脉至门静脉,尚有胃网膜右静脉与左结肠静脉合干汇至肠系膜上静脉。在胃的黏膜下有丰富的静脉网互相连接,当出现门静脉高压时,胃的黏膜下静脉网与食管静脉丛沟通,回流至奇静脉和半奇静脉。

　　2. 胃的淋巴引流　胃有十分丰富的淋巴引流,按胃的不同区域,淋巴流向不同淋巴结群,淋巴的流向一般伴随着胃的供血管,不过淋巴的流向与血管供血的方向相反。分为四个区域:①胃左动脉供血区;②胃右动脉供血区;③胃短动脉和胃网膜动脉的供血区;④胃网膜右动脉供血区。各区间的淋巴结系统交通丰富,最后到腹腔动脉周围淋巴结群,再及主动脉旁淋巴结经胸导管流入血液循环(图9-3)。

　　胃的淋巴引流与胃癌的转移途径关系密切,因而涉及根治性手术时淋巴结清扫的范围。临床上对胃癌的淋巴结转移的分级是根据肿瘤所在的位置所定。一般分为胃近侧

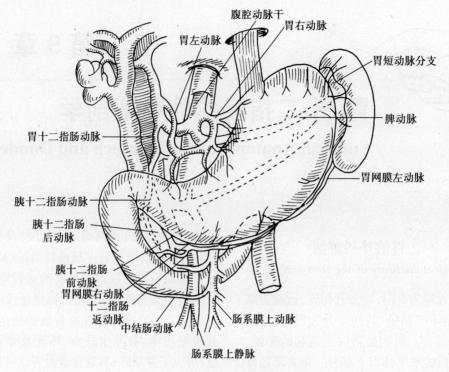

图 9-2　胃与十二指肠的动脉血供

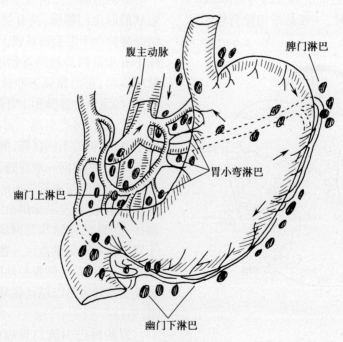

图 9-3　胃的淋巴引流
　→表示淋巴流向

1/3、中 1/3 和远端 1/3,共分为 16 组。按照淋巴结距肿瘤和其主要血管供应的远近分为三站,即淋巴结转移途径上的第一站、第二站、第三站。但临床上常有多种因素影响淋巴的引流流向而导致跳跃式的转流。

二、十二指肠的外科解剖

十二指肠位于幽门与空肠之间,紧贴于胰头部的右侧,呈半环形。全长约为 12 横指,除第一段外,其余的部分均为腹膜后,十二指肠分为四段:

第一段:又称为球部。其走行方向向后,有腹膜覆盖,较游离活动,是十二指肠溃疡的好发部位。

第二段:又称为降部。向下走行,其内侧与胰头部紧密相连,有胆总管与胰管开口在其内侧壁中点的乳头处,此点距幽门

10cm 左右,有时在乳头上方还有副胰管的开口。

第三段:又称为横部。自降部转向内侧横行,从椎体的右侧行至左侧,该部位于腹膜后,其上方与胰腺的勾突相连。其远端肠壁的前方有肠系膜上血管跨越过。

第四段:又称为外部。先向上行,然而急转成锐角向下与空肠连接,此处称为十二指肠空肠曲。空肠的起始部为悬韧带固定于腹膜后,常称为 Treitz 韧带。

十二指肠与胰腺有共同的血供,胃十二指肠动脉自十二指肠第一段后方下行,分出胰十二指肠上动脉和胃网膜右动脉。肠系膜上动脉分出胰十二指肠下动脉。上下动脉分成前后支,形成胰十二指肠前后动脉,彼此互相沟通。临床外科常把胰头和十二指肠作为一个整体对待(图 9-2)。

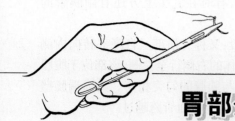

第 10 章

胃部分切除术
Partial Gastrectomy

胃切除术主要用于治疗胃的良性疾病，最常见于十二指肠溃疡和胃溃疡的治疗。胃切除治疗溃疡病已有 100 多年的历史，已被证明可收到较好的远期治疗效果。

根据切除范围的大小，胃部分切除术可分为胃大部切除术（subtotal gastrectomy）或胃次全切除术（subtotal gastrectomy）、半胃切除术（hemigastrectomy）及胃窦切除术（antrectomy）。通常应用的胃大部切除的范围是切除胃远端的 70%~75%。这个范围切除线的标志大约相当于胃小弯侧至胃左动脉的第 2 胃支与胃大弯胃网膜左动脉终末支近侧第 2 支出的连线。半胃切除的标志约相当于胃小弯侧胃左动脉第 2 分支（胃支）与胃大弯侧胃网膜左右动脉相交接处的连线。胃窦切除的界限以胃角切迹上 2cm 至胃大弯侧的垂直线为标志或与迷走神经的前 Laserget 神经末支（即鸦爪支）的最近端一支与大弯垂直连线为胃窦胃体的分界标志（图 10-1）。

胃部分切除（通常在远端部分切除）后与肠道的重建方式有胃十二指肠吻合术及胃空肠吻合术两类。

1. 胃十二指肠吻合术（Billroth Ⅰ） 将胃的残端直接与十二指肠残端吻合。这种重建方式维持了食物经过十二指肠的正常通路，比较接近正常的生理状态（10-2）。但该术式适用于胃溃疡，而十二指肠溃疡可因邻近脏器粘连或穿透性溃疡等原因，致使切除后无

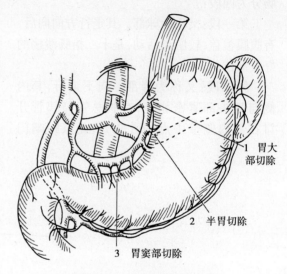

1 胃大部切除
2 半胃切除
3 胃窦部切除

图 10-1 不同范围的胃切除

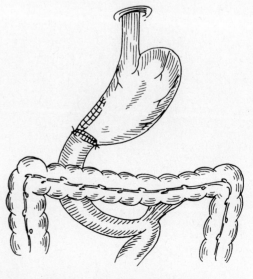

图 10-2 Billroth Ⅰ式胃切除术

足够的十二指肠用于吻合,加之为保证吻合口无张力,切除胃的量可能不够而导致术后发生吻合口溃疡。

2. 胃空肠吻合术(Billroth Ⅱ) 胃远端切除部分胃组织后,将十二指肠残端缝合关闭,残胃与空肠吻合。这种重建方式术后食物由胃直接进入上段空肠,十二指肠溃疡病变如粘连极重可以旷置而不予切除。该术式可切除较多的胃组织且吻合口仍无张力,因此较适应于十二指肠溃疡,也适用胃溃疡及胃癌根治术后的重建。但该术式引起胃肠的解剖生理变化大,手术并发症的发生率较高。

Billroth Ⅱ式手术有结肠前和结肠后吻合,胃残端有半口或全口,空肠的近端对胃大弯或胃小弯等不同的方式。胃肠外科医师不要遗忘的是最初的 Billroth Ⅱ式是将胃的残端缝合关闭,在胃前壁另做切口,于结肠前与空肠吻合(图 10-3)。以后在此基础上又有了许多的改良方法:①Polya 法:胃残端的全口与空肠于结肠前或结肠后行端 - 侧吻合,即空肠近端对胃小弯吻合(图 10-4);

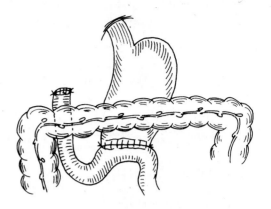

A. 结肠后胃空肠吻合

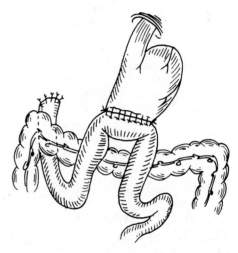

B. 结肠前胃空肠吻合

图 10-4 Polya 法胃切除术

②Hofmeister 法:将胃的残端小弯侧缝合关闭,胃残端的大弯侧于结肠后与空肠行端 - 侧吻合,即近端空肠对小弯吻合(图 10-5);③Moynihan 法:胃残端于全口于结肠前与空肠吻合,即空肠近端对胃大弯吻合(图 10-6);④Eiselberg 法:胃残端小弯侧缝合关闭,残端胃大弯侧于结肠前与空肠近端对小弯侧吻合,又称结肠前 Hofmeister 法(图 10-7)。

一般认为胃肠重建手术的方式以 Hofmeister 法较好。胆汁向胃内反流的机会少于 Polya 法,同时输入襻的长度较短,减少其并发症,目前被多数外科医生采用。关于结肠前或后的吻合,应根据患者术中情况以

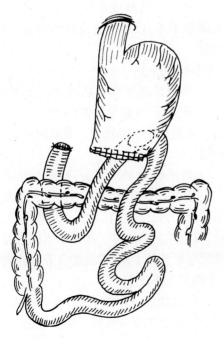

图 10-3 原 Billroth Ⅱ胃切除术

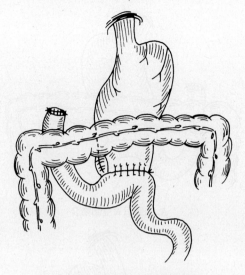

图 10-5　Hofmeister 法胃切除术

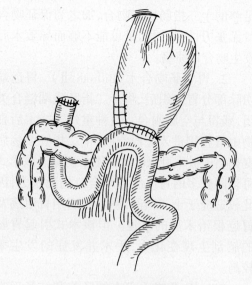

图 10-7　Eiselberg 法胃切除术

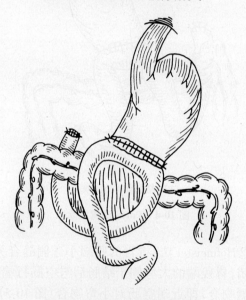

图 10-6　Moynihan 法胃切除术

及术者的经验来选择。

【适应证】

1. 十二指肠溃疡　主要用于溃疡急性穿孔。溃疡急性大出血、幽门梗阻经内科保守治疗无效。胃大部切除术治疗十二指肠溃疡的基本理论是减少壁细胞及主细胞的数量,使胃酸及胃蛋白酶原的分泌量降低,切除富含促胃液素细胞(gastrin cell)的

胃窦部,使血清促胃液素降低,切除或旷置溃疡。

2. 胃酸分泌高的胃溃疡。

3. 胃远端的肿瘤,主要是胃癌,应按恶性肿瘤的治疗原则行根治性胃大部切除术。

胃窦部切除术主要用于十二指肠溃疡行迷走神经干切断或选择性迷走神经切除术的附加手术,以解决迷走神经切除后胃引流问题。

【术前准备】

1. 全身情况及营养状况差的患者在手术前改善、纠正贫血及低蛋白血症。给予高蛋白及足量维生素的饮食。必要时补充全血及血浆。

2. 纠正水、电解质失衡,补充血容量。

3. 有幽门梗阻的患者术前 3 天起禁食,胃肠减压。每日洗胃 1~2 次。以减轻胃黏膜水肿,有利术后的恢复。择期手术的患者,术前晚肥皂水洗肠 1 次,术晨禁食并置放胃管。

【麻醉与体位】

一般取硬膜外阻滞麻醉,有可能大出血者应做气管插管全身麻醉。取平卧位。

第一节　Billroth I 式胃大部切除术

【手术步骤】

1. 切口　一般采用上腹部中线切口。

2. 胃的游离及切除　进腹后先进行探查以明确病变,确定做胃切除术后开始游离胃,一般从左侧开始游离胃大弯。自左向右逐一钳夹、切断及结扎胃网膜血管至胃网膜弓左右血管相交处以上约 4~5cm(10-8)。注意结肠中动脉与胃后壁的关系,将结肠中动脉从胃后壁推开(图 10-9)。切开十二指肠上缘腹膜,结扎切断胃右动脉,注意胃右动脉构成肝十二指肠韧带的左缘,其后方为胆总管、肝动脉、门静脉(10-10)。

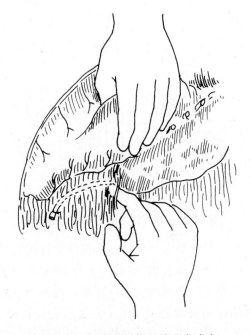

图 10-9　向胃后壁推开结肠中动脉

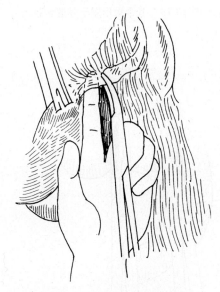

图 10-8　钳夹结扎胃网膜血管

游离十二指肠:做 Billroth I 式重建术应分离出 2~3cm 十二指肠;做 Billroth II 式重建术只需游离十二指肠 1~2cm 即可。十二指肠第一段游离后,于幽门下方上两把 kocher 钳,在两钳之间切断十二指肠(图 10-11)。

将胃的远端向左侧翻转,切断肝胃韧带左侧部分,分开胃体后壁与胰体层表面的粘连。于小弯侧预定横断胃体部位用不可吸收

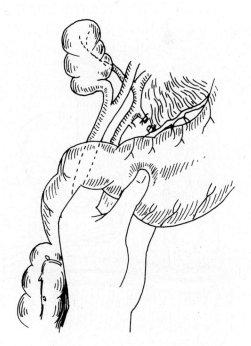

图 10-10　探及肝十二指肠的左缘

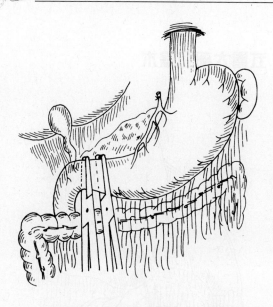

图 10-11　在两钳之间切断十二指肠

线缝 1 针做牵引及标志。于胃体大弯侧切线上一把有齿血管钳,钳夹长度约 4cm,相当于十二指肠的宽度即吻合口宽度。再于有齿血管钳的远端及近端各上一把肠钳夹闭胃腔,切断胃体。再用有齿血管钳夹住尖端斜向左上方对准预切断的部位,去除胃的远端,修剪胃残端过多突出的黏膜,残端胃小弯侧切除后间断分层缝合,再间断缝合浆肌层(图 10-12)。

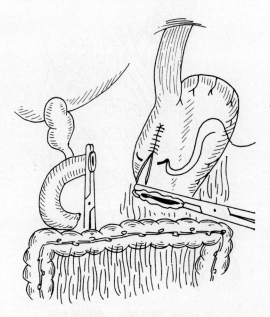

图 10-12　缝合胃小弯侧

3. 胃十二指肠吻合　于胃后壁缝 4~5 针固定于胰腺包膜以上,减少胃十二指肠吻合口的张力(图 10-13)。间断缝合胃后壁与十二指肠后壁(图 10-14)。

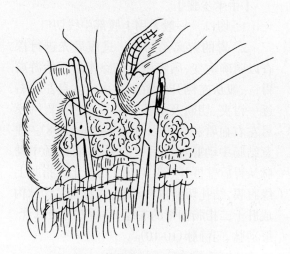

图 10-13　缝合胃后壁于胰腺包膜上

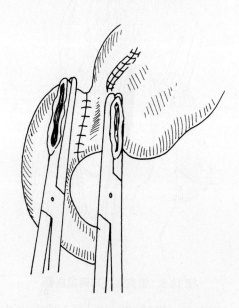

图 10-14　缝合后壁浆肌层靠拢收紧打结

用 1 号丝线间断缝合吻合口后壁,也可将十二指肠前壁断端剪开,以扩大十二指肠的开口(图 10-15)。再将吻合口前层间断缝合,并间断缝合浆肌层。胃小弯缝合处的三角以褥式缝合加强(图 10-16)。

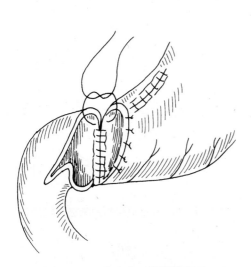

图 10-15 扩大十二指肠的开口

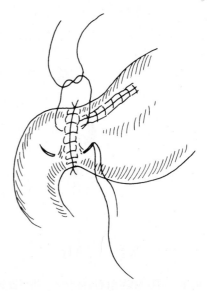

图 10-16 胃小弯三角处褥式缝合加强

第二节 Billroth I 式胃大部切除器械吻合法

【手术与步骤】

1. 胃与十二指肠的游离方法同手缝法。

2. 先做胃体部横断 于小弯侧预定横断线处缝一牵引线做标志,胃大弯侧用组织钳夹住向下牵拉,将胃管调整于切线的上部胃腔,以避免缝合器钉住,夹住胃小弯侧的前后壁(胃体部宽者用 XF90,较窄者用 XF60 为宜),留下胃大弯侧 4~5cm,上一把有齿血管钳,其尖端应与 XF 前端靠拢。在调整 XF 间断至 1~2mm 时"击发"即完成缝合。胃远端上肠钳,沿 XF 及有齿血管钳远侧切断胃壁,去除 XF 后可见胃残端的钽钉缝合线(图 10-17)。

3. 切断十二指肠 于十二指肠远端上一把肠钳,在幽门下方切断十二指肠后移除胃的远端,十二指肠残面用细的不吸收缝线绕过荷包缝合以备用(图 10-18)。

4. 用 GF 做胃十二指肠吻合 将胃大弯侧的残端切缘缝合 4~6 针止血并做牵引,吸净胃腔内积液,在胃后壁大弯侧距残端 3~4cm 处用弯血管钳由胃腔内向外壁戳一小口,将抵针座的中心杆经该切口插入胃腔,再

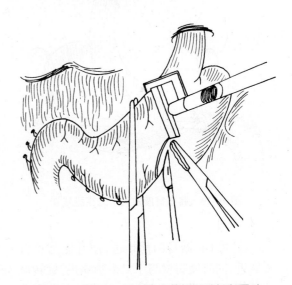

图 10-17 沿 XF 及有齿血管钳远端切断胃壁

从胃的残端引出,助手握住中心杆,将抵针座放入十二指肠残端(图 10-19)。

5. 收紧结扎荷包缝线 使十二指肠残端均匀地分布被结扎于中心杆并交绕抵针座,用血管钳夹住中心杆使其固定,将 GF 器的身柱套于中心杆上,顺中心杆经胃残端进入胃腔(图 10-20)。

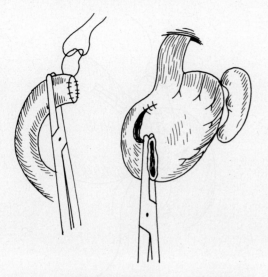

图 10-18 不吸收缝线荷包缝合十二指肠残端备用

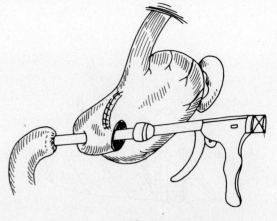

图 10-20 中心杆经胃残端进入胃腔

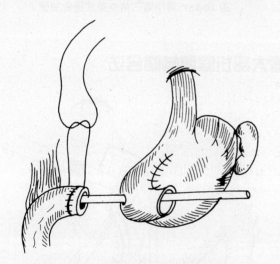

图 10-19 将抵针座放入十二指肠残端

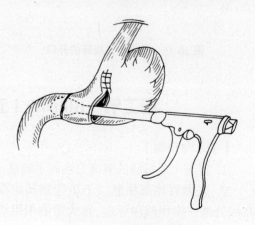

图 10-21 击发完成吻合

6. 将 GF 器身向前推进,使针座与抵针座靠近,同时使胃壁与十二指肠靠拢,旋转尾端的螺丝,调节间距至 1~2mm 后,击发完成吻合(图 10-21)。

7. 取出吻合器 从残胃端可见吻合口。胃大弯残端再用 XF 缝合关闭,再用切线间断缝合浆肌层(图 10-22,23)。

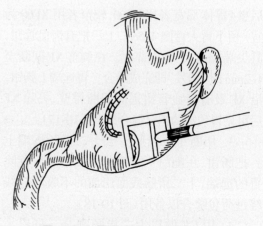

图 10-22 胃残端再用 XF 缝合关闭

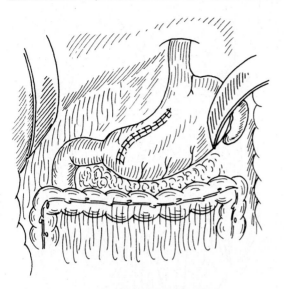

图 10-23 再用切线浆肌层缝合

8. 另一种方法即在切断十二指肠后，将 GF 通过扩大的幽门进入胃腔，完成胃体后壁大弯侧与十二指肠的吻合，然后再用 XF90 于吻合口以下 1~2cm 处将胃缝闭并切除。

Billroth I 式胃大部切除采用订书机式胃肠吻合技术完成的吻合口实际上是十二指肠与胃后壁的端 - 侧吻合。这种吻合方式比较符合十二指肠第一段由前向后走向的解剖关系，避免可能发生的吻合口处扭曲折叠显现。

第三节 Billroth II 式胃大部切除术

【手术步骤】

1. 胃和十二指肠的游离方法同 Billroth I 式手术。

2. 切断十二指肠及缝合残端，在幽门下预定的十二指肠切断处上两把有齿血管钳，在其间切断十二指肠，将胃的左侧翻开（图 10-24）。用 4 号不吸收丝线将十二指肠残端间断或连续缝合，常用的连续缝合是绕有齿血管钳做全层缝合，缝线暂不拉紧（图 10-25）。待缝合完毕后，分开血管钳后再将缝线拉紧，打结。再用缝线的一端连续缝合浆肌层（图 10-26）。

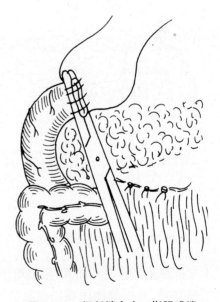

图 10-25 间断缝合十二指肠残端

3. 十二指肠残端较长时，可在十二指肠远端上一把肠钳，横断十二指肠后残端开放，

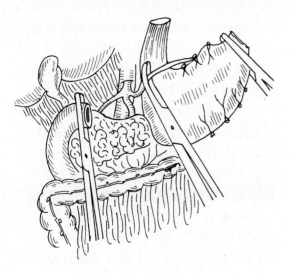

图 10-24 翻开胃的左侧

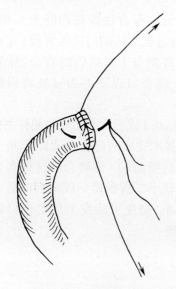

图 10-26　缝合浆肌层

用不吸收缝线做残端全层浆肌层间断缝合（图 10-27），十二指肠残端再加浆肌层缝合（图 10-28）。

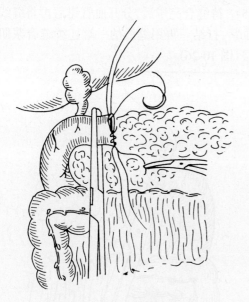

图 10-27　残端全层浆肌层缝合

十二指肠溃疡病变范围大，瘢痕组织多或有后壁穿透，残端缝闭困难。详见"十二指肠溃疡并发症的处理"章节。

4. 胃左动脉切断及胃切除的方法步骤同 Billroth Ⅱ式手术。

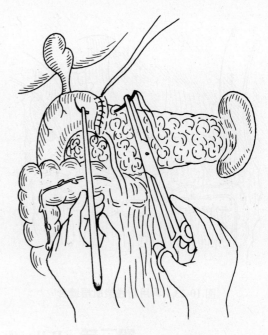

图 10-28　残端再加浆肌层缝合

5. 结肠后胃与空肠吻合，提起横结肠，显露出结肠系膜及血管，于结肠中动脉左侧无血管区横结肠系膜上做一截孔长约 5cm。找到空肠近端的屈氏韧带（Treitz 韧带）将其剪开使上端空肠垂直以缩短空肠输入襻（图 10-29）。

6. 将横结肠系膜的切口后半部与残胃后壁缝合固定 4~6 针，缝合应距残胃切口 5~6cm，将空肠从切口系膜提到横结肠系膜上面并与残端靠拢做空肠吻合，将胃残端的有齿血管钳向前翻转显露其后壁与空肠靠拢，用 0 号或 1 号不吸收丝线做浆肌层间断缝合，缝合线距有齿血管钳 1cm 左右（图 10-30）。

7. 沿着有齿血管钳切开胃前后壁，做黏膜下缝扎止血。于胃和空肠侧各上一把肠钳，距浆肌层缝线约 0.5~1cm 并与其平行切开空肠壁，切口长度应与胃残端口相等，然后缝合吻合口后壁，用不吸收细线间断全层缝合（图 10-31）。

8. 吻合口前壁亦可用不吸收的细线全层间断缝合，松开空肠及上胃的肠钳（图 10-32）。再用 0 号不吸收线缝合前壁的浆肌层。

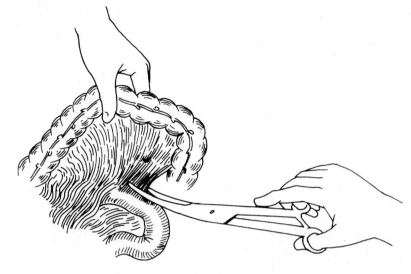

图 10-29　剪开空肠屈氏韧带

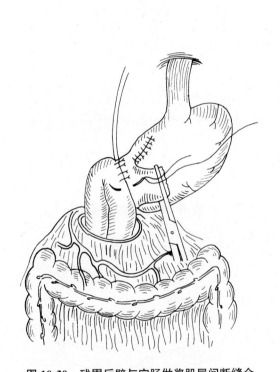

图 10-30　残胃后壁与空肠做浆肌层间断缝合

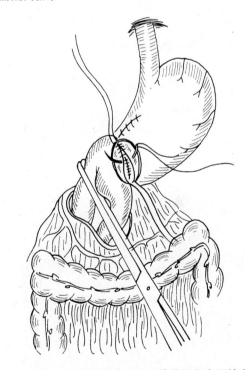

图 10-31　肠合口后壁用不吸收线间断全层缝合

将吻合口置于横结肠系膜的下方,缝合横结肠系膜孔的前端于胃前壁上,缝合处应距吻合口 4~6cm 为宜(图 10-33)。

9. 结肠前胃与空肠吻合,将横结肠系膜提起沿其系膜部相当于第 1 腰椎左侧转到 Treitz 韧带起始部,距 Treitz 韧带 15~20cm 空

肠系膜对侧缝两针牵引线作为吻合口的标志,将该段的空肠上提与胃残端靠拢,空肠系膜与横结肠系膜的下面用不吸收的线缝合固定 3~4 针,以防内疝形成。将胃残端的有齿血管钳翻转显露出胃残面的后壁,将空肠与胃后壁的浆肌层缝合,缝合线应距有齿血管

口相等,开始缝合吻合口的后壁,用不吸收细线全层缝合,可间断法为宜,后壁缝合完毕,转向吻合口的前壁全层缝合间断法(图 10-34)。

去除肠钳,用细丝线间断缝合浆肌层,吻合口与胃残端缝合口交接的三角处加缝 1 针荷包缝合(图 10-35)。

Billroth Ⅱ式胃大部切除术的吻合器法与 Billroth Ⅰ式法大体上基本一致。

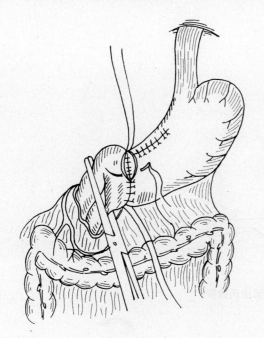

图 10-32　用不吸收线全层间断缝合吻合口前壁

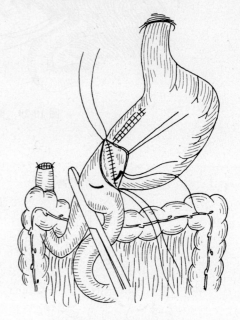

图 10-34　全层缝合间断法

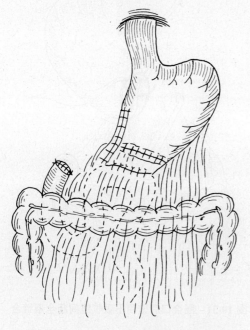

图 10-33　将吻合口置于横结肠系膜的下方

钳 1cm 左右。沿着有齿血管钳切开胃浆肌层,用 Billroth Ⅰ式法缝扎胃黏膜下血管并切除胃残端钳夹的组织。胃及空肠侧各上一把肠钳暂时夹闭胃肠腔,距浆肌层缝线的 0.3~0.5cm 并与之平行切开空肠腔,其长度应与胃残端

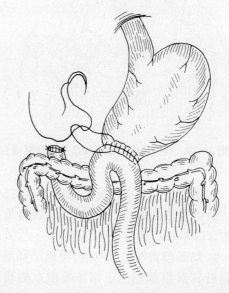

图 10-35　胃残端缝合口三角处加缝 1 针荷包缝合

第四节　近端胃部分切除术

近端胃部分切除术是指切除胃的近端及胃贲门部后,胃的远端与食管吻合。流术式可以经腹、经胸、经胸腹联合切口来完成。

【适应证】

1. 胃体部及贲门部的肿瘤,其中包括胃贲门癌及较大的胃良性肿瘤。

2. 内科治疗无效的胃体及贲门溃疡或并有溃疡穿孔者。

3. 门静脉高压致胃体或食管静脉曲张破裂出血或贲门黏膜撕裂症并上消化道出血。

【术前准备】

同远端胃部分切除术。

【麻醉与体位】

一般采用气管插管全麻。根据手术径路选择体位。

【手术步骤】

本节主要描述经腹入路,用胃肠吻合器的近端胃切除术。

1. 上腹正中切口,上端应超过剑突2cm,以充分显露膈下手术野。

2. 探查腹腔明确病变后,开始近端胃的游离,至胃底部时,沿着脾胃韧带逐一切断结扎胃短血管,一直到胃贲门部 His 三角区。再游离近端胃的小弯侧至贲门下小弯的内侧游离出胃左血管,钳夹后切断结扎。于贲门上方横行切开膈食管韧带,游离食管下端的前面及两侧,迷走神经前干紧贴于食管下端的前壁,将其切断结扎。此时,术者用右手示指由食管下端右侧缘沿食管前壁右侧分开,食管的后壁与膈肌脚之间为疏松组织容易分开。用牵引带将食管牵拉,向上分离至距贲门上食管 5~7cm,将胃体底部向右翻开,分离胃后壁与胰腺的粘连,同时切断结扎胃后壁的胰上缘等处止血管。

3. 于胃体大弯侧预定切断线钳夹一把

有齿血管钳,夹持胃壁长度约 4cm,小弯钳夹一把 XF90 与有齿血管钳相接,调整好间距后击发(图 10-36)。

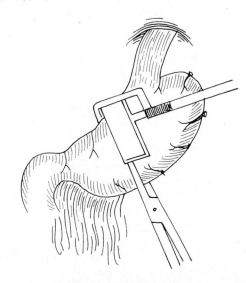

图 10-36　调整好间距后击发

4. 将胃管拉于食管内,于贲门上横断食管,将近端胃组织去除,食管切缘不吸收缝线连续绕边荷包缝合备用(图 10-37)。

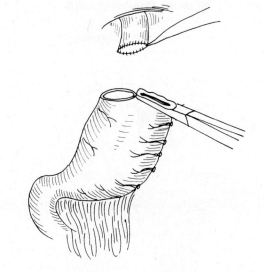

图 10-37　食管切缘不吸收缝线连续绕边荷包缝合备用

5. 放开胃大弯侧残端的有齿血管钳,在残端边缘缝 4 针牵引线,用血管钳经残胃腔进入胃后壁大弯侧距残端 3~4cm 处戳一小切口,将 GF 抵针座的中心杆经此小切口进入胃腔再由胃腔残端伸出,术者握住中心杆,将抵针座放入食管的断端,收紧结扎荷包缝合线,使食管壁均匀地围绕抵针座,再将 GF 器身套在中心杆上,顺中心杆进入胃腔(图 10-38)。旋转尾端螺丝使针座与抵针座靠拢,调节间距至 1~2mm,然后击发完成吻合(图 10-39)。

6. 用不吸收线缝合吻合口浆肌层,再做幽门成形术(图 10-40,41)。

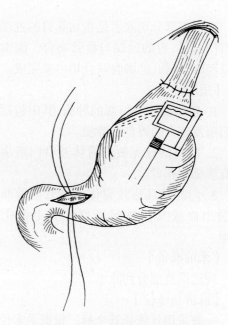

图 10-40　不吸收线缝合吻合口浆肌层

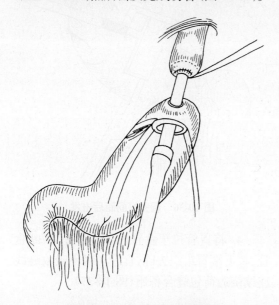

图 10-38　顺中心杆进入胃腔

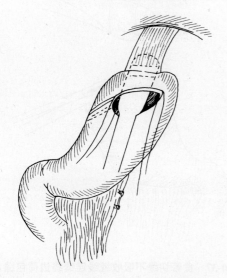

图 10-39　调整间距,击发完成吻合

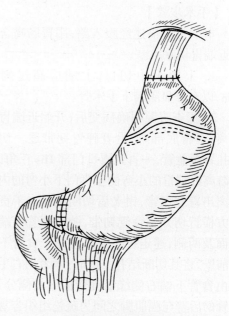

图 10-41　幽门成形术

第五节　高位胃溃疡的手术

一、高位胃小弯溃疡切除术
high gastric ulcer resection

高位胃小弯溃疡指溃疡距贲门较近,切除缝合后不会影响贲门的通畅及功能,可切除溃疡在内的胃小弯并保留较多的胃大弯,做 Billroth Ⅰ 式或Ⅱ式重造。

【手术步骤】

1. 游离及切断十二指肠,沿胃大弯向左游离至胃网膜左右动脉交界处,胃小弯侧游离至贲门处,切断结扎胃左动脉的胃支,注意保留食管支,在大弯侧预定切断部位与大弯垂直上一把有齿血管钳,沿有齿血管钳的远端切除大弯侧壁至血管钳尖端,再于胃小弯溃疡近端与有齿血管钳之间钳夹一把长弯有齿血管钳(图 10-42)。

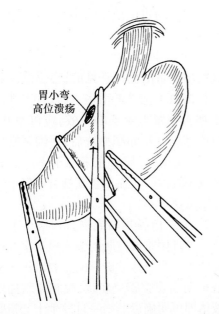

胃小弯
高位溃疡

图 10-42　切断十二指肠后,切除病灶内的胃远端

2. 沿着血管钳右侧将胃弯溃疡及胃远端一并切除,胃小弯侧残端间断缝合加浆肌层缝闭,胃残端与空肠吻合(图 10-43)。

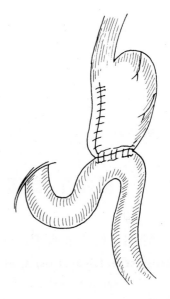

图 10-43　胃残腔与空肠端 - 侧吻合

二、贲门前溃疡切除术
cardia ulcer excision

这一部位的溃疡切除后可能造成食管下端及贲门的狭窄,需用套型的方法来修复以扩大食管下端的开口。

【手术步骤】

1. 位于贲门部小弯侧的溃疡切除线应绕过溃疡的近端边缘,需切除部分贲门及食管的前壁并保留贲门下胃小弯侧部分组织(图 10-44)。

2. 切除胃部分组织后,将小弯侧的部分胃组织黏膜层剥除作为覆盖修复食管壁的缺损。根据修复情况,以大弯侧为主的残胃与空肠做结肠前端 - 侧吻合(图 10-45)。

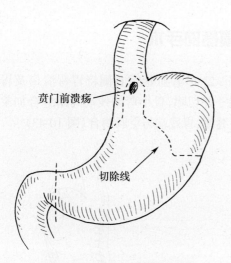

图 10-44 贲门前溃疡示意图

贲门前溃疡

切除线

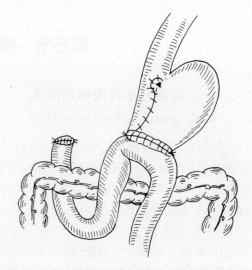

图 10-45 胃大弯为主的残胃与空肠结肠前吻合

第六节 胃部分切除术的术后处理和并发症

一、胃部分切除术的术后处理
partial gastrectomy postoperative treatment

1. 麻醉清醒后应取半卧位。

2. 禁食,保持胃肠减压通畅,持续 2~3 天空肠蠕动功能恢复。记出入量和性质,有无胆汁。

3. 应用广谱抗生素。

4. 维持水、电解质平衡及营养支持,术前营养情况差或有贫血者,应适当输入血或血浆。

5. 术后 3~4 天胃肠功能恢复后可进流质饮食,术后 5~6 天开始进半流质饮食,以后逐步增加饮食量。

6. 若术后有胃排空延迟,应保留胃肠减压管和进行营养支持。

其他同腹部外科的一般手术处理。

二、胃部分切除术的近期并发症
shert-term complications of gastric resection

1. 出血 胃手术后的出血可发生在胃内,也可发生在腹腔内。腹腔内出血多数由手术不完善或结扎线脱落所致。主要在术后早期出现失血性休克,一旦及时发现应手术止血。常见的胃内出血部位在胃肠吻合口、胃残端缝合口及十二指肠残端,后者多发生于十二指肠溃疡旷置术后。胃切除术后从胃管吸出少量的血是常见的,会逐渐减少至无。如出血不止逐渐增多,经胃管内灌注冰盐水加去甲肾上腺素均无效,应再次开腹,将胃前壁切开清除积血块后,仔细观察出血部位,缝扎止血,如出血来源于十二指肠残端,应拆除缝线,止血后重新缝合或经十二指肠置管造瘘。

2. 十二指肠残端或吻合口瘘 十二指肠残端处理困难或空肠的输入段狭窄或梗阻是促使十二指肠残端破裂的重要因素。临床表现早期出现腹膜炎症状,腹腔穿刺抽出胆汁液体即可明确诊断。一旦发生十二指肠残端瘘,应及时手术处理,吸净腹腔内积液,用大量生理盐水冲洗腹腔,于瘘口附近放置双套管冲洗及负压吸引持续胃肠减压,给予肠内外营养支持及广谱抗生素的应用。必要时经十二指肠残端置管做外引流,术后 2 周左右周围已形成瘘道壁后拔除导管。

吻合口瘘多发生于胃肠吻合口与胃残端缝合口交界的三角区,手术时在该处增加 1 针荷包缝合是不可少的步骤。吻合口的张力大也是发生瘘的因素之一。因而手术中应注意使吻合口无张力,吻合口瘘的临床表现和处理原则与十二指肠残端瘘基本相同。

3. 梗阻 常见的有胃排空障碍、输入襻梗阻、输出襻梗阻和内疝。

(1) 胃排空障碍:胃部分切除术残胃的内容物不能通过吻合口进入肠道而发生胃滞留,无论是功能性的还是机械性的因素统称为胃排空障碍。一般认为与下列因素有关:①胆汁反流引起急性反流性胃炎,吻合口及胃黏膜水肿、糜烂;②支配胃的迷走神经被切断,胃的蠕动功能减退;③电解质紊乱;④精神因素等原因。

主要的临床表现为上腹饱胀及呕吐。机械性吻合口梗阻做胃肠减压后出现症状,功能性的排空障碍多发生在手术后 7~10 天。纤维胃镜检查对于鉴别机械性或功能性梗阻有重要作用。功能性梗阻经保守性综合治疗,在半月后一般可逐渐恢复。少数患者还需更长时间的治疗,不宜急于手术探查。如经胃镜等探查确诊为机械性梗阻或狭窄,应再次手术切除梗阻部位,重新吻合。

(2) 输入空肠段梗阻:Billroth Ⅱ式胃部分切除术后发生输入段梗阻的常见因素有:①输入空肠段过短或空肠与胃吻合处形成锐角引起梗阻,主要发生在近端空肠对胃小弯时发生;②结肠前胃空肠吻合时,结肠下坠压迫输入空肠段;③输入空肠段过长产生扭曲或粘连;④结肠后胃空肠吻合时横结肠系膜孔下滑压迫输入空肠段引起梗阻(图 10-46~50)。

输入段的空肠梗阻临床主要表现为上腹部剧痛,饱胀、恶心、呕吐,上腹部包块,典型

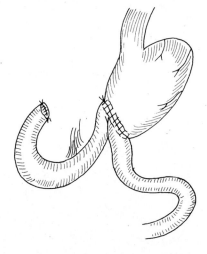
图 10-46 输入段对小弯侧的吻合口过高导致成角

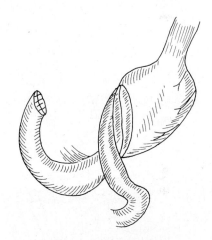
图 10-47 吻合口缝合扭曲

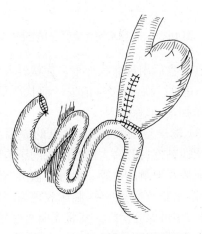
图 10-48 输入空肠段过长粘连扭曲

169

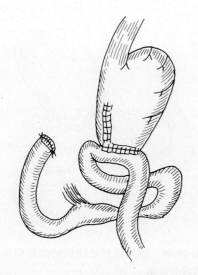

图 10-49　输入空肠段疝入肠系膜后间隙

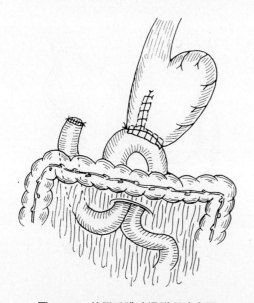

图 10-50　结肠系膜孔滑脱压迫空肠

的是在进食后出现症状加重。症状轻者保守治疗一段时间后可缓解消失。症状严重者,应手术探查,解除病因。

(3) 输出空肠段梗阻:常见的原因为空肠输出段粘连,扭曲,大网膜团块的压迫即横结肠系膜孔下滑压迫等。也可因输出空肠段的炎症、水肿及痉挛所致,临床表现为高位小肠梗阻,多可保守治疗。症状无明显好转,则手术探查,做相应处理。

(4) 内疝:Billroth Ⅰ式胃部分切除术后空肠输入段肠系膜与横结肠系膜之间有一间隙,小肠段可以从左向右或由右向左进入这一间隙,形成内疝,特别是空肠输入段过长时容易发生,发生的内疝时间都在术后早期。因术后肠蠕动快及后间隙尚未形成粘连更易发生。极少数可在数月后发生,临床表现为肠梗阻症状,一旦确诊应手术探查结肠梗阻病因(图 10-51,52)。

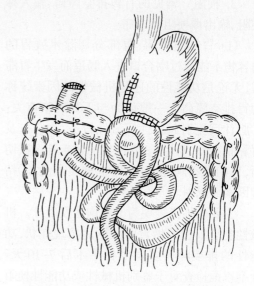

图 10-51　输入段空肠从右向左疝入肠系膜后间隙

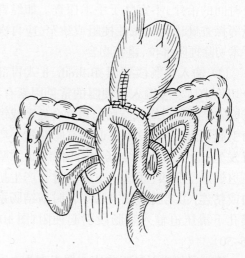

图 10-52　输出段空肠从左向右疝入肠系膜后间隙

4. 胆总管损伤　由于十二指肠溃疡炎症水肿及瘢痕组织增生改变了正常的十二指肠与胆总管的关系,在游离十二指肠时未加注意则易损伤。如术中发现应修复并置 T 形管,术后发现应及时探查正确处理。行胃部分切除时,如发生十二指肠溃疡、瘢痕加重应做旷置术,如必须切除,可先切开胆总管,插入导尿管引导为标志,或术前做 ERCP 检查置管,手术结束时,放置 T 形管引流。

5. 胃与回肠错误吻合　做 Billroth Ⅱ 式胃部分切除时,误将胃与回肠吻合是少见而严重的并发症。主要临床表现为严重的腹泻,进食不久即排大便并带有未消化食物。时间较长,患者出现贫血及低蛋白血症等表现。为防止这种错误的吻合,术中应确定好十二指肠空肠曲(Treitz 韧带)的部位,并在预定吻合处缝两针牵引线作为标记,吻合前再次检查。

三、胃部分切除术的远期并发症
long term complications of partial gastrectomy

1. 复发性溃疡　胃大部切除术后溃疡复发或吻合口溃疡多发生于十二指肠溃疡患者,行 Billroth Ⅱ 式手术多于行 Billroth Ⅰ 式手术者。溃疡复发的原因是胃酸未能有效地降低,主要有以下几种:①胃切除的量不够,保留了较多的胃体部;②十二指肠残端多有胃窦黏膜残留,残留的黏膜在碱性的胆汁和胰液刺激下,胃窦黏膜的 G 细胞分泌大量的促胃液素,刺激壁细胞分泌胃酸;③胰源性溃疡:又称为 Zollinger-Ellison 综合征。即在胰腺或十二指肠附近存在胃泌素瘤,由于这种肿瘤分泌大量的促胃液素不断地刺激壁细胞大量分泌胃酸,导致产生消化性溃疡。

胃大部切除术后复发性溃疡多位于吻合口附近的空肠或发生在吻合口,复发性溃疡内科治疗往往无效,常需再次手术。其手术方式有:①再次做胃部分切除术,重新做胃肠吻合;②选择性迷走神经切断术;③迷走神经切断加再次胃部分切除术。

胃泌素瘤患者应仔细检查胰腺及十二指肠。若能发现肿瘤(60%~70% 为恶性,常伴有淋巴结或肝转移)应予切除。由于胃泌素瘤一般较小,不易发现,且有多发,完全切除困难时,可做全胃切除。

2. 倾倒综合征　胃大部切除后部分患者进食后出现上腹部不适,心慌,头晕,出汗无力,恶心或呕吐,腹泻以及血管神经系统等症状,称为倾倒综合征。一般认为与下列综合因素有关:①胃部分切除后失去了幽门的功能;②高脂性食物大量进入小肠后,组织内的水分被吸入肠腔,使全身的血容量骤减;③空肠黏膜的嗜银细胞受刺激后释放出多量 5- 羟色胺,导致血管的运动障碍,肠蠕动加快所致。

多数倾倒综合征症状轻,可行非手术治疗。随着手术指征及适应证的严格掌握及手术技术水平的提高,该并发症已有减少的趋势。极少数确需手术治疗者,无论采用何种手术方式,都是围绕增加胃的容量及延缓胃的排空时间而设计。

3. 胆汁反流性胃炎　胃部分切除后,由于失去了幽门的功能,十二指肠内容物容易向胃内反流。主要临床表现为上腹痛及胃灼热感,进食后疼痛加重,常呕吐胆汁样胃液。因此,患者出现消瘦,营养不良,体质下降,症状严重者不能正常生活或工作。

胃大部切除术后大多数胆汁反流性胃炎症状较轻,经内科保守治疗症状逐渐减轻好转。经长期内科治疗无效,应考虑手术。手术的基本原理都是围绕如何防止十二指肠液向残胃反流。常用方法有几种,但较为有效地是将 Billroth Ⅱ 式改为 Roux-en-y 吻合或将输入空肠段与输出空肠段侧 - 侧吻合,如原吻合口的输出口空肠处通畅(制订最佳),可将进入吻合口处的输入段切断或用不吸收线结扎。为防止吻合口溃疡应加做迷走神经切断术（图 10-53、图 10-54）。

　　笔者对术后胆汁反流性胃炎经内科保守治疗无效者均做迷走神经切断术加吻合口切除改 Roux-en-y 吻合术，或输入段情况尚好均与输出段侧 - 侧吻合（但侧 - 侧吻合口要在 4~5cm 为宜）。如原吻合口的输出口水肿不严重，可结扎输出段（近吻合口处结扎）（图 10-55），术后收到良好效果。近年来笔者在做 Billroth Ⅱ式胃部分切除术时均采用上述术式，特别是 Roux-en-y 吻合术，获得满意疗效。

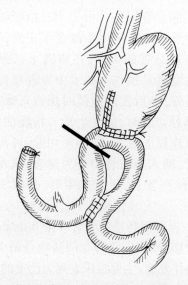

图 10-54　胃残端与空肠端 - 侧吻合，输入襻与输出襻侧 - 侧吻合，输入襻近胃吻合口处切断缝闭或结扎

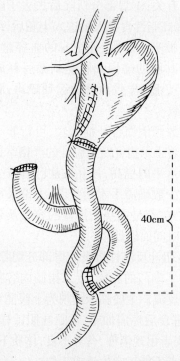

图 10-53　空肠与胃残端 Roux-en-y 吻合

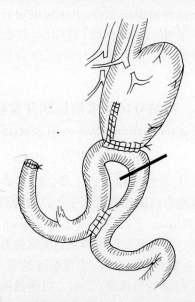

图 10-55　胃残端与输出襻端 - 侧吻合，输出襻距胃肠吻合处切断缝闭或结扎，输入襻与输出襻侧 - 侧吻合

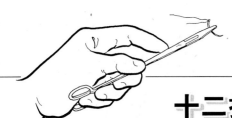

第 11 章

十二指肠溃疡并发症的处理
Treatment of Duodenal Ulcer Complications

反复发作的慢性十二指肠溃疡可发生很多急性和慢性并发症,需要特殊的手术处理。其中最常见的有溃疡穿孔、溃疡大出血、慢性穿透性后壁溃疡等。如患有胃溃疡,除了上述的并发症外还可发生溃疡恶变。

一、溃疡穿孔修补术
repair of peptic ulcer perforation

溃疡穿孔多发生在十二指肠球部前壁,属于腹部外科急腹症之一。

溃疡病穿孔的开放手术治疗主要是将穿孔的溃疡做穿孔修补术,外加大网膜覆盖。如条件许可,可做一期胃大部切除,穿孔修补附加迷走神经切断术及胃引流术,穿孔修补附加高选性迷走神经切断术(图 11-1)。

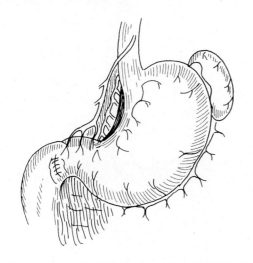

图 11-1 十二指肠溃疡穿孔修补术加高选迷切术

二、十二指肠后壁溃疡出血手术
the operation of duodenal back ulcer bleeding

十二指肠后壁的慢性穿透性溃疡可致胃十二指肠动脉的分支处溃破而发生大出血(图 11-2)。溃疡病出血多见老年患者,有动脉硬化和溃疡的纤维瘢痕化,出血不易保守治疗,当内科疗法不能止血时应尽早手术。

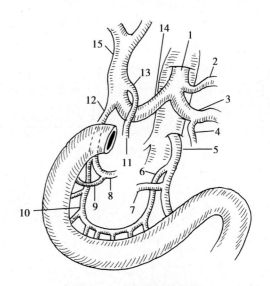

图 11-2 十二指肠的血供
1. 腹腔动脉;2. 胃左动脉;3. 脾动脉;4. 胰背动脉;5. 肠系膜上动肠;6. 胰十二指肠后下动脉;7. 胃网膜左动脉;8. 胃网膜右动脉;9. 十二指肠返动脉;10. 胰十二指肠上前动脉;11. 胃右动脉;12. 胃十二指肠动脉;13. 胃右动脉起始处;14. 肝总动脉;15. 肝固有动脉

因溃疡的底部就是胰腺组织,手术时无必要试做切除溃疡,这样有可能造成胆胰管损伤。将十二指肠后壁从溃疡底的边缘分开,使溃疡仍保留在胰头处,即所谓溃疡旷置,常规溃疡底部出血的动脉可做 U 形缝扎止血,外再加 8 字缝合(图 11-3)。结扎胃十二指肠动脉和胃网膜右动脉,使出血完全停止。

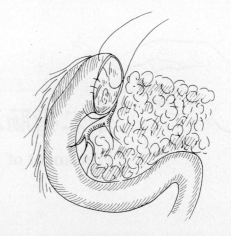

图 11-5 将十二指肠的前壁缝合于溃疡的上缘,用十二指肠前壁将溃疡覆盖

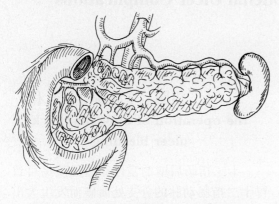

图 11-3 游离十二指肠外侧,U 形缝扎止血

另一种常用手术方法是 Aissen 修复法,即将十二指肠前壁缝在十二指肠溃疡的下缘,亦即是十二指肠的后壁边缘,然后再将十二指肠的前缘浆肌层缝在溃疡的上缘,使十二指肠的前壁覆盖溃疡面并将溃疡旷置(图 11-4~6)。十二指肠残端以大网膜覆盖后,再按 Billroth Ⅱ 式胃肠道重建(图 11-7)。必要时可做十二指肠残端置管减压。右肝下区放置引流管。术后处理同胃部分切除术。

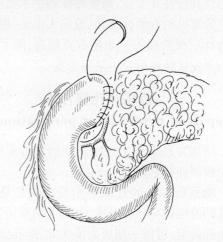

图 11-6 将十二指肠前壁缝合固定于胰腺被膜上

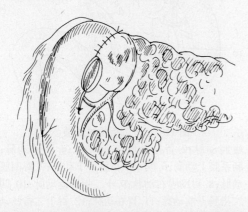

图 11-4 将十二指肠段前缘缝于十二指肠溃疡的下缘和十二指肠端的后缘上,即将溃疡排出于肠腔外

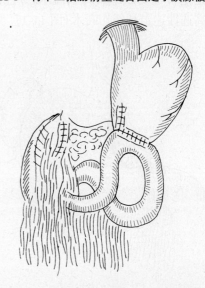

图 11-7 将大网膜覆盖于十二指肠残端

174

三、十二指肠溃疡旷置术
duodenal ulcer exclusion surgery

当十二指肠溃疡因炎症水肿,瘢痕组织形成,界线不清,特别是十二指肠后壁慢性穿透性溃疡和十二指肠的壶腹后溃疡,手术切除很困难,有损伤胆管、胰管和十二指肠残端愈合不良,发生十二指肠破裂和肠瘘的危险,在这种情况下不必强行切除,比较安全的是实行切除胃窦黏膜的十二指肠溃疡排斥手术,亦称为旷置术(Bancroft operation)。

【手术步骤】

1. 游离胃至幽门窦部距幽门约 5cm,保留胃右动脉、胃网膜右动脉以保证胃窦部的血供。

2. 切开胃远端的浆肌层,在黏膜下完整剥离至幽门环。

3. 在离幽门约 5cm 处切断胃壁,胃的近端做常规的胃大部切除术。

4. 切除剥离的胃窦黏膜,缝合关闭幽门的黏膜层和浆肌层。

5. 十二指肠壶腹部及溃疡留于原位(图 11-8~11)。

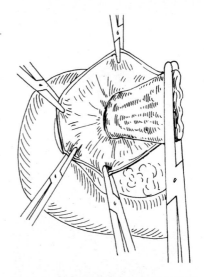

图 11-9　完整剥离胃窦黏膜至幽门环

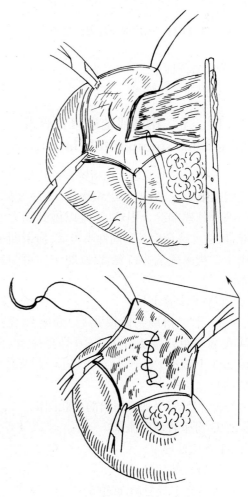

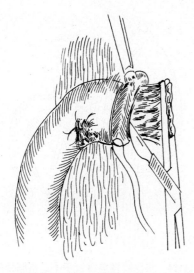

图 11-8　切开胃窦部浆肌层,黏膜下剥离胃窦黏膜直至胃窦黏膜完整剥离至幽门环

图 11-10　将剥离的胃窦黏膜逐一剪除,并连续(或荷包缝合法)缝合关闭幽门环之黏膜层

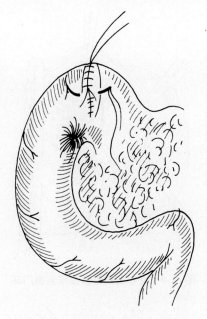

图 11-11　两层缝合胃窦之浆肌层

【术后处理】

同胃部分切除术。

四、十二指肠残端造口置管术
duodenal stump fistula intubation

若在手术中发现十二指肠溃疡周有较广泛的瘢痕组织,肠壁的组织水肿,变厚变硬,切除后其残端缝合困难,亦难以做到满意的缝合,估计缝合后其牢固性不可靠,应果断采用十二指肠残端造口置管,以防十二指肠残端瘘。

【手术步骤】

1. 十二指肠切除溃疡后,缝闭残端并从残端或距残端 2cm 置入 16 号导尿管(另剪 2~3 个侧孔)直到十二指肠降段(图 11-12~14)。

2. 将导管另切口引出的皮肤固定。

3. 肝下置放引流管。

【术后处理】

同胃大部切除术。

保持造口导管减压通畅。

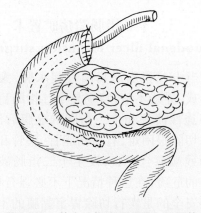

图 11-12　从十二指肠残端置入导尿管

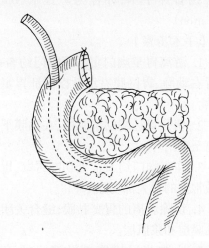

图 11-13　距十二指肠残端 2cm 置入导尿管

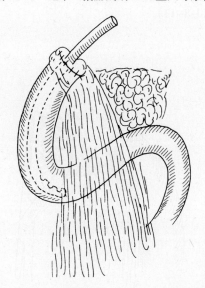

图 11-14　将网膜覆盖缝合于十二指肠残端处

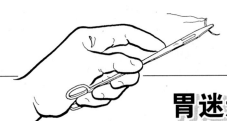

第 12 章

胃迷走神经切断术
Gastric Vagotomy

胃迷走神经切断术主要用于治疗十二指肠溃疡病。十二指肠溃疡患者胃酸都较高，到目前为止，控制胃酸分泌仍然是治疗十二指肠溃疡的主要手段，胃酸分泌的多少与壁细胞的数量有关，同时不受神经系统及内分泌因素的支配与调节。20 世纪 40 年代，经 Pragstedt 首先提出倡导切断迷走神经的方法来治疗十二指肠溃疡，因其手术简便，手术的死亡率和并发症低于胃大部切除术，故被广泛采用。后经技术上的改进，发展成为选择性迷走神经切断术和高选择性近端胃迷走神经切断术，即单纯性切断胃壁细胞群的迷走神经支配。前二者的手术已同时切断了胃窦的运动神经支配，故需增加胃的引流术，这在一定程度上增加了迷走神经切断术的复杂性。

【适应证及术前准备】

同胃部分切除术。

【麻醉与体位】

仰卧位，持续硬膜下麻醉或全身全醉。

一、迷走神经干切断术
truncal vagotomy

【手术步骤】

1. 上腹正中切口进腹，显露左肝外叶，一般情况下可不切断左肝三角韧带。以充分暴露左膈下，充分游离食管下段，沿腹膜下疏松结缔组织将腹膜与食管前壁进行分离（图 12-1）。

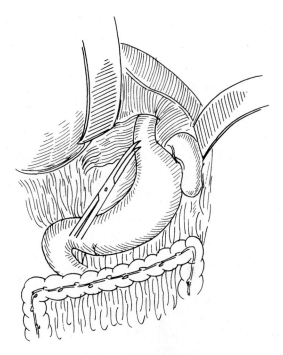

图 12-1　分离食管前壁的腹膜

2. 若膈食管裂孔处显露有困难，亦可先游离肝左外叶，将其牵向右侧，注意保护脾脏预防损伤。

3. 切开胃结肠韧带，助手向下牵引胃，使迷走神经紧张如索状物以便寻找。

4. 扪清食管内胃管的位置，术者右手示指环绕食管下端自左向右进行钝性分离，注意勿深入食管的肌层以防食管破裂（图 12-2）。

5. 在食管下端穿过橡皮管，将胃贲门向下方牵引，便可扪到食管前方和后方的索样

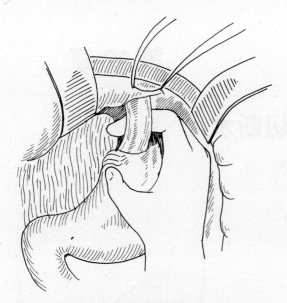

图 12-2　迷走神经后干与食管之间尚有一间隙,手指应通过此间隙将迷走神经后干向后面分开,再从食管后伸出

物,在迷走神经干位于食管的左前方,右迷走神经干在右后方,较粗大,有时可能不止两根神经干,均应将其分离切断。将分离出的左右神经干钳夹切除一段送病理检查,断端结扎。放回贲门回原位(图 12-3,4)

6. 胃引流术见下章节。

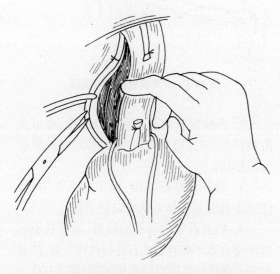

图 12-3　迷走神经前干已切断,将贲门向下牵引,向左牵开食管,迷走神经右干在食管右前显露,拟切断一节送病理检查

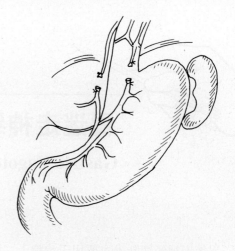

图 12-4　迷走神经前后干切断术毕

二、选择性迷走神经切断术
selective vagotomy

选择性迷走神经切断术是指迷走神经前干的肝支以下切断前主胃支(即前 Latarjat 神经),迷走神经后干的腹腔支以下切断后主胃支(即后 Latarjat 神经),保留了肝支及腹腔支,只切断了支配整个胃的迷走神经,故又称为全胃迷走神经切断术。与迷走神经干切断术相比,这种手术缩小了迷走神经切除范围,保留了胃以外的迷走神经支配,对腹腔及其他脏器功能的影响较小。但由于支配胃,尤其是胃窦部的迷走神经亦被切断,术后会发生胃的排空障碍,因而也必须附加胃幽门成形、胃窦切除或半胃切除等手术。

【手术步骤】(图 12-5)

1. 取上腹正中切口进腹腔后由助手将胃大弯向左下方牵引。此时较瘦的患者,可见到迷走神经左前干发出走向肝门部的迷走神经前干支。

2. 分离右迷走神经干以一细硅胶管牵开,切断迷走神经前干支以下的前主胃神经支和伴行的血管两端结扎。向右牵开迷走神经的右干,保存其腹腔支切断通向胃壁的后主胃支。

3. 注意在 His 角处的走向胃底的分支,

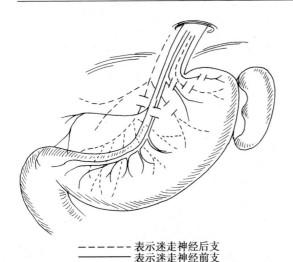

————— 表示迷走神经后支
———— 表示迷走神经前支

图 12-5　选择迷走神经切断术的切断范围

因其可能被遗漏而导致手术后溃疡病变性，故 Grassi 称之为罪恶神经（Grassis eriminal nerve）。

4. 做胃引流术见下章节。

【术后处理】

同迷走神经干切断术。

三、保留幽门高选迷走神经切断术
pylorus preserving highly selective vagotomy

高选择性胃迷走神经切断术（highly selective vagotomy, HSV）是在迷走神经干切断术（truncal vagotomy, TV）和选择性迷走神经切断术（selective vagotomy, SV）的基础上发展起来的。1970 年 Johnston 和 Amdrup 分别报道应用此手术方法而不附加胃引流术（幽门成形术或胃空肠吻合术）的早期临床结果。由于这一手术既达到有效地降低胃酸效果，也有利溃疡愈合，临床疗效满意，手术死亡率低，又保存了全胃和排空功能，术后胃肠道并发症少，因而得到了广泛应用。

HSV 已经历了 25 年的临床实践，它的优点已得到肯定，但唯一缺点是溃疡复发率较高，因此仍然在不断改进和完善中，若能使溃疡的复发率下降到完全能接受的水平，HSV 就可成为治疗十二指肠溃疡的标准术式。

【解剖】

迷走神经前干下行于食管腹部前面，约在食管中线附近浆膜的深面。手术寻找前干时，需切开此处浆膜，方可显露。前干在胃贲门处分为肝支与胃前支。肝支在小网膜内右行入肝，胃前支伴胃左动脉在小网膜内距胃小弯约 1cm 处右行，发出若干小支（通常为 4~6 支）至胃前壁，其中在角切迹的终末分支呈鸦爪形，分布于幽门窦及幽门的前壁。迷走神经后干贴食管腹部右后方下行至贲门处分为腹腔支和胃后支，腹腔支循胃左动脉始段入腹腔丛，胃后支贴胃小弯深面右行，分支分布于胃后壁，最后也以鸦爪形分支分布于幽门窦及幽门管的后壁（图 12-6）。

高选择性迷走神经切断术是保留肝支、腹腔支和胃前后支的鸦爪形分支，而切断胃前后支的其他全部胃壁分支的手术（图 12-7）。此法既减少胃酸分泌，达到治疗溃疡的目的，又可保留胃的排空功能及避免肝、胆、胰、肠道的功能障碍。

【适应证】

最适宜于无并发症的慢性十二指肠溃疡（DU）。对于 DU 合并急性出血者，经保守治疗出血停止后可择期做 HSV；对于出血不止者可做 HSV 加出血灶缝合止血或胃大部切除术。

【禁忌证】

对于 Ⅱ 型的胃十二指肠溃疡及 Ⅲ 型溃疡（幽门及幽门前溃疡），因术后复发率高，不宜做 HSV。对于肥胖或既往上腹有炎症疾病致迷走神经辨认不清，手术容易损伤 Latarjet 神经。胃泌素瘤所致的十二指肠溃疡不宜做 HSV。

【术前准备】

1. 一般准备同胃部分切除术。

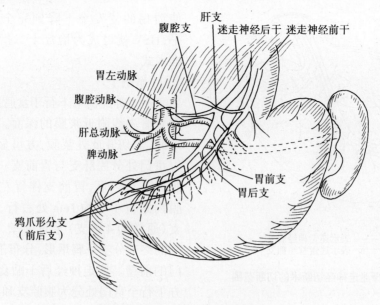

腹腔支　肝支
迷走神经后干　迷走神经前干
胃左动脉
腹腔动脉
肝总动脉
脾动脉
胃前支
胃后支
鸦爪形分支
（前后支）

图 12-6　腹腔动脉与胃迷走神经关系

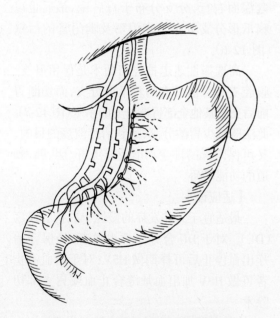

图 12-7　高选择性胃迷走神经切断术

2. 术前辅助检查明确诊断。

3. 胃分泌功能检查，胃酸测定以基础排出量（BAO）药物刺激最大排出量（MAO）及高峰排出量（PAO）表示。近年来最常见的是五肽促胃液素（pentagastrin）刺激法，用量6μg/kg，皮下或肌内注射。

4. 血清促胃液素（serum gastrin）放射免疫测定。

【麻醉与体位】

同 SV 手术。

【手术步骤】

1. 取上腹正中切口，可将剑突切除增加显露，必要时切断左三角韧带，充分显露贲门部。手术成功的关键在于熟悉膈下迷走神经的解剖，要确保 Laterjet 神经及其终末胃幽门窦支（图 12-8）。

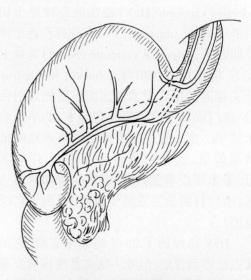

图 12-8　将胃向上翻起显露膈下迷走神经

首先由第 1 助手的左手握住胃大弯并向下牵展,观察并触摸迷走神经干及其分支的肝支和沿胃小弯下行的 Latarjet 神经和其终末支,90% 以上的患者可清楚看到前 Latarjet 神经。迷走神经后干发出的腹腔支和后 Latarjet 神经在未切开小网膜前叶之前不易看清。在胃大弯侧的网膜血管外切断胃结肠韧带,左侧至脾下极为止。将胃向前上翻起有利于后 Latarjet 神经的显露而不易被损伤。

2. 切断前胃支　在距幽门约 7cm 处,胃角切迹的左侧,即 Latarjet 神经左侧约 2cm 处,紧靠胃壁切开小网膜前页,此过程勿伤及血管,以免因视野不清而损伤 Latarjet 神经。将前迷走神经的胃支和胃左动静脉至胃壁支逐一结扎切断,直达贲门部(图 12-9)。

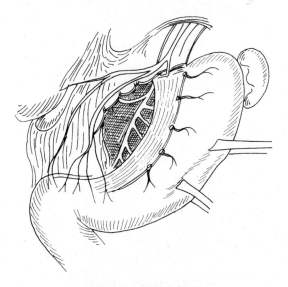

图 12-10　显露后胃支

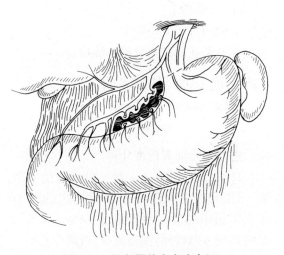

图 12-9　切断胃前支直达贲门

3. 切断胃后支　胃小弯侧缝合 2~3 针牵引线或用有齿肠组织钳夹住将其旋向前方,若胃结肠韧带已切断,可将胃大弯向前方翻起,观察紧贴小网膜后页的 Latarjet 神经及其终末支,同切断前胃支的方法逐一切断结扎后胃支及伴行血管直达贲门部(图 12-10,11)。

注意保护后 Latarjet 神经和腹腔支。至此,切断从角切迹左方至贲门之间的后右胃

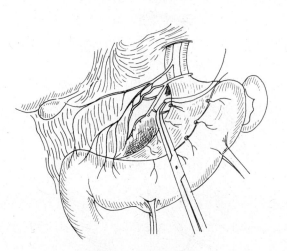

图 12-11　切断后胃支

支,使胃壁小弯侧完全裸露。

4. 切断食管贲门部神经　将胃向下方牵引,显露食管贲门部,认清迷走神经前后干并给予保护,切断由主干发至胃底的所有属支和副干,将食管贲门部周围的血管,结缔组织和脂肪组织一并切断和结扎,游离食管腹段距贲门 5~7cm,胃底大弯侧游离从 HISS 角至胃短动脉第 1 支处(图 12-12,13)。约有 40%~60% 的患者可见到从脾动脉发出的胃动脉至胃后壁,且有神经伴行,应予结扎切断,注意勿损伤脾脏。

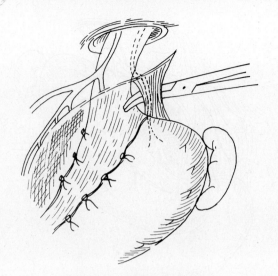

图 12-12　切断贲门部神经支

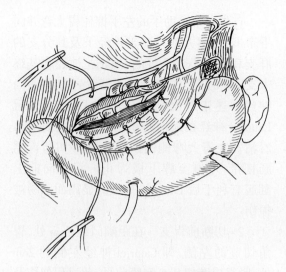

图 12-14　切断胃角切迹中胃支

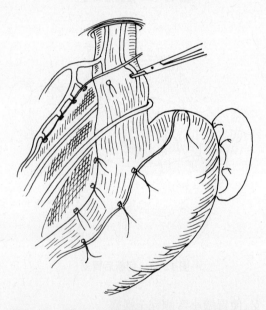

图 12-13　胃底大弯侧游离切断至胃短动脉第一支

5. 切断角切迹部神经支　此操作是把在第一步所留下的角切迹的左侧约 2cm 小网膜内的神经胃支完全切断,保留幽门窦的鸦爪神经(Latarjet)支。这一过程很重要,若保留过多,侧胃支可能切断不全,若切断过多可能损伤鸦爪神经,影响胃的排空(图 12-14)。

6. 缝合胃小弯裸露区的浆膜,彻底止血,特别注意贲门周的止血。若切断胃结肠

韧带应予缝合,若有幽门狭窄或术中损伤了Latarjet 神经,则需做幽门成形术。

【术后处理】

一般同胃部分切除术。

术后 2~3 周做胃分泌功能检查。

四、迷走神经切断术的主要并发症 the major complications of vagotomy

近期并发症有以下几种:

1. 食管下段穿孔　是一种严重的并发症,主要是在剥离食管下端时损伤引起。有关文献报道的发生率不超过 0.5%。如术中及时发现,做修补后预后较好,否则会发生严重的膈下感染或纵隔感染,一旦发生应再次手术。

2. 手术后出血　文献上报道其发生率为 0.5%~1%,主要是术中血管结扎不妥,也有医源性损伤,如脾损伤及肝左叶损伤致出血,一旦发现应即刻手术止血。

3. 胃小弯缺血坏死、穿孔　早期开展该手术时有学者报道胃小弯缺血坏死、穿孔的发生率低于 0.4%,但死亡率高达 5%。术后有严重的腹膜炎症状应立即手术。近年来该并发症已不多见。

远期并发症有以下几种：

1. 吞咽阻塞感　这是迷走神经切断术后的常见并发症，特别是 HSV 后尤为常见，发生率为 15%~40%。食管下端失去神经支配，发生肌肉松弛障碍所致，这一并发症一般是暂时性的，多数患者在术后 2~4 周逐渐消失，少数患者无缓解需做食管扩张治疗。

2. 术后胃排空障碍　胃失去了迷走神经的支配，使胃的运动功能受损是发生胃排空障碍的主要因素。一般经过饮食调节，症状会逐渐消失。HSV 后一般不发生胃排空障碍，但如果术中损伤了 Latarjet 神经或鸦爪支则会出现此并发症，严重者则再次手术切除胃窦或行胃引流术。

3. 胆道功能障碍　发生于迷走神经干切断术 (TV)，由于失去了肝的神经支配，胆囊吸收功能减弱，排空障碍，可能发生结石等胆囊疾病。

4. 腹泻　多发生于 TV 后，发生率文献报道 20%~65%，其中约 5% 严重腹泻。SV 后发生率在 10% 以下，其严重者约 1%。HSV 后很少发生腹泻的并发症。

5. 复发性溃疡及倾倒综合征、胆汁反流性胃炎等并发症。前者并发症在 HSV 后明显高于 TV 及 SV。后两者并发症 HSV 后很少发生。处理方法同胃大部切除术。

参 考 文 献

1. 王代科,詹新思.高度选择性迷走神经切断术的现状的进展.腹部外科,1988,1:81
2. 余佩武,王代科.高选迷切加胃窦黏膜切除治疗十二指肠溃疡.实用外科杂志,1990,10:82
3. 李义兵,王代科.高选择性迷走神经切断加胃窦黏膜切除术后大胃的组织学观察.中华实验外科杂志,1995,12:161
4. Grossmann MI. Peptic ulcer. Chicago.Year Book Medical Publishers,Inc,1983
5. Schirmer BD. Current Status of proximal gastric vagotomy. Ann Surg,1989,209:131

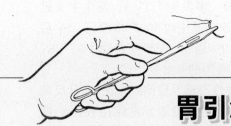

第 13 章

胃引流手术
Gastric Drainage Operation

胃引流术适用于各种原因的胃幽门梗阻和胃排空障碍,一般有幽门成形术和胃空肠吻合术两类。

【适应证】

1. 迷走神经切断术的附加手术,以解决迷走神经干切断术(TV)或选择性迷走神经切断术(SV)引起的胃排空障碍。

2. 幽门及十二指肠梗阻 如恶性肿瘤引起手术无法切除者,做胃空肠吻合以作为姑息性的治疗措施。

3. 近端胃部分切除术应附加幽门成形术,防止因迷走神经被切断引起的胃潴留,减少胃食管反流性食管炎。

【术前准备】

同胃部分切除术。

【麻醉与体位】

同胃部分切除术。

第一节 幽门成形术

幽门成形术过去常用于治疗十二指肠溃疡(前壁溃疡)合并幽门狭窄,术后早期疗效好,但晚期疗效不佳,表现在不能单独应用。当今的幽门成形术是迷走神经切断术的附加手术。有以下几种:

一、幽门环肌切开成形术
pyloromyotomy angioplasty

Heineke-Mickulicz Operation 按照消化道狭窄的整形原则,纵行切开狭窄环,横向缝合以扩大管腔。

【手术步骤】

以幽门管为中心,在十二指肠前壁跨过幽门环沿胃长轴做 3~4cm 的纵向切口,将切开的两端缝合对拢使之横向对合,纵切口不宜过长,否则横向缝合时会有张力(图 13-1~4)。

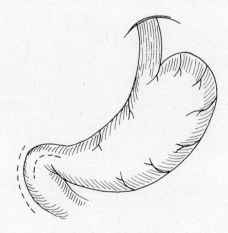

图 13-1 虚线示切口

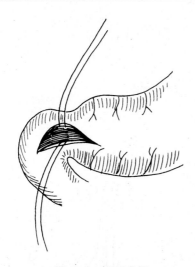

图 13-2 切开幽门

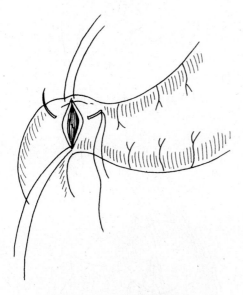

图 13-3 间断前壁全层缝合

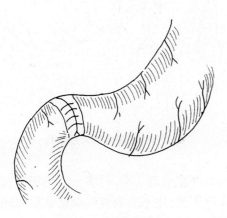

图 13-4 缝合成形完成

二、幽门缝合器法成形术
pyloroplasty with stapler

【手术步骤】

1. 在幽门管的前壁缝合两针牵引线,在两线之间纵行切开幽门管全层,长 2~3cm,将切口两端缝合 1 针使之牵引靠拢(图 13-5)。

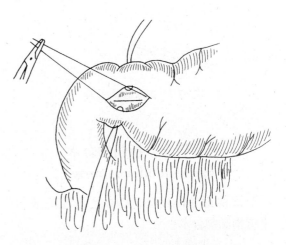

图 13-5 切口两端牵引线

2. 提起 3 根牵引线,用 XF60 夹住切口的边缘(应夹住全层),边缘不宜留得太多,旋转尾端螺丝,调整间距至 1~2mm,击发完成吻合,平 XF 表面切除边缘组织(图 13-6)。

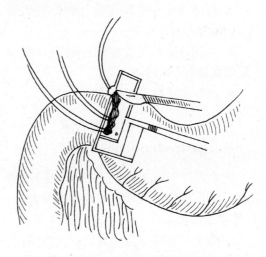

图 13-6 平 XF 表面切除边缘组织

3. 去除缝合器,注意止血(图 13-7)。

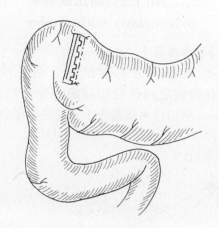

图 13-7　去除缝器,止血

三、胃十二指肠吻合术
gastroduodenostomy

该法即 Finney 法,实质上是胃窦部与十二指肠吻合术。

【手术步骤】

1. 首先切开十二指肠外侧腹膜,游离十二指肠第二段及胰头,使之能有足够的活动度向胃靠拢用 0 号不吸收缝线做浆肌层缝合(间断缝合法),沿浆肌层缝合的两侧切开胃及十二指肠并切开幽门管,使之成为倒 U 形切口(图 13-8)。

2. 用 2~3-0 不吸收缝线行吻合口后壁全层间断缝合(图 13-9)。

3. 再用 3-0 不吸收缝线行吻合口前壁全层间断缝合(图 13-10)。

4. 间断加浆肌层缝合(图 13-11)。

四、胃十二指肠吻合术
gastroduodenostomy

该术式即 Jaboulay 法,适用于幽门部瘢痕畸形且极为严重,或明显的炎症水肿者。

【手术步骤】

1. 沿十二指肠降部外侧切开后腹膜,充分游离十二指肠第二、三段,将胃大弯近幽门

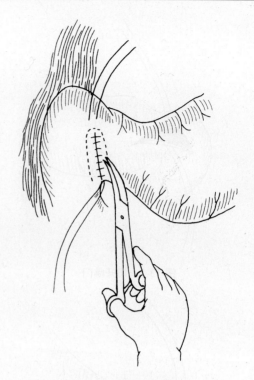

图 13-8　倒 U 形切口

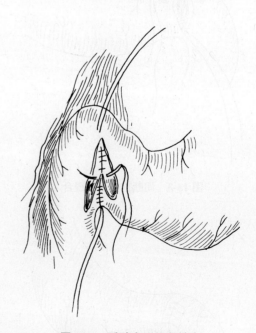

图 13-9　后壁全层间断缝合

部的大网膜清理干净,再将十二指肠第二段与大弯靠拢,用不吸收缝线做浆肌层间断缝合(图 13-12,13)。

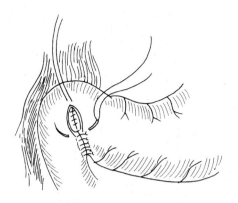

图 13-10　前壁全层间断缝合

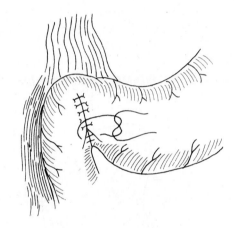

图 13-11　缝合浆肌层

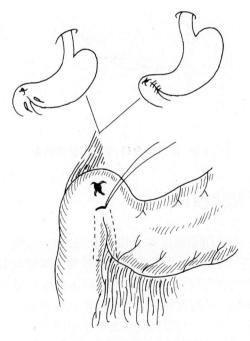

图 13-12　浆肌层间断缝合

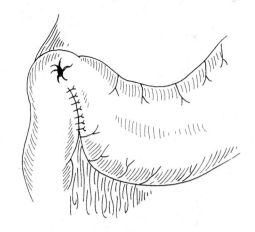

图 13-13　浆肌层缝合完毕

2. 沿浆肌层缝合线的两侧分别切开胃前壁及十二指肠前壁，吻合口后壁用 2~3-0 不吸收缝线做全层间断缝合（图 13-14）。

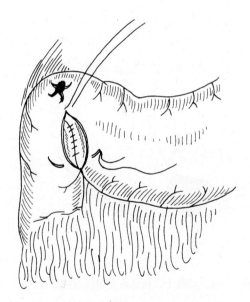

图 13-14　全层缝合吻合口后壁及前壁

3. 间断缝合浆肌层。十二指肠溃疡一般不做处理（图 13-15）。

五、胃十二指肠吻合术
gastroduodenostomy

该法即 Holle 法，用于高位选择性迷走神经切除术（HSV）处理十二指肠前壁溃疡的

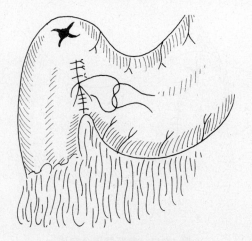

图 13-15　间断缝合浆肌层

瘢痕性狭窄。手术时切除十二指肠前壁溃疡
和幽门环,将胃窦前壁与十二指肠壁上的缺
损缝合修复(图 13-16~18)。

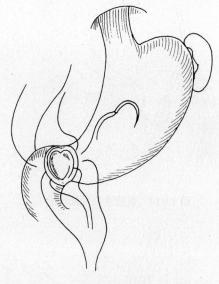

图 13-17　十二指肠前壁与胃窦行吻合全层

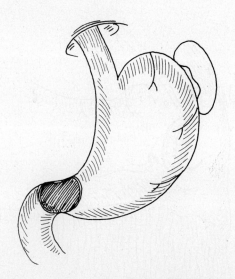

图 13-16　切除十二指肠前壁溃疡瘢痕及幽门环

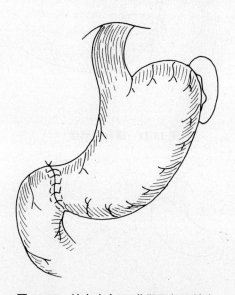

图 13-18　扩大吻合口,浆肌层加固缝合

第二节　胃、空肠吻合术

胃空肠吻合术曾用于治疗十二指肠溃疡
和其并发的幽门狭窄,曾盛极一时,由于后期
的复发率高,常有吻合口溃疡出血、穿孔等严
重并发症,现已不能作为溃疡病的单独手术
治疗方法。胃十二指肠吻合术常用于胰十二
指肠肿瘤所致的梗阻。

如用于迷走神经切断术的引流术,吻合
口在胃窦部后壁的引流效果较好。如肿瘤引
起的幽门梗阻,吻合口应在胃体部前壁或大
弯侧。结肠前胃空肠吻合操作比较方便。由
于空肠上提与胃肠吻合必须绕过横结肠及大
网膜的前面,如输入空肠段较长,有可能发生

输入空肠段的并发症是其缺点。结肠后胃空肠吻合的空肠输入段较短,但如横结肠系膜过短或小网膜内粘连较重时,则不宜使用此方法。

一、结肠前胃空肠吻合术
antecolic gastrojejunostomy

【手术步骤】

1. 将近端空肠经结肠前上提,与胃前壁大弯侧靠拢。用 0 号不吸收缝线做胃与空肠浆肌层间断缝合 5~6cm 长,在胃壁和肠壁上各上一把肠钳,暂时夹闭胃肠腔(图 13-19)。

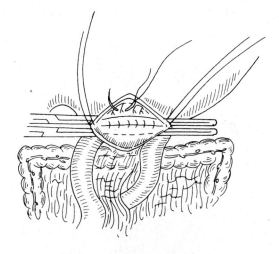

图 13-20 黏膜下缝扎血管止血

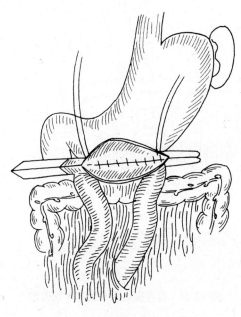

图 13-19 胃壁及肠壁上钳夹

2. 距缝合线 0.5cm 处平行切开胃前壁浆肌层以显露黏膜下血管。用 3-0 不吸收缝线缝合血管两端止血(图 13-20)。

3. 在缝扎黏膜下血管的两端切开进入胃腔,再切开空肠壁。切口的长度与浆肌层缝合线的距离同胃的切口(图 13-21)。

4. 吻合口后壁用 3-0 不吸收缝线做全层间断缝合,全层间断缝合针间距要均匀,前壁缝合完毕后松开肠钳,再用 0 号不吸收缝线间断缝合浆肌层(图 13-22~24)。完成结肠

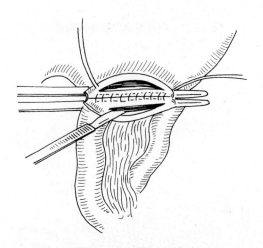

图 13-21 切开胃、肠胃吻合

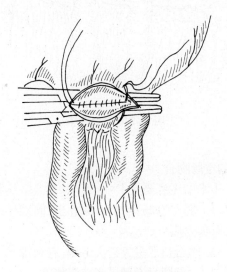

图 13-22 间断缝合肌层

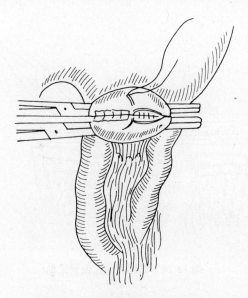

图 13-23 间断缝合肌层加固吻合口

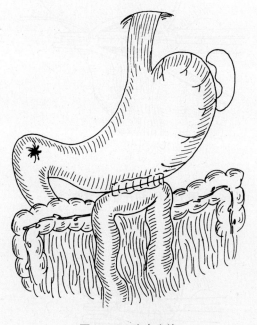

图 13-24 吻合完毕

前的空肠吻合。

【术中注意要点】

1. 输入空肠段长度要适当,间隙不宜大,以免内疝。

2. 吻合口尽量靠近大弯侧,有利排空。

3. 大网膜过度肥厚者应当切除。

二、结肠后胃空肠吻合术
retrocolic gastrojejunostomy

【手术步骤】

1. 吻合口部位一般在胃最低部后壁大弯侧呈横行。提起横结肠,于结肠中动脉右侧无血管区切开肠系膜,长约7~8cm,将胃大弯向后壁翻起,使胃后壁从横结肠系膜孔处显露出,缝两针牵引线在胃后壁上。再将横结肠系膜边缘与胃后壁固定缝合一周(图 13-25)。

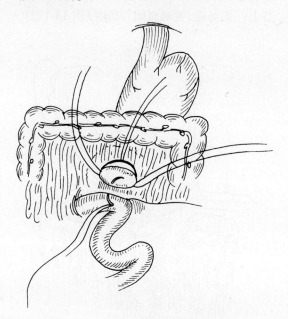

图 13-25 缝合横结肠系膜与胃壁固定

2. 提起近端空肠向胃后壁靠拢,胃壁和肠壁各上一把肠钳,用 0 号不吸收缝线做胃后壁与空肠浆肌层缝合,缝合线长度一般为 5~6cm,输入襻空肠不宜过长,通常不超过 8~10cm(图 13-26,27)。

3. 距缝合线 0.4~0.5cm 处平行切开胃后壁肌层做黏膜下血管缝扎止血。切开胃腔,同时距浆肌层缝合线 0.5cm 处切开肠腔,与吻合口后壁用 3-0 不吸收缝线做全层间断缝合(图 13-28)。

4. 吻合口前壁用 3-0 不吸收缝线做全

层间断缝合,松开胃壁及肠壁的肠钳,再用 0 号不吸收缝线做浆肌层间断缝合,结肠后胃空肠吻合术完毕(图 13-29,30)。

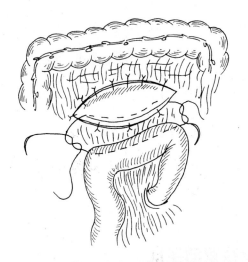

图 13-26　缝合固定输入肠襻不超过 8~10cm

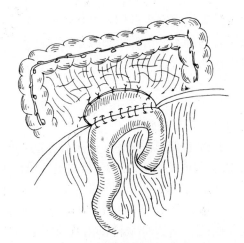

图 13-27　缝合固定完成

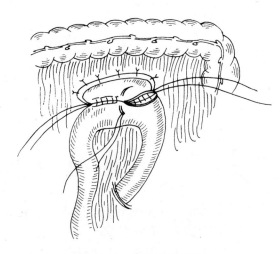

图 13-29　浆肌层间断缝合

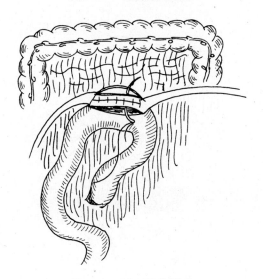

图 13-28　全层间断缝合

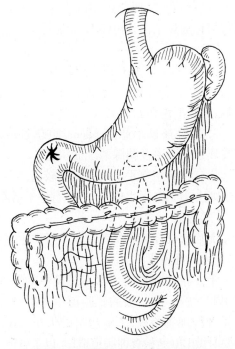

图 13-30　结肠后胃空肠吻合完毕

【术后处理】

同胃部分切除术。

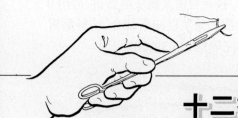

第 14 章

十二指肠憩室及息肉的手术

Duodenal Diverticulum and Polyp Operation

第一节 十二指肠憩室的手术

十二指肠的发生率较高,占整个消化道憩室的第二位。单发型较多,有 2/3 位于十二指肠降段,1/3 位于十二指肠的第 3、4 段。大多没有症状,各种症状的发生常与憩室的并发症有关,如炎症、出血等。大多数患者都可以通过上消化道钡餐 X 线明确诊断。

【适应证】

1. 憩室出血、穿孔或形成脓肿。

2. 憩室颈部狭小,有潴留症状及炎症、腹痛,经长期内科治疗无效。

3. X 检查显示憩室 >2cm,胆总管或胰管受压引起胆道及胰腺系统症状者。

十二指肠憩室手术的并发症较高。一旦发生则比较严重,因此必须严格掌握手术指征。

【禁忌证】

无症状或轻微症状者一般不考虑手术。

【术前准备】

十二指肠憩室的手术不是简单的手术,应引起重视。除一般的胃肠道手术准备外,应做 X 线钡餐检查,了解憩室的大小、部位。必要时做 ERCP 检查即肠道造影,以了解憩室与胆总管及十二指肠的关系,确定手术方式。

术中寻找憩室困难时,可将鼻胃管插入到十二指肠做充气实验有助于寻找憩室。

常用的治疗十二指肠憩室的手术方式有憩室切除术、憩室内翻术及憩室旷置术。显露及游离的憩室可做切除术。较小的憩室可做缝合内翻术。十二指肠憩室的分离及切除可能损伤胆管、胰腺等。

【手术步骤】

1. 切口 一般采用右上腹直肌切口或右肋缘下切口进腹。

2. 检查及显露憩室 进腹后首先探查上消化道、胆道及胰腺,最后寻找憩室,根据术前检查确定的部位采用不同的方式来显露。位于十二指肠第 3、4 段的憩室应切开横结肠系膜寻找,位于十二指肠降部内侧的憩室,需解剖十二指肠降部内侧与胰腺附着部(图 14-1)。

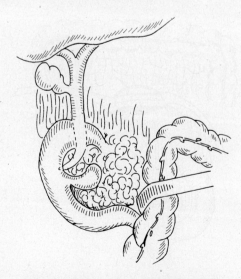

图 14-1 憩室位于十二指肠降段的内侧

3. 位于十二指肠降段内后方的憩室需切开十二指肠降段外侧腹膜,将降段与胰头后面游离,向前后翻开寻找憩室(图 14-2)。

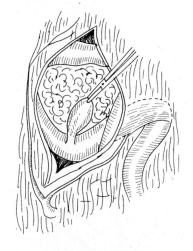

图 14-4　钳夹憩室

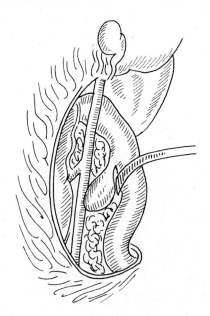

图 14-2　显露出憩室

4. 憩室的处理　游离憩室,用蚊氏钳沿憩室表面将周围的组织仔细分开,勿损伤肠壁、胆管及胰管(图 14-3,4),憩室游离完后从憩室颈部切断(图 14-5),用不吸收缝线间断缝合,再加浆肌层缝合(图 14-6)。位于十二指肠乳头附近或胆总管与胰管开口处的憩室

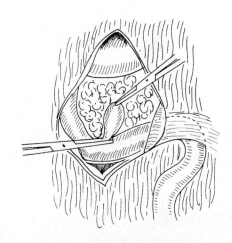

图 14-5　从憩室颈部钳夹切断

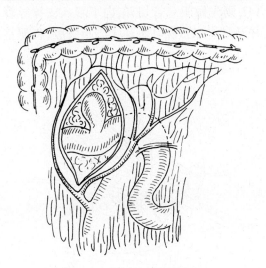

图 14-3　分离憩室周围组织

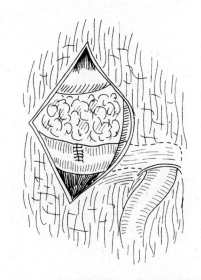

图 14-6　缝合切除破口,再加肌层缝合

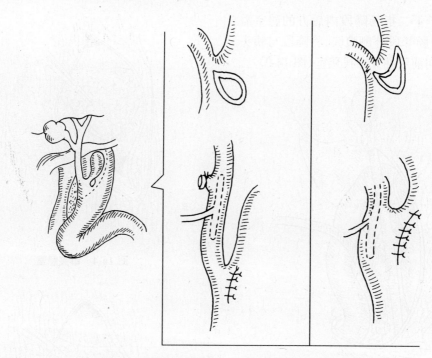

图14-7 同时做胆囊切除,T形管引流,附加成形术

切除术后,可能会影响该部位的解剖和功能,应同时做胆囊切除,胆总管切开置T形管引流或附加十二指肠乳头部的成形术(图14-7)。

5. 憩室内翻缝合术 于憩室颈部四周壁做荷包缝合,用一血管钳将憩室顶入空肠,然后结扎荷包缝合(图14-8)。

6. 十二指肠憩室被埋于胰头组织中的处理 纵行切开十二指肠前壁,找到十二指肠内侧壁憩室的开口,用血管钳插入憩室的底部,将憩室翻入十二指肠,于根部切断,用0号丝线间断缝合十二指肠内侧的缺损(图14-9~11)。

7. 如憩室紧靠十二指肠乳头(图14-12~14),则先做胆总管切开,向下置入支撑导管并通过十二指肠乳头达十二指肠腔,将憩室

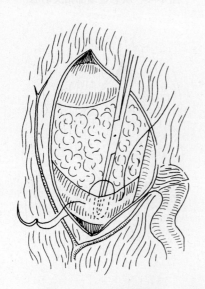

图14-8 结扎荷包缝线

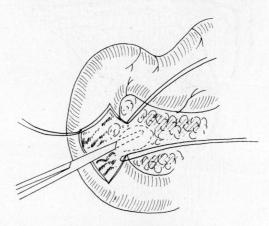

图14-9 探及憩室的开口

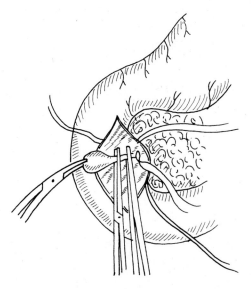

图 14-10　将憩室翻入十二指肠内于根部切断

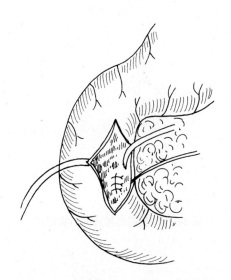

图 14-11　间断缝合十二指肠内侧的缺损

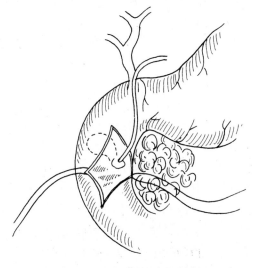

图 14-12　憩室靠近十二指肠乳头

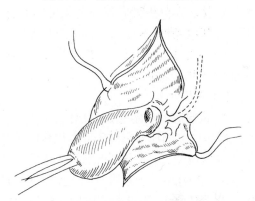

图 14-13　将憩室翻开入肠腔内

翻开入肠腔内,沿憩室根部环形切开憩室壁,使十二指肠乳头被游离开。完成憩室切除后,将支撑导管和乳头置于憩室切除后的缺损处,黏膜对黏膜,环形缝合十二指肠乳头和十二指肠后壁。关闭十二指肠前壁。

【术后处理】

十二指肠憩室切除术易发生十二指肠瘘,主要是预防减压持续吸引,必要时做十二指肠置管减压。如患者营养不良,做空肠造口给予肠道营养。其他与一般胃部分切除术相同。

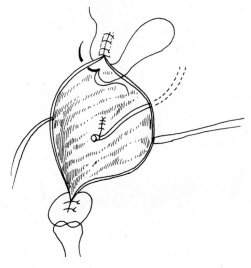

图 14-14　沿憩室根部环形切开憩室壁,切除憩室,缝合被切除后的缺损肠壁

第二节　十二指肠息肉的手术

十二指肠无论是良性或恶性肿瘤都不多见,但不能因此而忽视,因为十二指肠的长度仅占小肠的 8%,而其肿瘤的发生率却占小肠的 10%~20%,所以说又是小肠肿瘤的好发部位。

十二指肠息肉是十二指肠肿瘤的一种。多来源于腺上皮细胞,故又称为肿瘤性息肉,也可以是 PJ 综合征息肉的一部分。十二指肠乳头状息肉虽属良性,也可以发生癌变,多位于十二指肠的第 3~4 段,体积较大。

十二指肠息肉多无典型临床症状或没有临床症状。部分患者表现为消化道出血、梗阻、黄疸以及消化不良等。通过钡餐 X 线检查、低张十二指肠造影以及十二指肠纤维镜检查可以明确诊断。

【手术步骤】

1. 进腹腔后确定息肉的部位,位于十二指肠降段的息肉应游离结肠肝曲以显露十二指肠降段前壁,位于十二指肠第 3、4 段的息肉可通过切开横结肠系膜右侧无血管区来显露。发现息肉后,于息肉相应的部位沿纵轴切开十二指肠(图 14-15),牵开切口显露出息肉的所在部位(图 14-16),在息肉的根部结扎切除息肉。必要时缝合结扎(图 14-17)。

2. 用不吸收缝线横向间断全层缝合切开的十二指肠前壁,将鼻胃管通过幽门管放入十二指肠(图 14-18,19)。

【术后处理】

同十二指肠憩室切除术。

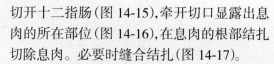

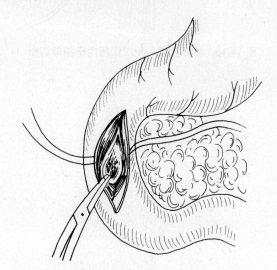

图 14-16　显露出息肉的所在部位

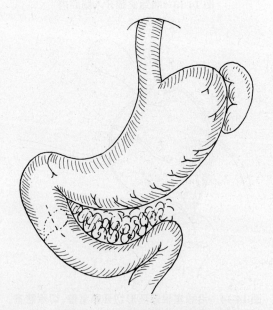

图 14-15　纵轴切开十二指肠

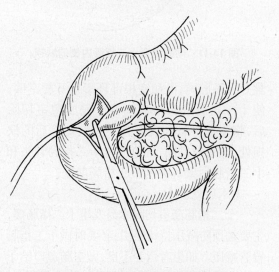

图 14-17　在息肉的根部结扎切除息肉

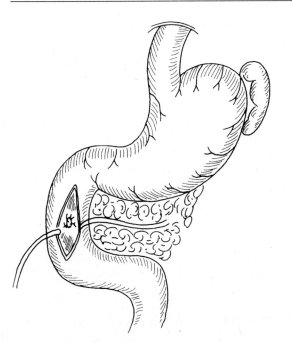

图 14-18 前层缝合切开的十二指肠前壁

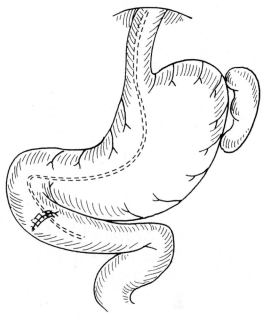

图 14-19 缝合完毕,将胃管通过幽门放入十二指肠

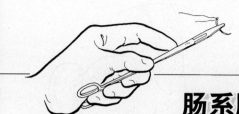

第15章

肠系膜上动脉压迫综合征的手术
Superior Mesenteric Artery Oppression Syndrome Operation

　　肠系膜上动脉压迫综合征是指肠系膜上动脉压迫十二指肠使之受到梗阻,临床上称为良性十二指肠淤滞症或称为十二指肠血管压迫症。

　　【病因病理】

　　十二指肠水平部位在第3腰椎水平横行跨越脊柱和腹主动脉(图15-1)。肠系膜上动脉恰好在胰腺颈下缘从腹主动脉发出,自十二指肠水平部前面越过,当两动脉之间形成夹角度小,肠系膜上动脉将十二指肠水平部压向椎体或腹主动脉造成肠腔狭窄和

梗阻(图15-2)。发生淤滞症的原因与肠系膜上动脉起始点过低、十二指肠悬韧带过短牵拉,脊柱过伸,体重减轻或高分界状态致腹主动脉与肠系膜上动脉间的脂肪垫消失等有关。

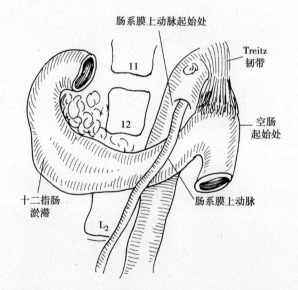

图 15-2　Treitz 韧带过短,肠系膜上动脉压迫十二指肠第 3 段

　　临床表现为腹痛呕吐,当患者取俯卧位时症状可以缓解。X 线检查可以明确诊断。其特点是:①钡剂在十二指肠水平部位脊柱中线处中断,有斜行切迹,即钡剂在此处通过受阻;②近端十二指肠及胃有扩张,有明显的十二指肠逆向蠕动;③改为麻醉时钡剂通过,

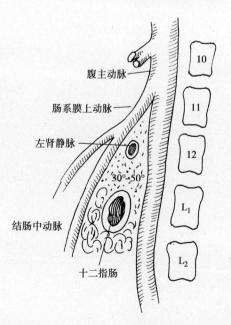

图 15-1　十二指肠第 3 段与腹主动脉与肠系膜上动脉之间的关系

逆蠕动消失。

【适应证】

应严格掌握手术指征,经内科治疗无效,可行手术治疗。

【术前准备】

1. 纠正水、电解质紊乱,必要时给予肠外营养支持。

2. 其他准备同胃肠道手术。

3. 根据术中探查情况选定术式。一般性梗阻可做屈氏韧带松解术。此外,均做空肠与十二指肠短路吻合术。

【麻醉与体位】

硬膜外阻滞或全身麻醉。平卧位。

【手术步骤】

1. 屈氏韧带松解术(Lysis of treitz ligament)进腹后将结肠向上翻开,提起近端空肠,显露出横结肠系膜根部的 Treitz 韧带,将其及后腹膜横行切开,分离十二指肠空肠曲,使其向下移位 3~4cm 直至十二指肠水平部不再受压,然后将后腹膜切口纵行缝合。该手术优点是创伤小,操作简便,符合生理状态(图 15-3,4)。

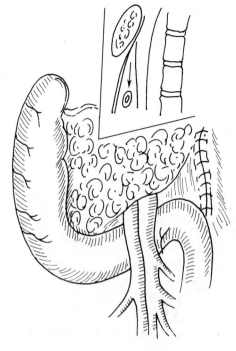

图 15-4　纵行缝合后腹膜切口

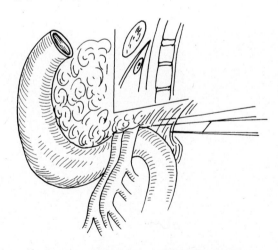

图 15-3　横行剪开 Treitz 韧带及后腹膜

2. 十二指肠空肠侧-侧吻合术　进腹后将横结肠上翻显露横结肠系膜,于结肠中动脉的右侧无血管区切开系膜,扩大的十二指肠第 3 部分即可显露,将空肠上段与十二指肠靠拢,作空肠与十二指肠侧-侧吻合术,吻合口为 5cm 左右。吻合完毕后将横结肠切口边缘与十二指肠间断缝合固定(图 15-5)。

3. 十二指肠空肠吻合术　进腹后显露第 3 段的步骤同上。将空肠于距 Treitz 韧带 10~15cm 处横断,游离并延长空肠远端的肠系膜,将空肠远端上提与扩大的十二指肠即第 3 段做端-侧吻合,再将近端空肠与远端空肠做端-侧吻合(图 15-6)。

【术后处理】

同胃肠道手术。

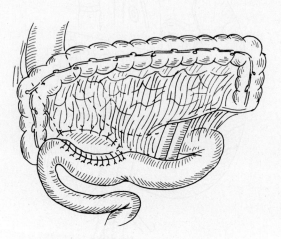

图 15-5　十二指肠与空肠侧 - 侧吻合术

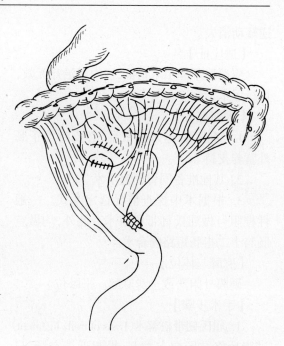

图 15-6　十二指肠与空肠 Roux-en-y 吻合术

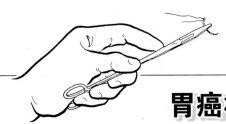

第 16 章

胃癌根治术

Radical Resection of Gastric Cancer

一、概　述

自 1881 年 Billroth 首次为一胃癌患者做胃大部切除术后,相当长的时间均以此术式作为胃癌的标准术式。

20 世纪 50 年代 Visalli 等阐述了胃的胚胎解剖与淋巴引流的关系后,在外科手术学中,应用上述理论,开创了胃扩大根治术。20 世纪 50 年代中期,傅培彬教授于国内首创了 R3 胃癌根治术。

近 20 年来,胃癌根治术已渐统一,即在充分切除病变器官的同时,应清除其相应淋巴结及受肿瘤浸润的相邻器官。至今尚有争议的为淋巴结清除范围。西方一些学者认为清除胃部淋巴结为主的胃大部切除术即可。而东方学者,日本、中国、朝鲜则主张做系统的淋巴结清除术。近年来日本学者提议清除第 16 组淋巴结为主的根治术。

胃癌分早期、进展期。早期胃癌是指癌灶仅局限在黏膜内或黏膜下层,尚未侵及浅肌层者。病变范围的大小、有无淋巴转移均不能作为判断早晚期胃癌的标准,唯一的标准是侵及的深度。进展期胃癌与早期的胃癌是相对而言,凡癌灶侵及肌层以上,不论大小或有无淋巴转移均属进展期胃癌。

按照淋巴清除的范围不同,可将胃癌手术方式分为根 1、根 2 和根 3 三类。根是指对癌灶的彻底切除。1,2,3 是指对淋巴结清除的范围,即清除第一站、第二站或第三站的范围淋巴结(表 16-1)。

根据癌灶的部位大小,可将胃癌的术式分为远端胃次全切除,近端胃次全切除,全胃切除和扩大胃癌根治术(包括同时切除脾脏和胰体尾部伴部分肠切除)。癌灶在胃窦或胃底,范围不超过一个胃区者可行远端或近端胃次全切除;范围超过一个胃区或位于胃体偏大者应做全胃切除。若术前胃活检病理诊断为胃低分化腺癌,此类癌肿侵犯性强,癌细胞向黏膜下弥漫扩散,术中肉眼及手感难以确定病变范围,不少病例术后病理检查切缘亦无肿瘤,但术后吻合口局部癌肿复发。故对于低分化腺癌的病例,应放宽全切除的适应证。

【适应证】

1. 经胃镜和钡餐确诊胃癌者。

2. 临床检查无锁骨上淋巴结肿大,无腹水,直肠周无肿块。

3. B 超、CT 检查无远处转移。

4. 无严重的心、肺、肝、肾功能不全,血清蛋白在 3.5g/L 以上。

5. 术中探查未发现肝转移,无广泛的腹膜种植,肿瘤未侵及胰腺、肠系膜上动脉,无腹主动脉旁淋巴结转移。

【禁忌证】

1. 临床上已证实有远处转移者。

2. 术中探查已发现腹膜有弥漫性种植

表 16-1　各部位胃癌淋巴结的分级与分组

级别	胃下部		胃中部		胃上部	
	组别	名称	组别	名称	组别	名称
1	3	小弯淋巴结	1	贲门右淋巴结	1	贲门右淋巴结
	4	大弯淋巴结	3	小弯淋巴结	2	贲门左淋巴结
	5	幽门上淋巴结	4	大弯淋巴结	3	小弯淋巴结
	6	幽门下淋巴结	5	幽门上淋巴结	4	大弯淋巴结
			6	幽门下淋巴结		
2	1	贲门右淋巴结	7	胃左动脉干淋巴结	7	胃左动脉干淋巴结
	7	胃左动脉干淋巴结	8	肝总动脉干淋巴结	8	肝总动脉干淋巴结
	8	肝总动脉干淋巴结	9	腹腔动脉周围淋巴结	9	腹腔动脉周围淋巴结
	9	腹腔动脉周围淋巴结	11	脾动脉干淋巴结	11	脾动脉干淋巴结
		胃左动脉根淋巴结	2	贲门左淋巴结	5	幽门上淋巴结
		肝总动脉根淋巴	10	脾门淋巴结	6	幽门下淋巴结
		脾动脉淋巴结				
3	11	脾动脉干淋巴结	12	肝十二指肠韧带内淋巴结	12	肝十二指肠韧带内淋巴结
	12	肝十二指肠韧带内淋巴结	13	胰后部淋巴结	13	胰后部淋巴结
	13	胰后部淋巴结	14	肠系膜根部淋巴结	14	肠系膜根部淋巴结
	14	肠系膜根部淋巴结	15	中结肠动脉周围淋巴结	15	中结肠动脉周围淋巴结
	2	贲门左淋巴结	16	腹主动脉周围淋巴结	16	腹主动脉周围淋巴结
	10	脾门淋巴结				
	15	中结肠动脉周围淋巴结				
	16	腹主动脉周围淋巴结				

转移以及肝脏等处转移及腹主动脉等处的淋巴结转移。

3. 如出现上述情况已属不可能根治性切除的范围,可酌情做姑息性手术,如胃部分(包括癌肿在内)切除或胃空肠吻合术。

【术前准备】

1. 纠正贫血、低蛋白血症及腹水,可输血、血浆、人体白蛋白以及静脉营养,以改善全身情况。

2. 如有幽门梗阻,应洗胃。

3. 常规肠道准备。

4. 手术置放鼻胃管及导尿管。

5. 术晨给予甲硝唑及抗生素。

【麻醉与体位】

硬膜外阻滞或全身麻醉。平卧位。

二、远端胃癌根 2 式胃次全切除术 R₂ distal subtotal gastrectomy

【手术步骤】

1. 手术切口　上腹正中切口,从上向下绕脐左侧到脐下 3~4cm,可自由延伸,以达充分显露手术的要求(图 16-1)。

2. 腹腔探查　进腹后先做全面探查,注意有无腹水,记录其色与量,按顺序探查肝右、左叶、胆囊、脾脏、双肾、横结肠及小肠系膜根部、大网膜、腹壁及盆腔有无转移或种植之结

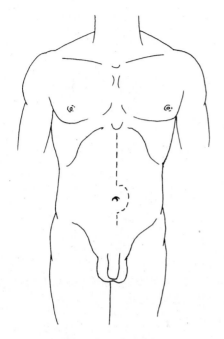

图 16-1 上腹正中切口

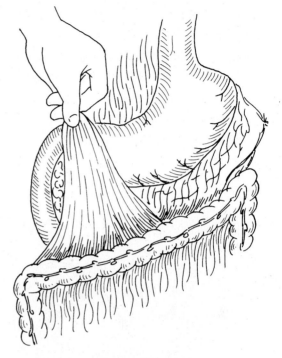

图 16-2 游离大网膜

节。最后再仔细检查胃原发肿瘤的部位、大小，肿瘤是否侵及到肌层或浆膜。切开横结肠上缘的胃结肠韧带，进入小网膜，检查胃后壁的肿瘤有无侵及胰腺。检查胃周各组淋巴结的情况，重点是腹腔动脉根部、胃左动脉、肝总动脉、脾动脉根部及脾动脉干及腹主动脉的淋巴结，根据检查结果，确定手术的方式。

3. 游离大网膜　在横结肠上缘剪开胃结肠韧带，将横结肠系膜前叶分离，在疏松间隙钝性进行，可电凝或结扎小的血管支（图 16-2）。向上分离直达胰腺的下缘，将胰腺包膜分离，直达胰腺上缘（图 16-3）。

4. 游离胃网膜右动脉起始部　此处位于幽门下淋巴结群（第 6 组），不宜大块分离，应仔细将前后两叶分开，将胃网膜右动脉由胰十二指肠动脉分支根部离断结扎。否则，难以清除全部的淋巴结（图 16-4）。

5. 游离小网膜　在十二指肠上缘即肝十二指肠韧带胆总管的内侧切开小网膜，清除肝固有动脉周围淋巴结（第 12 组），在胃十二指肠的左前方即肝动脉分出胃右动脉处切断结扎胃右动脉（图 16-5），清除幽门上淋巴

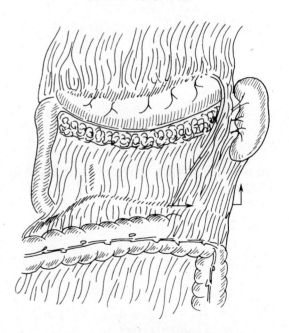

图 16-3 分离胰腺包膜直达胰腺上缘

结群（第 5 组）。沿肝总动脉切开动脉鞘，清除肝总动脉及胰腺上缘之淋巴结（第 8 组），向左直到腹腔动脉及胃左动脉的交叉处（图 16-6）。

6. 离断十二指肠　在幽门右侧约 3~

203

4cm 处用两把有齿血管钳夹住十二指肠,在
其间切断十二指肠,其远端留做胃十二指肠
吻合用(图 16-7)。若为晚期肿瘤,可因肿瘤
复发导致胃十二指肠吻合口梗阻,不宜做胃
十二指肠吻合,应做胃与空肠吻合。可用 0
号不吸收缝线缝闭十二指肠残端或用 XF 形
缝合器将十二指肠残端钉合封闭(16-8,9)。

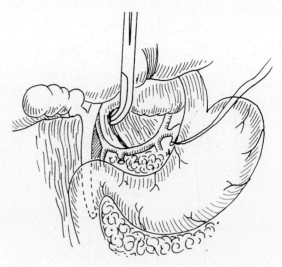

图 16-6　清除肝总动脉及胰腺上缘淋巴结直到腹腔
动脉与胃左动脉分叉处

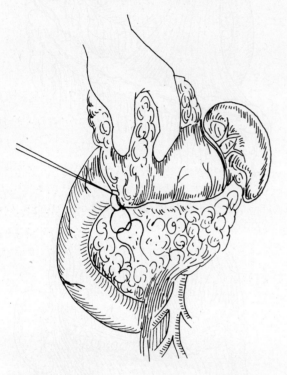

图 16-4　结扎胃网膜右动脉在胰十二指肠动脉分枝
的根部进行结扎

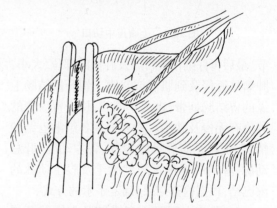

图 16-7　两把有齿血管钳钳夹十二指肠

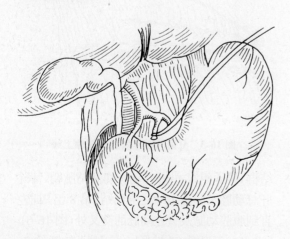

图 16-5　结扎胃右动脉

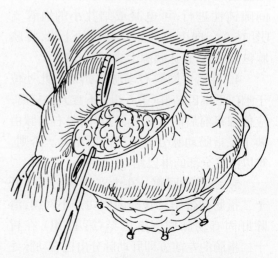

图 16-8　XF 形吻合器钉合封闭十二指肠残端

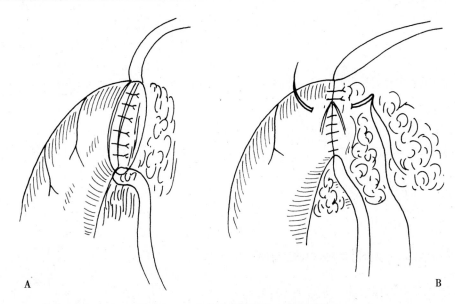

图 16-9　手法分两层缝闭十二指肠残端

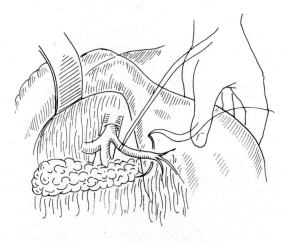

图 16-10　缝扎、切断胃左动脉

7. 胃左动脉根部及腹腔动脉周围淋巴结清除　将离断的胃向上翻转,在胰上缘找到胃左动脉后,注意清除该处的淋巴结,此处常有较多的相互融合的淋巴结。将动静脉的两侧后腹膜打开,显露出胃左动脉和静脉,先结扎切断静脉,继之结扎切断胃左动脉,再贯穿缝扎该动脉(图 16-10)。此处清除淋巴结是应注意粘连的牵拉损伤腹腔动脉导致大出血,一旦损伤应先手指压迫止血,用无创血管钳夹住腹腔动脉,缝合修复。

8. 清除第八组淋巴结　沿胰腺上缘,顺脾动脉向左分离,清除脾动脉周围的淋巴结及脂肪组织。此处常有 1 支胃后动脉由脾动脉发出,应将其结扎切断,不需要分离到脾门(图 16-11)。

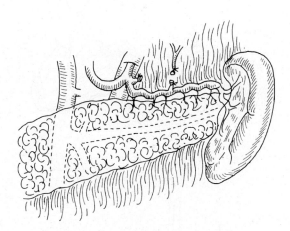

图 16-11　结扎切断脾动脉发出的胃后动脉

9. 清除贲门周围淋巴结(第 1,2 组)　将胃上翻起,剪断小网膜,清扫贲门周围的淋巴结及脂肪组织,再将胃后壁与膈肌角的脂肪组织清除,此处可用电刀,无重要血管(图 16-12)。

十二指肠的有关章节）。

先将胃后壁与十二指肠后壁做浆肌层间断缝合（图 16-14），再在胃壁有齿钳的前后切开，黏膜下缝扎血管，在胃后壁与十二指后壁用 3-0 不吸收缝线做间断全层内翻缝合，将胃管置放于十二指肠内，继而缝合胃十二指肠前壁。注意小弯侧三角区应做胃前后壁与十二指肠的 U 形缝合（图 16-15,16）。

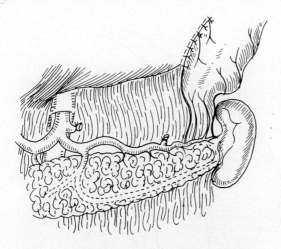

图 16-12 翻起胃,清除贲门周围淋巴结及脂肪

10. 游离切断胃近端 小弯侧相当于贲门下 4cm，大弯侧在切断第 2 支胃短血管上方，用两把有齿血管钳钳夹大弯侧胃壁约 4~5cm，在两钳之间切断胃，可用 XF 型缝合器钳夹小弯侧之胃壁将胃切除，必要时加浆肌层缝合（图 16-13）。

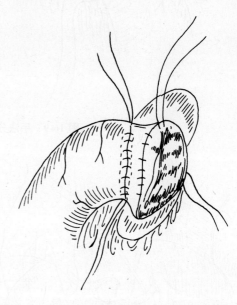

图 16-14 间断缝合胃后壁与十二指肠后壁的浆肌层

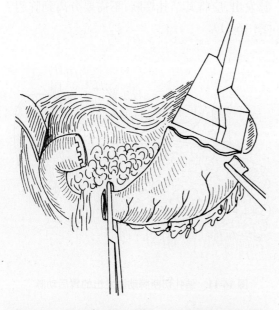

图 16-13 用 XF 型缝合器钳夹小弯侧胃壁将胃切除

11. 胃肠吻合重建通道 胃十二指肠吻合可用手法缝合或吻合器（器械吻合见胃

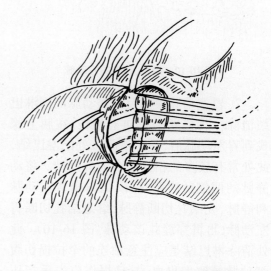

图 16-15 胃小弯侧的三角区凹形缝合

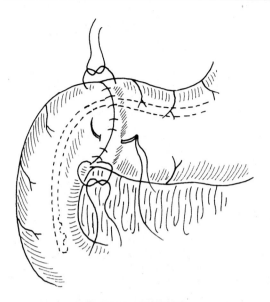

图 16-16　缝合完毕

三、经腹近端胃癌根 2 式胃次全切除术

R₂ proximal subtotal gastrectomy transabdominal

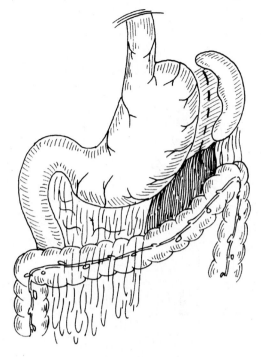

图 16-17　离断脾胃韧带

【手术步骤】

1. 手术切口　同远端胃次切除术。术中探查同上文中提到的顺序外,重点探查贲门食管处肿瘤的范围,如膈下食管受累超过 4cm 者,经腹切口难以切尽,需要考虑开胸手术,如脾门处有转移的淋巴结。脾胃韧带有肿瘤侵及者,应考虑切除脾及胰尾。

2. 游离胃大弯,离断小网膜　由横结肠上缘切开胃结肠韧带,向左离断大网膜直到结肠脾曲,继续离断胃脾韧带(图 16-17),直至贲门左侧。此处可用剪刀将食管及左侧的腹膜切开,一般无血管可不必钳夹结扎(图 16-18)。

离断小网膜,由肝十二指肠韧带内侧剪开小网膜,勿切断胃左动脉,尽量切除小网膜,上端至贲门右侧,用剪刀剪开食管前面的右侧腹膜,使之与左侧相通(图 16-19)。

3. 游离切断胃体　在大弯无血管区的远侧近胃壁离断两支胃网膜血管,在相对应

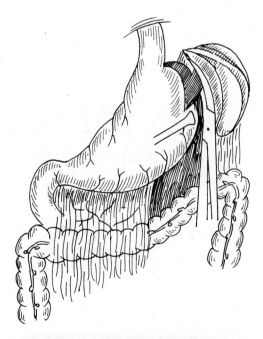

图 16-18　将食管及左侧腹膜剪开

之胃小弯处靠近胃壁,距肿瘤下缘 5cm 以上处切断胃左动脉向远的分支。可用 XF 型缝合器在大弯侧钳夹并切断胃体(图 16-20),小弯侧用有齿血管钳钳夹后切断胃体

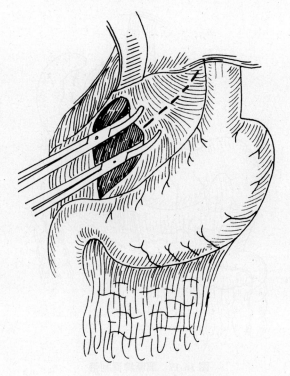

图 16-19　剪开食管右侧腹膜

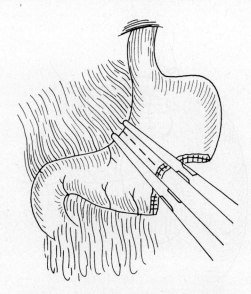

图 16-21　小弯侧用有齿血管钳夹切断胃体

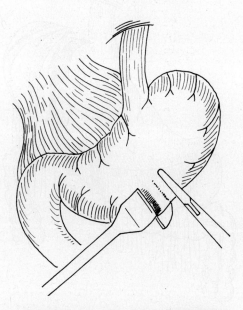

图 16-20　用 XF 在大弯侧钳夹切断胃体

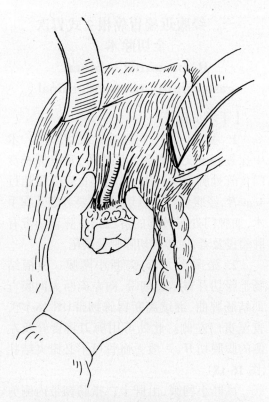

图 16-22　翻起胃显露胃左血管的起始处

（图 16-21）。

4. 处理胃左动脉　将离断的胃翻向上方,胰腺拉向另一侧,显露出胃左血管的起始处(图 16-22),剪开前后两叶的后腹膜,在胃左动静脉根部分别解剖游离,先结扎切断胃左静脉,用粗丝线结扎胃左动脉根部及远端1cm 处,切断后贯穿缝扎(图 16-23)。

退回,用无创钳在贲门上 5cm 钳夹食管,用直角钳夹食管远端,将食管切断,移除病复切断标本(16-25)。将管状吻合器的抵针座插入食管腔,插入时用两把组织钳夹食管切缘,先将抵针座的一半圆斜状插入,后边转动边全部插入(16-26),收紧结扎荷包缝线(16-27)。

6. 远端胃与食管吻合　将远端胃小弯侧直角钳去除。距末端 4cm 胃大弯侧的胃前壁或后壁做荷包缝合(16-28)。在正中胃壁切一小口,将吻合器抵针座的中心插入此小口,收紧并结扎荷包缝线(16-29)。将管状吻合器的主体由胃小弯处的切口插入,将

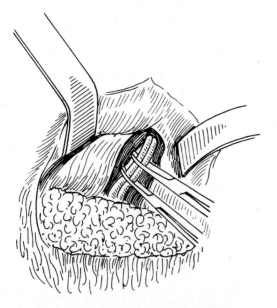

图 16-23　在胃左动脉根部切断缝扎

5. 游离切断食管　将近端的胃翻起向上牵拉,在膈肌角剪开附着的后腹膜,此处无主要血管,可钝锐结合游离至食管的后方,将食管的左前及右后的迷走神经干切断,即可游离出膈下食管 6~7cm(图 16-24)。将胃管

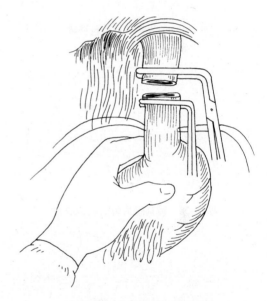

图 16-25　切断食管移除病变

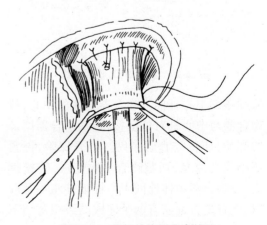

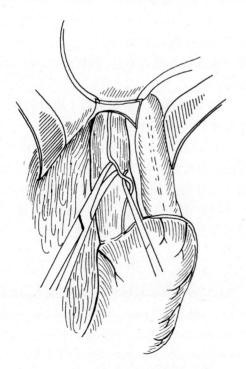

图 16-24　切断食管左前及右后迷走神经干

图 16-26　将抵针座插入食管腔

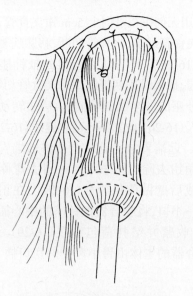

图 16-27　收紧结扎荷包缝线

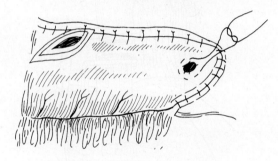

图 16-28　胃前壁大弯侧荷包缝合

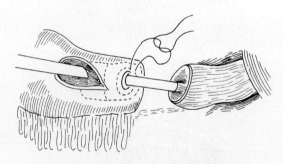

图 16-29　切一小口，收紧缝线

抵针座的中心杆插入吻合器主体的中心，待吻合器与中心杆对位横接，转动吻合器尾部的螺旋，使胃与食管紧贴。打开保险，握紧切割吻合道具，切割吻合一次完成，转松螺旋，将吻合器主体连同中心杆抵针座一并取出，检查是否证实有两个完成的组织被切下（16-30）。缝合胃小弯的切口（16-31）。

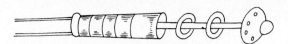

图 16-30　检查证实有被切除的两个组织片

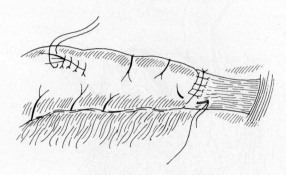

图 16-31　缝合切口

　　清理腹腔，在吻合口左侧膈下放置引流管，由左肋缘下另切口引出，关闭腹腔。

【术后处理】

　　一般同胃大部切除术。

　　静脉补充营养，必要时输入适量的血或血浆，白蛋白。术后第 1 天起静脉给予抗癌药，进食后可口服抗肿瘤药。

【主要并发症】

　　1. 术后吻合口瘘　一旦出现吻合口瘘，应禁食，将腹腔引流管改为双套管冲洗引流。用全肠外营养支持，多数患者 3~5 周能愈合。

　　2. 切口感染　多在术后 1 周后出现，多数在皮下，应拆除缝线切开引流。

　　3. 腹腔内感染　多由引流管不通畅或拔除过早所致。表现为体温高、腹痛、白细胞总数及中性粒细胞增高。经 B 超检查可能发现腹腔积液的情况。一旦确诊可先通过 B 超引导下穿刺证实后置管引流。

参 考 文 献

1. Takahashi S, Takahashi T, et al. Studies on Para-aortic metastatic Lymph node of gastric cancer after endoscopic ingection of activated carbon particles. Journal of japan Surgical Society, 1987, 1:35

2. Takada J, Koufuji K, et al. Para-aortic lymph nod

dissection for the treatment of advanced gastric cancer. Kurume Med J, 1993, 40(3): 101

3. Kitamura M, et al. Clinico-pathol-ogical studies on para-aortic Lymph node metastasis and puet-operative quality of life in gastric cancer patients. Ist Iterna-tinal Gastric cancer congress. Monduzzi Editore Bologna, Italy, 1995, 1151

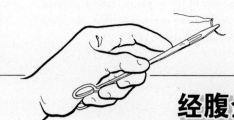

第 17 章

经腹全胃切除术
transabdominal total gastrectomy

1897 年，Schlatter 首次成功的为一 56 岁女性胃癌患者做全胃切除、结肠前食管空肠端 - 侧吻合术，术后发生严重的反流性食管炎。

在 20 世纪 40 年代，全胃切除的死亡率约 40%~50%，随着麻醉和输血的进步，抗生素的发展，营养的支持，胃肠吻合器的应用以及技术上的进步，目前手术死亡率已降至 3%。全胃切除在治疗胃恶性肿瘤中占有重要的地位。由于无胃带来的并发症，如反流性食管炎、倾倒症状、营养不良及贫血发生率逐渐减少。全胃切除后消化道重建的方式不断改进，近年来已达近 70 种，足以说明在诸多的重建方式中仍无一项满意的标准术式，本章重点讲叙空肠三腔代胃术以及其他常用术式。

手术范围及要点，除切除全胃外（图 17-1），还应包括与胃癌转移密切相关的淋巴结及肿瘤播散的网膜、后腹膜等，操作中还应尽量保持网膜的完整，以避免可能存在于网膜内的癌细胞的医源性播散，这点对胃后壁有浸润者更有意义。

【适应证】

全胃切除术主要适用于胃恶性肿瘤、弥漫浸润型胃癌、贲门癌、多发性胃恶性淋巴瘤及占据两个解剖区域的胃平滑肌肉瘤等。也适用于部分良性胃疾病，如广泛性胃息肉样腺瘤、胰源性的胃十二指肠溃疡、胃泌素瘤未

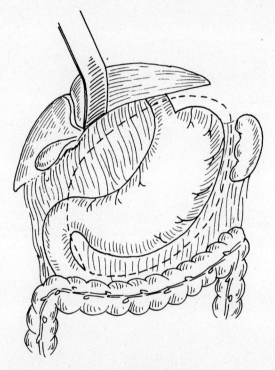

图 17-1　全胃切除术的正面

能彻底切除者、慢性肥厚性胃炎有大量蛋白质从胃黏膜丢失，合并低蛋白血症、出血、贫血及营养不良，经内科治疗无效者。

【禁忌证】

有远处转移并伴有腹水、黄疸等。

【术前准备】

一般同胃大部切除术。如全身情况差，应给予肠内外营养，输血及血浆、白蛋白等以纠正贫血和低蛋白症。

【麻醉与体位】

气管插管全身麻醉。平卧位。

【手术步骤】

1. 切口 常采用上腹正中切口或肋下屋顶形切口。

2. 探查腹腔 通过探查,可更进一步确诊或明确胃切除的范围与淋巴结清扫的程度。探查腹腔应遵循无瘤术的原则,由远及近的探查胃癌转移密切相关的部位,以盆腔-膈下-肝脏-肠系膜根部为顺序,最后探查原发灶的进展程度。对于良性病变者不必做过多的探查。

3. 胃大弯侧的游离 将大网膜向上提起,展开,沿横结肠切开大网膜并剥离横结肠系膜前叶(图 17-2),右侧至肝曲,左侧至脾曲。注意清除 14、15 及 16 组转移淋巴结,勿损伤中结肠动脉。

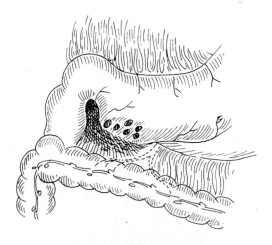

图 17-3 显露第 6 组淋巴结

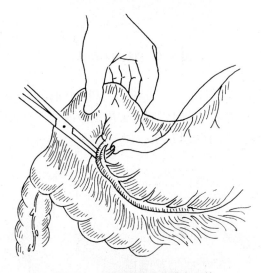

图 17-4 根部切断胃网膜右血管

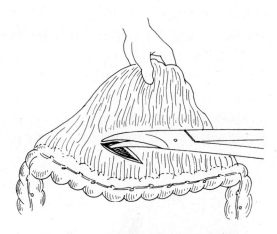

图 17-2 从横结肠中部剪开大网膜

4. 将胃向上翻转,横结肠向下牵拉,显露出 6 组淋巴结(图 17-3),分离出胃网膜右动、静脉。于根部结扎切断(图 17-4),将幽门下网膜及其 6 组淋巴结推向左侧以完全清除。剪开十二指肠段腹膜,向上纵行剪开肝十二指肠右缘(图 17-5),游离十二指肠连同胰头一并翻转,清除 12、13 组淋巴组。注意勿损伤门静脉。在十二指肠的左缘剪开肝胃韧带处胃右动脉,尽可能靠近起始处结扎切

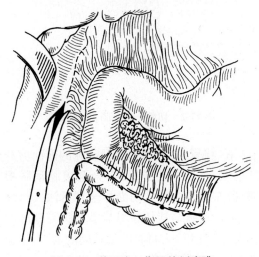

图 17-5 剪开十二指肠外侧腹膜

213

断(图 17-6),将幽门上 5 组淋巴结的小网膜推向左侧。紧靠肝侧切断肝胃韧带,直至贲门右侧。

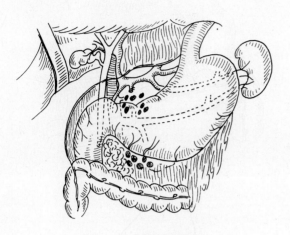

图 17-6　切断胃右动脉

5. 游离十二指肠第一段,距幽门远侧 3cm 左右切断十二指肠,用 1 号线两层间断缝合关闭(图 17-7)。

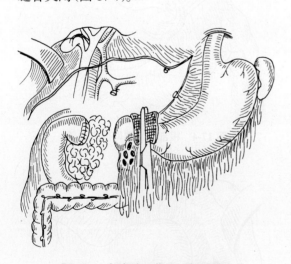

图 17-7　切断十二指肠,缝闭残端

6. 将胃向左翻转,沿肝动脉的前面剪开其前鞘,清除 8 组淋巴结,直至腹腔动脉根部,胃左静脉的结扎切断尽量靠近注入门静脉处,胃左动脉结扎切断尽量靠近腹腔动脉的分支处(图 17-8),将腹腔动脉周的 9、7、11 组淋巴结一并清除,推向胃小弯处。

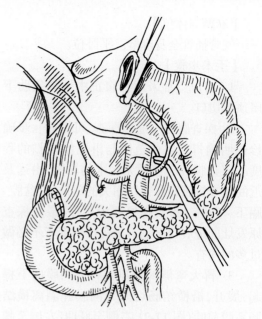

图 17-8　结扎、切断胃左动脉

7. 切断脾结肠韧带,将脾脏翻向右侧,剪开脾脏外侧腹膜与贲门汇合(图 17-9),其间清除贲门左侧即 2 组淋巴结,继续剪开膈肌裂孔下段食的前腹膜。将脾脏继续向内即右面翻起,在胰腺预定处结扎脾动脉,用无创钳夹轻夹住胰腺,在结扎脾动脉的左侧 V 形切断胰腺(图 17-10)。胰头端主胰管结扎,作褥式加间断缝合。将胃向脚侧牵引于膈下切

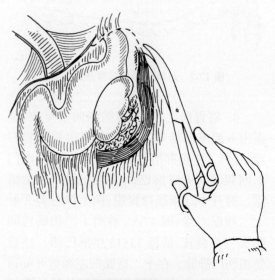

图 17-9　剪开脾脏外侧腹膜与贲门汇合

214

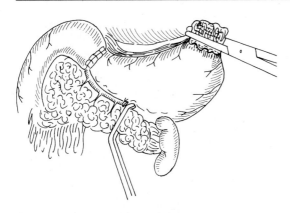

图 17-10　切断胰腺

断两侧迷走神经干,使食管下段向腹腔延伸,清除食管下端脂肪淋巴结,连同 1、2 组淋巴推向脚侧,至此已游离完毕(图 17-11)。

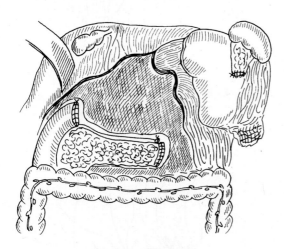

图 17-11　游离完毕

8. 重建　用无创大直角钳于膈下轻夹住食管,其远侧另钳夹一把直角钳,在两钳间切断食管,将所切除的组织整块移除,食管残端用碘伏或 1% 苯扎溴铵涂后待吻合。

距 Treitz 韧带 20~25cm 处切断空肠,注意保证血供。用 1 号丝线间断全层后壁内翻缝合(图 17-12)。然后行前壁内翻缝合(图 17-13),为减少吻合口能力和防止吻合口漏,再将膈肌腹膜与空肠肌层缝合固定,将吻合口覆盖(图 17-14)。

近端空肠缝合关闭,将其自身折叠 6~

8cm,用 0 号丝线间断肌层缝合,于近侧空肠襻盲端与食管空肠吻合处相距为 30cm(图 17-15)。对系膜平行切开缝好的三段空肠,用 0 号线间断缝合中间肠段内侧壁与内侧肠段内侧壁和中间肠段外侧壁与外侧肠段的内侧壁(图 17-16),再将外侧肠段的外侧壁与内侧肠段的外侧壁全层缝合(图 17-17),最

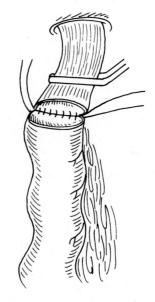

图 17-12　食管空肠后壁缝合

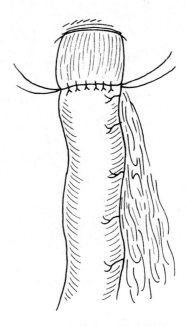

图 17-13　前壁全层间断缝合

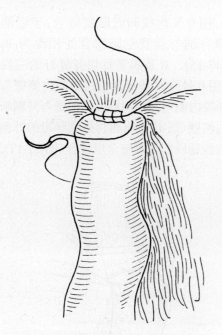

图 17-14 膈肌腹膜与空肠浆肌层缝合

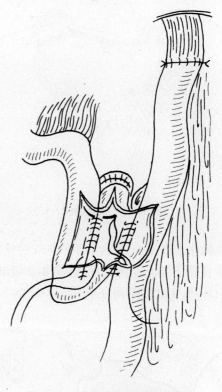

图 17-16 空肠内壁全层间断缝合

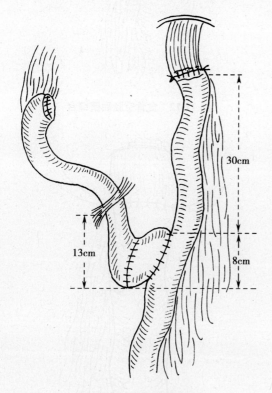

30cm

13cm

8cm

图 17-15 空肠三腔重建

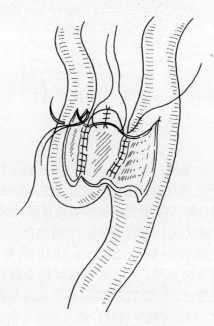

图 17-17 行前壁全层缝合

后用 1 号丝线间断缝合浆肌层,使之三段空肠呈一囊袋(图 17-18),将胃管置入囊袋内。

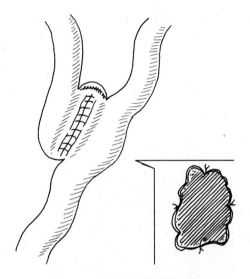

图 17-18　空肠三腔代胃术式

9. 如全胃切除同时扩大切除胰体尾脾脏者,应置放多孔负压引流,必要时做空肠造口为术后肠道营养做准备,关腹,必要时附加减张缝合。

10. 其他方式的消化道重建　在此仅介绍几种常用的手术方式(图 17-19)。

在全胃切除术的消化道重建术式中,Roux-en-y 吻合法与空肠间置术是两种基本的重建术式,其他的各种重建术式基本上是由其逐步演变而来的。Roux-en-y 吻合术优点是操作简便,碱性反流性食管炎发生率较低,缺点是食物贮存功能较差。所以有术者采用 P 形以及各种空肠囊袋的 Roux-en-y 吻合进行重建,如本章中主要介绍的空肠三腔代胃术。笔者选择此术式,主要是因食物的贮存与消化可在胃袋内混合,易消化吸收,有良好的疗效。但手术的操作有难度并可能增加创伤。

各种术式都有优缺点,目前学者们对各种术式的重建后疗效仍存在很多争议。临床中,多根据术者的经验结合患者的整体情况加以应用。

【术后处理及术后并发症】

同胃癌根治术的近端胃癌根 2 式胃次全切除术。

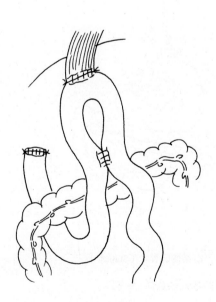

A. Moynihan 术

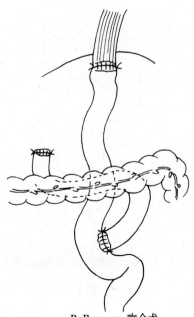

B. Roux-en-y 吻合术

图 17-19　几种常用的术式供选择(A~F)

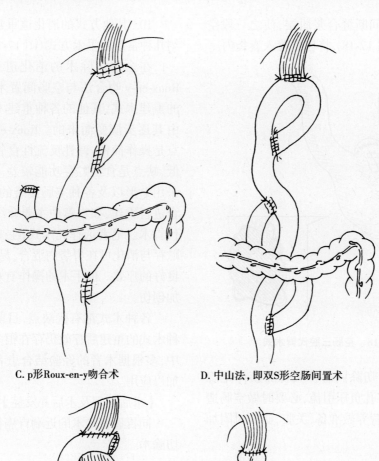

C. p形Roux-en-y吻合术　　　D. 中山法，即双S形空肠间置术

E. 空肠间置术（Hoffmans术）　　F. 结肠间置术（State术）

图 17-19(续)　几种常用的术式供选择(A~F)

参 考 文 献

1. 方立往,翁是伟,陈忠元等.空肠三腔代胃术.中华外科杂志,1981,19:434
2. 王代科,刘宝华,杨顺心等.全胃切除食管空肠 Y 形吻合空肠三腔代胃 29 例分析.中国实用外科杂志,1994,14:79
3. 张支明,田优洲,周鸿昌等.全胃切除 P 形空肠代胃治疗胃癌 64 例报告.普外基础与临床杂志,1995,2:71
4. 彭德恕,陈佳平,郑吉祥.全胃切除消化道重建术式的探讨.中国实用外科杂志,1994,14:124
5. Miholic J,Meyer HJ,Muller MJ,et al.Nutritional consequences of total gastrectomy,The relation ship between mode of reconstruction,Postprandial symptoms and body composition.Surgery,1990,108:488

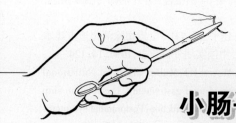

第 18 章

小肠手术
operation on intestine

小肠部分切除吻合术是腹部外科手术中应用非常广泛的术式。小肠部分切除已形成定型的手术方式，系膜切除呈扇形，吻合肠管常用的有端-端吻合术、端-侧吻合术和侧-侧吻合术。随着医疗器械的研究发展，吻合器技术的应用也相当普遍。但由于小肠的手法吻合技术非常方便且基本的技巧，所以吻合器用在小肠的吻合不多。

第一节 解剖和生理概要

一、小肠的外科解剖概要
surgical anatomy of small intestine

小肠系指胃幽门至盲肠之间的肠管，包括十二指肠、空肠和回肠三部分。全长5~7m。空肠的起始部以 Treitz 韧带为标志，占小肠全长的 2/5，大部分位于左上腹，回肠占小肠远侧段的 3/5，在右窝处与盲肠相连，大部分位于右下腹，两者之间无明显界限。

小肠系膜附于第 2 腰椎左侧腹膜后壁，向右斜行于骶髂关节之下，肠系膜内含有血管、神经、淋巴管、淋巴结及脂肪。手术探查时，根据系膜的走向尚能辨别游离肠段的近远端。肠系膜根部至肠缘的距离在小肠的起始部为最长，一般在 20~25cm。

小肠的血供来自腹主动脉的第 2 大分支即肠系膜上动脉，向胰腺的钩突部穿出，跨过十二指肠第 3 段(水平部)，进入小肠系膜根部，分出右结肠动脉，回结肠动脉和 10~20 支小动脉分支(图 18-1)。

小肠静脉的分布与动脉大致相同，最后汇合成为肠系膜上静脉或脾静脉，它与上动脉并行，在胰颈的后方与肠系膜上静脉或脾静脉汇合成门静脉。当肠系膜上血管的损伤或发生栓塞时，可致相应的血管缺血、充血、组织坏死和腹膜炎等。

小肠肠壁分为浆膜、肌肉和黏膜三层。肌肉又分为外层纵肌和内层环肌，黏膜下层为弹力纤维与结缔组织，不论用哪种方式缝合肠壁，缝线必须通过这一层。值得注意的是系膜处肠壁与两层腹膜围成系膜三角(图18-2)，因其三角处的肠壁无浆膜不易愈合，故行小肠切除时应妥善缝合，以避免形成肠瘘和感染扩散。

二、小肠的生理概要
physiology of small intestine

小肠的主要生理功能是消化和吸收。除胰液、胆液及胃液等可在小肠内继续起消化作用外，小肠的黏膜腺体也能分泌含有多种酶的碱性肠液，其中主要是肠肽酶，它能将多

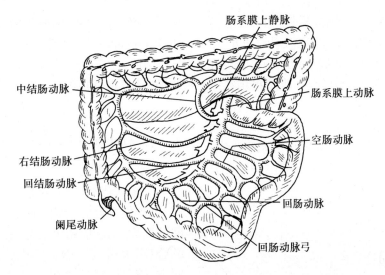

图 18-1 肠系膜上动脉及其分支供应小肠及结肠的血管

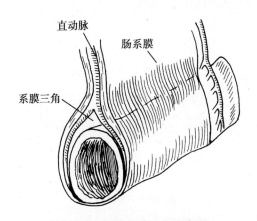

图 18-2 小肠系膜三角示意图

肽转变为可由肠黏膜吸收的氨基酸。葡萄糖、氨基酸及 40% 脂肪酸由毛细血管吸收经门静脉到达乳糜池及胸导管内。除食物外,胃液、胆液、胰液、肠液内的电解质以及摄入的大量电解质也在小肠内被吸收进入血液循环。小肠被大量切除后,营养的吸收将受到影响。吸收最差的是脂肪,其次是蛋白质,碳水化合物是最易被吸收的营养物质。临床实践表明,空肠与回肠保留 100cm 以上,有回盲部,经过代偿仍能维持营养的消化和吸收。

小肠是产生免疫蛋白的场所,特别是 IgA。一般认为它由 laminal propria 的血浆细胞产生。小肠还可产生缩胆素(cholecystokinin)、促胰酶素(pancreozymin)、胰高糖素(enteroglucagon)、肠血管活性肽(vasoactive intestinal peptide)、胃抑制多肽(gastric inhibitory polypeptide)、生长抑素(somatostatin)等物质。这些物质直接影响消化系统其他器官如胆囊、胰腺等的功能。

总之,小肠是人体吸收营养的主要器官,并有强大的代偿功能。但外科医生在处理小肠病变时,要考虑到这些功能的重要性,尽可能的保留可保留的肠管。

第二节　小肠部分切除

一、概　　述

【适应证】

适用于肠良性、恶性肿瘤、肠炎性病变、肠缺血坏死、肠损伤等。

【麻醉与体位】

硬膜外阻滞或全身麻醉。平卧位。

【手术步骤】

1. 可采用腹部任何切口,常用的是右腹直肌切口。

2. 将选定切除的肠段提起,明确血管分布情况,按照切除范围将系膜做扇形切开,钳夹切断并缝合或结扎系膜血管。肠系膜根部血管较粗且是主要的供应支,应双重结扎以免脱落发生大出血。切除恶性病变时应将相应的系膜淋巴结一并切除。在切除非恶性病变的肠段时,应尽可能保留相应的系膜、肠系膜、肠系膜血管可沿肠管切断结扎(图18-3)。

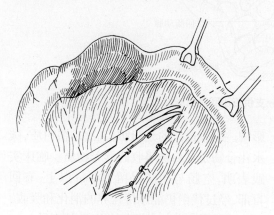

图18-3 切除相应的肠系膜及肠管

3. 将肠系膜分离后,以肠钳钳夹距肠段切除线5cm左右的远近端。钳夹一段后,将肠内内容物挤向一端,再用肠钳夹住另一端,使切除的肠管内不含有过多内容物,以避免切断肠管时肠液外溢污染术野。肠系膜缘的切除线可距保留血管的系膜缘约1cm,即肠管切断段的1cm内肠系膜缘无血管和系膜,便于吻合时能在系膜缘准确的缝合浆膜面。沿有齿血管钳切断肠管,移除病变的肠襻及系膜,用碘伏消毒保留的肠段黏膜,如肠断端有出血应缝扎止血。

术中注意:①小肠有较长的系膜,其中的血管源于肠系膜上血管,其分支呈扇形供应小肠。因此,在行部分肠切除术时,必须确认切除段的血管分布,若将供应血管切断过多,势必切除过多的肠管;②供应的血管有损伤、感染病变,肠管的切除范围要大。否则,将影响吻合口的愈合;③小肠虽然有极大的代偿能力,但切除过多势必影响营养的吸收。当切除达50%的肠管时或保存的肠管少于150cm时,则应慎重考虑。如肠管少于100cm时,应设法保留回盲部,否则会产生短肠综合征(short bowel syndrome)。

二、对端吻合术
end-to-end anastomosis

【手术步骤】
对端吻合术(端-端吻合术)是常用的方式,也是最符合生理状况吻合方式。将两个断端靠拢一起,应用可吸收缝线连续或间断缝合(图18-4,5)。吻合完毕后,缝合系膜裂间隙,缝合系膜时,勿损伤血管,以免吻合口处供血不足而影响愈合。

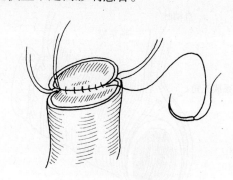

图18-4 连续缝合

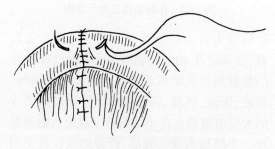

图18-5 缝合浆肌层

三、侧-侧吻合术
side-to-side anastomosis

特别适用于慢性梗阻的患者,因梗阻远端正常或变细,梗阻近端肠管明显增粗扩张,不便做对端吻合,可做侧-侧吻合或端-侧吻合。如肠管的病变不能切除,以旷置肠管

做侧 - 侧吻合可恢复肠道内容物通畅。

【手术步骤】

1. 吻合前先缝闭肠两端,常用的方法:①间断或连续缝合关闭;②荷包缝合埋入;③缝合器缝合。

2. 肠切除后的两断端缝闭后,两端靠拢相距约 10cm,以 3-0 不吸收缝线连续或间断缝合两肠襻的浆肌层 4~5cm(图 18-6),沿中轴中线切开两段肠壁达肠腔,切口距缝闭肠端 2~2.5cm,残留过长宜引起食物残留,切口过长达残端可导致缺血影响愈合。

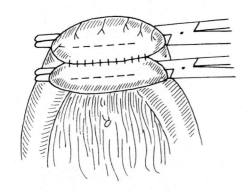

图 18-6　间断缝合浆肌层

3. 用不吸收缝线全层间断或连续缝合肠腔后壁(图 18-7),继之缝合前壁。

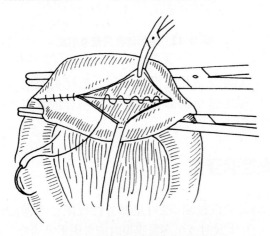

图 18-7　全层连续缝合肠腔后壁

4. 再以不吸收缝线间断缝合浆肌层,用 0 号丝线间断缝合关闭重叠的肠系膜边缘(图 18-8)。

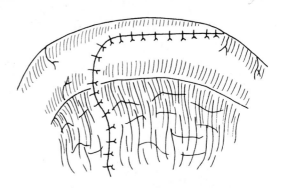

图 18-8　间断缝合浆肌层及系膜缘

四、端 - 侧吻合术
end-to-side anastomosis

本术式常用于远近管的直径相差甚多,侧 - 侧吻合不合适的情况,或者行胆吻合或胰腺囊肿空肠吻合,防止肠内容物的逆流而行 Y 形吻合,则可行端 - 侧吻合。在半结肠切除后,小肠与结肠吻合如口径不相等,也可做小肠断端与结肠的侧面相吻合。

【手术步骤】

1. 先封闭(缝合法)远侧肠段的断端。将近端断面侧靠拢远侧段的抗肠系膜面,约距缝合封闭端 2~3cm(图 18-9),将近侧肠管切断端的系膜端和抗系膜端固定于远侧肠管的抗系膜面纵轴上或结肠带上,以 3-0 线做

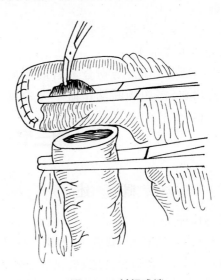

图 18-9　封闭残端

第1层间断或连续缝合浆肌层,再沿纵轴切开远侧肠管的全层(图18-10)。

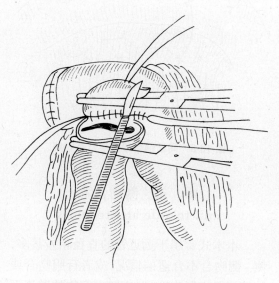

图18-10　沿纵轴切开远侧肠管的全层

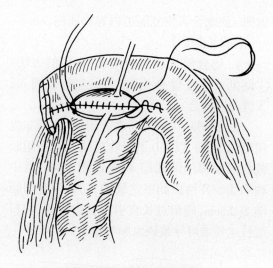

图18-11　先全层缝合后壁

2. 以可吸收缝线连续缝合或不吸收缝线间断缝合两侧肠管后壁的全层,再缝合前壁的全层(图18-11),最后缝合前壁浆肌层(图18-12),近远侧肠管成 T 形相连。

【术后处理】

1. 保持胃肠减压管通畅,补足血容量。

2. 禁饮、食 2~3 天,待胃肠功能恢复后可拔除胃肠减压管,进流质无不适后逐日改进软食。

3. 给予常用广谱抗生素。

【主要并发症】

小肠部分切除、肠吻合术后最常见并发症为出血,多由肠断端止血不完善或肠

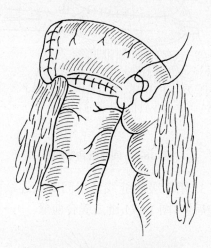

图18-12　最后缝合前壁浆肌层

系膜血管结扎线滑脱所致。腹膜炎及吻合口瘘也是小肠部分切除后肠吻合的常见并发症。

第三节　肠梗阻的手术

一、概　述

【适应证】

肠梗阻可因扭转、套叠、粘连束带压迫、肠管病变、肠内容物(异物)、炎性狭窄、肿瘤等引起,可急性发作,也可慢性发作。梗阻可以是完全性梗阻,也可是部分性梗阻。当保守治疗无效时或出现腹膜炎时应考虑手术治疗。

【术前准备】

肠梗阻患者常因呕吐、胃肠减压、不能进食而有内环境紊乱,慢性梗阻患者可有营养不良。因此,在术前应对内环境进行调整使

之恢复正常,即使在急症手术前的短时间内也应做这方面的调理。

术前应放置鼻胃管做胃肠减压,有利术中的显露和麻醉时因呕吐发生窒息等意外情况。

【麻醉与体位】

一般采用硬膜外麻醉,利于术中腹肌松弛而易显露术野,促使胃肠蠕动功能的恢复,又便于术后止痛。患者情况差时应选气管插管全麻。

一般取平卧位。

【术中注意要点】

1. 肠梗阻时多有炎性水肿,肠腔内有大量肠液贮积,剥离粘连等一系列的操作时,应轻柔细致,力求不损伤肠管。

2. 应在保护术野的情况下,先做肠腔减压,并荷包缝合减压处的小切口。

3. 由于大量的炎性物质刺激腹膜致使单核 - 吞噬细胞系统产生大量的炎性介质,细胞因子是形成粘连的基础,腹腔用大量的生理盐水冲洗后能减少这些炎性物质的残留,有利减少肠粘连的发生。

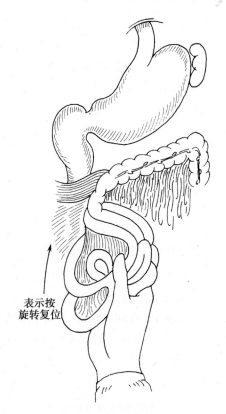

图 18-13 旋转复位

二、肠扭转手术
valrulus operation

发生肠扭转的解剖学因素是肠系膜过长。成人肠扭转多发生在回肠,常因粘连带的定点牵引,肠蠕动增强等因素所致。

【手术步骤】

1. 术中要确认肠扭转的方向,以手将扭转的肠段托出腹腔外,如肠管未完全坏死,按肠扭转的相反方向旋转复位。复位后,将肠系膜用缝线缩短,并缝合固定于后腹膜上,以防肠扭转再次发生。

2. 先天性中肠回转不全时,应同时剪开十二指肠第 2 段前面的纤维,解除对十二指肠的压迫,使盲肠恢复左上腹位置,同时切除阑尾(图 18-13,14)。

3. 乙状结肠扭转复位后,将系膜固定于外侧腹膜,经肛门放入留置肛管至梗阻上方,以排除肠内容物,留置 3 天左右拔除。

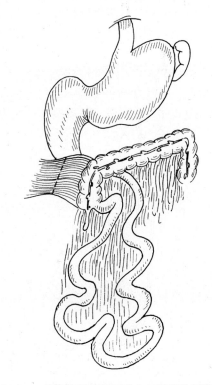

图 18-14　虚线表示切开压迫十二指肠的纤维带处

如肠扭转已发生明显坏死,宜将坏死肠段切除,做肠吻合术。如为乙状结肠扭转坏死者肠切除后,做近端结肠造瘘,以待二期修复。

【术后处理】

1. 持续胃肠减压直到肠道功能恢复。
2. 注意生命体征,保持血压平稳。
3. 扩充血容量,维持水、盐、酸碱平衡。
4. 使用抗生素。
5. 静脉内营养支持。

三、肠套叠手术
interssuception operation

肠套叠多发生在婴幼儿,也可在成人,成人多因机械因素引起,如息肉、局部肿瘤。婴幼儿肠套叠多发生在回盲肠,其原因常不清楚。一旦发生确诊后,做加压灌肠未能使套叠复位时,需手术复位。成年人肠套叠多需手术治疗。

【手术步骤】

1. 一般取右腹部直切口,腹腔探查时易扪到腊肠样的套叠肠段。复位方法是双手在套叠段如同挤牛奶一样缓慢的将套入的肠管退出,切忌用力牵引以防肠管破损(图18-15,16)。

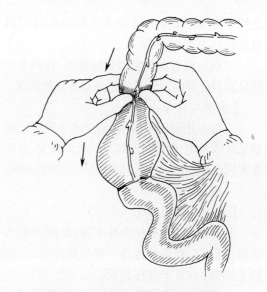

图 18-16 手法挤压复位套入的肠管

2. 检查复位的肠壁,有无坏死及肿瘤等因素,用热盐水纱布覆盖数分钟后,用不吸收缝线缝合盲肠固定在后腹膜上以防再次套叠(图18-17)。

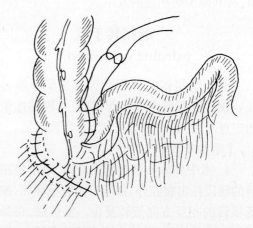

图 18-17 用不吸收线缝合盲肠固定在后腹膜上,以防再次套叠

3. 若套叠不能复位,或其顶端有肿瘤时,可将肠段切除,做肠对端吻合术(图18-18,19)。

肠套叠分回肠-回肠型、回肠-结肠型、结肠-结肠型等,处理原则相同。

【术后处理】

同前。

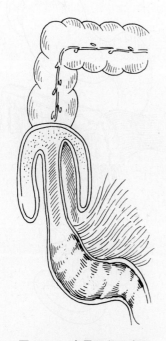

图 18-15 套叠肠段示意图

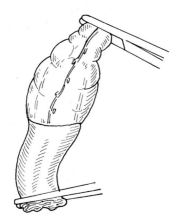

图 18-18　切除套叠肠段

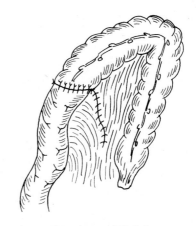

图 18-19　对端吻合

四、肠粘连松解术
lysis of intestinal adhesions

肠粘连性梗阻常发生在腹部手术后,也可发生于腹腔感染后,造成梗阻的原因是粘连带、毛状粘连或以粘连肠襻为支点引起的肠扭转。

粘连性肠梗阻的手术有:①粘连松解术;②肠部分切除吻合术;③肠捷径手术(短路手术);④肠粘连肠排列术。

对于肠粘连引起梗阻的手术,应选择好适当的切口。为理想的松弛腹肌,应选择硬膜外阻滞麻醉。术中应细心地分离粘连,尽量不用钝性分离,特别是粘连带较硬时易致肠管破损。锐性分离创伤小,且损伤肠管的机会少,无论用剪刀或微小的电凝刀都应从易剥离的部位开始,直到解除梗阻的部分。在分离中一旦发现破损及时修补。

第四节　梅克尔憩室切除术

梅克尔(Meckel)憩室系先天性回肠憩室,为卵黄管闭合不全即残余所致,形状为盲管似如阑尾,时有系膜,可因肠内容物滞留,有似阑尾炎症状表现,临床上难以鉴别。如出现憩室炎、憩室出血、憩室穿孔或闭塞的卵黄管形成索带与腹壁粘连,引起急性梗阻时,需要手术处理(图 18-20)。如术中发现阑尾正常时,应注意检查回肠下段。Meckel 憩室一般距回盲部 5~100cm,位于系膜的对侧缘。

【手术步骤】

1. Meckel 憩室直径如同阑尾时,可于根部钳夹切断,粗丝线结扎,残端黏膜用 0.5% 的碘伏或 5% 的碳酸涂抹,其根部荷包缝合包埋。

2. Meckel 憩室直径较粗,则先结扎供应憩室的血管,再用肠钳控制回肠,在根部切除憩室,切口止血后用 3-0 不吸收缝线按肠管横轴间断全层缝合,再间断缝合浆肌层(图 18-21)。

【术后处理】

见阑尾切除术。

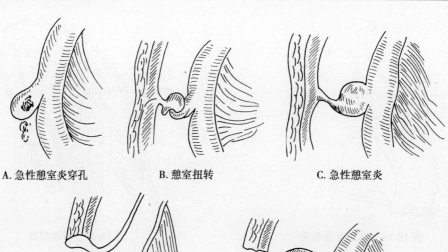

A. 急性憩室炎穿孔   B. 憩室扭转   C. 急性憩室炎

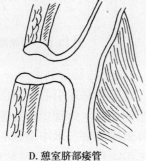
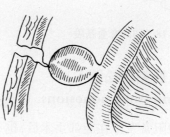

D. 憩室脐部瘘管   E. 残余卵黄管囊肿

图 18-20 梅克尔憩室示意图

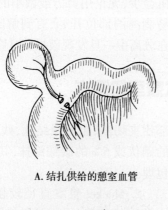
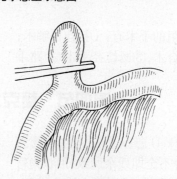

A. 结扎供给的憩室血管   B. 钳夹憩室

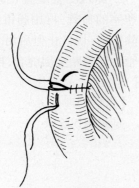
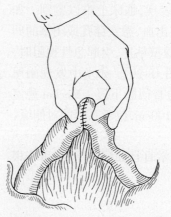

C. 全层缝合切除憩室   D. 缝合完毕，能容纳一指半的肠腔
（横轴间断全层缝合）

图 18-21 梅克尔憩室切除示意图

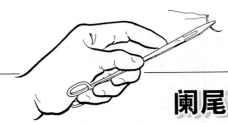

第 19 章

阑尾切除术
Appendectomy

阑尾切除术是治疗阑尾常用的方法之一。一般情况下手术操作较容易,但时有困难,如异位阑尾。因此必须重视,避免或减少并发症和后遗症的发生。

【解剖生理概要】

阑尾全长约 5~10cm,直径 0.5~0.6cm,为一蚓状盲窦,系膜短小者往往蜷曲,其长短差异较大,青年期后内腔变窄,易为肠石梗阻引起炎症;中年后阑尾腔往往闭合消失,阑尾壁含有丰富的淋巴结,肌层薄,因此,容易发炎、穿孔。阑尾尖端的活动度很大,位置多变(图 19-1),可位于盲肠的外侧、内侧、下方或后方,甚至在腹膜后。

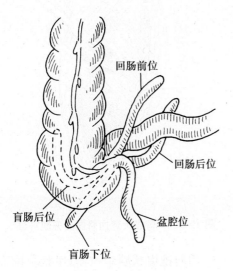

图 19-1　阑尾的位置

（图中标注：回肠前位、回肠后位、盲肠后位、盆腔位、盲肠下位）

阑尾系膜中有血管、淋巴和神经。阑尾动脉来自回结肠动脉,一般为 1 支,也有两支,为终末支,与盲肠血运没有交通,一旦发生血运障碍,阑尾将发生坏死。阑尾静脉回流经回结肠静脉、肠系膜上静脉汇入门静脉,故做阑尾切除时勿挤压阑尾,以免细菌毒素进入门静脉引起门静脉炎(图 19-2)。

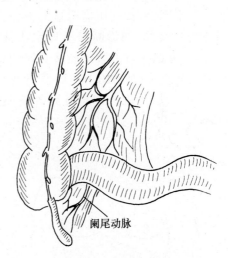

（图中标注：阑尾动脉）

图 19-2　阑尾的血供

一般认为阑尾是消化道的退化器官,可有可无。但现代的观点认为阑尾有丰富的淋巴组织,尤其是年轻人的阑尾与免疫有关,切除阑尾后可能导致免疫功能低下。

【适应证】

1. 急性单纯性阑尾炎经保守治疗无效,

症状和体征加重,体温和血象增高。

2. 急性化脓性阑尾炎或并发穿孔者。

3. 特殊类型阑尾炎

4. 慢性反复发作性阑尾炎。

5. 阑尾肿瘤。

【禁忌证】

除全身情况极差不能手术外,无绝对禁忌证。

【术前准备】

1. 急性重症阑尾炎者应给予抗生素。

2. 阑尾穿孔有全腹膜炎者应注意纠正水、电解质紊乱及酸碱平衡失调。

【麻醉与体位】

硬膜外阻滞麻醉式基础麻醉＋局麻。仰卧位。

【手术步骤】

1. 一般选择右下腹麦式切口即髂前上棘至脐连线的中外 1/3 交界点上,由于阑尾位置各有不同,可根据压痛明显的部位,相应调整切口部位,如诊断尚不肯定或估计手术复杂,可选用右下腹部经腹直肌切口,便于探查或延长切口(图 19-3)。切开皮肤、皮下组织,按肌纤维方向剪开腹外斜肌膜(图 19-4)。

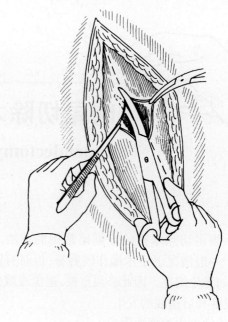

图 19-4　剪开腹外斜肌膜

2. 用牵开器将腹外斜肌膜向两侧牵开,显露腹外斜肌,先用组织剪剪开肌膜,然后用大弯止血钳主刀和助手交替插入腹内和腹横肌内,边撑边分开肌纤维直到腹膜(图 19-5)。

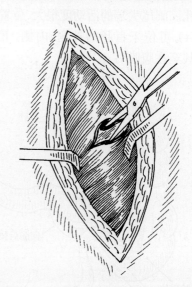

图 19-5　中弯或大弯血管钳分开肌纤维

3. 用两把甲状腺牵拉器(甲状腺拉钩),拉开肌肉,推开腹膜外脂肪,充分显露腹膜(图 19-6)。

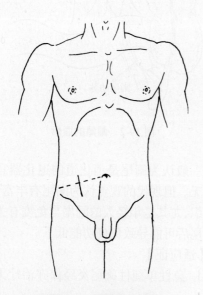

图 19-3　阑尾手术切口

230

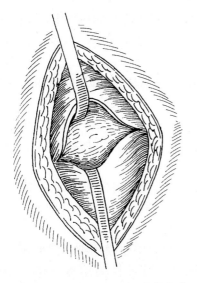

图 19-6　拉钩牵拉肌肉显露出腹膜

4. 术者和第 1 助手交替提起腹膜,证实钳夹住腹膜后,在两钳间切开一小口,用小弯钳夹住腹膜边缘,按皮肤切口剪开腹膜(图 19-7),如有脓液溢出应即刻吸净,切口周用盐水纱布垫保护。

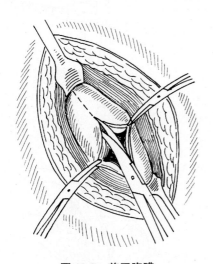

图 19-7　剪开腹膜

5. 切开腹膜,牵拉开切口,充分显露术野,将大网膜及小肠推向内侧,在右髂窝处找到盲肠,沿盲肠的结肠带和脂肪垂寻到阑尾,用海绵或手指轻轻捏住盐纱布覆盖的盲肠上,以免滑回腹腔(图 19-8)。

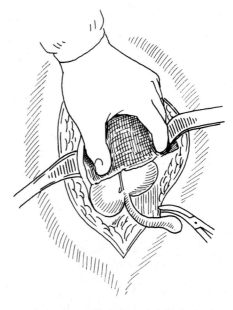

图 19-8　捏住盐纱布覆盖的盲肠

6. 用弯止血钳或阑尾钳分别钳夹住阑尾系膜或阑尾根部,将阑尾尽可能的提出切口外充分显露,在阑尾根部系膜无血管区用弯止血钳戳一小孔(图 19-9)。

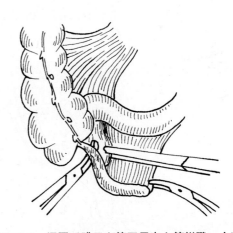

图 19-9　阑尾系膜无血管区用弯血管钳戳一小孔

7. 用两把中弯止血钳通过分开的系膜孔,夹住系膜和阑尾血管,在两钳之间剪断系膜,分别结扎,近端即阑尾动脉端可靠结扎两道。如有系膜粘连,可分次钳夹结扎,切断,直到阑尾与系膜完全分离。提起阑尾,用止血钳在阑尾的根部轻轻压榨一下,然后用 4

号丝线在压榨处结扎阑尾根部,用蚊氏血管钳在靠近线结处夹住、剪断,如根部由于炎症严重已形成坏疽,切忌用钳压榨可直接用肠线轻柔的结扎,避免勒断阑尾(图 19-10)。

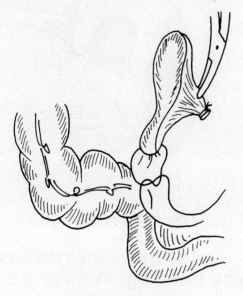

图 19-10　结扎阑尾

8. 在距阑尾根部 0.5~1cm 的盲肠壁上,用不吸收缝线做一荷包缝合浆肌层,暂不结扎(图 19-11)。

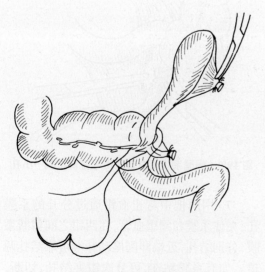

图 19-11　荷包缝合

9. 在阑尾根部周围,用于纱布加以保护,避免切断阑尾时内容物污染周围组织,在阑尾结扎处远侧约 0.5cm 处钳夹阑尾,在其下切断。阑尾残腔用蘸以纯碳酸的棉签涂擦,再先后用乙醇、盐水棉签拭净,处理完毕去除保护术野的干纱布(图 19-12)。如提起荷包缝线包埋不满意,可再加补缝几针。仔细检查阑尾系膜有无出血,髂窝有无积液,吸净术野的腹腔渗液,将盲肠放回腹腔原位,用细丝线或 2 号铬肠线连续缝合腹膜,关闭腹腔(图 19-13)。

10. 腹内斜肌膜用细丝线间断缝合,对于化脓性及穿孔性阑尾炎,缝完腹膜后应

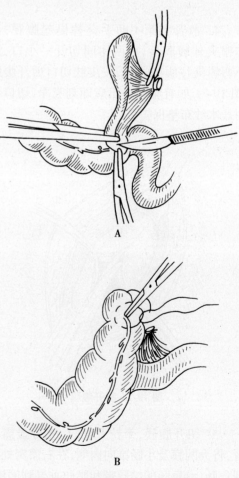

A

B

图 19-12　切除阑尾,收紧荷包线打结

232

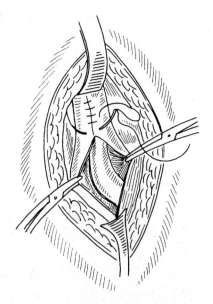

图 19-13 缝合腹膜,关闭腹腔

用盐水冲洗创口,减少切口感染的可能性
(图 19-14),用中号(4 号丝线)间断缝合腹外
斜肌膜(图 19-15)。如腹腔积脓性渗液多,应
在右髂窝放 1 根橡皮引流管或烟卷引流下方
另切口引出固定,皮下组织间断缝合,1 号丝
线缝合皮肤(图 19-16)。

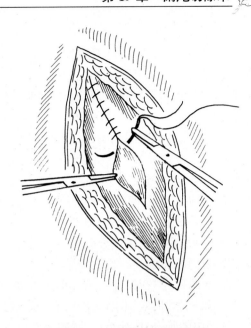

图 19-15 间断缝合腹外斜肌膜

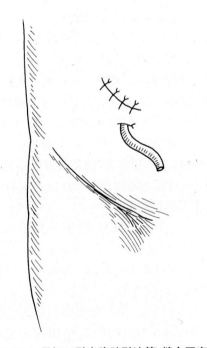

图 19-16 另切口引出腹腔引流管,缝合固定

【术中注意要点】

1. MC Burney 切口是阑尾手术常用的切
口,由于阑尾位置各有不同,应根据压痛最明
显的部位,做相应的调整。如术中显露不良,
可上、下、内延长,切忌保守,小病小手术小切

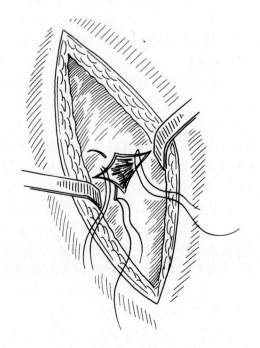

图 19-14 缝合腹内斜肌膜

口的观念。

2. 术中牵引处理阑尾系膜,患者常感上腹不适、恶心、呕吐,可用 0.5% 或 1% 的普鲁卡因封闭,极少数情况可出现低血压休克,此时应立即停止手术操作,待麻醉师处理患者生命体征恢复后方可继续操作。

3. 阑尾位置异常,寻找困难。如盲肠浆膜下的阑尾,在盲肠壁上可扪及条索状的硬物,将盲肠浆膜切开即可看到阑尾。如阑尾位于盲肠后腹膜,须切开盲肠外、下的侧腹膜。用手指从后腹壁钝性分离,将盲肠掀起,即可显露阑尾,常需逆行切除阑尾。

4. 如阑尾位置深,粘连重,可逆行切除法。如为阑尾脓肿,应用手指分开,吸净脓液,清除脓腔内的肠石、坏死组织,脓腔内置放引流管,另切口引出。

5. 手术中如发现阑尾炎症不明显,与术前的诊断不一致,要根据术中具体情况进行探查。如发现有气体、食物残渣、胆汁性渗出液,应注意探查胃十二指肠有无穿孔或炎症;如女性患者腹腔有血液应注意输卵管及卵巢,有无卵巢破裂(卵黄体破裂)或输卵管破裂(如异位妊娠即异位妊娠);如阑尾正常,腹膜也无病变,应考虑梅克尔憩室炎、肠系膜淋巴结炎、克罗恩病等,应探查距回盲肠 100cm 范围的回肠。

【术后处理】

1. 一般无特殊处理,宜早期下床活动,以促进肠蠕动的恢复,减少肠粘连。

2. 术后 8 小时可进少量流质,待肠蠕动完全恢复后饮食。

3. 病情重,伴有全腹膜炎的患者,应禁食,胃肠减压,取半卧位,使用抗生素,维持水、电解质平衡。

4. 妊娠期阑尾炎术后应给予镇静药,继续使用黄体酮。

5. 如放置有腹腔引流物,应根据引流情况的多少,术后 24~72 小时逐渐拔除。

【主要并发症】

1. 术后出血　多因阑尾系膜结扎不牢,

松脱阑尾动脉或静脉出血。关腹前应仔细检查,必要时再结扎 1 次。一旦确定术后腹腔出血,应尽快再次手术止血。

2. 手术切口感染　多因化脓穿孔或坏疽性阑尾炎或切口冲洗不完善,或创口内止血不可靠。一旦感染,切口引流,清除坏死组织。

3. 腹腔残余脓肿　多因阑尾穿孔全腹膜炎、术中吸出不净、引流管位置不当或引流管不畅引起。患者可出现高热,白细胞增高,腹痛等症状。B 超检查可确诊,应按脓肿的部位考虑治疗的方案。

4. 粪瘘　多发生于坏疽性阑尾炎、阑尾根部穿孔或盲肠病变严重者。常与手术后数日内从切口排出粪便样分泌物,如发现食物残渣或蛔虫可确定。一般情况下如远端肠道无梗阻,经换敷料治疗多可自愈。

5. 阑尾残株炎　多因阑尾切除时根部留的过长,术后再次发炎。手术切除阑尾时应距盲肠 0.5cm 结扎切断处理。如阑尾根部与盲肠粘连重,应仔细分离,确认后再处理。阑尾术后再次出现阑尾炎的临床表现,应考虑到阑尾残株炎的可能,应抗感染治疗,如效果不理想应考虑再次手术。

【述评】

近年来有文献报道急性阑尾炎的发病率有所下降。可能与地区有关,阑尾炎多见于青春期青壮年。由于现在设施条件的更新,特别是腹部 B 超的临床应用,阑尾炎的准确诊断率显著上升。但在某些医院阑尾炎的误诊率仍可达 10%~15%,多由年轻的医务人员过多的依赖于腹部 B 超,不重视仔细询问病史和体格检查等。阑尾炎的早期,血白细胞可能增高不显,B 超在检查阑尾炎的早期,特别是单纯性阑尾炎仅供参考,因为阑尾的解剖形态、长短和直径是因人而异的。因此,在诊断阑尾炎时更要注意病史、体征和准确的体格检查。如阑尾的神经由交感神经纤维经腹腔丛和内脏神经传入,由于传入的脊髓节段在第 10,11 胸节,所以当急性阑尾炎发病时,常表现在上腹部或脐周痛,属内脏神经痛。对于阑尾炎的诊断应早期诊断,早期治疗,减少或避免阑尾炎的并发症的发生。

近年来,阑尾炎切除术的病死率几乎为零,但手术后的并发症仍屡有发生,故不应轻视所谓的小病小手术。近些年开展了腹腔镜切除阑尾,仍有争议,尚无定论,应值得探讨。

阑尾切除术后不需要常规冲洗和引流,其主要用于阑尾穿孔全腹膜炎的患者,引流物应另切口引出,以保证原切口一期愈合。

阑尾逆行切除尽量不用,因提前切断阑尾,显露了阑尾腔,增加污染机会。化脓或坏疽性阑尾炎,应尽量切除阑尾系膜,以减少门静脉炎的机会。

在有经验的医师施术时,单纯性阑尾炎可选择小切口(不超过 3cm)。阑尾残端可单纯结扎加邻近肠脂垂覆盖,或 8 字缝合盲肠浆肌层处理,以减少烦琐的荷包缝合包埋阑尾残端,特别是小儿的盲肠壁薄弱更不适于荷包缝合包埋法。用盐纱布渍净术野创口充分止血后,用细丝线全层缝合(也可不缝合腹膜)1 针打结,整个切口内无线结异物。术后 7 天左右拆线,切口愈合良好,无缝线反应。

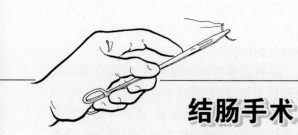

第 20 章

结肠手术
Colon Operation

第一节　结肠的外科解剖概要

　　结肠始于回盲部,止于乙状结肠直肠交界处。总长约 1.5m,约为小肠的 1/4。结肠的外观上有四个特征:①结肠带:是结肠壁纵肌层集聚而成的三条纵带,自盲肠端至乙状结肠与直肠交界处;②结肠袋:因结肠带较短而结肠较长致使结肠壁皱缩成囊状;③肠脂垂(脂肪垂):是结肠的脏腹膜下脂肪组织集聚而成,近端结肠较扁平,在乙状结肠多成带蒂状;④肠腔较大而肠壁较薄(图 20-1)。

　　结肠分为盲肠、升结肠、横结肠、降结肠及乙状结肠。结肠的主要功能是吸收水分和存储粪便(图 20-2)。吸收作用以右半结肠为

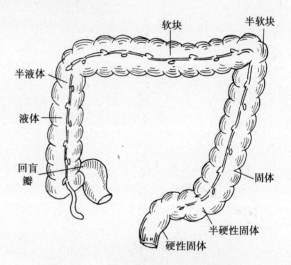

图 20-2　大肠各段的吸收及储存功能

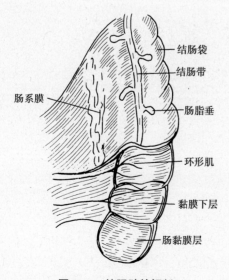

图 20-1　结肠壁的解剖

主,因其内废物为液体状、半液体或软块样,故主要是吸收水分、无机盐、气体、少量的糖和其他水溶性物质,但不能吸收蛋白质及脂肪。切除结肠后吸收水分的功能逐渐由回肠代替,故切除结肠的任何部位乃至全结肠切除,也不会造成永久性的代谢功能障碍。

　　盲肠位于右髂窝,为结肠的起始部,与回肠的末端相连,其后下端有盲管状的阑尾。盲肠处的黏膜折成唇状是由回肠突入而形成的回盲瓣。它具有括约肌的功能,可防止肠内容物反流。升结肠是盲肠的延续,上至肝右叶的下方,向左弯曲成结肠肝曲,移行于横

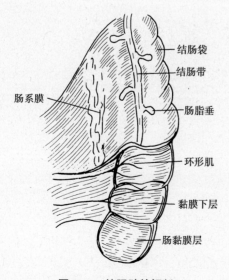

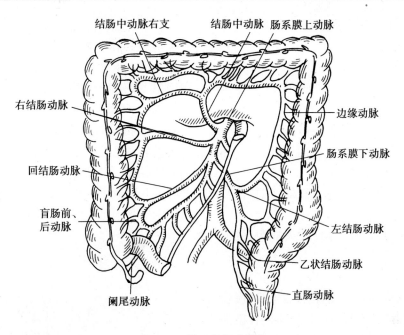

图 20-3 结肠的血液供应

结肠。在右半结肠切除时勿损伤十二指肠，特别有粘连时更应注意。横结肠自结肠肝曲开始向左至脾下极形成锐角，即结肠脾曲，向下连结降结肠。横结肠被腹膜包裹形成横结肠系膜，同时借此连于腹后壁。结肠脾曲的位置较高，与胰尾部及脾相接近，因此切除左半结肠时应注意保护胰尾及脾脏，同样在做脾切除时也应注意保护结肠脾曲的损伤，特别是外伤性脾破裂大出血抢救性手术时更应该注意防范。降结肠与升结肠大致相同。由于升结肠的后面均在腹膜之外，故在腹膜后有血肿时须打开探查，以免遗漏造成严重后果。乙状结肠起于右髂窝第 3 腰椎上缘连于直肠。乙状结肠系膜长，故活动度较大，可能造成乙状结肠扭转的主要原因。

结肠的血液供应（图 20-3），右半结肠的血供来自于肠系膜上动脉分出的结肠中动脉右支、结肠右动脉和回肠动脉，约 25% 左右的患者无结肠中动脉，而由结肠右动脉的一支暂代。有患者有两条结肠中动脉。横结肠血液供应来自肠系膜上动脉的结肠中动脉。左半结肠的血供来自盲肠系膜下动脉分出的结肠左动脉和乙状结肠动脉。此外，还有边缘动脉和终末动脉。结肠静脉的分布大致与动脉相同，肠系膜上静脉与动脉伴行，注入门静脉，肠系膜下静脉沿脊柱左侧上行注入脾静脉。

第二节　结肠部分切除

盲肠、升结肠和降结肠较固定于后腹壁，而横结肠和乙状结肠比较游离而活动，横结肠上有大网膜覆盖附着，胃与结肠之间的网膜组织称为结肠韧带，结肠肝曲处有肝结肠韧带，在脾曲处有脾结肠和膈结肠韧带。

一、右半结肠切除术
right hemicolectomy

右半结肠切除范围包括盲肠及升结肠，同时切除回肠末端 10~15cm，横结肠的右半部及大网膜和胃网膜血管，切断切除回盲部动脉、右结肠动脉、中结肠动脉的右支及其伴随的淋巴结(图20-3)。

【适应证】

1. 盲肠,升结肠或结肠肝曲的恶性肿瘤,且无远处转移者。

2. 盲肠或升结肠的严重损伤。

3. 回结肠型肠套叠不能复位伴有坏死者。

4. 回盲部结核伴有部分梗阻,内科治疗无效者。

5. 盲肠扭转,回盲部慢性炎症肉芽肿,慢性局限性肠炎等。

【术前准备】

患者多因病期较长,消化吸收不良,慢性失血,感染,发热,全身消耗增加,不同程度的贫血,低蛋白血症,需要充分的术前准备,为手术创造良好的条件。

1. 对重要脏器,如心、肺、肝、肾功能的全面了解,尤其是高龄患者。要注意癌症患者有无远处转移。

2. 长期服用激素的患者,应逐渐停用药物。

3. 纠正贫血、低蛋白血症,改善营养状况。

4. 术前4~6天进半流食,术前1~2天进清流食。

5. 术前3天,每晚服用25%硫酸镁30ml或蓖麻油30ml。

6. 术前3天,每晚盐水灌肠1次,术前晚清洁灌肠。

7. 术前1天服用适当的抗生素。

8. 适量口服维生素K_1、K_3、K_4,每天3~4次。

9. 适当输液,注意水、电解质平衡。

10. 术晨置放胃管、导尿管,术前半小时注射1次抗生素。

【麻醉与体位】

硬膜外麻醉或全麻。仰卧位。

【手术步骤】

1. 取右中腹部腹直肌切口或旁正中切口。进腹后,查看病变的性质及范围,如肿瘤

患者,应注意有无远处转移,尤其要仔细确诊有无肝脏转移。将小肠和大网膜推向左侧,用盐水纱布保护好。在横结肠的左侧段和距回盲部20cm处的回肠段各带一条纱布带,分别结扎、闭锁病变肠段的近、远端。分别在小肠及结肠隔离腔内注入氟尿嘧啶,可减少肝脏的转移。显露右半结肠系膜,在系膜根部分离、结扎和切断结肠上动静脉、结肠右动静脉,回结肠动静脉和结肠中静脉的右侧支。血管断端必须结扎两次(图20-4)。

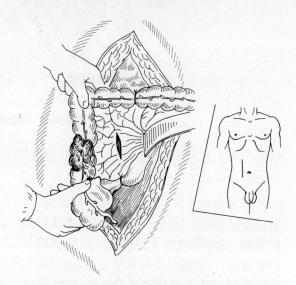

图20-4 结扎、切断右半结肠的血管

2. 将升结肠和盲肠推向内侧,在其外侧纵行剪开后腹膜直达肝曲,离断肝结肠韧带,再沿横结肠的上缘切断右侧的部分大网膜(图20-5)。

3. 用手指或剥离子钝性分离腹膜后脂肪和淋巴结组织,直达系膜根部。在分离组织的过程中注意勿损伤输尿管、精索血管(或卵巢血管)和十二指肠降部及水平部(图20-6)。

4. 将右半结肠系膜完全分离断,在距回盲部10~15cm的回肠部钳夹有齿血管钳和肠钳。在两钳间切断肠管,稍加倾斜,使之扩大吻合端口径,然后以同法切断横结肠右端,切除右半结肠(图20-7)。

5. 在回肠末端按顺时针方向向上提，与横结肠断端靠拢，做对端吻合，先在两端的上下缘各缝 1 针牵引线，用 3-0 号铬肠线在吻合口的后壁做全层连续缝合 (图 20-8)。再用肠线在吻合口前壁做全层连续或间断缝合 (图 20-9)。再用细丝线在吻合口的前后壁缝合浆肌层 (图 20-10)。吻合完毕后，以细丝线缝合回肠和横结肠系膜，做间断缝合 (图 20-11)。用生理盐水冲洗腹腔，吸净后，关腹。

6. 由于回肠与结肠吻合时有两肠端的口径不相一致，即可采用端 - 侧吻合。用此方法吻合时，要注意结肠残端不能留太长，以避免形成盲腔。即先将横结肠断端缝闭，在靠近残端的结肠带上顺肠轴方向做一与回肠

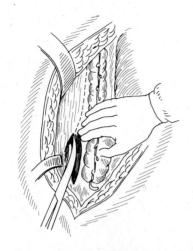

图 20-5　纵行剪开后腹膜直达肝曲

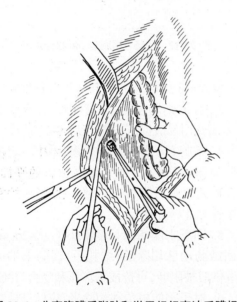

图 20-6　分离腹膜后脂肪和淋巴组织直达系膜根部

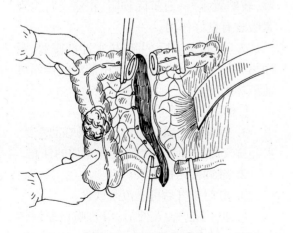

图 20-7　切除右半结肠

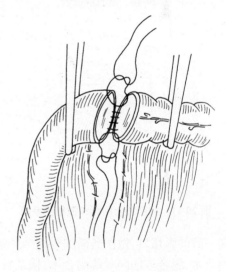

图 20-8　吻合口后壁全层缝合

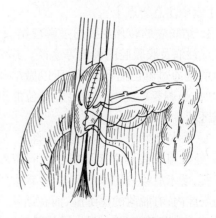

图 20-9　吻合口前壁全层缝合

239

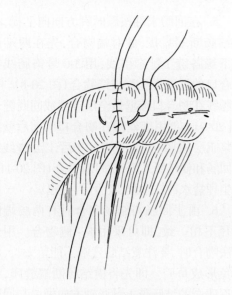

图 20-10　浆肌层缝合

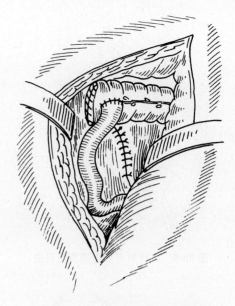

图 20-12　回肠 - 结肠端 - 侧吻合术

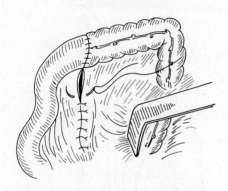

图 20-11　间断缝合回肠和横结肠系膜

断端一致的纵切口,做回肠断端与横结肠端 - 侧吻合术,缝合方法同对端吻合术,横结肠系膜与回肠系膜以细丝线间断缝合(图 20-12)。

【术中注意要点】

1. 结肠癌的转移主要通过淋巴结、血管或直接浸润及腹膜腔内种植等途径。其中最主要的是通过淋巴途径转移,所以做结肠癌手术时,强调要广泛的切除癌肿部位的淋巴引流区域。

2. 手术开始时,应先将距肿瘤上、下端10cm 处以粗丝线结扎闭塞肠腔。有资料报道证实,手术后检查切除的标本,发现在被结扎的肠腔内,有脱落的癌细胞,而在结扎以外的肠腔内未见癌细胞。因此结扎肠管时,再

注入抗癌药物如氟尿嘧啶预防扩散很重要。

3. 有的结肠梗阻,回盲部膨大,肠壁变薄,在分离时易破损,应先减压后再游离肠管。

4. 结肠右动脉的变异较多,术中一定要充分显露确认后,再决定结扎血管的平面。钝性分离腹膜后脂肪组织时,应注意保护右输尿管等,以免损伤。

5. 回肠末端切除长度不小于 15~20cm,因回结肠动脉切除后(结扎后)回肠末端的血液供应被阻断,可造成肠坏死和吻合口瘘。

6. 对于不能根治性切除者,应姑息性切除,较旷置术好,对解除梗阻、止痛及减少毒素吸收有良好作用。

7. 手术完毕后,生理盐水冲洗腹腔,吸净后再用蒸馏水冲洗,以利用低渗的作用可能破坏癌细胞。

【术后处理】

1. 保持胃肠减压通畅,直到肠蠕动恢复、肛门排气即可拔除。注意水、电解质的补充。

2. 继续使用抗生素。

3. 肛门排气后可进流质饮食。

4. 肛门排气、大便后,可每晚口服液体石蜡 30ml,共 3~5 次。

【主要并发症】

1. 吻合口瘘 若缝合技术无误,则多系肠胀气或吻合口处血供不足;即肠系膜血管结扎过多,或回肠段与回盲部的连接处切除段不足。

2. 吻合口狭窄 轻度狭窄,大多可自行缓解。重度狭窄者,应手术处理。

二、横结肠切除术
transverse colectomy

横结肠分为肝曲、中部及脾曲三部分。各部的淋巴结转移途径不同,因此手术切除的范围也各异,手术前后的处理、麻醉、体位、手术步骤等有关内容、术中的注意事项及主要并发症,可见右半结肠切除术。

【手术步骤】

1. 横结肠中部的癌肿,随着中结肠动脉的左右支转移至肠系膜上动脉区域淋巴结,手术时应将大网膜、横结肠及相应系膜(淋巴结等全部切除),再适当游离升、降结肠,做结肠对端吻合(图 20-13)。

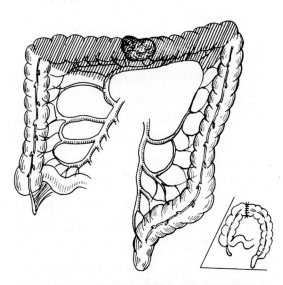

图 20-13 横结肠肿瘤切除对端吻合示意图

横结肠癌肿常与附近的脏器粘连,如胃大弯、小肠、胰腺体尾部等。手术时根据情况,应考虑一并切除。

2. 结肠肝曲癌肿随右结肠动脉及中结肠动脉转移至肠系膜上动脉的淋巴结。切除的结肠等范围包括回盲部、升结肠、横结肠大部分及中结肠动脉和周围淋巴结。结肠肝曲的肿瘤在中晚期阶段常侵犯到肝右叶下缘,从此处可向肝脏浸润或向肝门淋巴结转移,如肝转移较局限,可同时做肝部分切除,以拓宽手术的彻底性(图 20-14)。

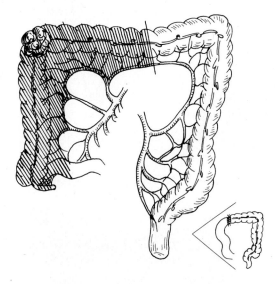

图 20-14 结肠肝曲肿瘤切除示意图

3. 结肠脾曲癌肿的淋巴转移途径是:①沿左结肠动脉转移至肠系膜下动脉周围淋巴结;②沿结肠中动脉左侧支→结肠中动脉→肠系膜上动脉周围淋巴结;③结肠脾曲与脾下极胰尾的关系密切,肿瘤可向脾门处转移。因此,手术切除范围包括中结肠动脉的左支与左结肠动脉的所属范围外,还应切除脾脏及胰尾部,以便清扫脾门处的淋巴结,增加手术的彻底性(图 20-15)。

【术后处理及术中注意要点】
同右半结肠切除术。

三、左半结肠切除术
left hemicolectomy

左半结肠切除范围应包括乙状结肠、降结肠、横结肠脾曲、左半结肠及其系膜(图 20-16)。因降结肠和乙状结肠的淋巴结

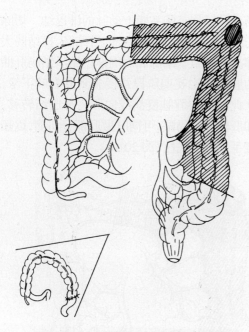

图 20-15 结肠脾曲肿瘤切除示意图

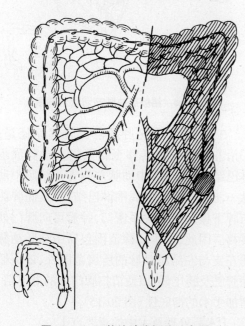

图 20-16 乙状结肿瘤切除示意图

引流至肠系膜下动脉周围淋巴结,再至腹主动脉周淋巴结。左半结肠根治术的方式是切除肠系膜下动脉的所属区,以及清扫腹主动脉及脾动脉处的淋巴结,做横结肠与乙状结肠下端或直肠上端吻合。该手术的效果比常规切除者较好,适用于全身情况良好,癌肿较

广泛的病例。

【适应证】

1. 乙状结肠、降结肠及结肠脾曲的恶性肿瘤者。

2. 乙状结肠、降结肠多发性憩室并有出血梗阻者。

3. 乙状结肠扭转并发血液循环障碍者。

4. 溃疡性结肠炎经手术治疗无效者。

5. 左半结肠多发性息肉,直肠的憩室不多,且能使用电灼消除者。

【禁忌证】

左半结肠病变伴有梗阻及坏死者不宜一期手术。

【术前准备】

1. 与右半结肠切除术基本相同。

2. 有梗阻且机体不能耐受手术,应先做结肠造口,使梗阻解除,待全身情况好转后,再考虑做左半结肠切除。

【麻醉与体位】

同右半结肠切除术。

【手术步骤】

1. 取左下腹直肌切口或旁正中切口进腹腔,探查肝脏、盆腔。腹主动脉旁和横结肠系膜有无转移病灶和肿大淋巴结,以确定是否适合做根治性切除术。

2. 结扎、切断肠系膜血管 提起大网膜及横结肠,钳夹,切断,结扎结肠中动脉的左支及伴行静脉(图 20-17)。在根部切断结扎左结肠动脉、静脉以及乙状结肠动静脉的第1~2分支。显露十二指肠空肠曲,在其下切开后腹膜,仔细分离肠系膜下血管。如发现有淋巴结转移,则在根部处理,双重结扎,切断近端再缝扎1次。继续向下显露腹主动脉,将其周围淋巴结及脂肪组织用电刀自上而下一并向左侧分离,做一整块切除(图 20-18)。

3. 游离左半结肠 沿降结肠旁沟剪开侧腹膜。上至脾曲,下至直肠、乙状结肠交界处(图 20-19)。用纱条带将肠管上下距肿瘤5~10cm处结扎,以防肿瘤脱落细胞肠腔内扩

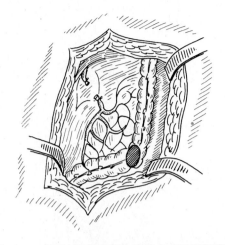

图 20-17　结扎,切断结肠中动脉左支及伴行静脉

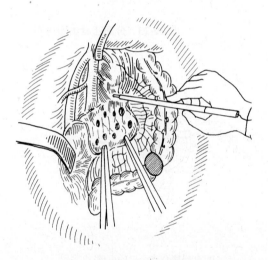

图 20-18　显露腹主动脉,清除其周围的脂肪和淋巴组织,做一整块切除

散(图 20-20)。沿胃大弯向左切开胃结肠韧带及脾结肠韧带及后腹膜(图 20-21),可用钝性或钝锐结合法分离左侧结肠及其系膜与腹膜后的组织。分离时注意有无损伤输尿管及精索或卵巢血管(图 20-22),再沿乙状结肠的后侧向下分离至左侧上端,最后切断附着于胰腺体尾部下缘的横结肠系膜根部。游离左结肠后,用热盐水纱布垫塞腹膜后创面,并用纱布垫包裹肿瘤组织(图 20-23)。

4. 切除吻合　在腹膜返折约 8cm 处用有齿直血管钳及一把肠钳钳夹乙状结肠下端,在两钳之间切断,同法在脾曲处切断横结肠,移除切断的左半结肠(图 20-24),将横结

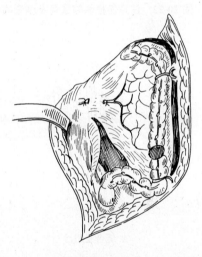

图 20-20　用纱条带结扎肿瘤上、下端肠管

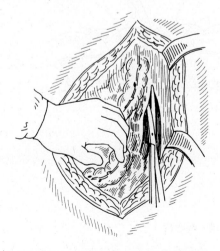

图 20-19　游离降结肠,剪开左侧腹膜

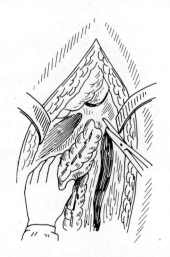

图 20-21　剪开脾结肠韧带

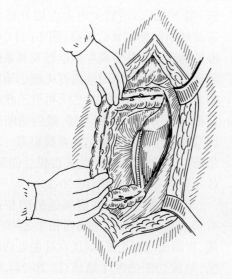

图 20-22 注意勿损伤输尿管及精索或卵巢血管

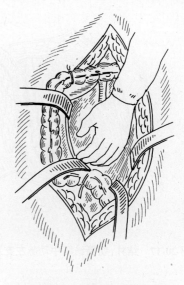

图 20-23 分离乙状结肠后侧

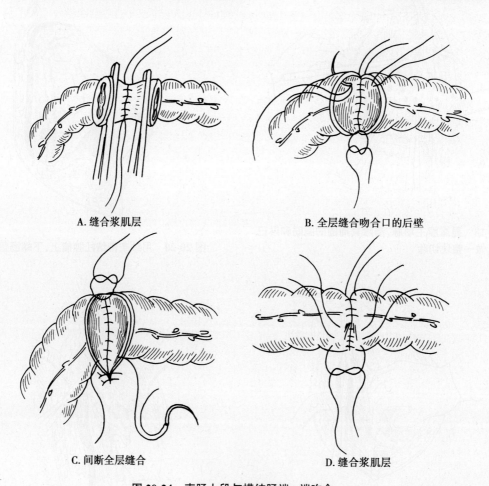

A. 缝合浆肌层

B. 全层缝合吻合口的后壁

C. 间断全层缝合

D. 缝合浆肌层

图 20-24 直肠上段与横结肠端 - 端吻合

肠近端拉至盆腔,用两层连续或间断缝合法与乙状结肠下端或直肠上端吻合(图20-25)。

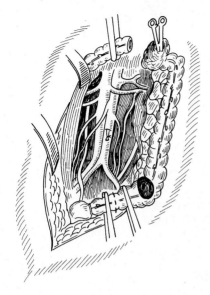

图 20-25 移除左半结肠后,显露出的管道术野

5. 缝合切口 用不吸收缝线缝合侧腹膜以及肠系膜裂口,不留间隙,防止术后发生内疝。术野置细孔橡皮引流管,腹壁另切口引出固定。逐层关腹。

【术中注意要点】

1. 注意保护左侧输尿管以避免损伤。

2. 脾结肠韧带离断时,注意结扎其中的血管。

3. 注意勿损伤脾曲附近的脾脏及胰尾部。

【术后处理】

同右半结肠切除术。

【主要并发症】

同右半结肠切除术。

【述评】

为提高结肠癌部分切除术的疗效,除术后采取综合性治疗外,更要注意手术中清扫淋巴结:①右半结肠切除应在十二指肠前间隙从内到外,从而避免损伤右侧输尿管和十二指肠的第三段。而肠系膜上血管得以显露,便于直视下处理右半结肠各血管分支的根部,特别是中结肠动脉,为扫清淋巴结创造了条件;②横结肠切除胰腺下缘的胰腺钩突内侧,解剖肠系膜上血管和中结肠动静脉,在此处结扎切断该血管,清除血管根部的淋巴结和脂肪组织,切除受累的肠段及其系膜;③左半结肠切除解剖肠系膜下血管,清除根部的脂肪组织及淋巴结并结扎切断该血管及其所受累的肠段和肠系膜。

第三节 全结肠切除

一、结肠、直肠全切除,永久性回肠造口术
total resection of colon and rectum, with permanent heostomy

【适应证】

1. 大肠多发性息肉病,直肠已有恶变者。

2. 慢性溃疡性结肠炎经综合治理无效或有直肠癌者。

3. 广泛性结肠憩室或多发性结肠癌者。

【禁忌证】

溃疡性结肠炎的高危患者,特别伴有游离穿孔等并发症时,应二期手术。

【术前准备】

1. 同右半结肠切除术。

2. 做血生化检查,以便给予应有的纠正有利手术条件。

3. 根据患者身体情况,补充适量的蛋白及要素饮食。

4. 必要时做双侧输尿管插管,防止术中损伤输尿管。

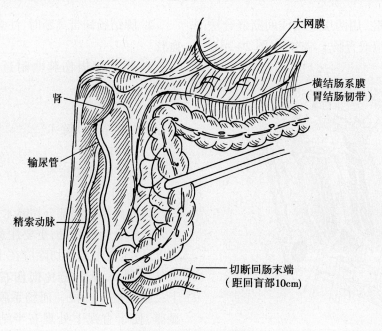

图 20-26　游离右半结肠

【麻醉与体位】

硬膜外阻滞麻醉或气管插管全麻。平卧位。

【手术步骤】

1. 选择左旁正中切口或正中切口,从脐孔上 3~5cm 至下达耻骨。

2. 进腹腔探查后,将大网膜向上翻起,靠近横结肠结扎和切断连于其上的血管,尽量保留大网膜。如恶性病变复发,应连同大网膜与横结肠一并切除。

3. 游离右半结肠　在离回盲部 10~15cm 处切断回肠末端及其系膜,切开盲肠、升结肠及结肠肝曲外侧之后腹膜,将结肠推向内侧,靠近肠壁切断系膜。其余操作同右半结肠切除术(图 20-26)。

4. 游离横结肠及左半结肠　横结肠与胃结肠系膜分离,切断脾结肠韧带,结扎其中血管,以游离肝曲;切断降结肠及乙状结肠外侧之后腹膜,并将结肠向中线游离,如同右半结肠切除术(图 20-27)。

5. 全结肠切除　根据情况,也可游离出左右输尿管,用输尿管牵引,以防止腹膜后及

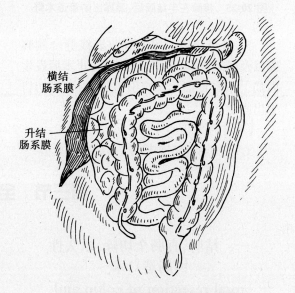

图 20-27　游离横结肠及左半结肠

盆腔剥离系膜及后腹膜脱离损伤。无恶变者应靠近肠壁切断左半结肠系膜,结扎系膜内的血管。如为恶性病变,应靠近腹主动脉切断结扎肠系膜上动脉及其系膜。在直肠低位放一长直角钳,近端同样置放血管钳。在两钳间切断,消毒处理残端,移出切除之结肠,缝合直肠残端(图 20-28,29)。

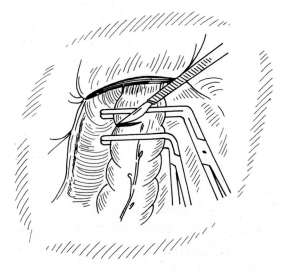

图 20-28 在两钳间切断直肠

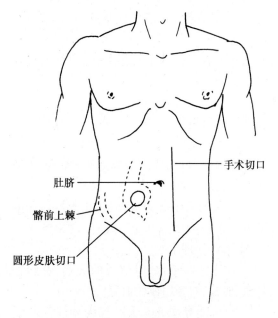

图 20-30 回肠造口切口处

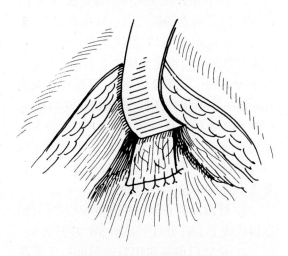

图 20-29 缝合直肠残端

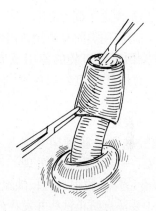

图 20-31 将肠黏膜外翻

6. 回肠永久性造口术　从回肠末端肠壁附近向肠系膜根部切开肠系膜约 8~12cm，并在其断端切除 2cm 一段回肠做病理检查。在右下腹约脐孔水平面下 5cm，离正中线 3cm 左右，切去圆形皮肤，直径为回肠直径的 2/3 为宜(图 20-30)。通过此圆形孔，切开腹直肌韧带直达腹膜，迁出回肠约 8~10cm；将黏膜向外翻出，以覆盖下段回肠端(图 20-31)。间断缝合黏膜翻转的边缘于皮肤上，其中 1 针线要穿过皮肤、黏膜和肠系膜后结扎，即防止回缩又可得以足够的固定(图 20-32)。缝合后腹膜，清理腹腔，关腹。

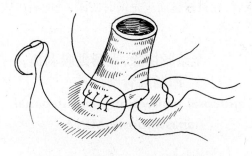

图 20-32　间断缝合外翻的黏膜于皮肤上

【术中注意要点】

1. 手术切口要足以显露结肠肝曲，脾曲，避免肠管的损伤破裂，污染腹腔。

247

2. 在游离升结肠和结肠肝曲时,注意辨认十二指肠的腹膜后部分,用纱布或剥离子从结肠系膜上分开十二指肠,注意切勿损伤输尿管。

3. 分离脾结肠时要特别小心,不要损伤脾下极的包膜。

4. 准备回肠造口时至少要有 6~7cm 的回肠要清除血供,要保持肠系膜缘一定距离间有较大的血管弓。

5. 关闭右结肠旁沟,以防止术后内疝的发生。

【术后处理】

1. 注意纠正水、电解质的失衡,补给适量血、血浆、白蛋白或代血浆。

2. 持续导尿 5~7 天。胃肠功能恢复后可拔除胃管。

3. 应用抗生素 1 周左右。

4. 术前曾应用类固醇的,术后继续使用。

5. 注意回肠造口袋的使用及周围皮肤的护理,注意回肠造口处的色泽,有无缺血坏死。

【主要并发症】

1. 腹腔脓肿及肠梗阻是常见并发症。要注意观察,一旦发现,及时处理。

2. 可有造口处脱垂、出血、缺血坏死、狭窄等。术中要注意防止这些并发症的发生。

3. 可能发生尿潴留,特别是年龄较大的患者,在拔尿管前应先定时放尿,适应后再拔除尿管。

二、全结肠切除,直肠黏膜剥离,回肠肛管吻合术
mucosal protectomy and ileoanal anastomosis,MPIA

【适应证】

1. 家族性息肉病而直肠肛管无恶变者。

2. 溃疡性结肠炎疑有恶变者。

3. 溃疡性结肠炎并有反复的出血、狭窄、部分梗阻、中毒性巨结肠等。

【禁忌证】

有穿孔者需二期手术。有克罗恩病者不宜做此手术。

【术前准备】

同全结肠切除术、永久性回肠造口术。

【麻醉与体位】

硬膜外麻醉或气管插管全麻。取截石位。

【手术步骤】

1. 左下腹旁正中切口进腹腔,探查是否合并有其他疾病,通过系膜无血管区用纱条结扎乙状结肠。按全结肠切除,永久性回肠造口术的方法游离全肠,在回肠末端切断,全层缝闭。

2. 向下切开直肠周围的盆底腹膜,在腹膜返折以下的直肠肌层做一环形切口,于直肠黏膜与肌层之间(即黏膜下层),自上而下分离(图 20-33),直达齿状线上 1cm。如从上至下分离到一定深度困难时,可在齿状线上 1cm 做一环形切口,向上剥离(图 20-34)。一般要 5~8cm 的肌形管道,黏膜下电凝止血时勿伤及黏膜层。用抗生素液(以甲硝唑液为宜)冲洗创面。应细剥离,此操作过程可能需要 2 小时左右,最后切除全结肠。

3. 将游离的直肠黏膜外翻拉出肛门外,在齿状线上 1cm 处环形切断(图 20-35)。

4. 从肛门内将游离好的回肠拉出准备与肛管吻合(图 20-36)。将拉出的回肠末端

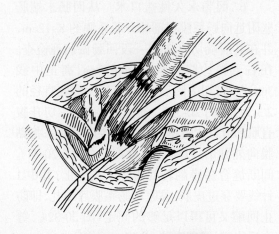

图 20-33 切开盆底腹膜

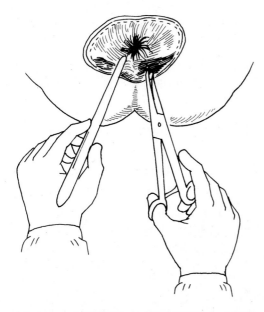

图 20-34 齿状线上 1cm 做环形切口,向上剥离

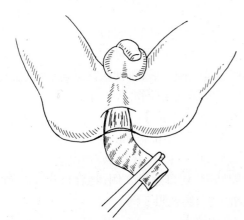

图 20-35 外翻拉出直肠黏膜

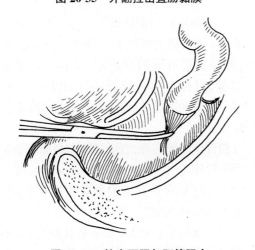

图 20-36 拉出回肠与肛管肠合

另做一环形切口,与肛管黏膜用肠线做全层间断缝合切口边缘(图 20-37)。吻合完毕后,在骶后放一双套管引流,自会阴部另切口引出(图 20-38)。

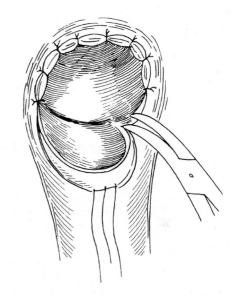

图 20-37 拉出的回肠末端另做一环形切口

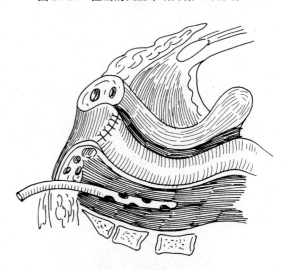

图 20-38 引流管另切口引出

5. 将直肠袖套顶端与拖出的回肠用丝线做间断缝合固定,以防回肠襻进入末端回肠段产生绞窄性肠梗阻(图 20-39)。

6. 在右下腹行保护性回肠造口(图 20-40)。腹壁切口缝毕后,尽快将回肠横行切开(图 20-41)并安置上人工肛门袋。

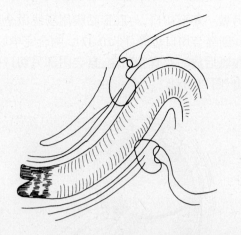

图 20-39　直肠袖套顶端与拉出的回肠间断缝合固定

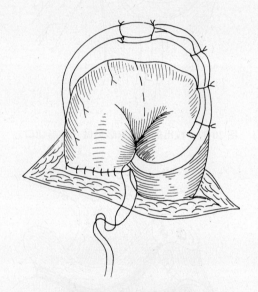

图 20-40　保护性回肠造口

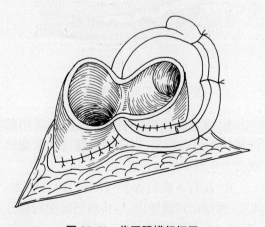

图 20-41　将回肠横行切开

【术中注意要点】

1. 直肠下端黏膜与肌层之间的分离，无论是自上而下还是自下而上，都要耐心细致，不要分破黏膜并止血要彻底。如直肠黏膜剥离完全，又未损伤直肠及肛管括约肌，术后将有较好的控制排便功能。

2. 游离回肠足够的长度到达肛门，需要保证血供，又不能有张力。

3. 回肠与肛管吻合要用肠线，先做前后左右 4 针缝合定位，再从针距间加缝 1 针，吻合方法即为端 - 端吻合法。

【术后处理】

1. 如引流不多，术后 3 天左右拔除引流管。

2. 术后 10 天后可做扩肛练习，每天扩肛 1 次，如怀疑有狭窄可能，应适当增加次数，直至回肠造口闭合为止。

3. 回肠造口闭合时间一般为 3~6 个月。如回肠造口闭合后，排便次数过多，可使用适量的抑制肠蠕动药物。

【主要并发症】

有学者报道，Martin 做 17 例的 MPIA 手术结果，其中 15 例获得满意疗效，另 2 例为盆腔感染，切口感染 5 例，吻合口狭窄 2 例，出血 1 例，肠梗阻 3 例。

【述评】

有学者认为，MPIA 术后大便次数增多，是由于回肠内容物很快进入肛管所致。1978 年 Parks 建议做盆腔回肠贮袋及直肠黏膜剥脱，既保留了肛管的括约肌，又扩大了直肠的容量，目前有学者较为盛行 MPIA。近年来建立各种回肠贮袋的设计（图 20-42）都各有缺点。

腹部全结肠切除，直肠黏膜剥脱加回肠贮袋 - 肛管吻合术（ileal pouch anal anastomosis，IPAA）。IPAA 的手术目的是除去除疾病外，可减少排便的次数。

关于 MPIA 及 IPAA 都各有优缺点，应根据患者的整体情况结合术者的临床经验，全

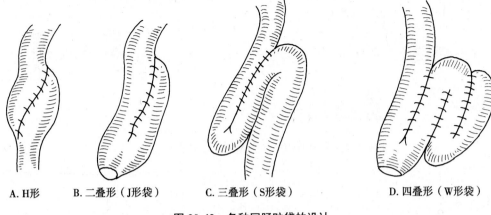

A. H形　　B. 二叠形（J形袋）　　C. 三叠形（S形袋）　　D. 四叠形（W形袋）

图 20-42　各种回肠贮袋的设计

方位的考虑,特别要掌握好手术指征和适应证,进行选择式。

参 考 文 献

1. 黄志强,外科手术学.北京:人民卫生出版社,
   1990,706-708,724-731
2. 喻德洪,龚赋.直肠黏膜剥脱加回肠贮袋-肛管吻
   合治疗直肠黏膜病变.国外医学 外科分册,1988,
   5:275
3. 喻德洪.各种回肠贮袋肠襻的应用.实用外科杂
   志,1990,6:323
4. 喻德洪.肠造口的治疗进展.实用外科杂志,
   1990,10(8):394
5. 喻德洪,黄莛庭.重视肛肠外科疾病的研究.中华
   医学杂志,1991,71(10):541
6. Cappell M.Colonic Adencarcinoma associated with
   the axouired immune deficiency syndrome. Cancer,
   1988,62:616

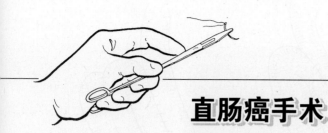

第21章

直肠癌手术
Rectal Cancer Operation

直肠癌包括齿状线至直肠乙状结肠交界处之间的癌肿,是消化道最常见的恶性肿瘤之一。由于直肠癌的位置较低,易被直肠指诊及乙状结肠镜检查发现,容易诊断。由于解剖结构位置深,手术困难,不如结肠癌易根治手术,术后复发率高。中下段直肠癌与肛管括约肌贴近,因此,不易保留肛门,也是手术上的一个难题。

我国大肠癌中,直肠癌占60%~75%。多数指诊即可触及,特别是年轻医师要重视直肠指诊。现在国内年轻人直肠癌的发病率较国外增多,切不可忽视年轻人患大肠癌的可能。

手术切除直肠癌(根治性切除)是主要的治疗方法。术前、术后辅以放射治疗、化学药物及免疫治疗,可提高疗效。由于直肠癌肿的部位不同,应采取不同手术治疗方法。

第一节　直肠肛管解剖概要

1. 位置、毗邻、内面观　直肠位于盆腔的后部,上平第3骶椎高度接乙状结肠,向下穿盆膈延续为肛管。据统计成人的直肠平均长11.7cm,其下份肠腔明显庞大称为直肠壶腹。直肠并不直,在矢状面上可见两个弯曲,上部的弯曲与骶骨曲度一致,称为骶曲,在下部绕尾骨尖的弯曲称为会阴曲,在冠状面上直肠常有左右侧,左侧的弯曲,但不恒定,在做乙状结肠检查时应注意解剖结构的弯曲,缓慢推进,以免损伤肠壁。

直肠后面借疏松结缔组织与骶尾骨等接近。直肠前面有明显性别差异,在男性有膀胱底上部和精索相邻,在膀胱底下部与前列腺、精索、输精管壶腹及输尿管盆部相邻。在女性,直肠上部隔直肠子宫陷凹与子宫及阴道后穹隆后部相邻。直肠两侧的上部为腹膜形成的直肠旁窝。两侧的下部与盆丛、直肠

上动、静脉的分支(侧支)、直肠韧带及肛提肌等相邻贴。

内面观,直肠内由黏膜和环行平滑肌形成的半月形横向皱襞,称直肠横襞。一般有三条;上直肠横襞、中直肠横襞、下直肠横襞,在临床上做肠镜检查时,注意切勿伤及(图21-1)。

2. 直肠的血供　直肠由直肠上动脉、直肠下动脉及骶正中动脉分布,彼此间有吻合,(图21-2)。上述各动脉都有同名静脉伴行,在直肠肌层及黏膜层内吻合成丰富的静脉丛。

3. 直肠的淋巴　直肠的淋巴多伴有相应的血管回流,直肠上部的淋巴管沿直肠上血管引流,向上注入直肠系膜下淋巴结。直肠下部的淋巴管向两侧注入髂内淋巴结。部分淋巴结向后注入骶淋巴结。淋巴道的转移

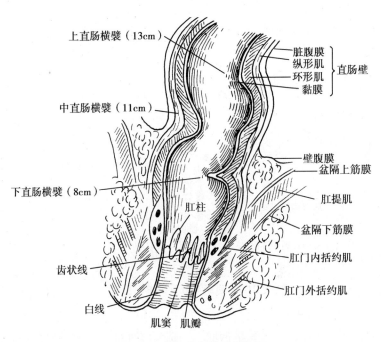

上直肠横襞（13cm）

脏腹膜
纵形肌
环形肌　　直肠壁
黏膜

中直肠横襞（11cm）

壁腹膜
盆隔上筋膜

肛提肌

盆隔下筋膜

下直肠横襞（8cm）

肛柱

肛门内括约肌

齿状线

肛门外括约肌

白线

肌窦　肌瓣

图 21-1　直肠与肛管冠状切面

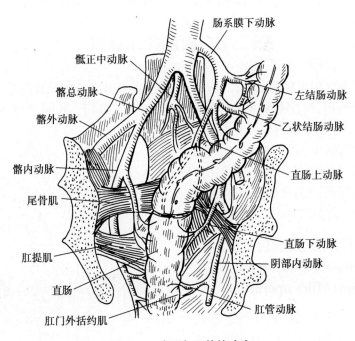

肠系膜下动脉

骶正中动脉

髂总动脉

左结肠动脉

髂外动脉

乙状结肠动脉

髂内动脉

直肠上动脉

尾骨肌

肛提肌

直肠下动脉

直肠

阴部内动脉

肛门外括约肌

肛管动脉

图 21-2　直肠与肛管的动脉

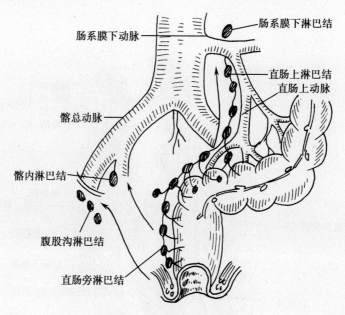

图 21-3　直肠与肛管的淋巴引流

是直肠癌的主要扩散途径,手术时要求彻底清除(图 21-3)。

　　4. 直肠肛管神经　直肠的神经为内脏神经分布,交感神经发自肠系膜下丛和盆丛,

副交感神经发自盆内脏神经,经盆丛、直肠下丛沿直肠侧韧带分布于直肠,与排便反射有关的传入纤维,也由盆内脏神经传入。一旦手术损伤,将导致尿潴留及阳痿。

第二节　直肠癌切除术

　　直肠癌手术需要根据肿瘤的部位、病理类型、肿瘤浸润的范围、有否转移、患者全身情况决定手术方式。早期黏膜内癌可考虑局部切除。一般认为直肠中、上段癌适于经腹腔直肠切除吻合术。低位直肠癌应经腹、会阴切除术,有盆腔脏器侵犯,无远处转移,患者情况许可,可考虑盆腔脏器切除术或扩大根治术。

一、直肠、肛管经腹会阴联合切除术 abdominoperineal resection for anus and rectum,Miles operation

　　手术切除的范围包括乙状结肠下部及其系膜和直肠全部、肠系膜下动脉和周围淋巴结、肛提肌、坐骨肛门窝内脂肪、肛管和肛门周围皮肤 4~6cm 直径以及全部肛管括约

肌(图 21-4)。乙状结肠的近端左下腹壁做永久性人工肛门。Miles 手术的特点是病变切

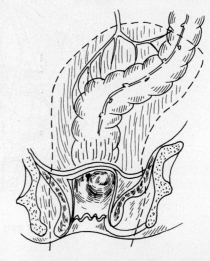

图 21-4　显示直肠、肛管经腹会联联合切除的范围

除较彻底,治愈率高,是下端直肠癌的标准术式。缺点是创伤大,需做永久性人工肛门。手术分腹部和会阴部两个手术组,待腹部组游离直肠至骶尾部后会阴组进行手术。

【适应证】

位于齿状线以上 6~8cm 以内的直肠癌。

【禁忌证】

伴有明显的肠梗阻,选做造口减压,做二期手术。

【术前准备】

1. 首先给患者解释清楚手术中做人工肛门的理由:该手术的益处、不足之处可克服即习惯后对正常的生活影响不大。

2. 改善患者的全身情况,如纠正贫血、低蛋白血症,可给要素饮食和静脉营养。

3. 可做泌尿系造影,了解输尿管情况,女性患者应检查阴道后壁有无癌肿浸润,冲洗阴道。术前置放导尿管及胃肠减压管。

【麻醉与体位】

硬膜外麻醉或全身麻醉。常规采用头低脚高的膀胱截石位。

【手术步骤】

1. 取左下腹旁正中切口,上至脐上3~4cm,下至耻骨联合,有步骤的探查腹腔脏器有无癌肿转移。如确可切除时,用纱布垫将小肠推向上腹部,以显露术野,用纱布条结扎近端肠管,将乙状结肠系膜左侧根部及降结肠的腹膜返折处剪开,直达直肠膀胱陷凹(女性为直肠子宫陷凹),向左分离盆腹膜,显露左输尿管、精索血管或卵巢血管,以防损伤。向右侧游离乙状结肠系膜到腹主动脉分叉处,切除周围淋巴组织(图 21-5)。

2. 将乙状结肠翻向左侧,用同样方法将乙状结肠系膜的右侧根部切开,直达肠系膜下动脉的根部,向下直达直肠膀胱陷凹,与对侧切开的腹膜切口相会合,此时要认清右输尿管的走向(图 21-6)。

3. 在肠系膜下动脉根部的右侧显露出肠系膜下静脉,注入抗癌药物后结扎、切断。

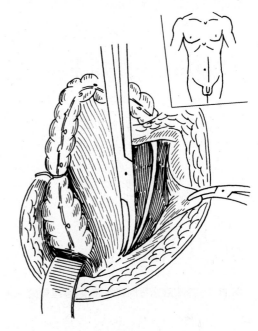

图 21-5 向左分离盆腹膜,显露出左输尿管、精索血管或卵巢血管

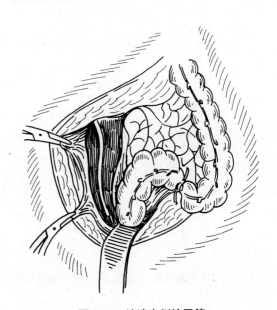

图 21-6 认清右侧输尿管

在骶骨前进入骶前间隙,直视下钝性分离游离直肠背侧到盆底,超越尾骨尖(图 21-7)。

4. 向上向后提起直肠,用剪刀、电刀或剥离子分离直肠前壁,使之与膀胱、输精管、精索、前列腺后壁分开(女性分开直肠与阴道后壁)(图 21-8)。

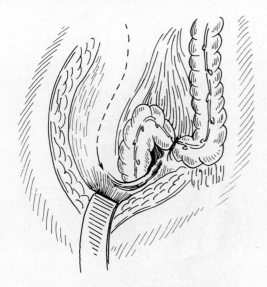

图 21-7　游离直肠背侧到盆底,超越尾骨尖

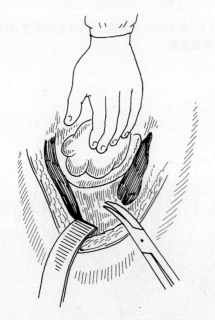

图 21-8　分离直肠前壁,与膀胱、前列腺后壁或阴道后壁分开

5. 分离两侧的直肠侧韧带,用两把长弯血管钳夹住后切断结扎,侧韧带内有直肠下动脉在内应可靠结扎,注意勿损伤输尿管,两侧韧带处理完后,将直肠前后、左右部分离到肛提肌的平面。

在原切口的左侧,即髂前上棘与脐孔连线的中外 1/3 交界处,做一直径 3cm 圆形切

口,直至腹外斜肌腱膜。分开腹内斜肌,切开腹膜,用一把有齿血管钳,从造口处伸入腹腔内,夹住预切断的乙状结肠近端,远端上把血管钳,在两钳间切断乙状结肠,将近端乙状结肠断端从造口处拉出 4~5cm 做人造肛门用。暂用纱布保护。远端结肠缝闭,再用橡皮手套套上,送入骶前凹内(图 21-9)。

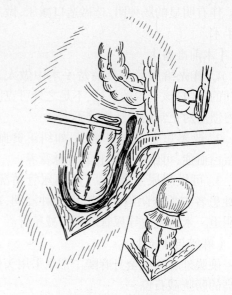

图 21-9　人造肛门

6. 当会阴组切除直肠及乙状结肠拖出后,用温盐水冲洗腹腔,盆腔止血后缝合盆腔底部的后腹膜,重建盆底(图 21-10)

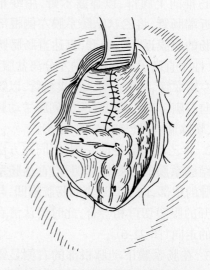

图 21-10　缝合盆底部后腹膜重建盆底

7. 结肠造口 切除被有齿血管钳夹的结肠断端,用红汞或碘酊消毒后止血,将肠壁边缘全层与周围皮肤边缘用 1-0 号铬肠线间断缝合一周,每针间隔 1cm(图 21-11)。人工肛门手术完毕后,立即用已消毒的一件或二件式人造肛门袋,即可防止伤口感染,又可减轻护理。

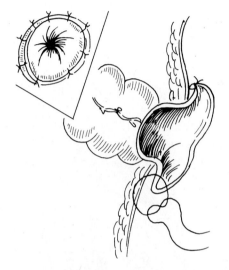

图 21-11 结肠造口

8. 将乙状结肠的系膜缝合于外侧壁腹膜上,以防止术后形成内疝(图 21-12)。最后将小肠放回正常位置,将大网膜牵下覆盖在小肠上,使小肠不与腹壁切口接触,以防术后肠粘连。关腹。

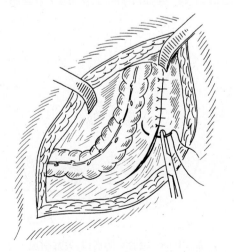

图 21-12 缝合乙状结肠系膜于外侧壁层腹膜上,以防止术后形成内疝

9. 当腹部手术组已将直肠完全分离完后,会阴手术组即开始手术。先用一块纱球塞入肛门直肠内,再用粗线围肛门做一荷包缝合关闭肛门口。距肛门 2~3cm 做梭形切口,前至会阴中点,后至尾骨尖(图 21-13)。

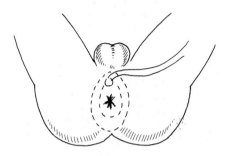

图 21-13 距肛门 2~3cm 做梭形切口

10. 切开皮肤皮下组织止血后,用组织钳夹住肛门两侧的切口边缘包住肛门,沿坐骨结节及臀大肌内侧缘组织分离,尽量切除坐骨肛门窝脂肪,显露肛提肌,结扎肛门动脉(图 21-14)。

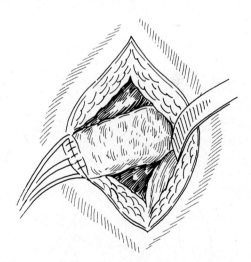

图 21-14 沿坐骨结节及臀大肌内侧缘组织分离

11. 将肛门直肠推向前方,在尾骨尖前方切断肛门尾骨韧带,显露肛提肌(图 21-15)。用左手示指插入肛提肌上面的直肠后间隙。将左侧的髂尾骨肌向下牵拉,使左前的髂尾骨肌显露更清楚,用电刀紧靠附着处切断,可靠止血,同法切断右侧的髂尾骨肌(图 21-16)。

12. 将肛门直肠向前牵引,用电刀横行切断盆筋膜壁层,用手指钝性分离,将直肠和乙状结肠拉出切口,注意保护尿道,切断直肠尿道肌和部分耻骨直肠肌(女性注意与阴道分离),即全部切除肛门、直肠、乙状结肠(图 21-17)。冲洗盆腔创口,止血后,盆腔置放双套管引流管,另切口引出,缝合会阴切口(图 21-18)。

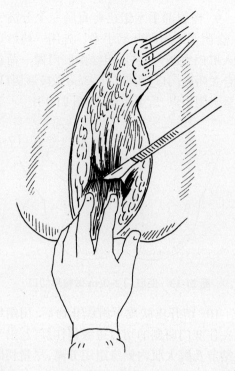

图 21-15　在尾骨尖前方切断肛门尾骨韧带,显露肛提肌

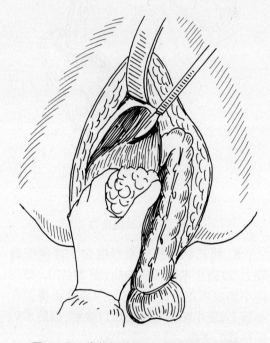

图 21-17　全部切除肛门、直肠和乙状结肠

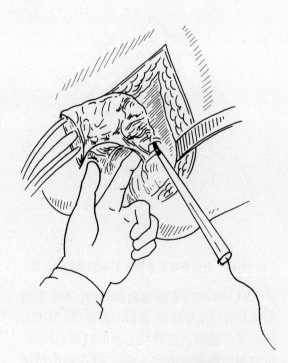

图 21-16　切断右侧的髂尾骨肌

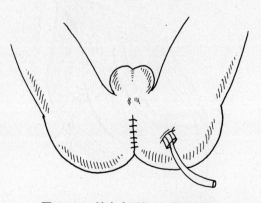

图 21-18　缝合会阴切口,置放引流

【术中注意要点】

1. 向下切开腹膜时注意推开膀胱,以免受损。

2. 腹腔探查要仔细,准确确认能否切除病变组织。

3. 注意保护双侧输尿管,特别是左输尿管很贴近乙状结肠系膜根部。

4. 结扎肠系膜下动脉应靠近根部。近年来有学者认为该处结扎血管并不能提高疗效。因此 Bricker 等认为,在肠系膜下动脉分支的起始处结扎直肠上动脉较为恰当。

5. 进入骶前筋膜后,应在直视下分离,紧靠直肠系膜背侧钝性分离,保护骶前神经丛;勿损伤骶前静脉丛,避免难以控制的大出血。

6. 游离直肠前壁时,应注意保护前列腺(或阴道后壁)。

【术后处理】

1. 持续胃肠减压,待胃肠功能恢复后方可进食。

2. 给予抗生素,注意水、电解质平衡。

3. 必要时输适量鲜血,注意补充营养。

4. 导尿管在 7 天左右拔除。拔除前,先定时排放,训练膀胱 2~3 天后拔除。

5. 会阴部盆腔引流管 3~5 天后,根据引流的量及色泽决定是否拔除。

6. 注意人工肛门的护理。

【主要并发症】

尿潴留、人工肛门缺血坏死、狭窄等,术中尽可能预防和避免 Miles 术后的并发症。

二、经腹腔直肠前切除术
abdominal resection for the rectum, Dixon operation

手术切除乙状结肠远侧及相应系膜。直肠中上段及相应系膜。清扫肠系膜下血管根部周围及髂血管周围淋巴结。该手术不但保留了肛管和肛提肌,并且保留直肠下段的排便反射和感觉,故为直肠切除术中保留排便控制功能效果最好的手术。

【适应证】

肿瘤下缘距肛缘 8cm 以上直肠中、上段癌及乙状结肠远端癌。

【禁忌证】

1. 伴有部分肠梗阻者,应做二期手术。

2. 癌肿已穿破肠壁浸润周围组织者。

3. 高龄,体胖并有严重心、肺、肝,肾功能不全者。

【术前准备】

同 Miles 术。

【手术步骤】

1. 腹部切口,腹腔探查,直肠及乙状结肠的分离,肠系膜下血管的结扎等手术步骤同 Miles 手术。但有时为了使结肠有足够的长度而在无张力的情况下与直肠吻合,须剪开降结肠外侧腹膜至脾曲,使结肠脾曲充分游离(图 21-19)。

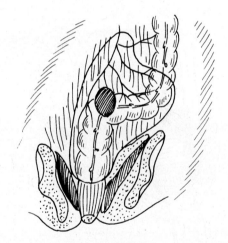

图 21-19　剪开降结肠外侧腹膜至脾曲,使结肠脾曲充分游离

2. 距肿瘤远端 3~4cm 以上的直肠夹两把直角形止血钳,在两钳间切断直肠,用碘伏消毒残面(图 21-20)。再用两把直角肠钳夹住预切线的远端乙状结肠,切断后移出病变组织(图 21-21)。残端碘伏消毒。

3. 将近端结肠送入盆腔靠近直肠断端,先在直肠断端及结肠断端两侧用两针细线固定牵引。然后用细线间断缝合吻合口后壁浆

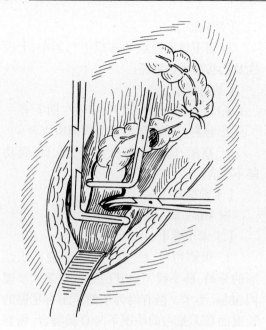

图 21-20　在两钳间切断直肠

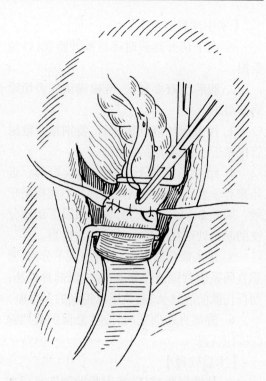

图 21-22　切除直肠及乙状结肠压榨过的组织,备吻合

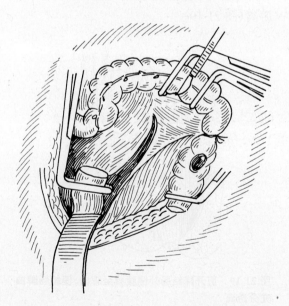

图 21-21　直角钳夹远端预切的乙状结肠,移出病变组织

肌层、在乙状结肠近端上一把直角钳,切除直肠及乙状结肠压榨过的部分(图 21-22)。用2-0 号铬肠线做吻合口后壁的全层连续或间断缝合(图 21-23)。再用 2-0 号铬肠线连续吻合前壁的全层连续或间断内翻缝合(图 21-24)。用细丝线做前壁浆肌层间断缝合(图 21-25)。

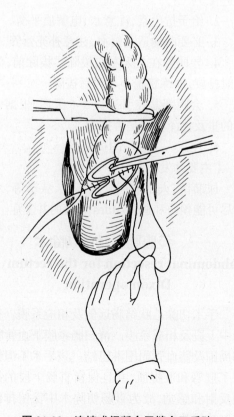

图 21-23　连续或间断全层缝合口后壁

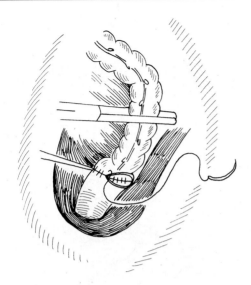

图 21-24 连续全层内翻缝合吻合口前壁

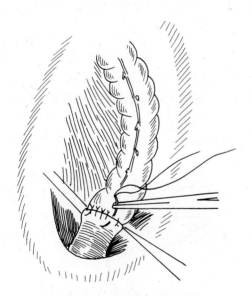

图 21-25 间断缝合前壁浆肌层

4. 用盐水冲洗盆腔,在吻合口后壁置放多孔橡皮引流管 1 根,另切口引出。用 1 号线缝合盆底后腹膜(图 21-26)。关腹。

【术中注意要点】

1. Dixon 手术,要游离降结肠及结肠脾曲,以减少吻合口处的张力。

2. 切断肠系膜下动脉,一般多在左结肠动脉分支以下,若过高,可能影响左结肠的血液循环,导致吻合口愈合不良。

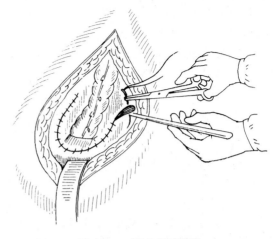

图 21-26 缝合盆底腹膜

3. 应在直视下分离直肠后间隙,勿损伤骶前静脉丛,以免发生难以控制的出血。

4. 肠管切除长度上端距肿瘤不少于 8~10cm,下端 4~5cm。

5. 保证吻合口的血供。无张力,吻合完毕后一定要用手指扩肛至 4 指,减轻吻合口的张力,防止吻合口裂开。

【术后处理】

腹腔引流 4~5 天后逐渐拔除,其余的处理同右半结肠切除术。

【主要并发症】

1. 吻合口破裂 多由吻合口的血供不良、吻合口处有张力、吻合技术及术前肠道准备不充分所致。吻合完毕再次检查难以排除吻合口瘘时,应提前做结肠造口,以防吻合口破裂发生。

2. 吻合口狭窄 较少见。吻合时应间断缝合,内翻不宜过多。

3. 盆腔脓肿 术后应保持引流管的通畅,拔管时间选择适当。

三、拉出式直肠切除术
pull through operations on the rectum, modified bacon operation

做经腹腔直肠,肛管拉出切除术。先经腹部手术,完成切除直肠病变,松解结肠,送出乙状结肠断端的固定线,从会阴伤口拉出,继续肛门手术。这种手术的种类和名称较多,此处仅介绍 Bacon 手术。

【适应证】

1. 直肠癌肿下缘距于齿状线 8cm 以上的早期癌症,恶性程度较低。

2. 探查时发现已有肝脏等远处转移,但全身情况较好,局部病变尚能切除的姑息性手术。

【手术步骤】

1. 腹部手术 与 Miles 手术相同。但为了使乙状结肠从肛门拉出,因此要游离降结肠、乙状结肠,必要时切开脾曲及胃结肠韧带,在预定切除线处以粗丝线结扎乙状结肠及直肠癌肿下 5cm 处的直肠(图 21-27)。

2. 会阴组的第一期手术 先以大量盐水冲洗直肠及会阴部,以碘酊会阴皮肤及直肠黏膜扩张肛管括约肌。在肛门周前后左右各上把组织钳向四周牵拉,使肛管外翻显露齿状。用电刀在齿状线远端 2mm 处作一环形切口(图 21-28),直达内括约肌,用弯组织剪剥离至肛提肌平面以上。然后向内外环形切断肛提肌以上的直肠,将直肠及乙状结

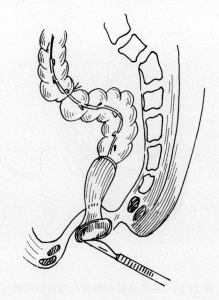

图 21-28 用电刀在齿状线远端 2mm 处做环形切口

肠通过肛管拉出。乙状结肠拉出距结扎线 5~6cm 处为准。再用细缝线缝合肠壁浆膜和肛管皮肤固定数针,以防结肠回缩。距肛门 5cm 处切断结肠(图 21-29)。在结肠内置放 1 根 1.5cm 的橡皮管深达 10cm 处上有利排尿,末端接引流瓶。拉出的结肠用凡士林纱布及敷料包扎。

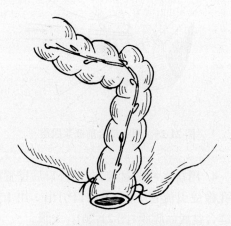

图 21-29 距肛门 5cm 处切断结肠

在腹腔内将结肠固定于新的位置,缝合盆腔腹膜。骶前间隙放一多孔橡胶引流管另做切口引出。

3. 会阴组二期手术 术后 7~10 天,拉出的乙状结肠与周围组织有初步愈合后可考

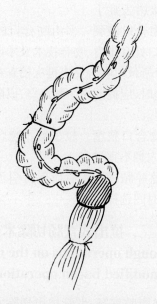

图 21-27 粗丝线结扎距肿瘤上下 5cm 的结肠和直肠

虑做二期手术。距直肠断端 1cm 处切断多余的乙状结肠,用 3-0 号铬肠线将乙状结肠断端与直肠断端间断缝合(图 21-30)。缝合后,水肿的结肠黏膜可突出肛门外,卧床休息 2~3 天后多可恢复正常。

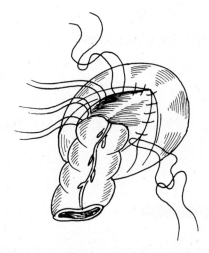

图 21-30　乙状结肠断端与直肠断端间断缝合

【术中注意要点】

1. 确保乙状结肠与直肠断端吻合无张力,游离乙状结肠以上的左结肠及其系膜要有足够的长度及血供良好。

2. 肛门部手术　将肌管扩张,使之松弛,以减轻手术后肌管括约肌收缩及对结肠血液循环的影响。

3. 在肌管黏膜下肌层的深面向上解剖分离时,特别要仔细耐心,勿撕破黏膜。

4. 彻底冲洗盆腔及肛管创面,供血可靠,完好的修复盆底腹膜以防内疝。

5. 肛外结肠的处理应在 7~10 天后进行。如盆腔内有感染存在时,应暂缓处理。

【术后处理】

1. 一般同 Miles 手术。

2. 术后 3~5 天拔除骶前引流管。

3. 当结肠功能恢复后,拔除结肠内的引流管,每日更换敷料。

4. 切口缝合 7 天后定期直肠指诊,每 3~4 天 1 次。

5. 2 周后嘱患者做肛管括约肌功能锻炼。

【术后并发症】

一般同 Miles 手术。

【述评】

1908 年,美国 Miles 首先展开经腹会阴联合切除加永久性人工肛门术,称为 Miles 术。该手术根治较彻底,降低手术病死率,减少复发率,并提高了 5 年生存率。笔者曾为一位 73 高龄的乡村女患者施行直肠癌的 Miles 术,术后生活自理,存活了 13 年。该术式的缺点是腹部的人造肛门给患者带来了生活上的不便。至今直肠下段癌 Miles 术仍是临床最常用的手术。

1948 年美国 Dixon 采用并推广了低位前切除术,又称 Dixon 手术,是目前常用的,排便效果较好的手术。

拉出式直肠切除术的并发症较多,因可损伤肛门括约肌和肌管内层,肛门功能也不满意并有癌肿复发的可能,少数患者又将手术改为 Miles 术。

直肠癌肿的各种术式,都有优缺点:要严格掌握手术指征和适应证,不能只追求保肛而丧失了患者生命或给患者增加不必要的痛苦。应结合患者的病理检查结果、全身情况、医生的临床技术经验,综合考虑抉择。术后给予综合治疗,以提高疗效。

参 考 文 献

1. 黄志强,外科手术学.北京:人民卫生出版社,1990

2. 喻德洪,黄莛庭.重视肛肠外科疾病的研究.中华医学杂志,1991,71(10):541

3. 张庆荣.肛门直肠结肠外科.北京:人民卫生出版社,1980,223

4. Keighley MR and Williams AS.Surgery of the Anus Rectum and colon.2nd.London:NB Saunders,1999,551

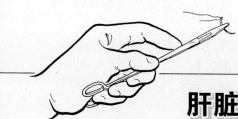

第 22 章

肝脏的解剖与生理
Anatomy and Physiology of the Liver

肝脏是人体内最大的实质性脏器和消化腺,其大小因人而异,一般左右径长约25cm,前后径15cm,上下径厚6cm,重约1200~1500g。新鲜的肝脏呈红褐色,组织厚而脆,血管丰富,结构复杂。

第一节 肝脏的外科解剖学

1. 表面解剖与毗邻 肝脏呈一不规则楔形,右侧钝厚,左侧较窄小,借助于韧带和腹腔内压力固定于上腹部,其中大部分位于右季肋部,小部分超越正中线达左季肋部。外观可分为膈、脏两面,膈面光滑隆起,其上面有镰状韧带;下缘于脐切迹处有肝圆韧带。镰状韧带向后上方延伸并向左右伸展为冠状韧带;冠状韧带又向左右伸展形成左右肝三角韧带,在右冠状韧带前后之间有部分肝脏无腹膜覆盖称为肝裸区(图22-1)。肝脏面有两个纵沟和一个横沟,构成H形。右纵沟由胆囊窝和腔静脉窝组成。其后上端为肝静脉进入下腔静脉即第2肝门。其后下端为肝短静脉,汇入下腔静脉处,为第3肝门所在。横沟连接两纵沟,为第1肝门所在,在横沟的右端伸向肝右方,常见一侧沟,称右切迹(图22-2)。

肝脏的膈面与横膈相连,右顶端与右下肺相邻,在顶部与心包、心脏以及左肺底部相邻。在左肝的膈面常可见到一心压迹。肝的

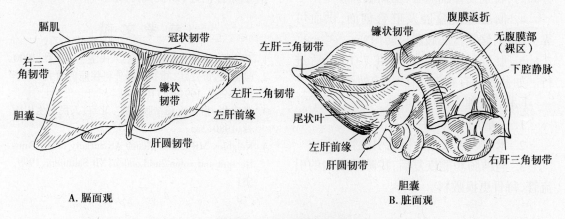

膈肌　　　冠状韧带　　　左肝三角韧带　　　镰状韧带　　腹膜返折
右三角韧带　　　　　　　　　　　　　　　　　　　　　无腹膜部（裸区）
　　　　　　　　镰状韧带　　左肝三角韧带　　　　　　　下腔静脉
胆囊　　　　　　　左肝前缘　尾状叶
　　　　　　　肝圆韧带　　左肝前缘
　　　　　　　　　　　　肝圆韧带　　　　　　　　右肝三角韧带
　　　　　　　　　　　　胆囊

A. 膈面观　　　　　　　　　　　　　　B. 脏面观

图 22-1　A、B 肝脏的韧带

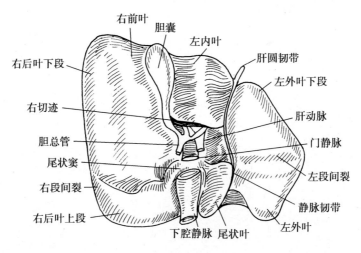

图 22-2 肝脏脏面结构

左侧脏面与食管腹段、胃及胰相毗邻，在外叶后有食管压迹。右侧肝的脏面与十二指肠、胆囊、横结肠和右肾、右肾上腺等器官相邻，使肝表面有相应的压迹。肝尾叶与第 10~11 胸椎相对应，在尾叶左后方为腹主动脉。尾叶和腹主动脉间隙以右膈下动脉和右膈肌脚相隔。在腔静脉窝处有下腔静脉经过。其右侧为肝裸区，在裸区下缘稍上方与右侧肾上腺紧邻。故手术游离到肝裸区时，应注意切勿损伤右肾上腺及其血管。

2. 肝脏的管道系统　肝脏的管道系统包括门静脉、肝动脉、胆管三联支构成的门静脉系统管道。

肝脏的血供非常丰富，接受两种来源血供，一是门静脉，主要接受来自胃肠和脾脏的血源；另一是腹腔动脉分出的肝动脉。门静脉与肝动脉入肝后反复分支，在肝小叶周围形成小叶间动脉和小叶间静脉进入肝血窦中，再经中央静脉注入肝静脉。

（1）肝蒂的组成（图 22-3）：肝蒂是由肝十二指肠韧带及所有的全部结构组成，其中门静脉、胆总管和肝动脉最为主要，在肝切除术中需要阻断肝蒂，达到控制出血的目的。

（2）肝门的结构：第一肝门处，门静脉、肝动脉和肝管的关系，通常为左右肝管在前，左

右肝动脉居中，左右门静脉干在后（图 22-3）。这三种管道的分叉点或汇合点的关系是：左右肝管的汇合点最高，经常埋在肝脏的横沟内；门静脉的分叉点次之；肝动脉的分叉点最低，而且偏左。手术时左右肝动脉较易分离。在肝门处，门静脉、肝动脉和胆管分成相应的分支分别进入左右半肝内。因此，在肝门处的横沟到左纵沟或右纵沟处可分离出通往左半肝或右半肝的血管和胆管分支（图 22-4）。

第二肝门处，有肝左、肝中、肝右静脉，分别汇入下腔静脉，也有少数左后上缘支肝小静脉开口于下腔静脉。因此，在第二肝门处，肝静脉开口数目可达 4~6 支，故显露第二肝门时应细致地分离（图 22-5）。肝左、右及肝中静脉在第二肝门的 3cm 内分别收纳肝叶、肝段的静脉支。

第三肝门是指肝脏下腔静脉窝处，有肝右后下静脉（又称副肝右静脉，占 20%~24%）和众多的肝短静脉，直接汇至下腔静脉的前后级侧面。其所造成的手术困难是当肿瘤侵及下腔静脉时，需切除和修复肝后下腔静脉，因而该部肿瘤切除在常规的条件下难以完成（图 22-6,7）。肝右后下静脉并非每个患者都有，当做肝 7,8 段切除时，没有肝右后下静脉者，肝 5,6 段的血液回流障碍（图 22-8）。

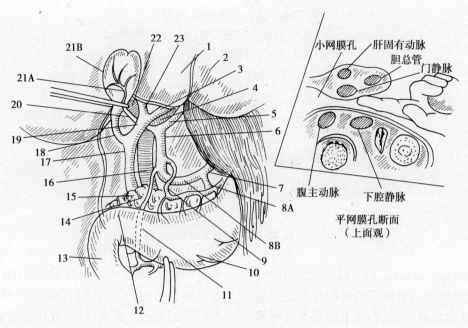

图 22-3 肝蒂的组成

1. 左内叶;2. 左外叶;3. 左肝管;4. 左门静脉支;5. 左肝动脉支;6. 肝固有动脉;7. 腹腔动脉;8A. 脾动脉;8B. 肝总动脉干;9. 胃右动脉;10. 胃体部;11. 胃窦部;12. 幽门窦;13. 十二指肠降部;14. 十二指肠上动脉;15. 胰腺;16. 门静脉;17. 胆总管;18. 胆囊管;19. 肝总管;20. 右肝动脉支;21A. 胆囊动脉;21B.胆囊;22. 右门静脉支;23. 左肝管

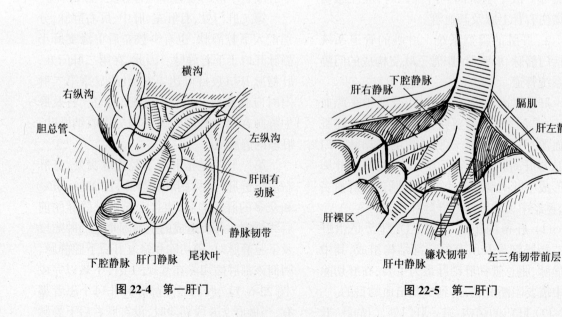

图 22-4 第一肝门

图 22-5 第二肝门

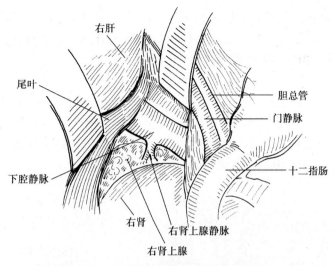

图 22-6　第三肝门的右肝门后方解剖关系

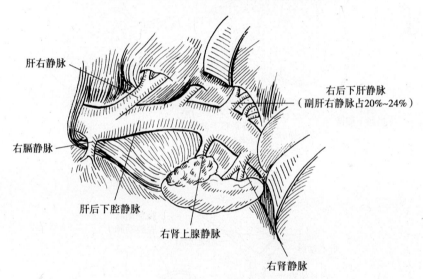

图 22-7　第三肝门的肝右叶背面解剖

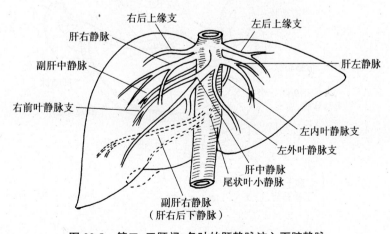

图 22-8　第二、三肝门，各叶的肝静脉注入下腔静脉

（3）门静脉：门静脉由肠系膜上静脉和脾静脉在胰头和颈部交界的后方汇合而成肠系膜下静脉汇入脾静脉，相当于第 2 腰椎水平。然后斜向右上方，经十二指肠第一部之后到达肝十二指肠韧带内，在网膜孔前方上升到肝门，分成门静脉左、右干入肝（图 22-9）。

（4）肝动脉：肝动脉由腹腔动脉发出后，贴近网膜囊后壁，沿胰腺上缘向右行走，转向前上方，到达十二指肠球部上缘，先后分出胃右动脉和胃十二指肠动脉，以此为界，分支前主干称肝总动脉，分支后主干称肝固有动脉，在肝十二指肠韧带内与门静脉、胆总管并行。肝动脉在肝内的分支分布和行径，基本上与门静脉一致，但比门静脉不规则得多。在肝门后，肝动脉位居浅层，手术时较易暴露（图 22-10）。

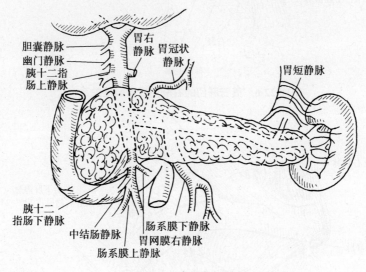

图 22-9　门静脉系统属支

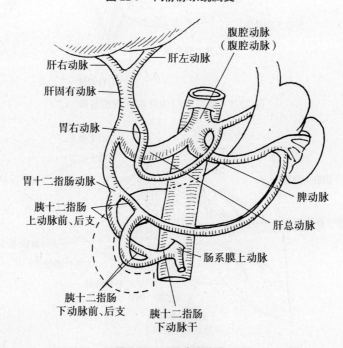

图 22-10　肝动脉分支

（5）胆管系统：胆管系统起源于肝内毛细胆管，止于乏特壶腹。在临床上常于肝内胆管的名称来表示左右肝管汇合以上的肝胆管系统。而肝胆管汇合部以下则统称为肝外胆管。肝内部分包括左右肝胆管、肝叶、肝段区域或肝胆管分支。近年来，临床已引入肝胆管分级的概念，如第 1~3 级胆管的分支。肝外胆管包括肝总管、胆囊、胆囊管、胆总管及壶腹部。胆总管分为十二指肠上段、十二指肠后段、胰腺段和十二指肠壁段四个部分（图 22-11）。

（6）肝静脉系统：肝左静脉位于左段间裂内，主要吸纳左外叶的静脉血液。肝左静脉时有与中静脉合为一干，然后注入下腔静脉。因此，在处理左半肝的切除时，勿将肝中静脉一并结扎。肝中静脉起行于正中裂中，主要吸纳左内叶及右前叶的血液，在做左或右半肝切除时，为保留肝中静脉，应在近中裂的左或右侧 1~2cm 处切开肝膜。肝右静脉在右叶间裂内，主要吸纳右肝后叶的静脉回流血液。肝短静脉通常有 4~6 支不等，主要吸纳尾状叶及右前叶下段的血液回流。这些静

脉有部分短小，直接开口于下腔静脉的左右前壁，其中有较长的口径较大的如肝右后下静脉（又称为副肝右静脉）（图 22-8）。由于肝静脉壁薄，因此肝切面分离时应靠近病变侧分离。

（7）肝脏周围间隙：膈下区是指横膈之下、横结肠及其系膜以上的一个大间隙，肝脏位居其中（图 22-12）。肝脏有肝上间隙和肝下间隙。肝上间隙被镰状韧带分为右肝上和左肝上间隙，前者又被冠状韧带和三角韧带分为右前肝上和右后肝上间隙。肝下间隙被肝圆韧带和静脉韧带分为右肝下和左肝下间隙，后者又被肝胃韧带分为左前肝下和左后肝下间隙。这些间隙及肝裸区都有临床意义，其中右肝下间隙为肝手术后好发膈下脓肿的部位。

3. 肝脏的分叶与分段　现代肝脏外科手术的发展是迄今在对肝脏外科解剖充分研究和正确认识的基础上的。向来用肝内胆管系统灌注法研究观察肝内血管、胆管的分布规律以来，对于肝脏的叶、段的划分有了新的认识。肝脏有 3 个主裂（正中裂、左叶间裂、右叶间裂）和两个段间裂（右段间裂、左段间

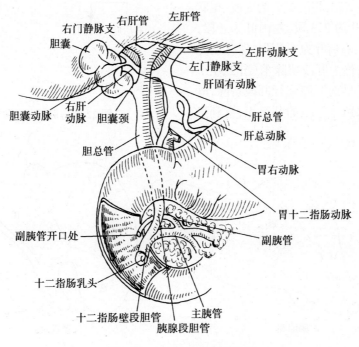

图 22-11　胆管系统解剖关系

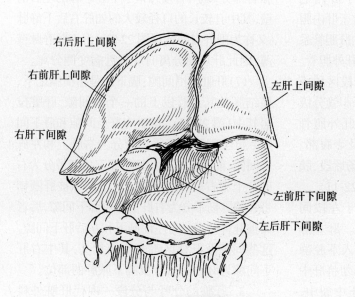

图 22-12　膈下间隙

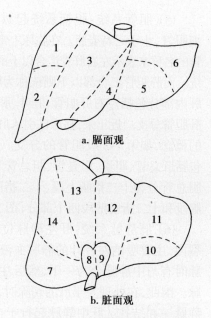

a. 膈面观

b. 脏面观

图 22-13　肝脏的五叶四段分区

裂）及一个背裂（图 22-13）。这些肝裂将肝脏分为五叶四段（图 22-14）。这种划分法，对于肝脏疾病的定位诊断和开展肝叶切除术都有重要的临床意义。

1954 年，Couinaud 以肝裂和门静脉在肝内的解剖分布为基础，将肝脏分为 8 段：尾状叶为 1 段，左外叶为 2,3 段，左内叶为 4 段，右前叶为 5,8 段，右后叶为 6,7 段。手术切除其中一段或数段称为肝段切除术（图 22-15）。这分段方法对于早期肝癌施行肝段切除，既切除了病灶又保留了较多的肝组织，有利患者术后的恢复。

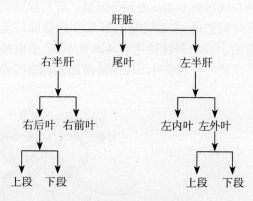

图 22-14　肝脏的叶段划分法

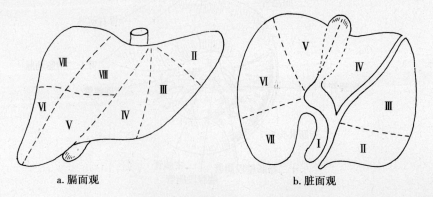

a. 膈面观　　　　　　b. 脏面观

图 22-15　肝脏 Couinaud 分段

第二节　肝脏的外科生理与病理生理

肝脏并非是单一的细胞群体,而是一个结构复杂,功能繁多,体内物质代谢的中心。肝细胞为全身单核 - 吞噬细胞系统功能细胞群体的 80%~90%,故肝脏属免疫器官。肝脏有极强的代偿能力,在一般情况下,余留 20%~30% 的正常肝组织即功能性的肝组织便可以满足人体生理的正常需求。但在病理情况下,只切除肝细胞的 20%~30%,便可能引发术后肝功能衰竭,危及生命。影响余留肝组织功能代偿有很多因素,既有肝脏局部因素,也有全身性因素。至今尚不十分清楚。因此,目前临床上多数手术决策都是带有经验性的,影响了肝脏外科的进一步发展。并且,由于肝脏功能的多样性,至今亦没有哪一种或多种实验室检查能够全面反应肝脏功能状态和其储备。

1. 代谢功能　食物消化后由肠道吸收的营养物质经门静脉系统入肝。肝脏能将碳水化合物、蛋白质和脂肪转化为糖原,储存于肝内,当血糖减少时,又将糖原分解为葡萄糖,输入血液。

在蛋白质代谢过程中,肝主要起合成、脱氧和转氨的三个作用。蛋白质经消化液分解为氨基酸而被肝脏吸收,再重新合成人体需要的各种主要蛋白质,如白蛋白、纤维蛋白和凝血酶原等。如果肝细胞损害严重,就会出现低蛋白血症及凝血功能障碍。体内代谢产生的氨是对人体有毒的物质,肝脏可将大部分氨合成尿素,经肾脏排出。肝细胞受损时,脱氨作用减低,血氨因此增高。肝细胞内有多种转氨酶,能将一种氨基酸转变成另一种氨基酸,以增加人体对不同食物的适应性。当肝细胞受损而伴有细胞膜的变化时,转氨酶释出于血液中,血液内的转氨酶就会升高。

肝硬化患者和广泛肝切除的患者,常表现有明显的低蛋白血症和大量腹水,这与白蛋白丢失增加,合成减少,体内液体潴留和白蛋白稀释有关。广泛肝切除术后的急性低蛋白血症可能导致急性循环衰竭等严重的后果,多发生在术后 2 周内,特别是术后 1 周。术后应及时补充浓缩人体白蛋白,以渡过手术早期这一段危险时期。早期的替代治疗是为余留肝组织功能的恢复创造有利条件,这与慢性的和终末期肝病时用白蛋白治疗的含义不同。

2. 肝脏与凝血　肝脏亦是合成凝血因子的主要场所,慢性肝脏疾病常表现有凝血障碍和出血倾向。凝血酶原活动度一向被认为是衡量肝细胞功能的一项敏感指标,当凝血酶原活动度 < 正常的 60% 时,是择期性肝脏手术的禁忌证。

肝脏手术时可出现纤维蛋白溶解活性增加,伤口广泛渗血的现象,此现象是纤维蛋白聚合物受血浆中胞浆素的作用而消化裂解,使出血的血管窗口重新开放。肝脏手术时的纤维蛋白溶解活性增高应与弥散性血管内凝血(DIC)鉴别,后者的死亡率很高。Tsuzuki 认为肝脏手术时与 DIC 有明显关系的因素是:①肝切除量 >2 个肝段;②失血量 >4000ml。确诊为 DIC 时需要肝素抗凝,但同时可与 6- 氨基己酸联用。

3. 肝血流阻断与肝细胞受损的反应　肝脏的血流丰富,故止血常是肝脏外科中的核心问题。1908 年,Pringle 报告压迫肝十二指肠韧带控制肝外伤出血的方法,现称为 Prmgie 手法(pringle maneuver)。现广泛用于肝切除术时的止血。经动物实验研究,安全时限一次在 20 分钟以内。但临床上肝细胞肝功能良好时可在 60 分钟以内。复杂的肝脏肿瘤切除术常需要较长时间的阻断入肝血流。Hannocn 分析 34 例患者连续阻断入肝血流 >60 分钟,均无手术死亡和严重并发症。Elias提出正常的肝脏可以耐受90分钟的缺血。Huguet认为正常肝脏阻断血流60分钟是安全的。

对肝血流阻断所致肝损害的机制和预防措施曾有较多的研究,肝细胞在肝血流阻断过程中经历缺血性损害和再灌流损害,氧自由基释放介导肝细胞损害。但进一步的研究结果发现氧自由基和脂质过氧化反应并不是来源于肝实质细胞,而是肝血窦的非实质性细胞起主要作用。目前对肝缺血-再灌注损伤机制已有进一步的了解。但有效的预防措施仍然是阻断肝血流前使用肾上腺皮质激素制剂做保护,防止中性多核的细胞黏附和减少中性多核的细胞数量时,亦可减轻肝脏缺血-再灌注损伤。临床实践中应用甲泼尼龙、氢化可的松、地塞米松是有效的。

参 考 文 献

1. 吴孟超等. 正常人肝内胆管和肝动脉的解剖学观察. 解放军医学杂志, 1965, 2:358
2. 黄志强主编. 肝脏外科. 北京:人民卫生出版社, 1981
3. 黄志强主编. 肝脏外科手术学. 北京:人民军医出版社, 1996
4. 陈孝平. 外科学(教材). 北京:人民卫生出版社, 2010, 8
5. Bismuth H.Surgical anatomy and anatomical Surgical of the liver.World J Surg, 1982, 6:3
6. Strasberg SM.Terminology of Liver anatomy and liver resection; coming to grips with hepatic babel. Jam Coll Surg, 1997, 184:413
7. Hannoun L, Borie D, Delva E, et al.liver resection with normothermic ischemia exceeioling 1h.Br J Surg, 1993, 80:1161

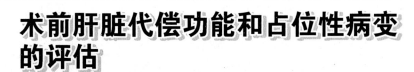

第 23 章

术前肝脏代偿功能和占位性病变的评估

Preoperative Liver Compensatory Function and for Evaluation of Lesions

肝脏具有丰富的血液供给和旺盛的再生能力。在没有肝硬化的正常肝脏,切除肝体积的 70%~80%,余肝可以迅速增生代偿,以维持正常的生理功能,但在肝硬化的患者切肝损伤的死亡率比无肝硬化者明显增高。复发性肝癌的肝切除术是肝脏外科的主要内容。根据流行病学的统计,80% 以上的肝癌都合并有不同程度的肝硬化。我国的 HBV 致癌最多(70%)。日本 HBV 感染率逐年下降,而肝癌的发病率却在上升。进一步研究

提示,日本 76% 的肝癌患者 HCV-Ab 呈阴性。俄罗斯由以上两型病毒所致的肝癌不多见,却发现 HDV 阳性率高达 80%。非洲人肝癌 HBSAg 阳性率高达 60%。而因纽特人 HBSAg 阳性率很高,但肝癌并不多见。各种情况统计表明,肝癌与嗜肝病毒的关系错综复杂,各地有特殊的规律。

当肝硬化情况下施行肝切除时,余肝的代偿储备成为决定手术成败的主要因素。

第一节　肝脏功能的评估

1. 肝功能分级　根据肝功能能检测和临床上发现的综合判断最常见的是 Child 的肝功能分类法,将肝功能的代偿状态分为 A、B、C 三级;中华外科学会根据我国的情况将肝功能状况分为 1、2、3 级(表 23-1)。Child 分级比较简单,易行,不需做特殊检查,故常被临床采用。但 Child 分类法的划分较笼统,作为肝切除术前的评估不很充足,Child 分级主要用于非肝脏手术肝硬化患者,在实践中发现对预后有较重要意义的指标为:①血清的蛋白浓度;②凝血酶原时间较正常对照延长的时间;③腹腔内有无感染或污染。肝脏手术前肝脏功能评估一般包括常规的肝功能

检测,临床指标、肝脏的廓清试验、肝体积和切除范围的测量等综合因素评定。

2. 肝脏的廓清试验　临床上常用的是吲哚氰绿(ICG)排泄试验,测定其注药后 15 分钟时在血浆内的滞留体 ICGR15 是目前最常用的肝储备功能评估的方法。通常一次静脉注射 ICG 量为 0.5mg/kg,于 15 分钟时抽血测定其血浆中的滞留量;正常时应低于 1%,而在肝硬化患者则 >10%。ICGR15 与肝脏的功能储备关系密切,亦能反应肝细胞线粒体的能量代谢。但因受影响的因素较多,尚难作为准确的定量指标。其他的肝功能检查如氨基酸清除率、动脉血酮体比值、口服糖耐

表 23-1　肝功能检查分级标准

检查项目	child 分级标准			中华外科学会分级标准		
	A	B	C	1	2	3
胆红素（mg%）	<2.0	2.0~3.0	>3.0	<1.0	1.2~2.0	>2.0
白蛋白（g%）	>3.5	3.0~3.5	<3.0	>3.5	2.6~3.4	<2.5
腹水	无	易消退	高度	无	少量易控制	大量
脑病	无	轻度	高度	无	无	有
凝血酶原				1~3	4~6	>6
ALT	（金氏单位）			<100	100~200	>200
	（赖氏单位）			<40	40~80	>80

量试验等，亦可用于肝脏储备功能的评估。

3. 肝脏体积测量　肝切除术后的肝功能代偿不全与肝切除量有关（应该说是余留的功能性肝组织的量）。肝脏的体积和肝内肿瘤所占据的比例率可以根据术前肝脏的 CT 图像进行测量。根据肝脏的体积测量，临床上在手术前可以预测肝实质切除率（PHRR）。

PHRR= 将要切除的肝容量 – 肝癌容量 / 全肝容量 – 肝癌容量

临床上一般来说，Chied A 的患者有可能耐受 50% 的肝切除量；Chied B 患者最大切除量可能 <25% 的肝脏。Chied C 的患者很难耐受一定量的肝切除。从 ICGR15 的结果看；0~10% 者可耐受 2 个肝段（30% 肝脏）的切除；11%~20% 者只能切除一个肝段（15%）；>20% 者不能耐受一个肝段，甚至亚肝段的切除。

在评估肝脏的储备功能时，手术切除肿瘤的大小不是主要的，因为肿瘤组织不具有肝脏的生理功能，而重要的是余留下的肝组织的功能状态。术中和术后的一些因素亦可影响余肝功能的早期代偿状态，如失血、缺氧、低血压、低组织灌流、肝血流阻断、再灌注损伤、腹腔内的污染和感染、全身营养状况等。所以肝功能代偿的预测，只适用于术中、术后顺利的条件下，故围术期应创造适宜于肝功能恢复的条件，良好的外科技术是其中不可能缺少的。

第二节　肝脏占位性病变的评估

1. 影像诊断的准确性与灵敏度　手术前对肝占位性病变的发现和诊断，主要是依靠现代的影像诊断技术。超声常作为一线的检查方法，灵敏度高，可发现 1.0cm 的病变，但不易对微小病灶做到准确的定性诊断。CT 扫描是诊断肝脏占位性病变的主要基础检查，当前 CT 的扫描速度已大为提高，但对 1.0cm 左右的病灶时有漏诊。MRI（磁共振成像）作为近年来快速发展的成像技术，已较常用于一些复杂的肝脏占位病变的评估。

MRCP（磁共振胆胰管成像）更能清楚的显示胆胰管系统的解剖结构，是目前肝内外胆道系统改变时不可缺少的检查技术。通过超声、CT 和 MRI 结合检查定性、定位，是检查肝脏占位性病变的主要措施。

2. 肿瘤切除的可行性评估　手术切除可行性问题，除了肿瘤的大小、位置、患者的整体情况外，还要与具体的技术条件和医生的临床经验等多种因素综合分析。尤其需要做特别评估的是肿瘤组织与其周边血管的关系,要了解血管的改变,分析是否属于受压、推移、包绕或是直接的血管侵犯等,这直接关系肿瘤切除的可行性。

良性肝肿瘤占位性病变对血管只是推移,但巨大的肝海绵状血管瘤可能将肝静脉包裹,因肿瘤与血管间的分界明确,不影响肝血管瘤的手术切除,因此当血管瘤的血供被结扎、瘤体缩小后,便有足够的空间进行剥离。然而,肝细胞癌等实质性肿瘤时,由于瘤体的坚硬及瘤细胞的浸润,手术难度很大。

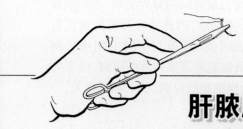

第 24 章

肝脓肿的手术
Liver Abscess Operation

肝脓肿主要包括细菌性肝脓肿和阿米巴性肝脓肿两大类。肝脓肿的外科治疗方式包括肝脓肿穿刺引流术、穿刺置管引流术、肝脓肿切开引流术和肝切除术。近年来多倾向穿刺引流或置管引流术,方法简便,易被患者接受,部分患者疗效好,恢复快。

一、肝脓肿穿刺引流及穿刺置管引流术(puncture drainage for liver abscess)

【适应证】

1. 已液化的单发性或多发性肝脓肿,直径 >3cm。

2. 年老体弱,不能耐受手术者。

3. 无腹膜炎或其他需要治疗的疾病。

【术前准备】

注射维生素 K,检查凝血功能,抗感染及全身支持。

【麻醉与体位】

局部麻醉。仰卧或左侧卧位。

【手术步骤】

1. 选择穿刺点　在 B 超引导下选择好穿刺径路,避免损伤其他脏器。

2. 在穿刺点局麻后,可先用细针穿刺抽出脓液,送培养,再更换粗针头,吸净脓液,用生理盐水冲洗后,再注入抗生素(图 24-1)。

3. 如脓腔大,可先切开皮肤 1cm 长切口,将穿刺针置入脓腔,置放多孔引流管固定

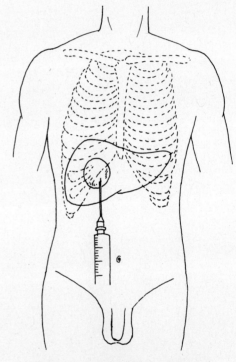

图 24-1　细针穿刺抽出脓液送培养

于皮肤上,引流管接引流瓶。

【注意要点】

1. 穿刺时患者应保持呼吸平稳。

2. 注意有无内出血及气胸征象。

3. 更换穿刺方向时,必须将穿刺针退至皮肤后再做穿刺。

4. 有侧孔的引流管,侧孔应全部进入脓腔。

【术后处理】

注意观察有无出血及气胸征象,继续使

用抗生素,如为肝阿米巴性脓肿应加强抗阿米巴治疗。对留置引流管的患者,待脓液引流消失,B 超检查脓腔小于 2cm 后可拔除引流管。

二、肝脓肿切开引流术(incision and drainage for liver abscess)

【适应证】

1. 经其他疗法无效,中毒症状逐渐加重。

2. 腹腔内有原发感染病,如阑尾炎、胆道感染需一并处理者。

3. 脓腔大,有分隔,脓肿部位穿刺引流困难者。

【禁忌证】

年老体弱,有心肺功能衰竭者。

【术前准备】

肝脓肿引起长期发热、毒素吸收、消耗等,多有营养不良、贫血、低蛋白血症等,术前应加强抗感染,改善全身情况及营养支持。

【麻醉与体位】

硬膜外麻醉或全身麻醉。一般取平卧位。

【手术步骤】

1. 经右肋下斜切口　进入腹腔后,探查肝脏,明确脓肿部位,用穿刺针抽得脓液(送细菌培养)后,用止血钳沿针头方向捅入分开,排出脓液,再用手指伸入脓腔,分离间隔组织,冲洗脓腔,置放引流管,大网膜覆盖。另切口引出引流管。腹腔内置放多孔橡皮引流管及填入部分大网膜。缝合切口。

2. 取右肋缘下向右中线延长切口　适用于右叶膈顶部或后侧的肝脓肿,先充分游离肝结肠韧带、肝肾韧带、右三角韧带及部分冠状韧带,使右肝脓肿能充分显露于术野。将手指捅入肾脏上极与肝下面的腹膜后间隙,直达脓肿,用穿刺针沿手指刺入脓腔,抽得脓液后,再用示指捅入脓腔,排出脓液并扩大引流,吸净脓液,冲洗脓腔,并置放多孔橡皮引流管。腹腔置放引流管。两引流管分别另切口引出,缝合切口(图 24-2,3)。

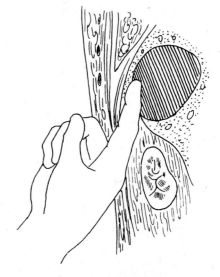

图 24-2　用示指分离脓腔排出脓液

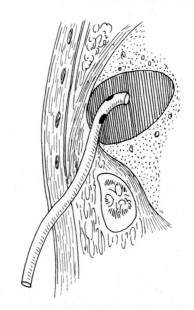

图 24-3　脓腔内置放引流管缝合固定

【术中注意要点】

1. 用手指分离脓腔内纤维间隔组织时,如遇条索状物不要强行撕裂,以免损伤肝内血管引起大出血或脓毒血症。肝创口的出血点耐心的止血。

2. 由胆结石或狭窄的胆管引起脓肿者,应同时探查胆道,解除原发病。

3. 若肝脓肿已穿破胸腔,应同时做胸腔闭式引流。

4. 脓肿可能多发,应用术中 B 超检查,彻底清除以免遗漏。

【术后处理】

1. 半卧位。保持引流管通畅,如每日引流小于 10ml 或脓液容量少于 10ml 时,可逐渐拔除引流管。

2. 有效应用抗生素或抗阿米巴治疗。

3. 必要时输适量鲜血,继续全身支持疗法。

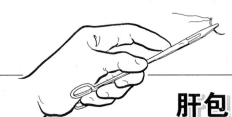

第 25 章

肝包虫囊肿手术

Hepatic Hydatid Cyst Operation

肝棘球蚴病(hydatidosis)又称为肝棘球蚴病,是枸橼虫(棘球绦虫)的囊状幼虫(棘球蚴)寄生在肝脏所致的寄生虫病。肝棘球蚴病有两种类型:一种是由细粒棘球虫卵引起的感染所致的单房性棘球蚴病;另一种是由多房性棘球蚴幼或泡状棘球虫感染引起的泡状棘球蚴病或称滤泡型肝棘球蚴病。临床上以前者即单房性棘球蚴病多见。

肝包虫囊肿分外囊和内囊。前者由肝组织形成的一层纤维包膜,实际上不属于包虫囊肿,后者为肝包虫囊肿本身的包膜。

肝包虫囊肿摘除术(extirpation of innex capsule for liver hydatid cyst)

【适应证】

单纯性肝包虫囊肿而无并发感染者。

【术前准备】

1. 三大常规,肝、肾功能及凝血机制检查。

2. 术前做 B 超、CT 检查,了解病变部位、大小、范围,并做出手术方案。

3. 术前口服维生素 B、C、E、K,给予高蛋白及维生素饮食。注意纠正凝血功能的紊乱。

【麻醉与体位】

硬膜外麻醉或全身麻醉。右侧或左侧仰卧位。

【手术步骤】

1. 根据病变部位取切口 一般选肋缘下切口,进腹后探查肝脏。肝棘球蚴病在肝脏表面可见到灰白色隆起的囊壁。

2. 先做穿刺点定位 在穿刺前先用纱布垫将切口和囊状周围的器官保护好,再在纱布垫上铺上一层浸有 10% 甲醛溶液的纱布,以免扩散污染或引起过敏反应。然后在囊壁上缝两针牵引线,在两线间穿刺抽出部分液体,证实为包虫囊肿后,将导管针插入,连接 Y 形管,分别与注射器和吸引管连接,用吸引管吸净脓液,将导管针移动,注射器抽吸,直到囊内液吸净为止(图 25-1,2)。

3. 囊液吸净后,根据囊腔的大小注射适量的 10% 甲醛溶液,等待 5~10 分钟后再吸出,反复 2~3 次,吸净囊液后拔除套管针。在两线间切开囊壁,用血管钳或组织钳夹住囊壁边缘提起,扩大切口,用海绵钳将内囊取

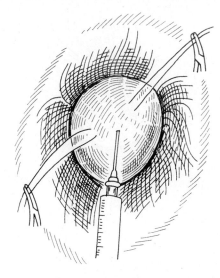

图 25-1 穿刺抽液体

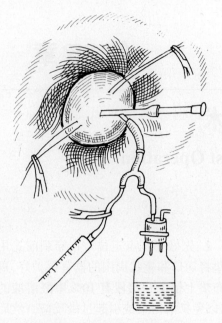

图 25-2　证实为肝包虫囊肿后,插入导管连接 Y 形管,吸净囊内液体

出,内囊多半透明的粉皮样物,或用刮匙将囊内稠厚的液体和所有的子囊刮出、吸净,将所有器械浸泡在 10% 甲醛溶液内,以免污染手术野和手术巾(图 25-3)。再用纱布浸入 10% 甲醛溶液后擦干囊内残液,用 2 号铬肠线内翻缝合囊壁以消除囊内无效腔,不放置引流管。

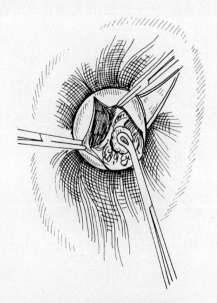

图 25-3　清刮囊内液及子囊

4. 如发现腔内并发胆管瘘时,应尽量找到瘘口,用细针线给予缝闭,在腔内放入多孔引流管,于腹壁另切口引出(图 25-4)必要时应做胆总管引流。

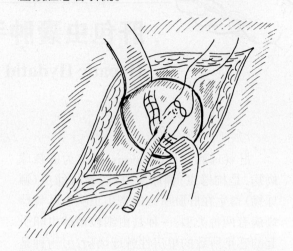

图 25-4　囊腔内置放多孔引流管,腹壁另切口引出,缝合固定

【术中注意要点】

1. 保护好术野,以防止污染及过敏反应。

2. 缝闭囊腔要彻底。

3. 囊液应为清亮无色透明。如为金黄色的,应疑有胆瘘。切忌使用甲醛溶液,以免损伤肝内外胆管。缝闭瘘口,T 形管胆管引流。

【术后处理】

加强抗感染,护肝及全身支持疗法。

参 考 文 献

1. 顾树南.肝棘球蚴病 159 例术式的研究.临床肝胆病杂志.1988,4(3):50

2. 顾树南.门静脉高压症.兰州:甘肃科学技术出版社,1987,50

3. 顾树南,李清潭.胆道外科学.兰州:甘肃科学技术出版社,1994,400

4. 黄志强.肝脏外科手术学.北京:人民军医出版社,1996

5. Khuroo MS,Zargar SA,Mahajan R.Echinococcus Granulosus Cysts in the liver,management with percutaneous drainage.Radiology,1991,180:141

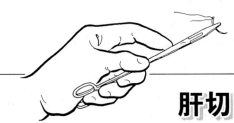

第 26 章

肝切除术

Hepatectomy

德国外科医师 Langenbuch 于 1888 年为肝肿瘤患者试做肝左外叶切除术后，Luke 和 Keen 等相继于 1891 年成功完成了肝左外叶切除术。至今肝脏外科已有 100 余年历史。由于肝脏结构复杂，血运丰富，术中易发生大出血，术后并发症多，死亡率高，因而曾有很长一段时期肝脏外科的发展缓慢。直至 20 世纪 40 年代后，抗生素的问世，麻醉技术的改进，特别是肝脏解剖的研究，推进了肝脏外科的发展。20 世纪 50 年代以来，不仅能施行简单的局部肝切除术，而且还能进行复杂的肝极限切除(肝右三叶切除术)，甚至有条件的医院开展了肝移植术。

我国的肝脏外科起步较晚，20 世纪 50 年代尚无肝切除的报道。20 世纪 70 年代后，我国肝脏外科得到迅速发展，肝切除术日趋完善。一些较简单的肝切除术在基层医院已逐步开展。目前我国肝脏外科已跻身世界先进水平，不仅肝切除的例数居世界首位，且总病死率已降到 5% 以下，其中上海第二军医大学东方肝胆外科医院，手术例数 10 000 多例，手术病死率仅 0.62%。

第一节 肝切除术的概述

1. **手术适应证** 近年来，肝切除术的主要对象是肝脏恶性肿瘤，其次为良性肿瘤，两者约占肝切除的 80%。其他肝切除术包括肝内胆管结石、肝外伤、肝脓肿、肝囊肿、肝棘球蚴病等。

(1) 原发性肝癌：原发性肝癌是我国最常见的恶性肝癌之一。到目前为止，肝切除术是治疗原发性肝癌的首选方法，特别是早期肝癌。可以说，肝切除术在原发性肝癌治疗中占有重要的地位。

原发性肝癌多合并有慢性肝炎或肝硬化，使肝切除的范围受到了限制。因此，并非原发性肝癌患者都适于手术。一般情况下，原发性肝癌手术应具备三个基本条件：①全身情况良好，无严重的心、肺、肾等重要脏器的病变；②肝功能正常，或基本正常，或经保肝治疗后有明显的改善或已恢复到正常；③肿瘤比较局限在肝的一叶或半肝以内、未侵及第 1~3 肝门、无远处转移，均可行肝切除术。此外，对合并有肝硬化者，应考虑到肝功能是否能代偿。手术切除的范围不应超过全肝的 5%。

原发性肝癌如有下列情况时，不宜手术治疗：①已有肺、骨、脑或腹腔淋巴结转移；②病变为多发性、弥散性、病变累及两叶以上或侵及第 1~3 肝门者；③患者有明显黄疸、腹水或恶病质；④合并有肝硬化，余肝无明显代偿性增大，血浆总蛋白、白蛋白分别低于

50g/L、30g/L，经补充白蛋白后仍不能恢复者；⑤合并有明显的动脉高压症者；⑥有严重的出血倾向，凝血时间低于50%，经用维生素K仍不能纠正者。

另外，原发性肝癌术后复发，只要患者全身情况好，肝功能正常，复发癌灶较局限，仍可考虑再次切除术。对于不能切除的大肝癌，经肝动脉结扎、栓塞、介入治疗、导向治疗后，患者的病灶明显缩小，亦可再行手术，切除肿瘤。

近年来，随着手术方法和技巧的逐步改进，对一些原来认为不宜手术的患者亦进行了手术治疗，如肝切除加肺部转移瘤联合切除术以及原发性肝癌合并门脉高压症同时手术，获得了较好的治疗效果。

（2）继发性肝癌：肝脏是较易发生转移性肝癌的器官，尤以直肠癌、胃癌、胰腺癌等肝转移较为常见。转移性肝癌早期无症状，待有症状出现时已属晚期。继发性肝癌施术时，一般具备两个条件：①原发部位癌能切除或根治；②转移性肝癌为单发或局限一叶，能施行较彻底的肝切除术。胆囊癌转移时，可行包括胆囊在内的肝中叶切除并清除附近淋巴结，疗效较满意。

（3）肝脏良性肿瘤：肝脏良性肿瘤是肝切除术的最好适应证，肝切除术后并发症少，愈合良好。

1）肝海绵状血管瘤是良性肿瘤中最常见的病变。由于生长缓慢，余肝往往代偿性增大，给手术切除创造了条件，可以做半肝或肝三叶切除。如肿瘤不大，在10cm以内可做缝扎、结扎术，疗效满意。

2）肝腺瘤：肝腺瘤边界清楚，多有包膜，便于手术切除。有一定的癌变率，尚有破裂出血的危险。一旦疑为肝腺瘤，可做肝段或肝叶切除。

3）肝局灶性结节增生：有时不易与肝脏的恶性肿瘤鉴别，治疗上多采取肝叶切除术，预后良好。笔者10年前曾为一20岁女性患者做右半肝切除，术后经多家病理医师会诊确诊为肝局灶性结节增生，恢复良好。

4）肝脂肪瘤：临床上不多见。较小的脂肪瘤可暂时观察，如有明显增大，应手术切除。

5）肝囊肿：较常见。小于10cm的肝囊肿可穿刺引流，但穿刺处易粘连，囊肿易复发。手术开窗去顶治疗效果较好。此手术简单方便，创伤小，适用于多发性肝囊肿。笔者5年前施行1例曾有胆道手术史的53岁女性患者的巨大多房性肝囊肿切除术，多因巨大囊肿将膈肌推移，致使呼吸困难，心律不齐，心率110~120次/分，术中切开多个囊腔隔，缓慢吸出近4000ml囊液，囊内放置多孔引流管，术后半个月囊液减少，拔除引流管，经保肝及全身支持，恢复良好。

近年来单纯的肝囊肿可做腹腔镜手术去顶术。疑有恶变者应做肝叶切除术。

（4）肝内胆管结石：肝内胆管结石是常见的胆道疾病，手术治疗肝内胆管结石的目的是解除梗阻，清除病灶，通畅引流。肝切除不仅可清除结石，还可清除感染病症。因此，肝内胆管结石是肝切除术的适应证之一。

（5）肝外伤：由于肝脏是实质性脏器，组织较脆，各种外伤的因素都可造成不同程度的肝组织损伤，引起大出血，需急诊手术治疗。一般情况下不必行肝切除，但在下列情况下应考虑肝切除术：①严重肝外伤致大块肝组织离断或破碎，失去生机；②肝内较大血管断裂，使局部肝组织失去血供，或较大肝管断裂失去修补的可能；③大块肝组织破裂难以修补或修补后仍不能控制出血；④深部肝组织损伤并有大血管损伤，出血无法控制或形成巨大血肿，需切肝后方能止血者。

（6）慢性肝脓肿：阿米巴肝脓肿和细菌性肝脓肿，周围已形成原壁纤维组织，药物治疗无效，或因蛔虫、结石发生的脓肿，其他方法难以治愈者，可考虑肝切除术。

（7）肝棘球蚴病：单房性的肝棘球蚴病可

用内囊摘除术治疗，手术易行，疗效满意。但囊肿位于右外叶或肝脏浅表部位的囊肿，易于手术切除者。另外囊肿摘除后遗留残腔并发感染或有外瘘形成者。泡状棘球蚴病唯一的手术治疗方法是肝切除术，术后效果良好。

2. 术前准备　肝脏手术不但影响到肝脏自身的正常生理功能，同时，还会影响到全身各器官的正常运转，特别是肝切除量大的肝右叶切除（肝极限切除），合并有明显的肝硬化者，术前做好充分的准备极为重要。

（1）术前除详细询问病史了解患者基本情况，还应系统检查，了解患者的心、肺、肾功能情况，以及全面评估肝脏病变的性质、大小、范围及整个肝脏的质量。

（2）肝功能的好坏对肝脏手术患者具有极其重要的意义。肝功能检查包括肝脏的血供、白蛋白含量、血清胆红素、凝血功能以及各种酶学检查。肝脏严重损害时血清白蛋白含量下降，白/球比例倒置，术前必须纠正。血清总胆红素升高时，应鉴别是梗阻性黄疸还是肝细胞性黄疸——梗阻性黄疸应尽早解除梗阻恢复肝脏的受损，肝细胞性黄疸则不宜手术。肝手术时凝血酶原时间应在 50% 以上，如补充维生素 K 后，凝血酶原时间仍在 50% 以下，提示肝功能不全，手术时出血不易控制。

（3）根据患者术前检查结果和对患者全身情况以及肝功能检查的全面评估，进行积极而有针对性的处理，术前 1~2 天给予抗生素治疗。

（4）根据手术切除的范围，备好全血，有肝硬化者应备新鲜血液，以免输大量库血后导致凝血功能障碍等并发症。

（5）术前置放胃肠减压管及导尿管。

3. 术前检查　其主要目的是确定病变的性质及有无切除的可能性。术前估计肿瘤侵及的程度及范围很重要，这是选择手术方法和手术径路的主要决定因素。肝切除术的主要危险是出血、胆道狭窄和胆瘘，多发生在切除贴近下腔静脉的巨大肿瘤或邻近第一肝门大血管的分支部位的肿瘤时。故术前影像学检查有助于了解血管的分布及异常血管的走行，有利于手术的进行和术式的选择。

（1）肝血管造影：并非所有患者都需要这项检查。近年发生的数字减影血管造影技术使图像显影更加确切。如系肝中叶较大肿瘤，可做 MRI 或下腔静脉造影前后位及侧位像，以证实下腔静脉是否受压或被侵及。

（2）超声检查：此项检查可以动态观察肿瘤的大小和范围以及与毗邻管道结构的关系。

（3）CAT 扫描：可用于证实肝周围型病变，肝门及下腔静脉是否侵及，避免使用肝血管造影及下腔静脉造影等检查。对于中央型病变可做冠状面及矢状面 CAT 扫描以确定肿瘤是否侵及大血管及邻近肝门。即使巨大肿瘤侵及血管及肝门，有条件的医院及有经验的医师也可能切除肿瘤。

（4）其他检查：如有梗阻性黄疸则需要做 ERCP 检查。

4. 切除肝占位性病变的评估　手术前应对每一个病理的肝肿瘤做出有无切除可能性的估计。在详细检查的基础上，只要肝肿瘤与大血管有一定的距离，又无肝外转移，虽然开腹后发现肝门有淋巴结转移，仍然有切除的可能。如肿瘤紧贴肝门的主要血管或胆管，明显压迫或侵及下腔静脉，术前难以判断有无切除的可能性。再有，巨大肿瘤将主要的管道结构向另一侧推移，但生长缓慢，难以确定界限，在影像学上很类似侵犯的征象。这类肿瘤应该开腹探查，充分的显露与游离肝周围韧带后，才可能决定有无切除的可能性。影像学包括肝血管造影虽然可能有误导作用，但仍不能忽视，其估计手术困难及最后决定剖腹探查直视下选择的参考价值（参考第 23 章第二节，肝占位性病变的评估）。

5. 肝切除术的麻醉方式　根据手术的类型，结合患者的全身状态、肝功能的状况等选用合适的麻醉方式。

（1）持续硬膜外麻醉：适于不开腹的切除术。

（2）气管插管全身麻醉：适于开腹做肝切除术、硬膜外麻醉失败或患者不同意硬膜外麻醉者。

（3）近年来，多选用硬膜外麻醉加气管插管麻醉。

6. 肝切除术的体位　根据病变的范围及手术方式选择适当的体位有利手术操作。左半肝切除患者取平卧位；右半肝或后三叶切除时于患者右肩部、腰部及臀部各垫一布枕，使身体向左倾向 30°～45°，右上肢固定于头架上。

7. 术后处理

（1）除按腹部大手术及麻醉后处理外，应需观察患者心、肺、肾、肝等主要器官的功能情况，注意血压、脉搏、呼吸、体温、心电图、血液和尿的色泽、量和比重的变化。

（2）继续使用抗生素，以防感染。

（3）每日肌注或静脉滴注维生素 B、C 和 K。

（4）术后 2～3 天禁饮食，保持胃肠减压通畅，增加肝细胞的供氧量，术后 48～72 小时内给氧吸入。

（5）在禁食期间补充葡萄糖及生理盐水，保持水、电解质及酸碱平衡。

（6）对于切除半肝以上或合并肝硬化者，除术后积极的保肝外，术后 2 周内补充适量的血浆和白蛋白。特别是术后 7 天内，血浆、白蛋白、氨基酸等，必要时输入鲜血。

（7）保持腹腔引流管或胆管 T 形管的通畅，观察引流量的性状，如引流量逐日减少色泽无特殊可疑，一般 5 天左右拔除腹腔引流管。T 形管引流 2 周，造影后决定可否拔除。

（8）术后给予适当的镇痛药，注意防止呼吸道的并发症。

（9）术后 8～10 天拆线，出院时及出院后定期做腹腔 B 超等检查。

8. 肝切除后并发症　肝切除术后并发症有出血、肝功能衰竭、膈下感染、胆汁瘘、胸腔积液等，对这些并发症的预防和正确及时的处理是降低手术病死率和提高手术疗效的关键。

由于肝脏解剖复杂，血供丰富，组织脆弱，并有产生各种凝血因子的重要功能，手术时和术后极易出血，出血是肝脏手术最严重和最危险的并发症，也是肝手术死亡的主要原因。

（1）手术中意外损伤大血管：在处理第一肝门和第二肝门处门静脉和肝静脉的过程中，容易损伤这些大血管，在处理第三肝门的肝短静脉时，也易损伤下腔静脉。一般门静脉损伤出血较易控制，只要控制住肝十二指肠韧带，吸净血液，予以修补或缝扎，亦可达到止血目的。但损伤肝静脉主干或下腔静脉，出血来势迅猛，处理不及时、准确，后果严重。

1）肝左静脉出血：做肝左外叶或左半肝切除术时，如术野显露不佳或过度牵拉肝脏时易损伤出血。此时勿盲目钳夹或缝扎，应加快输血，手指压迫出血部位，吸净积血，用大弯针 4 号或 7 号丝线在血管破口近端连同部分肝组织一并缝扎，可达到止血目的。为避免肝左静脉的损伤，在切肝达左叶间裂上方时，应在肝左静脉的主干上用血管钳连同肝组织一道夹住，切断缝扎。最后在肝静脉的走行处（相当于镰状韧带膈面附着点延长线上深达 1cm 的贯穿缝扎亦可避免该血管损伤）。

2）肝右静脉损伤出血：该静脉粗短，壁薄，走行变异多，又深埋于肝组织中。右半肝切除时，如盲目钳夹穿破该静脉，或结扎不可靠均可引起大出血。此时应用右手示指压住肝右静脉的根部及下腔静脉（从后方向前方顶压）可暂时止血，看准血管损伤的位置后缝扎止血。为避免肝右静脉的损伤，在切肝达右上方肝组织时，应用刀柄仔细分离肝组织，尽量显露肝右静脉钳夹止血。在切肝时勿过度牵拉肝脏,以避免损伤肝右静脉。

3) 肝短静脉及下腔静脉损伤出血:在做肝右三叶及左半肝切除术时,极易损伤肝短静脉或下腔静脉发生大出血。直接从右半肝进入下腔静脉的肝短静脉中,最粗一支右后侧静脉,其余都比较细小,数目不定,该处为第三肝门。为避免损伤这些静脉,术中可不必将肝短静脉逐一分离出来,离断肝组织到下腔静脉处时,用血管钳沿下腔右侧壁自下而上将肝短静脉连同肝组织逐一夹住,结扎、切断。可预先上好肝下及肝上的下腔静脉和肝十二指肠阻断带,在无血状态下修补血管的破口。

4) 右肾上腺静脉破裂出血:右半肝或右三叶肝切除术中,在分离肝裸区内侧后腹膜时,可能损伤该静脉出现出血,难以直视下处理,应尽快切除肝组织以获得较满意的直视下缝扎止血。靠近右肾上腺处,有一支较粗大的右后侧肝静脉,其口径最大可达到1.5cm,紧贴于肝脏面的浅表(图 22-7),向内上方靠近右门静脉后上方走行,开口于下腔静脉肝段的远端右侧壁,做右半肝切除时极易损伤引起大出血。右后侧肝静脉吸纳右前叶下段的静脉血流,在肝外较易分离,在切肝时,应先将此血管分离出来,结扎切断。

5) 主干及一级门静脉支损伤,当病灶靠近第一肝门或行规则性的肝叶切除时,可能损伤该血管,因此应控制肝十二指肠韧带,控制出血后修补损伤血管。

(2) 肿瘤破裂大出血:海绵状血管瘤出血严重,多与术中探查时操作不当有关。可做肝动脉结扎加局部缝扎止血。

(3) 肝切面出血:可用热盐水纱垫整压。肝断面的出血点仅漏胆汁可 8 字缝扎,加大网膜覆盖固定。

(4) 肝裸区及后腹膜创面渗血:可加凝胶海绵缝扎止血,必要时用纱布垫压迫填塞术。

(5) 术后出血常见的原因有:①术中止血不彻底;②血管结扎线脱落;③肝断面组织坏死并感染;④引流不畅所致的肝断面感染;⑤凝血功能障碍等。肝切除术后最容易发生的出血部位:①切断肝周韧带处;②肝裸区的后腹膜粗糙面;③肝断面。因此,术中应注意各个环节的处理。

(6) 肝功能不全和肝功能衰竭:这是肝切除术后严重的并发症,也是常见的并发症。常发生于右半肝或左半肝以上并有明显肝硬化者,即使手术顺利完成,也可有轻微的黄疸、血浆的蛋白降低、血清转氨酶升高等变化,但在余留肝脏代偿的情况下,手术后 1 周可逐渐恢复正常。如合并有严重的肝硬化,肝功能又不正常者,可在术后数日内发生肝功能不全或衰竭。常与患者术前患有慢性活动性肝病或中度以上肝硬化、肝切除量较大、术中失血过多、肝门阻断时间过长及围术期应用的药物对肝脏的损害等因素有关。因此,要严格掌握肝切除术的指征及手术期的处理。

(7) 胆汁漏:在肝创面有少量胆漏,在引流管通畅的情况下,5~7 天能自行停止。否则应保持引流管通畅。全身支持下 3 个月内可愈合。预防应在术中可靠处理肝断面,必要时可同时做胆总管 T 管引流术。

(8) 膈下感染:肝切除创面大,渗血多,术中止血不彻底、引流不畅或拔除引流管过早都可续发膈下感染积脓,应在 B 超引导下穿刺或置管引流,加强抗生素的应用等。

(9) 胸腔积液:开胸或不开胸手术的患者都可发生,原因多为膈下积液,引流不畅,刺激膈胸膜引起渗液多。B 超确定后穿刺引流,或做胸腔闭式引流。

总之,肝切除术后并发症发生率较高,有些严重并发症可危及生命。因此,把握好手术适应证和手术方式的选择,注意术中各环节的精细操作,术后充分引流,加强保肝治疗。同时要意识到各种并发症的可能发生,做好处理并发症的思想准备,以提高肝切除术的疗效。

第二节　肝切除术的显露

　　肝脏深位于膈下,其前方大部分被肋弓
掩盖,后面有脊柱、肋骨和肌肉,很多韧带将
肝脏固定于上腹的膈下。因此,充分显露肝
脏及其周围组织是肝切除术重要的第一步。

　　【手术步骤】

　　1. 切口的选择　要求对第一肝门的门
静脉、肝动脉和胆管以及第二肝门的肝静脉
有良好的显露,以利于手术进行,一般采用经
腹和胸腹联合切口。近年来,由于腹腔悬吊
拉钩的改进,对于复杂肝手术也可获得良好
的显露,因此多选用经腹入口。

　　左肝叶切除可取左肋下切口(图 26-1),
左半肝或左三叶切除可选上腹部人字形切口
(26-2)。右肝部分切除、右半肝切除可选右肋
缘下斜切口或剑突向下 6~10cm 直切口再转
向右腋中线的切口(图 26-3,4)。如病变紧贴
第二肝门及下腔静脉,上述显露仍不满意时,
可将切口改为胸腹联合切口(图 26-5)。

　　2. 分离肝周围韧带和粘连组织　为了
充分显露肝脏,必须将患侧肝脏周围的韧带
和粘连的组织充分的分离,以利切除病肝。
做左外叶或左半肝切除时,需将肝圆韧带、镰
状韧带、左冠状韧带、左三角韧带和肝胃韧带
全部切除;如做右半肝或右三叶或中肝叶、右

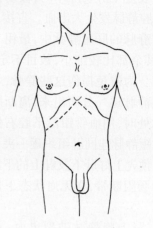

图 26-2　人字形切口

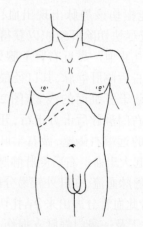

图 26-3　右肋缘下切口

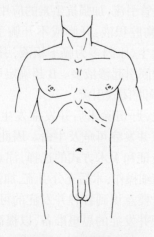

图 26-1　左肋缘下切口

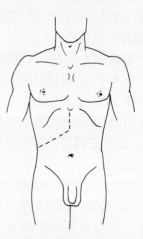

图 26-4　剑突下直切口再转向右腋中线切口

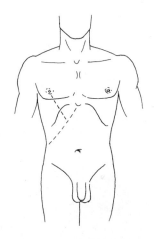

图 26-5　右胸腹联合切口

肝部分切除时,应将肝圆韧带、肝镰状韧带、右冠状韧带、右三角韧带、肝胃韧带和肝结肠韧带完全切除,同时要将肝裸区充分游离直达下腔静脉,使右侧肝脏完全游离。必须可靠结扎分离、切断韧带中的血管。

　　3. 腹腔探查　确认肝脏的肿瘤能否切除,有时还需要离断肝周韧带后才能确定。

为了完全显露下腔静脉和右侧肝静脉,仍需要切断下腔静脉韧带(图 26-6),该韧带是覆盖在下腔静脉上部左侧的舌状纤维组织。如发现肿瘤已侵及膈肌,可进行部分切除后进行修补。

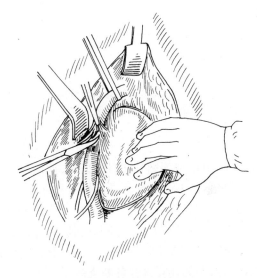

图 26-6　切断下腔静脉韧带

第三节　肝切除出血的控制

　　肝脏的血供极为丰富,手术时容易出血,控制肝出血是肝切除术成功的关键。术者应根据术中的具体情况,处理好各种不同情况下发生的肝出血。

　　1. 肝脏褥式缝合法　目前只适应于肝边缘切除或肝组织较薄的肝切除术,其方法用大弯针 7 号丝线离肝组织切口边缘 2~3cm 处做一排贯穿肝组织全层间断交锁褥式缝合。切除肝组织后结扎断面的血管及胆管,再将肝组织对拢缝合(图 26-7)。

　　2. 入肝血流控制法(PTC)　即在第一肝门处控制入肝血流而达到止血的目的,常用的有肝门血管结扎法、常温下间歇性阻断肝门血流法及选择性半肝血流阻断法。

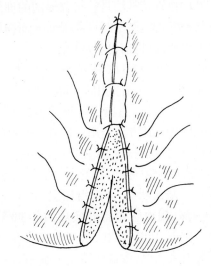

图 26-7　距离肝组织切口边缘 2~3cm 处做全层间断交锁褥式缝合

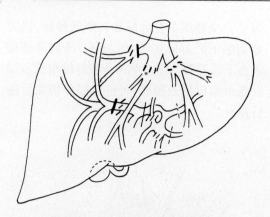

图 26-8 各种肝叶切除的血管结扎
┃—右半肝切除；ξ—右三叶切除；┃—左半肝切除；
ξ—左外叶切除

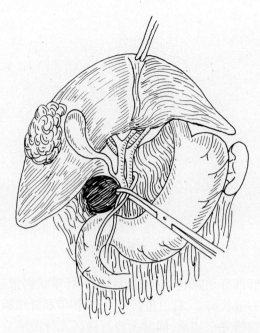

图 26-9 常温下间歇性阻断第一肝门血流法（Pringle 法）

(1) 肝门血流结扎法（图 26-8）：此法适用于各种肝叶切除术，又称规则性肝切除术，是肝切除术中较为合理的处理方法。先切开肝脏的肝十二指肠韧带，找到肝动脉，将患侧的肝动脉、门静脉及胆管逐一结扎，不需要切断。因肝断面还要缝扎各断支。

肝静脉可在肝内和肝外处理：肝内处理即在切肝的同时结扎切断；肝外处理见肝切除术后并发症（包括第三肝门的肝短静脉和右缘侧肝静脉的处理）。

肝门血管结扎法是较符合解剖的理想方法，但较费时，且解剖时可能因变异而损伤血管致大出血，故目前也不常用。

(2) 常温下间歇性阻断肝门血流法（Pringle 法）：是目前常用的可简单有效地控制肝血流的方法，适应于各种类型的肝切除术（图 26-9）。其方法是用一根乳胶管扎紧肝十二指肠韧带，一般每次在 20 分钟左右。用此法切肝时应注意：①扎紧十二指肠韧带，使肝脏处于缺血状态，立即沿预定切线切开肝脏 1cm 深，用血管钳将肝实质内的胆管、血管逐一钳夹、切断、结扎，松开乳胶管后，肝切面不会有大出血，渗血处结扎止血；②切肝时应熟悉肝内解剖，特别是处理肝门的时候，必须认清其血管、胆管的走向，之后再结扎患侧肝脏的血管和胆管。

(3) 选择性半肝血流阻断法（SPTC）：适用于肝叶、肝段及半肝切除尤其合并有肝硬化的肝癌患者。此法用直角钳从左右肝管汇合处上方肝横沟的后面紧靠肝脏插入分离，直达温氏孔。根据对手术部位左半肝、右半肝套上细胶管，行相应阻断（图 26-10）。阻断时间可随手术的需要而定，如左半肝切除术，可交替阻断左半肝血流，每次阻断时间为 30 分钟。该法可使余肝不致因缺血缺氧及再灌注损伤。目前，有经验的医师常用该阻断方法。但用直角钳分离肝门部时切勿损伤血管特别是门静脉支，以避免大出血。

3. 全肝血流阻断法（TVE） 这是一种控制肝脏全部血流，使肝脏处于完全无血情况下进行肝切除手术。适用于常规方法不能切除的肝肿瘤，或波及肝静脉和下腔静脉的肝肿瘤或严重肝外伤等。

近年来对常温无血切肝术进行了改进，简化了操作，对血流动力学影响小，并发症少。主要改进以下程序：①不阻断腹主动脉，简化操作，减少了血液动力的改变；②在膈下门处,再阻断肝上、肝下下腔静脉,在全肝无血情况下切除病变及处理下腔静脉,这样操作简便,阻断时间短,安全性大,术后并发症少。改进后的 TVE 为肝上下腔静脉 + 肝下下腔静脉 +PTC(图 26-11)。

由于全肝血流阻断的肝上下腔静脉的游离较困难,有学者认为经腹、经心包全肝血流阻断切肝方法,距肝上下腔静脉前壁 4~5cm,上下垂直切开膈肌的黏膜约 3cm,下端水平切开 3cm 呈倒 T 形,注意避开心脏及膈静脉,用分离钳钝性分离心包下腔静脉,预置阻断带,术毕留 2~3cm 的膈肌开窗引流口做引流,以防心包积液。

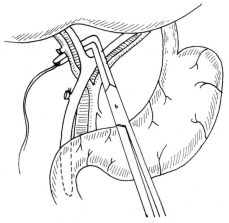

A. 直角钳分离、钳夹细胶管

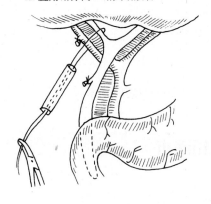

B. 右半肝血供套上阻断带

图 26-10　选择性半肝血流阻断法

分离出下腔静脉进行阻断,不用开胸阻断肝上下腔静脉,减少了开胸的并发症;③先阻断肝十二指肠韧带,待切肝到下腔静脉第二肝

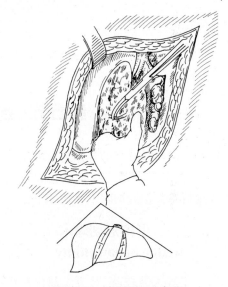

图 26-11　常温下无血切肝

第四节　肝断面的处理及引流

肝切除术后留下的阻断面有少量的渗血和胆汁漏,需要妥善进行处理,以防术后出血、感染和胆汁漏的并发症。当肝切除术后,肝脏的余留断面应用热盐水纱布垫敷压 3~5 分钟,出血点和小胆管均以细丝线 8 字缝合结扎,用热盐水冲洗创面吸净后,再用干净的热盐水纱布压迫肝断面。如发现有黄色渗液染色点,该处即为小胆管断端所在,应以细丝线 8 字缝合结扎。可用游离或带蒂的大网膜覆盖创面,并以细丝线在肝断面四周和中间区缝合固定数针,既光滑断面,止血彻底,又可防止术后肠与肝断面粘连。如肝断面能对拢缝合,消灭无效腔,是较好的肝断面处理方法。

关腹前应在肝断面的膈下放置双套管引流(图 26-12),术后持续负压吸引。如胸腹联合切口,应置放胸腔闭式引流管。

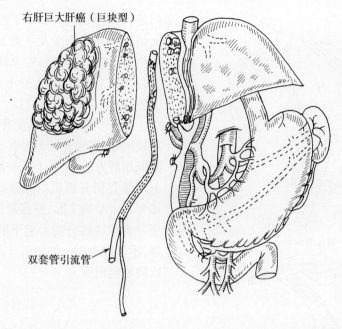

图 26-12　右肝巨大恶性肿瘤，行肝右三叶切除，肝断面置双套管引流术

第五节　各种类型肝切除术

按照肝内血管分布的规律进行肝切除称为肝叶切除术，常用的方法是沿肝裂切除肝组织。现将各类型肝切除术分述如下：

一、肝楔形切除术
wedge hepatectomy

适宜于肝边缘较薄，肝边缘部位较小病变或需做肝活检组织的检查，如右下缘的肝楔形切除术。

【手术步骤】

1. 仰卧位。右肋缘下切口进腹腔探查后，用大弯针 7 号丝线在预定切线外 1~2cm 处，做一排贯穿肝组织全层的间断褥式缝合（图 26-13）。

2. 在预定的切线上切除肝病变组织，切面较大的血管、胆管用丝线结扎（图 26-14）。

3. 切除病肝的断面充分止血后，中号丝线间断全层缝合打结，使两侧的肝断面对合（图 26-15）。检查无出血后，在肝手术下方适

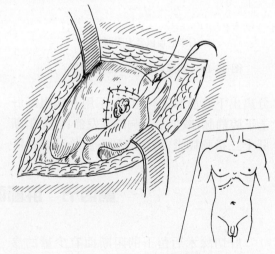

图 26-13　在预定切线外 1~2cm 处做间断褥式缝扎

当位置放引流物，关腹。

二、肝部分切除术
partial hepatectomy

肝部分切除术又称局部肝切除术。因其

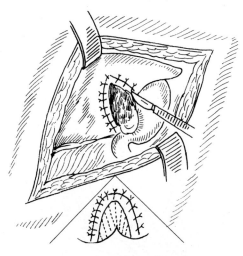

图 26-14　结扎胆管及血管

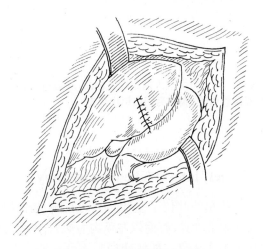

图 26-15　断面全层缝合打结

不涉及肝门的大血管和胆管，只是将通向病
变部位的血管和胆管结扎切断，这种病变不
需要做肝叶或半肝切除，特别适宜于病变较
小又合并有肝硬化的患者，如右肝后下段肿
瘤部分切除术。

【手术步骤】

　　1. 左侧卧位。右肩部、右腰部和右臀部
各垫一布垫，使身体左倾 30°~40°。右上肢
固定于头架上，做右肋缘下切口。

　　2. 进腹后探查腹腔，了解病变的范围，分
离右三角韧带、右冠状韧带、肝肝胃韧带、肝结
肠韧带，使右肝下部肿瘤充分游离（图 26-16）。

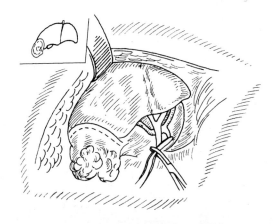

图 26-16　右肝下部肿瘤充分游离

　　3. 用一根乳胶管通过小网膜孔阻断肝
十二指肠韧带内的肝动脉、门静脉血流，立
即做肝切除术。术者左手托住病变组织，右
手持手术刀柄在距病变部位 2cm 处切开肝
包膜及肝实质（图 26-17），用手指或刀柄分离
肝实质，遇管道逐一钳夹、切断、结扎（图 26-
18）。直至肝肿瘤完全切下，放开肝门阻断带，
用热盐水纱布垫按压肝断面数分钟，仔细检
查，有渗血及漏胆汁应 8 字缝合（图 26-19）。

　　4. 肝切面处理完善后，用温盐水冲洗
创面，然后用大网膜或带蒂网膜覆盖肝创
面，并用丝线四周及中间缝合固定。最后在
肝切面下放置双套管腹壁另切口引出固定
（图 26-20）。逐层关腹。

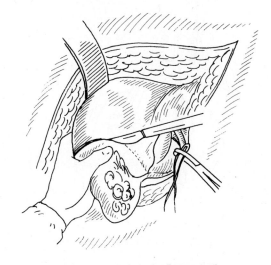

图 26-17　切开肝包膜及肝实质

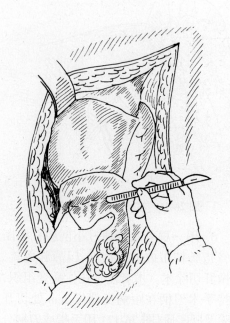

图 26-18　术者用刀柄分离肝实质

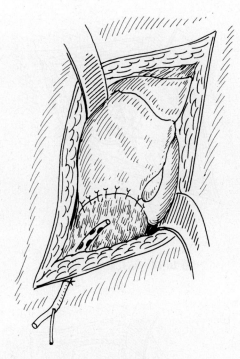

图 26-20　用带蒂大网膜覆盖创面,肝切面下放置双套管引流、腹壁另切口引出固定

三、肝左外叶切除术
left lateral lobe hepatectomy

肝左外叶位于左叶间裂的左侧,膈面以镰状韧带为界,脏面以左纵沟为标志,可称为肝脏第 2,3 段。如病变局限于肝左外叶者,可做肝左叶切除术。

【手术步骤】

1. 平卧位。左肋缘下切口进腹探查确定做左叶切除后,即将肝圆韧带切断结扎。用中弯血管钳夹住肝圆韧带断端,把肝脏轻轻向下牵拉,以显露镰状韧带,靠近腹前壁剪开(图 26-21),注意留足够宽度,用于肝切除后断面的覆盖。

2. 分离肝脏镰状韧带到顶部时,向下推压肝左外叶,靠近肝门剪开冠状韧带,结扎切断左三角韧带(图 26-22)。此时,肝左外叶完全游离。

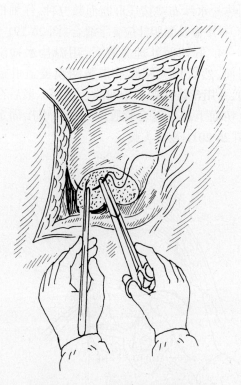

图 26-19　8 字缝扎渗血及漏胆汁处

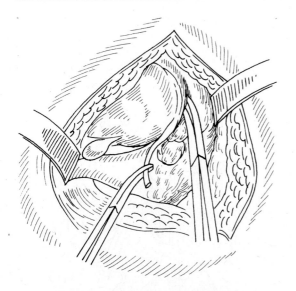

图 26-21　靠近腹前壁剪开镰状韧带

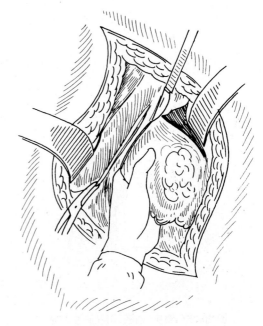

图 26-23　切开肝包膜、钝性分离肝实质

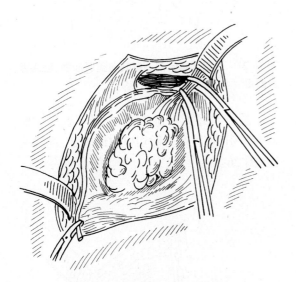

图 26-22　切断结扎左三角韧带

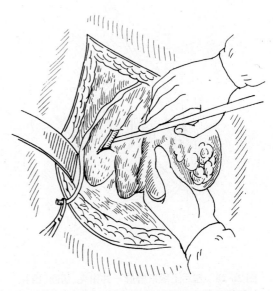

图 26-24　切断、结扎矢状部外侧发出的门静脉支

3. 在镰状韧带的左侧 0.5~1cm 处切开肝包膜，钝性分开肝实质，遇血管、胆管逐一钳夹结扎（图 26-23）。

4. 沿左纵沟深处分离左门静脉矢状部，用刀柄将肝组织轻柔的向左外侧推开，解剖出矢状部外侧缘发出的 2~3 支门静脉支，钳夹、结扎切断（图 26-24）。同时，结扎切断伴随着左门静脉支走行的左外叶肝动脉和肝胆管。

5. 向肝后上方分离肝实质，在左冠状韧带起始部深面 2~3cm，离肝上缘 3~4cm 处，可见到肝左静脉，用刀柄沿肝左静脉方向轻轻向左侧推开肝实质，钳夹、切断、可靠结扎（图 26-25）。余下的左上缘肝组织连同其中的左后上缘肝静脉一并夹住，切断结扎（图 26-26）。此时完全离断肝左外叶。

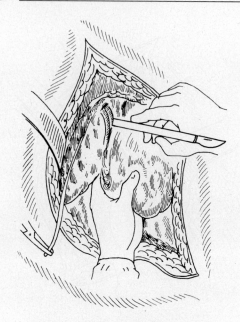

图 26-25　钳夹、切断、结扎肝左静脉

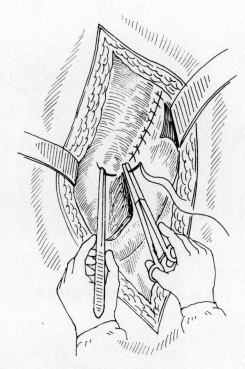

图 26-27　用镰状韧带向下翻转覆盖肝断面、丝线缝合固定

检查术野无出血后,于左膈下置放 1 根双套管引流,腹壁另做切口引出固定,逐层关腹(图 26-28)。

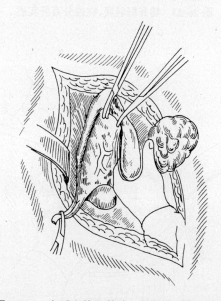

图 26-26　左后上缘肝静脉一并钳夹、切断、结扎

肝切面用热盐水纱布垫压迫数分钟,如发现断面仍有渗血或胆汁漏,用细丝线 8 字缝合结扎。

6. 再次检查肝切面已无出血及胆汁渗出后,再用热盐水冲洗创面,除去凝血块。将镰状韧带向下翻转以覆盖肝断面,并用丝线缝合固定(图 26-27),如镰状韧带不够,可用大网膜覆盖。

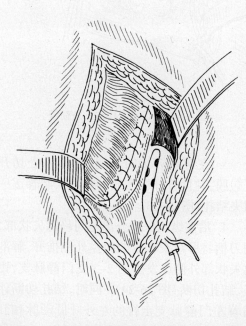

图 26-28　膈下放置双套管引流,腹壁另切口引出固定

【术中注意要点】

1. 在分离左三角韧带时，应注意勿损伤胃贲门部，肝三角韧带内有血管，切断后做双重结扎。

2. 在处理左外叶门静脉支时，要认清门静脉支的解剖关系，不能将肝门横沟内的门静脉左干或矢状部结扎，否则可导致左内叶缺血坏死。若在处理过程中不慎引起出血，切忌不要盲目钳夹，应控制肝十二指肠韧带，控制出血后吸净积血，认清解剖关系，再行处理。

3. 由于肝左静脉与肝中部静脉解剖上多数合干后汇入肝静脉前给予结扎。在处理肝左静脉时如发生破裂出血，立即用手指压住出血点，用大圆针做深入肝组织的 8 字缝合即可止血。为防止肝左静脉的损伤出血，笔者常规在切肝断面近肝左静脉时，用大圆针 7 号丝线在镰状韧带膈面附着点延长线上做深达 1cm 的贯穿缝扎，肝断面上再结扎或缝扎，未再发生过肝左静脉的损伤出血。

4. 肝断面用镰状韧带大网膜覆盖应紧贴肝断面，不要遗留无效腔，以免发生积液感染。

5. 肝左外叶切除时，可以在肝门阻断下切肝，即出血少。笔者认为采用手控法，即先预置阻断带，术中再用左手控制住肝脏（拇指在膈面，示指在断面），一般情况下，可顺利完成肝左叶切除术，不需要阻断肝门，预防再灌注损伤肝脏，特别是并有肝硬化者。但没有手控法经验的医师或初学者，最好将阻断时间掌握在每次 20 分钟左右的情况下切肝，较为安全。

四、左半肝切除术
left hemihepatectomy

左半肝以正中裂为界。左半肝切除包括左外叶和左内叶（亦称为肝的第 2、3、4 段）一并切除，左半肝的界面标志是：膈面从下腔静脉到胆囊切迹的联系；脏面与胆囊左侧壁为界，达横沟上缘时转向左侧直至左纵沟，位于左外叶和尾状叶之间，一旦病变侵及镰状韧带者，均需做左半肝切除。

【手术步骤】

1. 平仰卧位。做左肋缘下切口，进腹探查后先切断肝圆韧带、镰状韧带、左冠状韧带、左三角韧带、肝胃韧带和一部分右冠状韧带，以充分游离左半肝（图 26-29）。

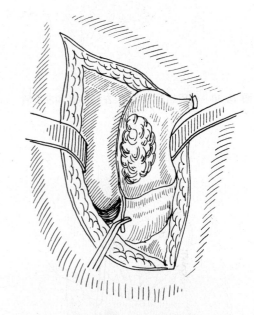

图 26-29　充分游离左半肝

2. 将左半肝向上翻起，切开肝十二指肠韧带，分离出肝左动脉和左门静脉干和左肝管。注意在分离解剖左肝管和左门静脉支，应先在肝门横沟的左侧剪开 Glisson 鞘后进行分离（图 26-30~图 26-32）。

3. 将肝脏推向下方，以显露第二肝门，在下腔静脉左壁切开肝包膜，用刀柄钝性切分开肝实质，以显露出肝中静脉及肝左静脉的中部及分叉部。用刀柄钝性分开肝左静脉，用动脉瘤针或大弯直角钳穿过底部肝实质，带线结扎，暂不切断，注意切不可结扎到肝中静脉（图 26-33）。

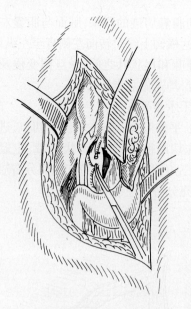

图 26-30 分离出肝左动脉、左门静脉和左肝管

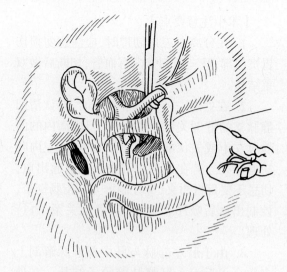

图 26-32 直角钳带线结扎左肝管

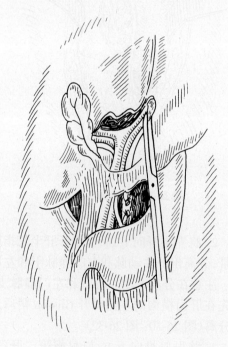

图 26-31 在肝门横沟左侧剪开 Glisson 鞘进行分离

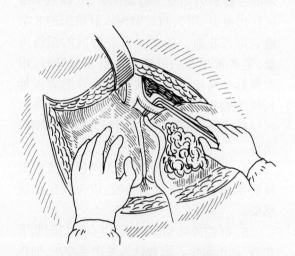

图 26-33 带线结扎左肝静脉

4. 左半肝所属的血管和胆管结扎后,左右半肝之间可出现明显的分界线,即被离断血管的半肝出现缺血的表现。切肝时可依此分界线进行。如界线不清,也可直接沿正中

裂左侧 1cm 处切开肝包膜,钝性分开肝实质,所遇的管道均逐一结扎(图 26-34)。

5. 将肝脏向上翻起,切开胆囊左侧的肝包膜和肝实质,分离时肝的切面应向横沟左侧倾斜,到左纵沟与横沟交界处,将已经结扎的左门静脉支和左肝管用血管钳夹住后切断、结扎(图 26-35)。再将原已结扎的左肝静脉切断、结扎(图 26-36)。

6. 左半肝离断后,断面仔细止血,用温盐水冲洗及手术创面及肝断面,检查肝断面无出血及漏胆汁后,用一网膜或带蒂网膜覆

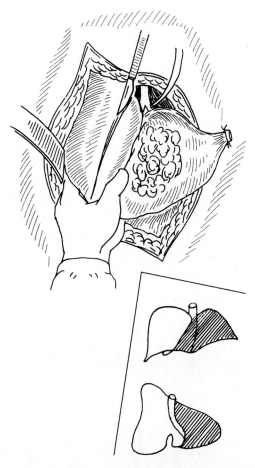

图 26-34　直接沿正中裂左侧 1cm 处切开肝实质

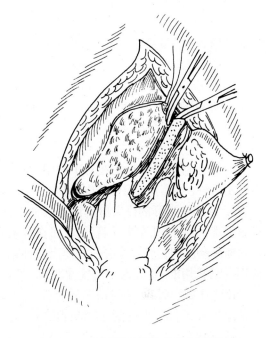

图 26-36　切断结扎原结扎的左肝静脉

盖肝创面,丝线缝合固定。左膈下放置双套管引流 1 根,网膜孔放置引流 1 根,另做切口引出固定(图 26-37)。逐层关腹。

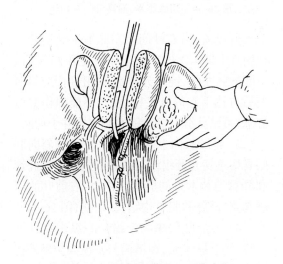

图 26-35　钳夹切断结扎左门静脉支

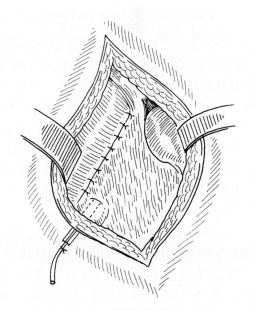

图 26-37　左膈下置双套管引流 1 根,另切口引出固定

【术中注意要点】

1. 在第 1 肝门分离左肝管和左门静脉的横部时,应尽量靠近左纵沟,即离门静脉分叉部尽可能远一些距离,以免损伤左门静脉横部的尾状叶左支或右前叶门静脉支,如该术式即使损伤右前叶静脉支,只要能结扎止血,勿损伤门静脉主干对术后疗效影响不大。

2. 由于肝中静脉行走在正中裂中,在分离肝实质时,尽量不要损伤肝中静脉。

3. 遇到左半肝的巨大肿瘤或肝门粘连,显露困难,不易结扎左半肝管道时,可在常温下间断阻断肝门切肝。在肝内分离出各种管道逐一结扎切断,直到左半肝完全切除。但在近第 1,2 肝门时,必须辨清解剖关系,应确定是进入或来自左半肝的血管和胆管后,方能结扎、切断。

目前有经验的医师多采用选择常温下半肝血流阻断法切除半肝。此法要求悉知肝内血管的分布以及熟练的操作技巧。

五、肝左三叶切除术
extended left hepatectomy

肝脏左三叶包括左半肝和右前叶、膈面以右叶间裂为界,脏面以肝门右切迹右侧端延伸到右肝下缘,向左缘肝门横沟上缘至左纵沟。左三叶切除术即将左半肝和右前叶全部切除,又称为左侧肝极量切除术。病变位居与左半肝区侵及右前叶者,可做左三叶切除,但必须是右后叶有足够维持正常的肝功能,若合并有肝硬化者不宜做肝左三叶切除术。

【手术步骤】

1. 仰卧位。做上腹部人字形切口,腹腔探查决定左三叶切除后,用腹腔悬吊拉钩牵拉开切口,显露手术野。切断肝圆韧带、镰状韧带、左右韧带、肝胃韧带,充分显露肝脏(图 26-38)。

2. 切除胆囊,以显露肝门右切迹(图 26-39)。用乳胶管阻断肝十二指肠韧带,控制肝

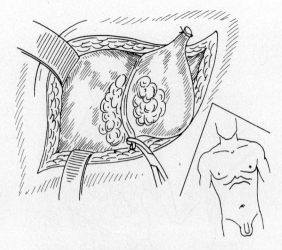

图 26-38　切断肝圆韧带、充分显露肝脏

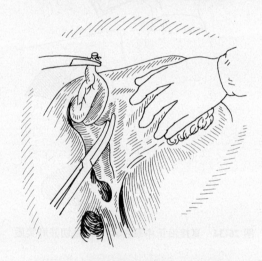

图 26-39　切除胆囊,显露肝门右切迹

门入肝血流,沿右叶间裂左侧 1cm 处切开肝包膜(图 26-40),即在膈顶部绕过第 2 肝门达下腔静脉左壁,钝性分开实质,肝切面应斜向左后方达下腔静脉左壁,注意不能损伤肝右静脉,可结扎肝右静脉的左侧属支并予切断。

3. 将肝脏向上翻转,向右肝下缘斜向肝门右切迹切开肝组织,在右门静脉干、右肝管和肝右动脉上方的肝实质内,将右前叶的门静脉支、动脉和胆管均结扎、切断(图 26-41)。

4. 再沿肝门横沟上缘到左纵沟切开肝包膜,推开肝实质,在横沟与左纵沟交界处将左门静脉干、左肝管和左肝动脉结扎并切断(图 26-42)。

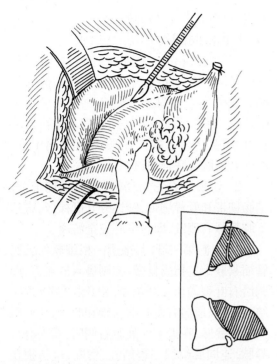

图 26-40　沿右叶间裂左侧 1cm 切开肝包膜

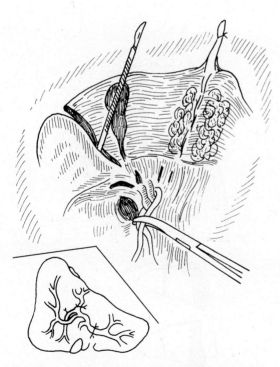

图 26-41　向右肝下缘右切迹切开肝组织,将右前叶的门静脉支、动脉和胆管结扎、切断

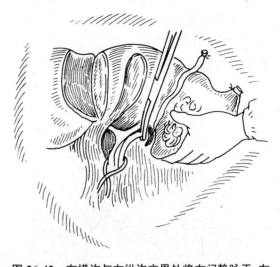

图 26-42　在横沟与左纵沟交界处将左门静脉干、左肝管和左肝动脉结扎并切断

5. 将左三叶轻轻提起,沿下腔静脉前壁钝性分离肝组织,所遇到的管道均于结扎、切断,这时应特别注意勿损伤下腔静脉。达第二肝门时,钳夹住肝中静脉和肝左静脉连同肝组织分别夹住、切断、结扎(图 26-43)。注意勿损伤肝右静脉和下腔静脉,以免发生致命的大出血。

肝切除后松开阻断带,肝残面的出血点和胆汁外溢处以细丝线分别 8 字缝扎。

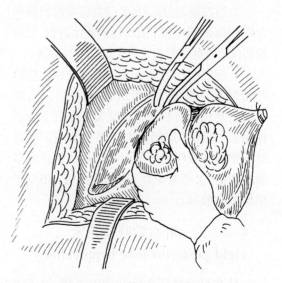

图 26-43　在第二肝时,分别钳夹肝中静脉和肝左静脉,给予切断、结扎

6. 检查无出血及胆汁外漏后,用大网膜或带蒂网膜覆盖肝断面,缝合固定,左膈下置负压引流管 1 根,另做切口引出(图 26-44)。逐层关腹。

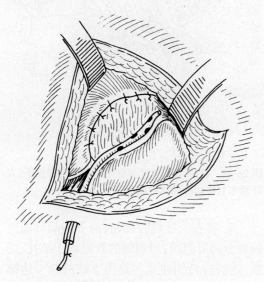

图 26-44 左膈下置负压引流管 1 根,另切口引出固定

【术中注意要点】

1. 左三叶切除术必须术中严密注意保留肝左静脉、右后门静脉、动脉和右后肝管,否则会影响肝右后叶的血液循环和胆汁引流,造成严重的致命后果。

2. 当在解剖分离肝门区时,应在肝门横沟上缘 Glisson 鞘外和下腔静脉的前面进行,可避免伤及门静脉和胆总管分叉部及下腔静脉。

3. 切肝时因肝表面无明显标志线,应沿叶间裂偏左侧切开肝组织,也可在肝门右切迹向右延长线与右肝下缘交叉点为肝下缘的标示点,从这一点斜向上达第 2 肝门下腔静脉左壁的连线作为肝膈面的切线。这样既掌握肝切面,又可避免肝右静脉的主干,不至于损伤肝右静脉。

六、肝右后叶切除术
right posterior lobe hepatectomy

肝右后叶位于右叶间裂的右侧,分上下两段,亦称为肝第 6、7 段。肿瘤局限于右后叶者,可做右后叶肝切除术。

【手术步骤】

1. 左侧卧位。患者右肩部、右腰部及右臀部均各垫一布垫,使其身体向左侧倾斜 40°~50°,右上肢固定于头架上,做右肋缘下从剑突至腋中线斜切口,用腹腔悬吊拉钩牵拉开切口,手术显露良好,如处理显露困难,可做右侧胸腹联合切口。

2. 切断肝右三角韧带,右冠状韧带、肝结肠韧带和肝肾韧带,钝性分开肝裸区,直达下腔静脉右侧壁,即右半肝完全游离。

3. 阻断第一肝门,即用一根细软的乳胶管缩紧肝十二指肠韧带,控制进入肝血流,即刻沿右叶裂间切开肝包膜,分开肝实质,逐一结扎、切断通向右后叶的血管和胆管,切肝斜向下腔静脉,在近下腔静脉右侧时,钳夹肝短静脉,连同肝组织一道结扎、切断,应勿损伤下腔静脉(图 26-45)。肝右静脉可结扎、切断,也可根据手术具体情况仅结扎,切断右侧静脉的属支。

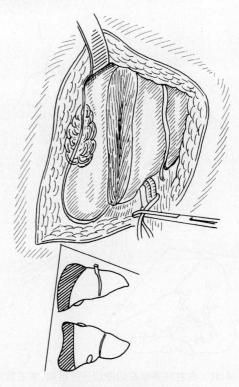

图 26-45 阻断第一肝门

4. 右后叶完全离断后，松开肝门阻断带，肝断面彻底止血后，用热盐水冲洗肝断面及右膈下，吸净凝血块和冲洗液后，再次检查无出血及胆汁外溢后，用大网膜或带蒂大网膜覆盖肝断面，并缝合固定（图 26-46）。或肝断面对拢缝合。右膈下放置 1 根双套管引流，另做切口引出固定。

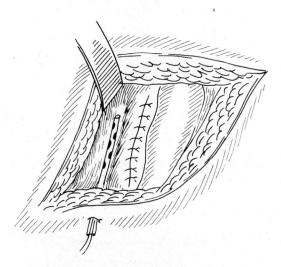

图 26-46 用带蒂大网膜覆盖肝断面，缝合固定。右膈下置放引流管，另做切口引出固定

逐层关腹，胸腹联合切口者，应同时置放胸腔闭式引流管。

【术中注意要点】

1. 解剖上的表现为肝右后叶膈面小，脏面大，右叶间裂的平面与水平面交成 30°～50° 角的开口向右侧，因在进行右后叶切除术时，肝切面应从膈面斜向内侧达下腔静脉。

2. 肝右后叶是肝肿瘤的好发部位，特别是在第Ⅶ段靠近下腔静脉，手术时应注意勿损伤下腔静脉及肝右静脉。

3. 肝右后叶肿瘤常与横膈粘连，在分离粘连和肝裸区时，注意勿撕破横膈，此处的膈膜较薄弱，一旦破损应及时修补，以避免发生气胸。

七、肝中叶切除术
middle lobe hepatectomy

肝中叶是左内叶和右前叶的总称，含肝

的第Ⅳ、Ⅴ、Ⅷ段，将这两个肝叶的切除术称为肝中叶切除术。该手术适用于肝中叶肿瘤或胆囊癌合并肝转移者。肝中叶左界为左叶间裂，右界为右叶间裂，其脏面为肝门所在部位，膈顶部为肝静脉进入下腔静脉处，肝中叶后面紧贴下腔静脉。

肝中叶的血供来自左、右门静脉干的右内叶支和右前叶支及左右肝动脉的左内叶动脉和右前叶动脉，胆汁引流经过右前叶和左内叶肝管注入左、右肝管，肝中叶的血液回流是经过肝中裂的肝中静脉注入下腔静脉（图 26-47）。

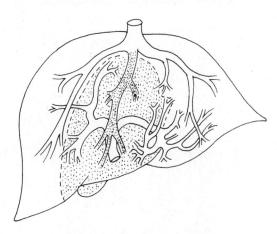

图 26-47 肝中叶的切除范围

【手术步骤】

1. 平卧位。做上腹部人字切口。进腹探查腹腔及肝脏，确定做肝中叶切除术后，切断肝圆韧带、镰状韧带、右三角韧带、肝结肠韧带及肝胃韧带，钝性推开肝裸区直达下腔静脉，以充分游离肝脏（图 26-48）。

2. 在第二肝门处，充分显露下腔静脉及肝中静脉，沿肝中静脉走向切开肝脏，在肝内结扎肝中静脉主干（图 26-49），即可避免损伤肝脏静脉及下腔静脉，更不会损伤肝中静脉汇合的总干。

3. 切除胆囊，已显露肝右切迹，在右切迹处切开 Glisson 韧带，推开肝实质，显露出右前叶的门静脉支、动脉和胆管支，确认后给予结扎、切断。用乳胶管阻断肝十二指肠韧带，在

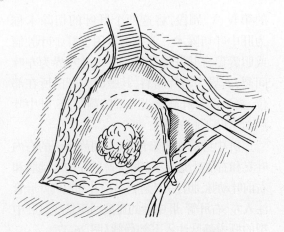

图 26-48 离断肝圆韧带，充分显露肝脏

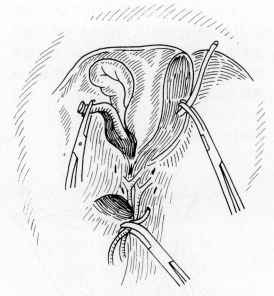

图 26-50 在门静脉的左干矢状部和囊部内侧分离出左内叶门静脉和胆管支、分别结扎切断

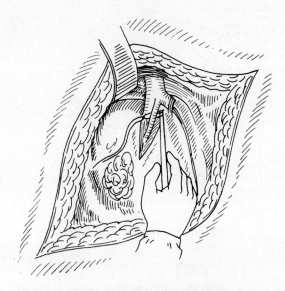

图 26-49 在肝内结扎肝中静脉

胆总管左侧分离出肝左动脉，靠近左纵沟处找到左内叶动脉给予结扎，切断。在门静脉左干矢状部和囊部内侧分离出左内叶门静脉和胆管支，分别予以结扎、切断（图 26-50）。

4. 沿右叶间裂和左叶间裂的膈面标界处切开肝包膜，钝性分离肝实质逐一结扎肝内小血管和胆管（图 26-51）。应避免损伤肝右后叶及左外叶的血管、胆管。注意下腔静脉前壁的肝短静脉应予结扎、切断。

5. 最后切断肝中静脉，将肝中叶连同胆囊块移除（图 26-52）。松开阻断带，肝断面彻底止血和冲洗，无渗血及胆汁外漏后，用一块

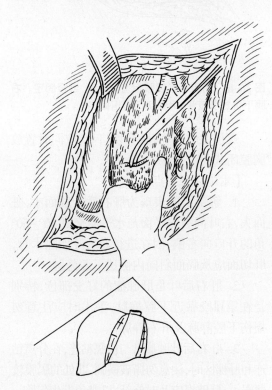

图 26-51 逐一结扎肝内的小血管和胆管

大网膜覆盖两个肝断面及下腔静脉前壁，并用丝线缝合固定。于小网膜孔处放双套管引流，另切口引出缝合固定，关腹。

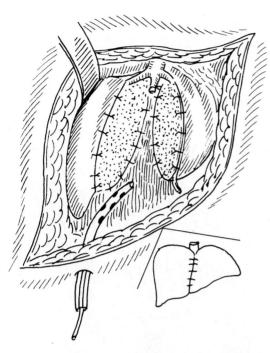

图 26-52　将肝中叶连同胆囊块移除、小网膜孔置放引流管，另做切口引出固定

【术中注意要点】

1. 肝中叶属于肝脏的中叶部分，必须熟悉第一、二肝门的管道解剖结构，切忌不能损伤主要的血管和胆管。

2. 肝中叶的左侧切面应在左右叶间裂和左纵沟右侧 1cm 处切开，以免损伤肝左静脉的叶间支和门静脉主干的矢状部。如肝左静脉叶间支损伤可结扎，但门静脉的矢状部损伤切不可结扎，只能修复。肝中叶的右侧切面应在左右叶间裂的左侧 1cm 处切开肝组织，以免损伤肝右静脉的主干。分离时不能损伤右后叶的门静脉支、动脉及胆管。当显露下腔静脉时，应细心地在下腔静脉前壁分离肝组织，钳夹切断小血管。

3. 肝中叶切除时，两个切面应斜向下腔静脉，与下腔静脉前壁汇合，整个标本呈楔形。

八、右半肝切除术
right hemihepatectomy

右半肝包括右前叶、右后叶和尾状叶后端，亦称为肝的 Ⅴ、Ⅵ、Ⅶ、Ⅷ 段及尾状叶后端，膈面以下腔静脉后壁和胆囊切迹之间的连线为界。脏面以下腔静脉右壁为界。右半肝切除术包括右前叶、右后叶和尾状叶的右端。右半肝比左半肝大，凡病变侵及右后叶及左前叶，均应做右半肝切除术。

【手术步骤】

1. 平仰卧位。患者右肩部、右腰部及臀部各垫一布垫，使其体位向左倾斜 30°~50°。右上肢固定于头架上。切口取右肋缘下 2cm 处，从剑突到右腹中线斜切口。进腹探查腹腔及肝脏，确定做右半肝切除后，用腹腔拉钩悬吊牵开切口，显露右肝及第二肝门。分离切断肝圆韧带、镰状韧带、右冠状韧带、右三角韧带、肝结肠及肝肾韧带（图 26-53）。

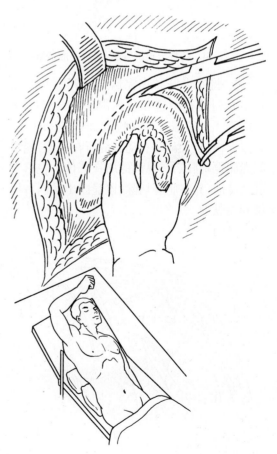

图 26-53　取右肋缘下切口进腹，离断结扎肝圆韧带

2. 钝性分离肝裸区,直达下腔静脉。在分离肝肾韧带及肝裸区时,应注意勿损伤右肾上腺及其血管(图 26-54)。

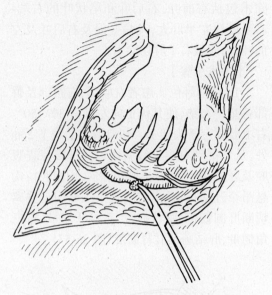

图 26-54 钝性分离肝裸区,直达下腔静脉

3. 将右半肝游离完后,先切除胆囊,显露出肝门的右切迹和右纵沟(图 26-55)。由于胆囊颈部覆盖了右切迹处,该切迹是门静脉右干,右胆管和肝右动脉的所在部位,同时胆囊床也是肝门右纵沟的所在部位。左右半肝切除前,先将胆囊切除,以显露出肝门右切迹和右纵沟。

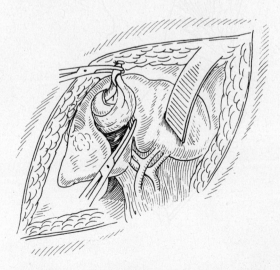

图 26-55 切除胆囊,显露出肝门右切迹和右纵沟

4. 在常温下阻断第一肝门的入肝血流,即用 1 根乳胶管通小网膜孔,扎住肝十二指肠韧带,在肝脏暂时缺血下切肝。从肝的膈面沿下腔静脉右壁到胆囊切迹切开肝包膜(图 26-56)。

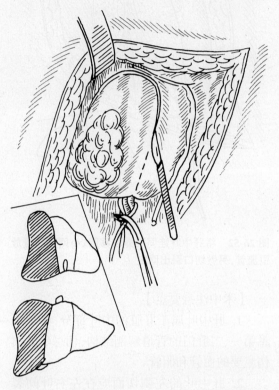

图 26-56 从肝膈面、下腔静脉右壁到胆囊切迹切开肝包膜

5. 钝性分开肝实质,所遇血管及胆管,包括肝中静脉的右属支均逐一钳夹、切断、结扎。注意切勿结扎肝中静脉的主干(图 26-57)。

6. 将肝脏向上翻起,从胆囊窝的右纵沟切开肝脏,钝性分离肝实质直达肝门右切迹,显露出门静脉的右干、右胆管和右肝动脉,可用刀柄或手指将肝组织向右侧推开约 2cm,用弯血管钳将这些管道逐一钳夹切断、结扎(图 26-58)。

7. 再将肝脏向下翻转,向上分离出肝右静脉,用直角钳穿过肝右静脉的后面,先带线结扎一道后,再从结扎线的远端钳夹、切断、结扎(图 26-59)。

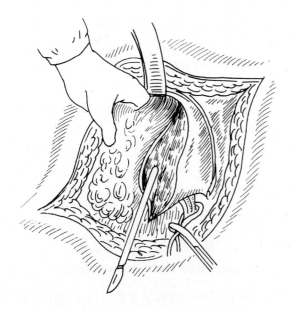

图 26-57　注意勿结扎肝中静脉主干

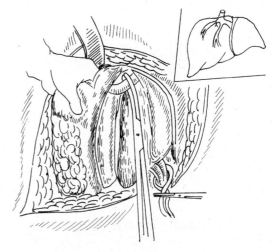

图 26-59　钳夹、切断、结扎肝右静脉

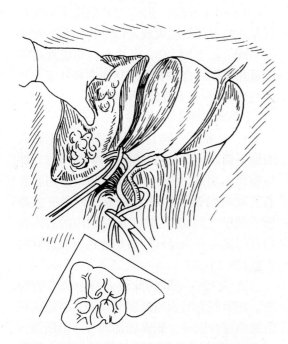

图 26-58　将肝脏向上翻起,逐一钳夹切断、结扎肝
断面的管道

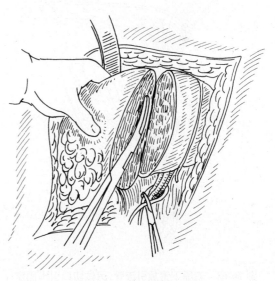

图 26-60　结扎切断肝短静脉

8. 在处理肝短静脉时,术者可用左手示指保护下腔静脉,在下腔静脉的右侧壁,顺示指外侧,连同肝短静脉和肝组织一并夹住,切断、结扎。此时,特别注意切勿损伤下腔静脉(图 26-60)。

9. 最后将右后上缘的肝静脉连同周围肝组织一并钳夹,切断、结扎。至此,右半肝已全部离断(图 26-61)。

10. 松开肝门阻断带,移除离断的右半肝,用热盐水纱布垫压迫肝断面,热盐水冲洗手术创面,彻底止血后,用一大网膜或带蒂的网膜覆盖断面,用细丝线缝合固定。右膈下置放 1 根双套管引流,腹壁另切口引出固定(图 26-62),如做胸腹联合切口者,应置放胸腔闭式引流。应将肝圆韧带及镰状韧带重新固定于原位置,以防肝下垂。

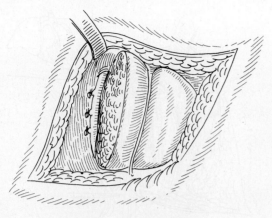

图 26-61　右半肝已完全离断

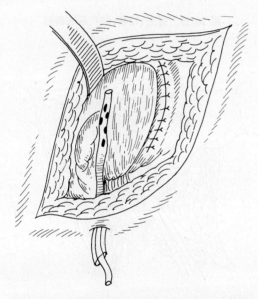

图 26-62　右膈下置放引流管,另做切口引出固定

【术中注意要点】

1. 在分离右冠状韧带时,应紧靠近肝脏剪开,推开疏松组织,显露肝上下腔静脉。此时应注意勿损伤下腔静脉和肝右静脉及后上缘的静脉支,这些血管常位于膈顶部的前后的冠状韧带之间。

2. 分离肝裸区时,勿损伤下腔静脉和右肾上腺及其血管。在肝下缘后面,有一支粗大的右后侧肝静脉,应可靠的钳夹、切断、结扎。

3. 切肝时靠近正中裂右侧 0.5~1cm 处,以免损伤肝左静脉。

4. 在分离和结扎肝右静脉时,一旦损伤或结扎线滑脱而引起大出血时,应即刻用左手示指压住出血处。如胸腹切口者,应伸入胸内横膈后面向前压住下腔静脉,拇指压住肝右静脉断端,即刻止血。吸净积血后,看清断端,可靠缝扎。

5. 肝短静脉的数目多少不等。除右后侧肝静脉较粗大外,其余的均细小,故不需要逐个分离结扎,应连同肝组织一并钳夹、切断、结扎,较为安全。

九、肝右三叶切除术
extended right hepatectomy

肝右三叶切除术又称为肝极量切除术小于肝极限切除术。是将右半肝和左内叶全部切除(含第 4~8 段)。肝右三叶切除术必须在肝左外叶有代偿增大或足以维持正常肝功能的基础上。否则,术后将并发肝功能衰竭等严重并发症。合并有肝硬化而左外叶又无代偿性增大者,更不宜施行该术式。

【手术步骤】

1. 患者体位同右半肝切除术。先做右肋缘下切口,使用腹腔悬吊拉钩牵开切口,如显露仍不满意,可做胸腹联合切口。切除肝右三叶应沿镰状韧带右侧 1cm 处和下腔静脉右侧壁之间切肝,脏面从左纵沟的右侧转向肝门横沟上缘经肝门右切迹达下腔静脉的右壁(图 26-63)。

2. 先按右半肝切除法充分游离右侧肝脏。切除胆囊时剥离到胆囊体部并将胆囊颈管蜷曲缝合固定于胆囊底部即可。阻断第一肝门后,从下腔静脉右壁至镰状韧带右侧切开肝包膜,钝性分离肝实质,肝内的管道逐一结扎、切断。(图 26-64)。

3. 将右侧肝向上翻转,沿左纵沟右侧和肝门横沟上缘切开肝包膜,分开肝实质以显露左门静脉矢状部和囊部。此时尽量向左内叶推开肝实质以显露左内叶的门静脉支,动脉及肝管支,并结扎,切断(图 26-65)。

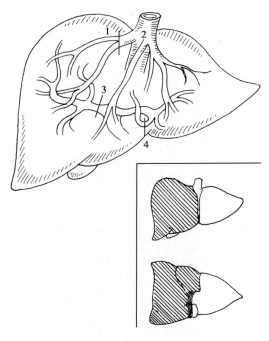

图 26-63　肝右三叶切除范围示意图

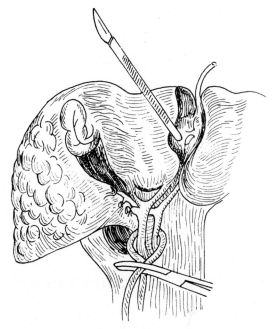

图 26-65　向左内叶推开肝实质,以显露左内叶的门静脉、肝动脉及肝管支,分别结扎切断

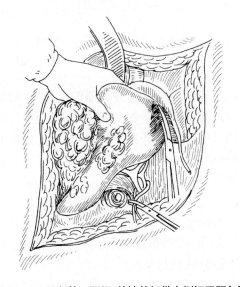

图 26-64　阻断第一肝门,从镰状韧带右侧切开肝包膜

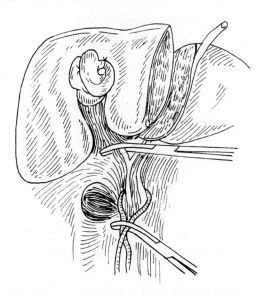

图 26-66　结扎、切断右门静脉干,右肝动脉和右肝管

4. 沿肝门横沟的上缘分离开肝实质,在肝门右切迹处将肝组织尽量向右侧推开,以充分的显露右门静脉干、右肝动脉和右肝管,将其逐一结扎、切断(图 26-66)。

5. 向上分出肝右静脉及其肝中静脉,在肝实质内给予结扎、切断(图 26-67)。右后上缘的肝静脉连同肝组织一并结扎、切断。

6. 肝切面尽量斜向下腔静脉的右壁。肝短静脉的处理同右半肝切除术(图 26-68)。

7. 肝右三叶切除后,松去肝门阻断带,肝断面彻底止血。检查无渗血及胆汁外漏后,用一游离或带蒂的大网膜覆盖断面,并缝合固定(图 26-69)。

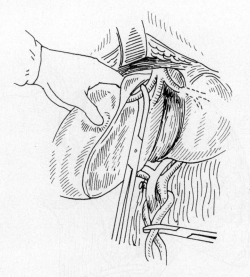

图 26-67　在肝实质内结扎、切断肝右静脉及肝中静脉

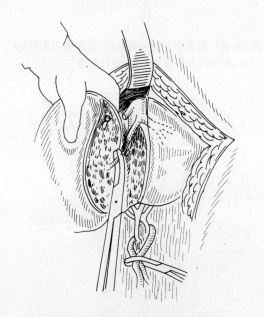

图 26-68　钳夹、结扎、切断肝短静脉

8.肝圆韧带和镰状韧带固定于原位置,右膈下放置1根双套管引流,另切口引出固定。如胸腹腔联合切口者,应置放胸腔闭式引流。

【术中注意要点】

1.在分离左内叶的管道时,切忌结扎左门静脉的横部、矢状部囊部,否则可导致左外叶坏死。处理右半肝门静脉支和胆管时,应

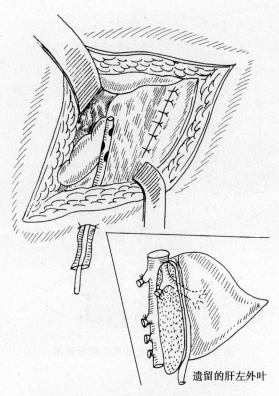

遗留的肝左外叶

图 26-69　用带蒂大网膜覆盖肝断面并缝合固定右膈下放置引流管,另做切口引出固定

远离门静脉和肝总管分叉部的左侧,以防损伤左门静脉和左肝管。处理肝中静脉时,应认清肝中静脉及肝左静脉的汇合后,再将肝中静脉分出一段后,即远离肝左静脉结扎肝中静脉。

2.肝中静脉壁较薄,分离时勿损伤出血及空气栓塞。

3.肝的切面应从膈面斜向左侧脏面,以达下腔静脉的右壁。

十、肝尾叶切除术（肝1段切除）caudate lobectomy of the liver

肝尾叶即肝第1段。手术切除一直被认为难度高,风险大,国内外文献报道不常见。对于伴有肝硬化的原发性肝癌患者做尾叶切除,是当代外科医师面临的严峻挑战。

【肝尾叶的外科解剖】

肝尾叶位于第1肝门与下腔静脉之间,

左侧为静脉韧带,右侧与肝右后叶相连,头侧与肝中静脉毗邻。尾状叶又可分为左尾叶和右尾叶,前者又称 Spigels 叶(SL),后者可分为尾状(CP)和下腔静脉旁部(PP),SL 位于 IVC 左侧缘,为小网膜覆盖;CP 位于门静脉主干,右支和 IVC 之间并向脏面突出,其右缘与肝右后叶融合;PP 则为尾叶的剩余部分,位于 IVC 之前,紧靠肝中静脉和右肝静脉平面的下方,并向头侧伸至肝静脉的根部(图 26-70,71)。

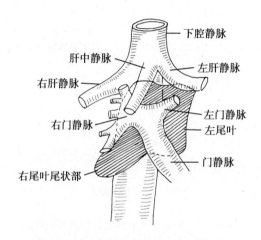

图 26-70　肝尾叶与肝内血管的关系

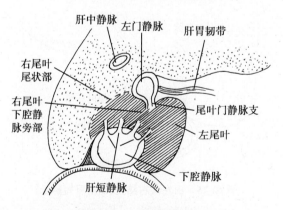

图 26-71　肝尾叶剖面

尾叶的动脉由两支组成,一支来自于右后叶动脉,供应尾状突和腔静脉旁部;另一只来自左肝动脉,供应左尾叶。尾叶的门静脉分别从门静脉的左右干发出数小支至 SL,通常为 1~3 支。门静脉右干发出 1~3 支分布于 CP 和 PP。少数尾叶的右段来自于右后叶门静脉。

尾叶的左右段肝管分别开口于左右肝管占多数,少部分共开口于左右肝管汇合处后方引流胆汁。

尾叶的静脉回流可分为两组:一组主要收集左尾叶的血液,汇入 IVC 的左侧壁,静脉细小,多为上下两支。另一组收纳右尾叶血液,汇入 IVC 的前壁,尾状突的静脉回流有时走于肝表面。此组静脉中常有一支粗大的血管收纳右后叶及右尾叶血液,称为肝右静脉,在分离中勿损伤致大出血,应可靠结扎。

尾叶前部邻第 1 肝门,上邻第 2 肝门,后方则是第 3 肝门和下腔静脉。这种特殊的解剖关系使肝尾叶切除十分艰难和危险。手术分离前面时容易伤及肝门结构,造成出血或胆管损伤;分离后面易损伤下腔静脉,造成难以控制的致命性大出血。手术的困难还在于手术位置深,而第 1 肝门是最大的障碍,必须绕过它方能从容进行尾叶切除(图 26-72)。

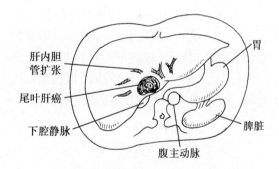

图 26-72　CT 提示肝尾状叶肝癌

【手术步骤】

肝尾叶切除包括单纯的尾叶切除和联合尾叶切除。前者指仅仅切除部分或全部尾叶;后者指切除尾叶的同时联合切除其他肝叶。联合肝叶切除切除率高,临床常采用。而单纯的尾叶切除操作复杂,创伤大,临床较少应用。

1. 体位及切口　如同时准备做右半肝切除,则体位左倾 30°,右上肢固定于头架上。如左半肝加尾叶切除或单纯尾叶切除,则只需平卧位。做左右肋缘下人字形切口，进腹用悬吊拉钩牵开切口，探查肝肿瘤的大小与肝门的关系(图26-73)。

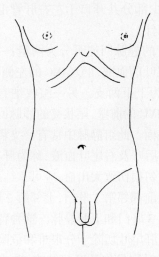

图26-73　左右肋缘下人字形切口

2. 游离肝脏，切断肝圆韧带、镰状韧带、左冠状韧带及左三角韧带，游离肝左叶，切断肝胃韧带，显露左尾叶。游离右侧肝脏同右半肝切除顺序相同。

3. 预置阻断带　于右肾静脉上缘分离出肝下下腔静脉，上阻断带;分离第2肝门即将肝左外叶翻转向右侧，显露下腔静脉左侧壁，分离出肝上下腔静脉，上阻断带;第1肝门也上阻断带。完成全肝血流的预置阻断(图26-74)。

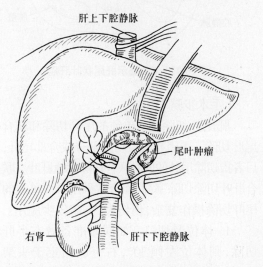

图26-74　完成全肝血流预置阻断带

4. 分离结扎肝短静脉　将肝脏向左上方翻起，以显露肝下下腔静脉前壁和右侧壁，剪开后腹膜后，按由下至上，由右至左的原则，逐一分离、结扎、切断肝短静脉，右后下缘的静脉较粗大，应予缝扎。向上分离至肝右静脉，向左将左尾叶完全游离，使尾叶与下腔静脉完全离开。如左尾叶血管显露困难时，也可采用左向右的原则，即将左尾叶向右翻起，离断左尾叶与腔静脉之间的韧带并结扎腔静脉左侧的肝短静脉(图26-75,76)。

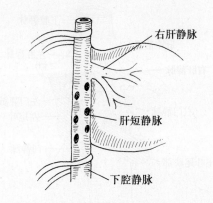

图26-75　由右至左分离结扎切断肝短静脉

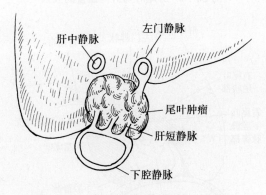

图26-76　由左向右结扎、切断肝短静脉

5. 分离结扎尾叶门脉三联　显露第1肝门，分离解剖门静脉主干及左右分支，沿着左叶间裂基底部分离结扎切断门静脉左肝分出的尾叶血管，再继续向门静脉右干上缘分离结扎，切断进入尾叶的血管，将尾叶与第1肝门分离(图26-77)。

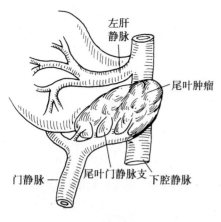

图 26-77　将尾叶与第 1 肝门分离

6. 尾叶切除　一般情况下,联合尾叶切除时应根据肝叶切除的不同而分为右侧入路、左侧入路及前方或中央入路;即尾叶加右半肝切除时采用右侧入路;尾叶加左外叶或左半肝切除时采用左侧入路;单纯的尾叶切除采用前方入路。

(1) 右侧入路:间歇性阻断第 1 肝门,沿正中裂和肝中静脉的右侧切开肝实质,直达尾叶的腹侧面,缝扎、离断右肝门,切断缝扎右肝静脉,在沿肝中静脉的后缘与尾叶之间向左分离,直达静脉韧带,向上分离到肝中静脉与左肝静脉的汇合处,离断左尾叶与腔静脉的韧带附着处,将尾叶与右半肝一并切除(图 26-78,79)。

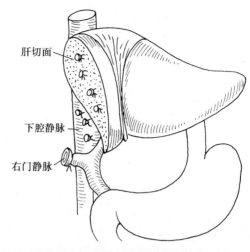

图 26-79　尾叶与右半肝切除后示意图

(2) 左侧入路:同样在间歇性肝门阻断下,沿正中裂分离肝实质,沿肝中静脉的左侧离断左半肝,切断结扎左肝门管道,双重结扎左肝静脉,再从肝中静脉的后面向右分离肝实质,结扎、切断进入尾叶的分支,直到门静脉右前支和右后支分叉处,以显露门静脉右干后缘的尾状突(VP),在此处的右侧切开肝实质,向上分离,在中肝静脉和右肝静脉的后方分离结扎进入腔静脉旁部(PP)的血管,将尾叶右半部(CP 和 PP)完全游离并完整切除尾叶及门静脉、肝中静脉及门静脉右干均显露在肝切面上(图 26-80,81)。

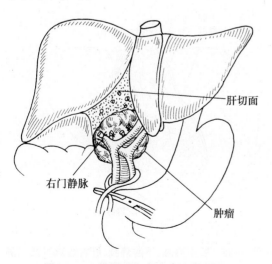

图 26-78　将尾叶与右半肝一并切除

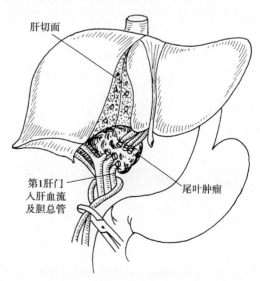

图 26-80　沿肝中静脉左侧离断左半肝

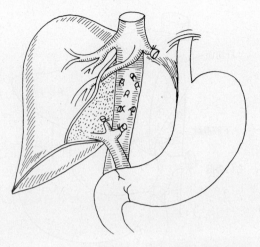

图 26-81　完整切除尾叶及左半肝、显露出右半肝切面

　　(3) 前方入路:该术式仅切除尾叶,而不切除其他肝叶,手术难度更大:①沿正中裂切开肝实质,至肝中静脉的左侧缘完全显露,同时也显露出尾叶肿瘤的包膜(图 26-82);②沿肿瘤包膜向左侧分离,结扎肝脏进入肿瘤的小血管直至静脉韧带,以显露出肿瘤的腹面,此时已完成左半尾叶的离断(图 26-83);③沿肿瘤与肝中静脉的后缘之间腹侧面向右分离并切断进入尾叶的分支,直到门静脉右前支和右后支分叉处以充分显露;④PP 右缘切开肝组织,将肝脏右叶向左上方翻转,分离尾叶的背面,离断进入 CP 的分支,进到右肝静脉后缘充分显露(图 26-84);⑤最后从肝右静脉

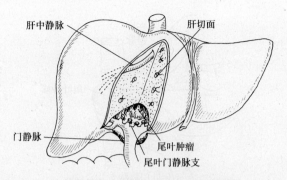

图 26-83　完成左半尾叶的离断

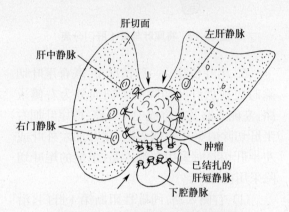

图 26-84　充分显露右肝静脉的后缘

和肝中静脉的后方从右向左分离中,切除尾叶高位背侧达肝静脉主干与 IVC 汇合处,从而使尾叶完整切除。此时,肝中静脉、肝右静脉、下腔静脉、门静脉左右干均显露于肝创面上(26-85)。

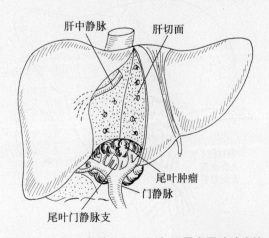

图 26-82　经正中裂进入肝实质,显露出尾叶肿瘤的包膜

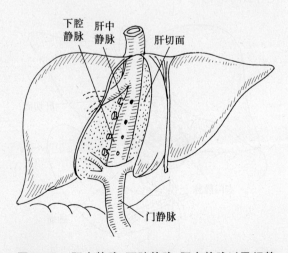

图 26-85　肝中静脉、下腔静脉、肝右静脉以及门静脉左、右干均显露于肝创面上

7. 检查手术创面有无活动性出血及胆汁外漏,如有渗血、漏胆者用细线 8 字缝扎。将切开的肝创面可对拢缝合,缝合时要注意勿将肝中静脉和肝右静脉缝扎。

8. 于右肝裸区腔静脉旁及肝左外叶脏面腔静脉旁各置放 1 根双套管,自腹壁另做切口引出固定,关腹。

【术中注意要点】

1. 分离尾叶一般情况下宜采用从左向右,从下到上的分离原则,肝短静脉容易显露,结扎其血管要可靠,必要时加缝扎。

2. 如肿瘤与腔静脉粘连紧,或肿瘤侵及腔静脉,应先置放肝上下腔静脉的阻断带,预防分离时损伤血管致大出血,以便阻断后修复止血。

3. 在分离第 2 肝门的主干静脉汇合口处时,如果静脉位置深或肿瘤挤压推移造成分离困难时,可不必将主干静脉分离出来,应在切肝时在肝内处理肝静脉与肿瘤之间的粘连,即可预防肝静脉损伤。

4. 尾叶肿瘤常将第 1 肝门推向前上方,瘤体挤压门脉三联分叉处。因此,在分离结扎尾叶血管时应仔细认清与其之间的关系,特别注意勿损伤保留肝叶的胆管。

5. 根据肿瘤的位置不同选择不同的切除途径。如肿瘤位于左尾叶者可采用左侧入路,联合左半肝及左尾叶切除;肿瘤位于尾状突或腔静脉旁时(CP 或 PP),可采用右侧入路,连同右肝叶下段或右半肝及尾叶肿瘤一并切除。做全尾叶切除者多采用左半肝一并切除的左侧入路,较右侧入路简便安全。

有学者提出采用正中裂即前方入路做尾叶切除,切面上没有主要的胆管,仅有肝中静脉分支,整个切面只有 2~3 处需要结扎。一旦完全切开正中裂,左右肝及其汇合部的尾叶门脉三联分叉处很容易游离结扎。因此,行正中裂切开,直达肝门,是十分方便而又重要的途径。

十一、肝癌合并门静脉癌栓的切除术 resection of liver cancer with portal vein thrombus

原发性肝癌合并门静脉栓塞并不少见,肝癌易侵犯门静脉系,形成癌栓并导致早期肝内转移。一般肝癌 >5cm 时,癌细胞常突破包膜,向外浸润生长。癌周的血供主要来自门静脉,血供丰富,门静脉支壁较薄,最易被癌组织侵及、突破。小肝癌合并癌栓虽然少,但也可发生于门静脉癌栓,癌栓可由患侧分支蔓延至主干或延伸到对侧分支(图 26-86)。

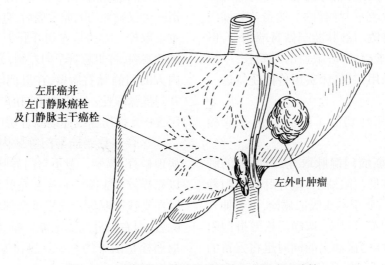

图 26-86 左肝外叶癌肿并门静脉左支及主干癌栓

由于肝硬化结节使肝静脉受压,肝癌的出瘤血管过多地进入门静脉,即门静脉是肝癌的主要流出道,故在各种癌栓中肝癌合并门静脉癌栓最常见。当门静脉主干或左右分支被癌栓填塞后,门静脉血流受阻,压力增高,如伴有肝硬化,门静脉压力增高更为明显,从而产生门静脉高压的一系列症状和体征,即引起顽固性腹水及食管胃底静脉曲张破裂出血,导致患者死亡。近年来通过积极的手术治疗,大大改善了肝癌合并门静脉癌栓的预后,有些患者获得较长的生存机会。

　　肝癌合并门静脉癌栓的手术方式,要看原发病灶的大小和癌栓分布的范围而定。一般为原发灶切除 + 癌栓切除和原发病灶切除 + 门静脉切开取癌栓两大类。如原发灶不可切除,仅切开门静脉取除癌栓,一般无治疗意义或治疗意义不大。

【手术步骤】

　　1. 原发病灶切除 + 癌栓切除　该术式是最彻底的治疗方法,适用于癌栓范围局限于肝癌所在段、叶的门静脉支,如左肝癌合并门静脉左支的癌栓,做左半肝一般切除原发灶和左门静脉支及其癌栓;右后叶肝癌,癌栓局限于肝癌所在的右后叶支,在做右后叶切除时,一并将右后叶门静脉支癌栓切除。有学者报道,做半肝切除时也可一并切除对侧的门静脉癌栓支(门静脉的一级分支),将门静脉主干与对侧门静脉断端做对端吻合,但手术复杂,要求高,肝脏缺血的时间长,一般情况下不宜采用,其临床实用价值还待进一步评价。

　　2. 原发病灶切除 + 门静脉切开取栓是常用的术式。

　　(1) 经肝断面门静脉取栓:当肝脏的肿瘤切除后仍在肝门阻断下,敞开肝断面门静脉,用卵圆钳或吸引器头吸取癌栓,逐步伸入到门静脉主干或对侧支,取净后松开肝门阻断带,让门静脉的血涌出的同时也将残留的癌栓组织冲出。如松开肝门阻断带仍无血涌

出,提示门静脉干内还有较大的癌栓阻塞,应再次取癌栓,直至有血液涌出。在取癌栓时可将对侧的门静脉支予以阻断,以防残留的癌栓冲入到对侧门静脉支。在确定癌栓已取净后,肝断面的门静脉用无损伤血管钳夹住,小圆针细丝线连续缝闭(图 26-87)如静脉管口小可 8 字缝扎。

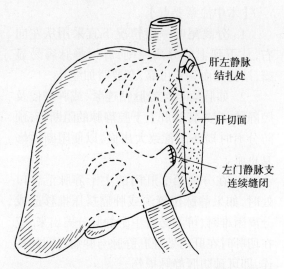

图 26-87　左半肝切除,肝断面左门静脉支取出癌栓,连续缝闭左门静脉支

　　(2) 门静脉主干切开取癌栓:如经肝断面门静脉不能取净主干癌栓,可直接切开门静脉主干取栓,时有原发癌灶小仅位于肝的表面,但形成的癌栓可延伸到门静脉主干,这种情况可仅局部切除原发癌后,直接切开门静脉主干取栓。方法是先切开肝十二指肠韧带右侧的浆膜,将胆总管牵向左侧,分离、显露其后内方的门静脉右后壁,在肝门阻断下纵形切开门静脉取栓。取栓方法同前。癌栓取净后,用 5-0 无损伤缝线连续缝合切口(图 26-88)。

　　尽管多数癌栓与门静脉内膜粘连,但经病理检查,癌栓一般不与门静脉内膜粘连,所以癌栓较易去除。临床上左肝切除后经门脉左支残端取癌栓几乎可全部取出。右肝切除者,因右门静脉支未能显露,仅从 2 级分支取癌栓是困难的。一旦癌栓取出困难,应果断做门静脉主干切开取栓术。

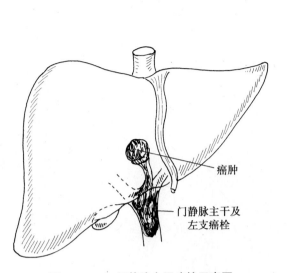

图 26-88 A. 门静脉主干癌栓示意图

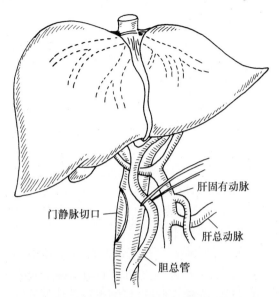

图 26-88 B. 在肝门阻断下切开门静脉取除癌栓

第六节 肝海绵状血管瘤手术

肝海绵状血管瘤是肝脏最为常见的良性肿瘤,但多数均为小的血管瘤,没有重要的临床意义。由于 B 型超声波广泛应用于临床诊断和健康检查,发现肝血管瘤较往昔为多。临床中通常将 <4.0cm 直径的称为小血管瘤;5~10cm 者为大血管瘤;直径 >10cm 时称为巨大肝海绵状血管瘤。外科治疗主要是 5.0cm以上,特别是巨大的肝海绵状血管瘤。

巨大的肝海绵状血管瘤常见症状为上腹胀痛不适,呈持续性,在餐后尤其饮食后加重,少数患者可出现贫血、消瘦以及体重下降。肝海绵状血管瘤虽可引起明显的临床症状,但发生致命的严重并发症少有。其严重并发症主要是肿瘤内出血,使肿瘤急剧增大、膨胀、疼痛、肝大;突破至胆道引起胆道出血,突破至腹腔引起腹腔大出血则少见。肝血管瘤发生腹腔内出血的主要原因是医源性的。1988 年 Iwastsuki 报道的 100 例肝血管瘤切除术中有出血并发症者高达 25%:1 例自行破裂致腹腔出血,1 例突破致胆道出血,8 例做穿刺活检时出血,15 例为自发性肿瘤内出血。

手术切除肿瘤是治疗肝血管瘤最有效的方法,基于有手术潜在的危险性,曾有过不少问题的讨论。但在当前肝脏外科的发展已趋于成熟的情况下,掌握好手术指征和手术适应证是可取的。

一、血管瘤缝扎术
suture and ligation for hepatic cavernous hemangioma

【适应证】

1. 血管瘤直径在 6.0cm 以内者;

2. 瘤体呈梭形者为首选;

3. 瘤体位于肝脏中心部位者;

4. 已确诊排除恶性肿瘤者;

5. 患者身体其他器官功能良好者。

肝海绵状血管瘤缝扎术的方法简便、可靠,且不需要切除大量肝组织,不但能控制其发展,术后血管瘤可机化缩小。

【术前准备】

1. 做相应的各项检查及处理,年龄在 50岁以上的患者应做心、肺功能检查,以便评估

315

对手术的耐受能力。

2. 术前均应行肝 CT 和 B 超检查,以便了解病变部位、范围及与大血管的关系,必要时行肝血管造影等,以供术中参考。

3. 根据患者全身及检查情况,进行适当的保肝治疗。术前 2~3 天流向给予维生素 K,以增强肝脏的储备功能,改善凝血机制。根据术前评估做好备血,以备手术之需。

【麻醉与体位】

同肝叶切除术。

【手术步骤】

1. 根据肿瘤生长部位及肝叶切除术的手术方案,选择左或右肋缘下切口或上腹直切口进腹,先探查肝脏,仔细查清确认血管瘤的部位、大小及其范围,尤其是侵入肝实质的深度。

2. 根据肿瘤的部位所在、游离右三角韧带、右冠状韧带或肝圆韧带、肝脾韧带及左三角、冠状韧带,使患侧的肝脏占位病变显露良好。如血管瘤位置易显露,部位浅在,亦可直接缝扎(图 26-89)。

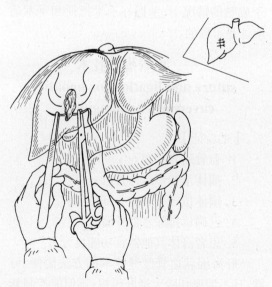

图 26-89　间断缝扎血管瘤

3. 肝脏游离完毕后,可阻断第一肝门,即用乳胶管束紧肝十二指肠韧带的数分钟后瘤体变软、缩小,即用肝缝针粗丝线,从血管

瘤边缘正常的肝组织进针,穿过瘤体基底部至正常的对侧肝组织出针,以 8 字缝合,针距 1.5~2.0cm,缝合数针后收紧打结。解除肝门阻断(图 26-90)。

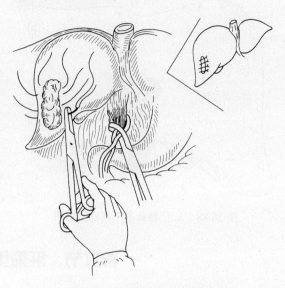

图 26-90　肝门阻断下缝扎血管瘤

4. 如见缝针处有渗血,用热盐水纱布压迫数分钟多可止血,如仍无效可用细丝线加缝吸收性明胶海绵即可止血。关腹。

【术中注意要点】

1. 掌握缝针的进针要点,切忌在瘤体上进针缝扎,以避免不可控制的出血。

2. 如进针处出血经压迫、缝合等方法无效时,可阻断第一肝门再行缝合止血,仍不奏效时,可行瘤体所属支动脉或瘤体所在部位的半肝动脉血管结扎可止血。

3. 进针应以左手指引导触扪瘤体的基底部,不能误伤主要管道,尤其是靠近肝门处的管道。

4. 若手术顺利,可不放置腹腔引流物。

【术后处理】

1. 严密观察生命体征的变化,尤其不可忽视未放置引流者。24 小时内可间断吸氧,用 1~2 天止血药。

2. 禁食 1~2 天。补给生理需要量及保肝药物,应用抗生素 3~5 天。

3. 置放有腹腔引流者3天左右拔除。

二、肝海绵状血管瘤切除术
resection of hepatic cavernous hemangioma

根据所在部位,一般的肝海绵状血管瘤的手术方法基本同于肝切除术。下面主要介绍右及左肝极限切除术。

【适应证】

1. 巨大的血管瘤伴有明显临床症状;

2. 年龄<60岁,全身情况良好;

3. 主要脏器功能及凝血机制正常;

4. 无慢性肝病及肝硬化,无腹水、黄疸;

5. 瘤体在肝脏的解剖部位,如紧贴腔静脉或骑跨于腔静脉上,均可考虑手术切除。

【禁忌证】

1. 年龄在60岁以上并有严重并发症者;

2. 多发性或弥漫性右肝血管瘤;

3. 肿瘤的解剖部位致使手术有极大的困难和风险;

4. 瘤体已侵及3根肝静脉或侵及左右肝门者;

5. 患者的身体条件差,不能承受重大手术,以及院方缺乏技术条件和必要的相应设施。

【术前准备】

1. 做肝功能、三抗、AFP、血生化、凝血机制、心肺功能及胃镜检查;

2. 肝脏影像学检查,了解血管瘤与肝门的关系,尤其注意分析健侧肝静脉与肝门受侵及的情况,以便评估手术方案及患者的耐受能力;

3. 保肝及注射维生素K等治疗。根据手术方式及患者情况准备血量。

【麻醉与体位】

气管插管+持续硬膜外麻醉。左肝手术者仰卧位。右肝手术者左侧30°卧位。

【手术步骤】

1. 切口的选择 切右肝可选右肋缘下切口,即从剑突下至右腋中线,必要时可延

长至左肋下,切左肝可用左肋下人字形切口(图26-91),必要时可切取肋弓软骨以便显露术野。

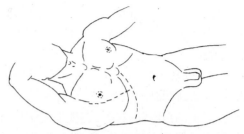

右肋缘下切口+胸腹联合切口

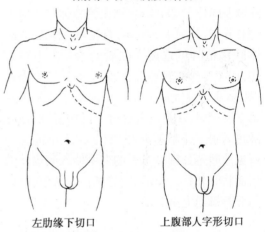

左肋缘下切口　　　　上腹部人字形切口

图26-91 切口的选择

2. 探查 注意在探查中避免粗暴操作,以避免瘤体破裂造成大出血,特别是已做过TAE或肝动脉结扎者,如有严重粘连待分离后再进行必要的探查,注意瘤体的大小、侵及肝脏的范围,与尾叶的关系,特别注意第1、2肝门受侵情况及瘤体与周围脏器的关系。

三、右三叶肝血管瘤切除术
resection of extended right hepatic cavernous hemangioma

1. 右肝动脉结扎 患侧的肝动脉结扎后瘤体或缩小,以便分离肝周粘连,如结扎肝动脉困难可阻断右侧肝门或施行第一肝门阻断法(Pringle法)。

2. 处理肝周韧带 离断法结扎肝圆韧

带、镰状韧带、右三角韧带、冠状韧带及肝肾韧带,分离肝裸区属疏松结缔组织、用手术分离即可,切忌粗暴进行以免分破瘤体致大出血。一旦破损,切忌血管钳夹,以免更大的破损出血。如瘤体的纤维化程度高可缝扎止血;否则可覆盖温盐水纱垫用手压迫,尽快游离切除肝脏。

3. 处理第3肝门 ①先从下腔静脉的最下缘开始,将瘤体向左上推开,尽可能显露出下腔静脉,剪开其后腹膜,直视下沿瘤体与腔静脉之间锐性及钝性分离,避免损伤肝短静脉及瘤体。②肝短静脉在腔静脉左右两侧约有6支,其中1支较粗,直径可达1.5cm(活体肝移植时可选用于血管吻合),位于右后侧,用4号丝线轻巧缝扎,防止撕裂致大出血(图26-92),继续向上同法处理。③当分离到第2肝门时,注意右肝静脉及肝中静脉,该静脉进入肝上下腔静脉段较粗,由于不能完全所见故暂不处理。术者的左手伸入到瘤体的后面将其托住。此时,腔静脉位于背侧,瘤体与腔静脉已完全分离。

并切除,减少瘤体损伤的可能(以完整右肝三叶的标本)。

5. 切除瘤体 ①距瘤体1cm做切除线,钝性分开肝实质,沿瘤体的内侧缘逐一切断血管和胆管(图26-93);②切离肝脏至第1肝门时,术者可用手指或刀柄分离避开左肝门,遇到细小血管应妥善结扎,直到分离到胆囊床部位。确认为右肝后,距门静脉和胆总管1.5cm处钳夹、切断、缝扎(图26-94)。

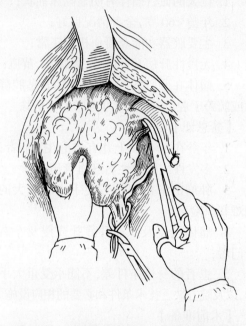

图26-93 沿瘤体的内侧逐一切断血管和胆管

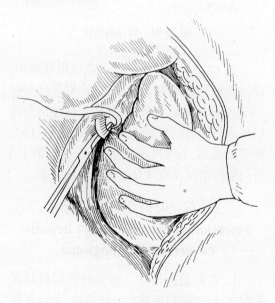

图26-92 结扎肝短静脉

4. 胆囊的处理 一般情况下先将胆囊管结扎切断,暂不必切下胆囊,留待与瘤体一

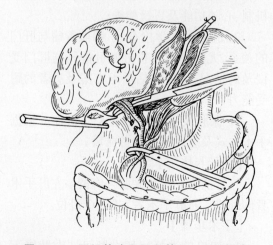

图26-94 距门静脉和胆总管处1.5cm钳夹、切断、缝扎

6. 第 2 肝门的处理 待瘤体大部分游离后,术者左手尽量靠近第 2 肝门托住瘤体,拇指置放在第 2 肝门的前方以便更有效地控制肝静脉,用刀柄将瘤体向下方顺肝静脉走向轻轻推开,显露部分肝静脉后,在示指的引导下于右肝静脉的根部用 7 号或双 4 号粗丝线缝扎,在腔静脉端再双重钳夹后切断、结扎。肝中静脉通常与肝左静脉合干进入下腔静脉,故尽可能远离汇合部,勿损伤腔静脉,缝扎加结扎(图 26-95)。

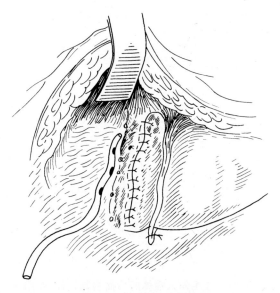

图 26-96 肝断面对拢缝合

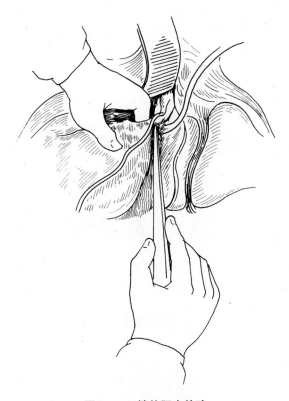

图 26-95 缝扎肝中静脉

7. 松解肝门阻断带 仔细检查肝断面的出血及胆汁漏,缝扎可靠,再次检查无渗血、渗胆汁后,断面对拢缝合,如张力大仔细止血后用网膜覆盖(图 26-96),肝残面置放负压引流管。

四、左三叶肝血管瘤切除术 resection of extended left hepatic cavernous hemangioma

1. 先结扎左肝动脉后,继之分离切断肝圆韧带、镰状韧带、左右冠状韧带、左右肝三角韧带、肝胃韧带、肝结肠及肝胃韧带、用粗丝线双重结扎。胆囊的处理与右三叶肝血管瘤切除相同,留待与瘤体一并切除。

2. 瘤体切除 因肝十二指肠韧带的阻碍,无法处理腔静脉左侧的肝短静脉,也可将肝右叶翻向左侧,经腔静脉右侧解剖、切断、结扎所有的肝短静脉。但由于瘤体常侵及左、右肝静脉并时有紧贴右肝静脉,在切除分离中易损伤右肝静脉,故切肝时在肝内切断结扎肝短静脉,而保留右侧的肝短静脉以保证右肝血液回流起到重要的作用。切除血管瘤应注意:①当肝门阻断后,术者应位于左侧左手伸至瘤体后面将其托住,距瘤体 1.0cm 切开肝实质,用刀柄或手指分离,进入瘤体内的细小管道逐一结扎、切断(图 26-97);②游离

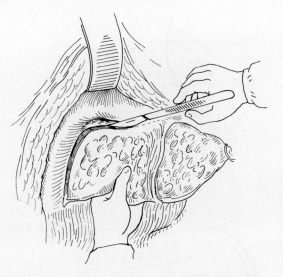

图 26-97　左手伸入瘤体的后面将其托住,距瘤体 1cm 切开肝实质、用刀柄分离,结扎切断进入瘤体的小管道

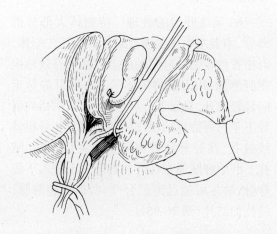

图 26-98　分离到左纵沟,结扎、切断左肝管、左门静脉及左肝动脉

到第 1 肝门时,可能遇到巨大的肿瘤推移正常解剖的位置,此时应注意尽可能沿瘤体向左侧分离,逐一结扎所遇的小管道,分离到肝十二指肠韧带左侧的左纵沟部位,将左肝管、左门静脉及左肝动脉一并结扎切断(图 26-98)。③处理肝短静脉时,尽量将肝脏的切断面分开,在腔静脉的表面分离,肝短静脉两端钳夹后切断,腔静脉端双重结扎,分离结扎直达第 2 肝门(图 26-99)。术者左手经肝断面紧贴第 2 肝门托住瘤体,拇指在前以便控制肝中、左静脉,并将瘤体向下牵引,用刀柄分离显露部分肝静脉,在手指的引导下 7 号丝线缝扎肝左、肝中静脉,将瘤体完整切除(图 26-100)。④检查肝断面有无出血及胆汁漏,可靠的 8 字缝扎,对拢缝合肝断面,不能勉强缝合,可用大网膜覆盖固定,肝残面置放引流管(图 26-101)。

【术中意外情况的处理】

1. 术中大出血　多因探查时强行分离粘连等,致使瘤体破裂出血。如粘连严重应结扎肝动脉,待瘤体变软缩小后进行探查分离,更能将瘤体向下推移,充分的显露,便于稳妥的处理。一旦瘤体破裂应用热盐水纱垫

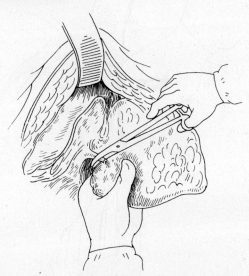

图 26-99　处理肝短静脉,直达第二肝门

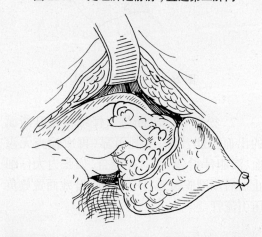

图 26-100　在手指的引导下,结扎肝左、肝中静脉,完整切除瘤体

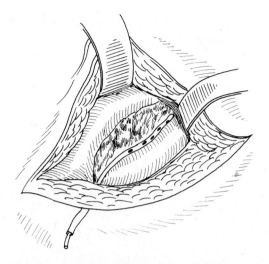

图 26-101　带蒂大网膜覆盖肝残面,缝合固定,肝断面放置引流管,另做切口引出固定

压迫,尽快分离切除瘤体,切忌反复缝扎止血,以避免进一步处理的被动。

2. 肝短静脉破裂出血　肝短静脉破损是发生大出血的常见原因。避免这一并发症的关键点是在处理每一根静脉时,都要在直视下进行,看清血管的粗细及走行。一旦被损伤,切忌盲目钳夹,以免造成更大的撕裂。术者应用左手提供出血部位,吸净积血,看清楚后准确地钳夹或用辛氏钳连同腔静脉部分钳夹后再行处理。

3. 第 2 肝门的肝静脉损伤　肝静脉易受撕裂致大出血。因此在处理第 2 肝门时应在第 3 肝门即肝短静脉处理完毕后(肝短静脉的结扎处理应从下到上第 2 肝门处),此时在瘤体已大部切除游离之,术者的左手易于控制出血的部位,便于抉择处理的方法。

4. 肝门的血管受压　肝门的血管受损或肝切面对拢缝合后压迫肝门的血管,因此手术时应注意到解剖关系,切忌损伤肝门部血管和肝管,一旦损伤应正确处理。肝断面的对拢缝合如张力大,不需要采用,断面可止血可靠后,用带蒂或大网膜缝合固定即可。

【术后处理】

术后处理一般同肝切除术。腹腔引流管的置放不要紧贴腔静脉,防止可能负压的吸导致使肝短静脉结扎线脱落。在拔除腹腔引流管时应嘱患者平卧位,防止体位的改变使双套引流管靠近腔静脉。

参 考 文 献

1. 吴孟超.肝脏外科学.第 2 版.上海:上海科学技术出版社,2000
2. 吴孟超.腹部外科学.上海:上海科学技术出版社,1992
3. 沈魁,何三光.实用普通外科手术学.沈阳:辽宁教育出版社,1989
4. 林木生.细菌性肝脓肿外科三种疗法的疗效比较.湛江医学院学报,1990,12:53
5. 吴孟超.原发性肝癌 400 例手术切除治疗的经验.临床肝胆病杂志,1986,4(3):148
6. 林言箴.细菌性与阿米巴性肝脓肿.普外临床,1987,2:2
7. 吴孟超.肝癌外科治疗术式.实用外科杂志,1986,6(3):165
8. 王成有,张宗耀,耿小平.无血切肝术 52 例报告.中国实用外科杂志,1996,16:612
9. 严律南,袁朝新,张肇达等.应用半肝血流阻断做肝叶切除术 29 例报告.中华外科杂志,1994,32:35
10. 韩明,吕新生.常温下长时间阻断肝脏血供在非肝硬化肝切除手术中的应用.中华外科杂志,1992,30:329
11. 郑光琪,文天夫,胡伟明等.肝门区域血管阻断的肝段切除术 133 例报告.肝胆外科杂志,1995,3(3):162
12. 董家鸿,蔡景修,王曙光等.全肝血液转流及冷却灌注下半离体肝脏切除术治疗肝门区肿瘤.中国实用外科杂志,1996,16:459
13. 周伟平,吴孟超,陈汉等.肝尾叶肿瘤的手术切除.中华肝胆外科杂志,2001,7(1):43
14. 高志清,杜继军.左半肝加尾状叶切除术.见 Christoph E,Broelsch 主编.高志伟,杜继军翻译.肝脏外科手术图谱.西安:世界图书出版社西安公司,1996,44-45
15. 余业勤等.肝癌切除连同门静脉癌栓取出术治疗肝癌(附 25 例报告).中国实用外科杂志,1994,14:18
16. 陈孝平,吴在德,谭修福等.肝段切除术 120 例.中华外科杂志,1990,28:599
17. 陈孝平,吴在德,裘法祖.有关肝段切除的几个

问题.中国实用外科杂志,1994,14:153

18. 黄志强.外科手术学.北京:人民卫生出版社,
1990

19. 吴阶平,裘法祖主编.黄家驷外科学.第6版.北京:人民卫生出版社,2000

20. 李荣祥等.肝切除术69例临床分析.肝胆外科杂志,2001.10.9(5)

21. 李荣祥等.常温下半肝血流阻断与Pringle's法

的临床比较.中华肝胆外科杂志,2004,10(4):245-247

22. 李荣祥等.肝切除术治疗肝脏良恶性病变的临床分析.中华医学论坛,2005,4:1

23. 陈孝平.外科学(教材)(第2版).北京:人民卫生出版社,2010,8

24. 吴孟超.努力提高肝癌外科治疗疗效.中国肿瘤,2002,11(1):5

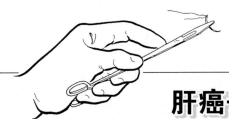

第 27 章

肝癌去动脉疗法

Dearterialization of the Liver Carcinoma

肝癌去动脉疗法即肝动脉结扎、暂时性肝动脉阻断术、全肝去动脉术及肝动脉栓塞术。单纯的肝动脉结扎术指在肝十二指肠韧带内结扎肝固有动脉或分别结扎病变侧肝左或肝右动脉。全肝去动脉术指结扎肝固有动脉后，结扎、切断所有的肝周韧带，包括镰状韧带、冠状韧带、三角韧带和肝胃韧带等，仅在肝十二指肠韧带内保留门静脉和胆总管。暂时性肝动脉阻断术指切断肝周韧带及副肝动脉，仅阻断肝动脉一段时间后重新开放，以延续肝左侧支循环的建立，同时还可经肝动脉灌注化疗药物。术中肝动脉栓塞术指在肝动脉结扎的基础上，经肝动脉插管注入栓塞剂及化疗药物。

肝癌去动脉疗法的目的是阻断肿瘤的血供，而使肿瘤缺血坏死。

一、肝动脉结扎及栓塞术
hepatic artery ligation and embolization

【适应证】

1. 肝癌的二期切除准备　对肝癌一期切除有难度者，可先做肝动脉结扎及术中化疗栓塞术，待肿瘤缩小后再做二期切除，可获得较好的疗效。

2. 肝癌的姑息治疗　如原发性肝癌累及左右半肝或肝门无法切除者、肝癌破裂出血无法切除者、继发性肝癌的原发灶已切除者以及无法切除的原发性肝癌而门静脉主干无癌栓者。

3. 肝癌侵及肝血管及胆管引起的肝血管破裂出血及胆道出血。

4. 其他的干燥疾病　如无法切除的海绵状血管瘤、肝动脉瘤、肝动脉门静脉瘘以及肝外伤大出血等。

【禁忌证】

1. 休克或血容量不足、低氧血症、肝动脉结扎后可导致干燥缺氧加重者。

2. 中度以上的肝硬化并肝功能明显损害及重要器官功能受损者。

3. 肝癌并门静脉主干癌栓者以及中度以上的食管静脉曲张者。

【术前准备】

1. 补充血容量，纠正休克，维持水、电解质平衡。

2. 纠正低氧状况，以提高门静脉血氧含量。

3. 积极护肝治疗及全身支持疗法。

4. 做必要的术前检查。

【麻醉与体位】

硬膜外麻或全麻。仰卧位。

【手术步骤】

1. 肝动脉结扎术

(1) 做右动脉下或右腹直肌切口进入腹腔，探查确定肝脏肿瘤无法切除，但适合做肝动脉结扎后，施术者将左手示指深入小网膜孔,拇指在十二指肠韧带的前面,如有肝肿瘤破裂出血,可以手指暂时阻断(及控制住)数分钟,以观察效果。

(2) 根据肝动脉搏动的位置,剪开肝十二指肠韧带前层,分离结扎小血管及淋巴管,尽快显露肝固有动脉,剪开其动脉鞘,沿肝固有动脉向上分离出肝左、右动脉(图 27-1)。

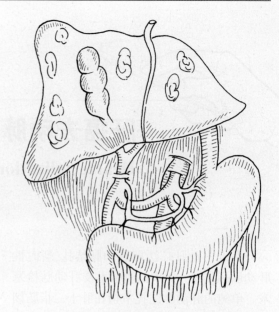

图 27-2　4-0 丝线双重结扎肝固有动脉

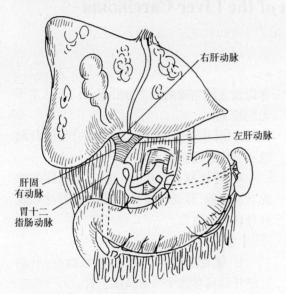

图 27-1　沿肝固有动脉向上分离出肝左右动脉

(3) 将肝固有动脉游离后,用 4 号丝线双重结扎,不必切断(图 27-2)。根据结扎的部位不同,可分为肝固有动脉结扎、肝左或肝右动脉结扎。当一侧肝动脉结扎后,该侧的肝脏色泽变暗,则提示结扎有效。

2. 肝动脉栓塞术

(1) 在分离出肝固有动脉及肝左、右动脉后,不予结扎,继续分离出患侧肝动脉约 1cm,在其近端起始部做双重结扎。动脉远端悬吊一丝线作为牵引,在结扎线与牵引线之间,剪开动脉一斜切口,插入直径 2mm 左右塑料管,将牵引线结扎并固定(图 27-3)。

(2) 经导管内注入亚甲蓝,观察肝脏的染色情况,一般置入导管 2cm 即可。导管过深则可能进入分支内。

(3) 经导管内注入化疗药及栓塞剂,包

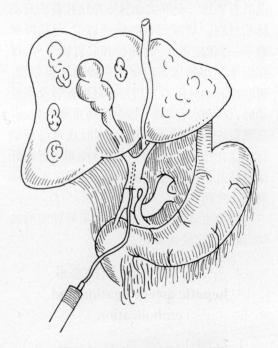

图 27-3　术中肝动脉结扎及栓塞

括碘油及吸收性明胶海绵等。注射完毕后拔除导管,结扎动脉远端,检查无出血后关腹。

【术中注意要点】

1. 肝动脉结扎一般首选肝左或肝右动脉较为安全,特别是伴有轻至中度的肝硬化者。如有胆道出血者可同时结扎肝固有动脉、肝主动脉、胃十二指肠动脉效果更好。

2. 先分离解剖肝固有动脉并向上分离左、右肝动脉时,勿损伤门静脉及胆管,特别是右肝管。

3. 结扎前可暂时阻断其血流,以观察同侧肝脏颜色是否变暗,以此可判断结扎效果,如颜色无明显变化,提示可能有迷走肝动脉。

【术后处理】

肝动脉结扎及栓塞后,肝细胞会发生一定程度的变化,此时的肝脏仅有门静脉供血供氧,提高门静脉的血容量及氧含量有一定的作用。

1. 持续吸氧 48 小时后,可间断吸氧至72 小时,一般 3~4L/min,增加门静脉血氧含量,以利肝细胞氧供。

2. 禁食及胃肠减压 3~5 天,以减少胃肠道的蠕动,有利胃肠道耗氧量减少,保障门静脉的含氧量。

3. 积极的保肝治疗。

4. 肝动脉结扎后,门静脉内含有厌氧菌以及肝肿瘤缺血坏死可能形成脓肿。因此,术后应用广谱抗生素,防止感染。

【主要并发症】

1. 肝脓肿　一旦发生,应在 B 超引导下穿刺引流。

2. 胆囊缺血坏死　栓塞术中,应将导管超过胆囊动脉的起始处,必要时一并切除胆囊。

3. 肝功能衰竭　术后加强护肝治疗,尽量预防肝功能受到进一步的缺血缺氧的损害。

二、间隙性肝动脉阻断术
temporary occlusion of hepatic artery

间隙性肝动脉阻断术又称为暂时性肝曲动脉术,是由 Bengmark 于 1974 年首创。其基本原理是间隙性的阻断肝动脉,即可达到杀死肿瘤的目的,又能避免肝组织的大片坏死。其血流动力学和生物学基础主要有:①中断肿瘤的血供;②预防因缺血而很快形成的动脉侧支循环;③反复地缺血再灌注可促使肝细胞产生较多的氧派生自由基,而这些氧派生自由基对肿瘤细胞有杀伤作用;④可维持完整的肝动脉血流通畅,并同时可作为肝动脉化疗的途径。1984 年Persson 等采用了一种新型的可埋于皮下的肝动脉阻断器,从而使得该项技术得到推广应用(图 27-4)。

【适应证】

1. 癌肿仅局限于肝内的原发性或继发性肝癌,无法切除者。

2. 门静脉主干无癌栓,无腹水及黄疸,

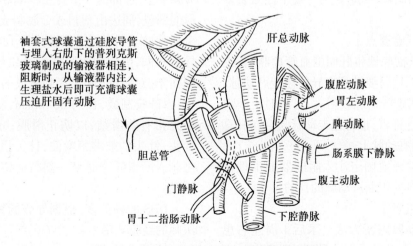

袖套式球囊通过硅胶导管
与埋入右肋下的普列克斯
玻璃制成的输液器相连,
阻断时,从输液器内注入
生理盐水后即可充满球囊
压迫肝固有动脉

肝总动脉

腹腔动脉

胃左动脉

脾动脉

肠系膜下静脉

腹主动脉

下腔静脉

胆总管

门静脉

胃十二指肠动脉

图 27-4　肝固有动脉暂时性阻断的装置示意图

无食管静脉中度曲张,无肝门淋巴结转移者。

3. 复发性癌肿切除有困难者。

【禁忌证】

1. 肝癌合并有肝门转移,肝门淋巴结肿大致使肝动脉显露困难。

2. 肝癌合并有远处转移或门静脉主干癌栓者。

3. 曾有肝动脉栓塞史,并有严重的肝硬化门静脉高压者。

【麻醉与体位】

同肝动脉结扎术。

【手术步骤】

1. 右肋缘下或腹直肌切口进腹,探查肝脏及肝动脉情况,确定采用该术式后,离断肝周围韧带,充分游离肝裸区,如有迷走肝动脉应予结扎切断,切除胆囊。

2. 分离肝十二指肠韧带,仅留存胆总管、门静脉、肝动脉,并将肝固有动脉游离长达 2cm。将肝动脉阻断器袖套包绕肝固有动脉并固定,皮下注射装置埋于切口旁皮下。通过皮下注射装置注入生理盐水 2ml 左右。使水表充盈压迫肝固有动脉,扪及远端搏动消失,抽出盐水,记录准确的注入量。

3. 如同时做肝动脉化疗,应分离出胃十二指肠动脉,结扎远端后经静脉插入导管至肝固有动脉,双重结扎并固定导管,其另一端经腹壁引出体外或链接另一皮下注入装置并埋于皮下。

【术中注意要点】

1. 要求彻底地将肝周围血管离断,否则会影响疗效。同时要结扎变异的迷走肝动脉。

2. 如迷走肝动脉较粗大,可同时上一阻断器,如条件许可,也将迷走动脉吻合在肝总动脉或肝固有动脉上。

3. 要准确地确定注入阻断器的生理盐水量,以达到能阻断肝动脉的目的。

【术后处理】

1. 肝动脉阻断方法　术后 1 周左右患者恢复饮食及活动后即可做肝动脉阻断。穿刺注入生理盐水量,与术中试验时的量相同,但第 1 次阻断时应做肝动脉造影,以进一步确定注入生理盐水量和肝动脉阻断的程度。阻断后抽出生理盐水,使得水卡回缩以解除肝动脉的压迫,使得肝动脉血流恢复。目前,关于阻断的时间和间隔的时间意见尚不一致。多数学者主张每次阻断 60 分钟左右,每天隔断两次,这样可防止肝动脉缺血后导致肝功能损害,又能延缓侧支循环的建立。一般 3~4 周为一疗程。每一疗程需做 1 次血管造影。了解注入盐水量与阻断程度及肝肿块的变化。

2. 肝动脉置管化疗　在肝动脉阻断间隙可经另一皮下注射装置注入化疗药物,做肝动脉化疗(可见本章第 3 节)。

三、肝血管埋入式药物输注装置植入术 subcutaneous implantation of delivery system to hepatic vessels

全埋入式药物输注装置(drug delivery system,DDS)始于 20 世纪 70 年代初。目前已广泛应用于中晚期肿瘤的治疗,获得了较好的疗效。同时 DDS 亦可长期输液及药物治疗,增加了输注途径,使中晚期肿瘤患者得以接受长期的镇痛治疗。

DDS 主要有以下组成:①药囊:为直径 3cm 大小,顶部为一层特质的隔膜,是穿刺注射的部位,周边由塑料或金属制成,底部有一金属片防止针头穿刺,囊腔约 1.0cm 左右与导管相同,底部的隔膜能经受住数千次的穿刺而不破裂且能放止穿刺造成的渗漏;②导管:由硅胶制成,长约 60~80cm,动脉型导管壁外带有防滑结,以防止滑脱;③非损伤性针头:针头的前端稍弯曲,针尖呈三菱形,使之刺入药卡隔膜时呈一斜行隧道,不会撕裂隔膜。

DDS 的种类多,根据导管的植入途径及医师的经验选用。

该术式的适应证、禁忌证、术前准备、麻

醉与体位均同前述 1,2 术式。

【手术步骤】

1. 胃十二指肠动脉 DDS 植入术

(1) 分离血管:进腹后探查肝脏后,显露肝十二指肠韧带,术者左手手指深入小网膜孔内,与拇指对应扪及肝固有动脉、肝总动脉及胃十二指肠动脉的位置。用细线牵引肝固有动脉,向其下分离出肝总动脉及胃十二指肠。胃十二指肠动脉要有 2cm 左右的足够长度,其远端用丝线结扎,近端套上丝线。再从肝固有动脉向上分离出肝左及肝右动脉,结扎胃右动脉并切除。

(2) 置入导管:将肝素 100mg 加入 100ml 生理盐水配成肝素液,抽取 3~5ml 换上无损伤针头注入药囊内,使药囊内气体排出并充满肝素液。助手提起十二指肠动脉近端套线牵引并阻断血流,术者将胃十二指肠动脉切一小口,左手用整形镊提起动脉切口前壁,右手用镊子夹住导管的末端插入肝固有动脉内,根据需要插入肝左、右动脉,结扎胃十二指肠动脉近端并固定于防滑结上,在药囊内注入亚甲蓝 1~2ml,以观察肝脏色泽情况确定导管的位置,再推注肝素液 3ml(27-5)。

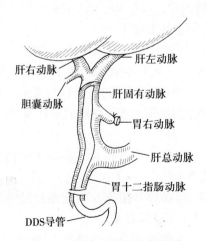

图 27-5　胃十二指肠动脉插管

(3) 注入化疗药物及栓塞剂:仅为化疗药物只需依次注入到药囊内即可。若注射栓塞剂,需将导管与药囊拆开,将化疗药物与碘油混合成乳剂后再经导管内推注,将吸收性明胶海绵剪成碎块与生理盐水混合后经导管推注,再将导管与药囊连接推注肝素液。

(4) 根据切口的部位选择药囊埋葬的位置,一般埋于皮下,即在皮下脂肪与腹肌静脉之间游离出长 5cm,宽 3cm 左右隧道,然后将药囊置于隧道内并予固定,隧道口缝合关闭。关腹(图 27-6)。

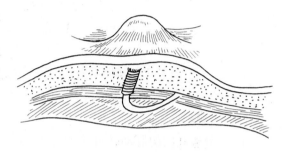

图 27-6　药囊固定于皮下

2. 脐静脉 DDS 植入术　进腹后先切断肝圆韧带,结扎远端,于近肝段找出脐静脉,用蚊氏钳钳夹血管壁,用细探条进入脐静脉内急性扩张,并稍用力捅开脐静脉与门静脉间的隔膜,拔除探条,有血溢出后捅入导管,当导管注入 10cm 左右时,术者触扪到门静脉主干内有异物感即已到位,调整好导管位置后结扎脐静脉并固定导管(图 27-7)。经导管内注入亚甲蓝观察肝脏染色状况,即可判断导管的部位。药物注射同胃十二指肠动脉 DDS。

除了脐静脉外,还可经结肠中静脉及胃网膜中静脉注入导管,此途径多适用于脐静脉置管失败后运用。

笔者曾做胃十二指肠动脉或肝固有动脉和脐静脉同时置管,分别输注化疗药物等获得较满意疗效。如需同时双向血流供肝,采用过胃十二指肠动脉及门静脉属支置管。

近年来随着医疗器械的进展,可直接从腹动脉或锁骨上动脉置管至肝动脉,再将药囊固定于置管邻近的皮下。

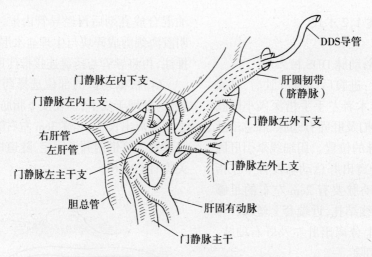

图 27-7　左侧肝门解剖肝圆韧带内脐静脉与门静脉左主干的关系

【术中注意要点】

1. 在分离肝门的肝动脉时,宜先分离寻到肝固有动脉后,再向上、下逐一分离肝左、右动脉、肝总动脉及十二指肠动脉,逐一寻找各动脉亦可预防损伤肝门的管道。

2. 插管的深浅到位及选择部位的准确,可获得较满意的治疗效果。

3. 当有迷走左、右肝动脉时,肝固有动脉可能较细,如插管不成功,可改为门静脉属支插管。

4. 在脐静脉插管时,扩张脐静脉与门静脉之间的隔膜勿造成假道,否则管道进入肝实质内,置管失败。

5. 结肠中静脉置管时勿损伤结肠中静脉,以确保导管进入门静脉主干。

6. DDS 导管在腹腔切忌过长。如有腹腔引流管,应远离 DDS 管引出,以防切口感染影响 DDS 疗效。

【术后处理】

1. 应用广谱抗生素预防感染。

2. 保护好 DDS 所在部位的皮肤不受破损。

3. 如为非抗反流性 DDS 需定期使用肝素抗凝。

4. DDS 肝血管造影,可经药囊穿刺注射治疗剂进行肝动脉造影,以观疗效。并定期复查 B 超、AFP 及白细胞。

5. DDS 化疗可根据患者恢复情况,在术后 1 个月左右进行,也可在使用化疗药物的同时使用栓塞剂。最好拟定化疗方案,并予实施。药物注射方法可直接经药囊内推注或经输液泵加压滴注。

6. 在化疗其间,应口服制酸剂及止吐剂药物保护胃黏膜,减少胃肠道不良反应。加强护肝治疗。

【主要并发症】

1. 导管滑脱及出血　由于动脉压力高,若导管固定不牢可导致腹腔内大出血。因此,固定导管时要双重结扎,动脉导管结扎线要固定在防滑结上,进入动脉的导管不宜过短,不能有张力。

2. 药囊及皮下感染　多因术中消毒不严,处理不当。

3. 药囊导管阻塞　与定期抗凝或结扎动脉导管时过紧有关。

4. 药囊破裂及药液外渗　多与药囊质量有关或与穿刺的操作不当等因素有关。

5. 上腹痛并恶心呕吐　多为抗凝或化疗后,使用动脉导管者,发生率高,特别是未结扎胃右动脉,药物的反流引起化疗药物性

胃炎,引起肝区剧痛,多发生在 DDS 植入术 6
个月后。因此,应使用保护胃黏膜药物。如
果腹痛难忍,可暂停化疗使用其他疗法。

参 考 文 献

1. 张晓华,吴孟超.肝动脉阻断术治疗肝癌.普外临床,1987,2(1):43
2. 陈汉,吴孟超,林川等.肝去动脉疗法治疗恶性肿瘤.中国实用外科杂志,1997,17(1):49-50
3. 黄洁夫.反复暂时去动脉化治疗无法切除的原发性肝癌.中华外科杂志,1996,34(9):52
4. Lindner P,Nereid P,Person A, et al. Influence of hepatic artery of occlusion and desferrioxanine on liver tumor growth inter. J Cancer,1995,63(4):592
5. 李金龙,李荣祥等.联合介入治疗中晚期肝癌 37 例报告.肝胆外科杂志,2002,10(1):44-45
6. 潘万能,毛盛名,李荣祥等.肝动脉、门静脉双栓化疗治疗不能切除的原发性肝癌.中国普通外科杂志,2004,13:3

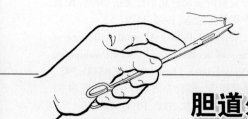

第28章

胆道外科的解剖及其变异
Anatomy and Variation of Biliary Tract Surgery

胆道系统包括始于肝内毛细胆管至胆总管的末端，开口于十二指肠大乳头，其间以胆囊管与胆囊连接。在模式上，与泌尿系统，包括肾小管、输尿管、膀胱出口以至于尿道口的结构很类似，胆道系统主要是肝脏分泌的排泄管道。临床上将左、右肝管称为一级胆肝管，肝叶胆管称为二级胆肝管，肝段及区域胆管称为三级胆肝管（图28-1,2）。

1. 肝管（hepatic duct） 肝内的毛细胆管逐渐汇合成为微胆管至小叶间胆管，再逐渐汇合成肝段胆管，各肝段的胆管合成叶间胆管，即为左右肝管，再合成肝总管。在肝门处汇合的水平因人而异，多数人的左、右肝管汇合点位于肝门平面以下。因此，从解剖学角度，左、右肝管属于肝外胆道系统。但在临床上，通常以左、右肝管开口为肝内外胆道系统的分界点，即左、右肝管开口以上为肝内胆道系统，开口以下部分为肝外胆道系统。

2. 左肝管（left hepatic duct） 左肝管位于肝门横沟的左侧，在其横部的位置较浅，横于肝门左半，长约2~3cm，直径0.3~0.6cm，它由左内叶肝管和左外叶肝管汇合而成。左肝管主要引流左半肝和尾状叶左端的胆汁（图28-3,4）。由于左内叶胆管的数目和汇入的部位不同而使左肝管的合成有各种类型，引流的范围也不恒定。时有右后叶或左前叶肝管开口于左肝管，无左肝管者少见。要注意的是切开左、右肝管取结石时应注意勿损伤

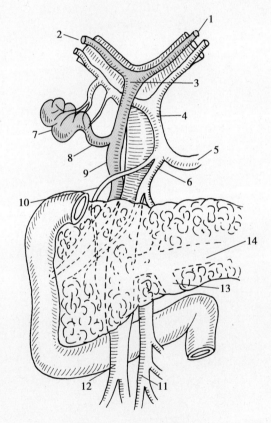

图 28-1 肝外胆管前面观
1. 左肝管；2. 右肝管；3. 肝总管；4. 肝固有动脉；5. 肝总动脉；6. 胃十二指肠动脉；7. 胆囊；8. 胆囊管；9. 胆总管；10. 胃十二指肠后动脉；11. 肠系膜上动脉；12. 肠系膜上静脉；13. 肠系膜下静脉；14. 脾静脉

门静脉，因为脐状沟处的门静脉左矢状部位绕过左肝管的前方，如不注意此处的解剖关系，可能导致门静脉左支矢状部破损致大

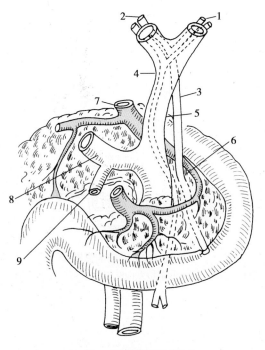

图 28-2　肝外胆道后面观

1. 左肝管;2. 右肝管;3. 肝总管;4. 门静脉;5. 肝
固有动脉;6. 胃十二指肠后动脉;7. 胃十二指肠动
脉;8. 脾静脉;9. 肠系膜下静脉

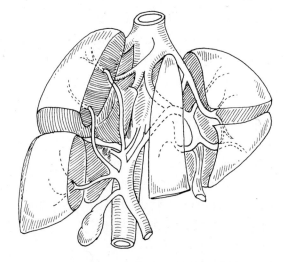

**图 28-3　左、右半肝胆管引流左胆管主要引流左半
肝及尾叶左段的胆汁**

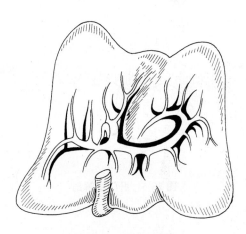

图 28-4　肝脏下面图

出血。

3. 右肝管(right hepatic duct)　右肝管引流肝脏 V、VI、VII和VIII段的胆汁(图 28-3,4)。右肝管比左肝管粗而短,长约 0.8~0.9cm,平均直径为 0.3cm。右肝管由右前叶和右后叶肝管汇合而成。右肝管还接受来自尾状叶右端的小胆管的排泌。右肝管与肝总管之间的角度比左肝管与肝总管之间的角度要大,这可能是左肝管结石的发病多于右侧的解剖学因素。由解剖学的角度差异,右肝管的结石易取净。文献报道 24.2% 的人无右肝管,右侧肝管的变异比左侧多见,熟悉肝管的变异,有助于手术中更准确的处理病变。

4. 尾叶肝管(dorsal lobe hepatic duct)尾状叶(I段)包括两个部分,即尾叶和尾状突,前者分成左、右段。根据 Healey 和 Schroy 的意见由 3 个单独的胆管引流尾叶左、右段和尾状突的占 44%。而 26% 在尾叶

右段和尾状突之间有一个总管,汇流这两个部分的胆汁。另有一个单独的胆管引流尾叶左段。尾叶的肝管细小,多数注入左、右肝管(78%),约 15% 的一并注入左肝管,7% 的一并注入右肝管。

5. 肝总管(common hepatic duct)　左、右肝管出肝后合成肝总管,其汇合点大多在肝门的右侧门静脉分叉点的前上方偏右侧,相当于门静脉右支的起点之上(图 22-3,见图 22-11)。肝门板(hilar plate)是包绕胆道和血管成分的结缔组织及其与 Glissons 鞘的

联合(图 28-5)。肝门板没有血管参与,当显露左、右肝管汇合部及左肝管时,可在左内叶下缘切开组成肝门板的结缔组织(图 28-6),将 Glisson 鞘切开后,向上牵拉肝左内叶,即可显露肝管分叉及左肝管(图 28-7)。沿脐裂和胆囊窝之间切开,不仅切开了脐裂,而且切开了胆囊窝的最深部位。这一切口线可使肝左内叶得到广泛游离(图 28-8),尤其是对高位胆管狭窄和在肝萎缩或肥大的情况下显露肝门部胆管更有特殊的意义。此时,切开 Glisson 鞘后即可达到胆道系统。

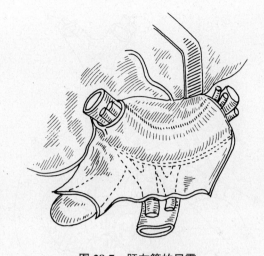

图 28-7 肝左管的显露
切开 Glisson 鞘向上牵拉左内叶显出肝管分叉及左肝管

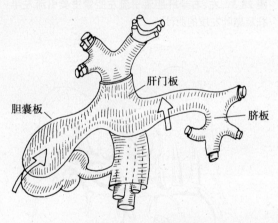

图 28-5 肝门板解剖

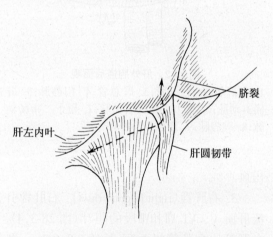

图 28-8 游离左内叶的切口线

形成肝总管时,左右肝管汇合角度多在 100°~120°,肝总管的长度主要取决于胆囊管汇入点的高度,多数为 2~3cm,直径 0.4~0.6cm,位于肝十二指肠韧带右缘,其下端与胆囊管汇合成胆总管。左、右肝管汇合成肝总管的位置以高位结合型居多,这种情况的左、右肝管均较短,贴近肝门内结合,时有误认为在肝内结合。如果胆囊管在左、右肝管汇合处注入,则可认为是肝总管缺如(图 28-9)。

6. 胆囊管(cystic duct) 由于胆囊管与肝总管汇合的部位不同,其长度变化大,一般是 2.5~4cm,直径 0.2~0.3cm。胆囊管内有螺旋状黏膜皱襞,称为 Heister 瓣,胆囊管汇入可

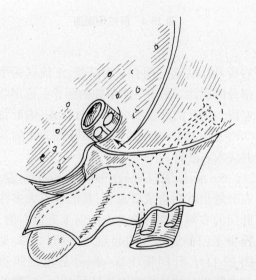

图 28-6 胆管分叉与左内叶后方之间的关系

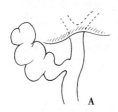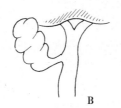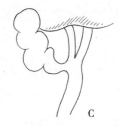

图 28-9　肝总管的变化

A. 左、右肝管在肝内汇合；B. 多数左、右肝管在肝外汇合；C. 左、右肝管在肝外
远端与胆囊管贴近汇合，造成肝总管缺如

呈三角形、平行性或螺旋形（图 28-10），最常见的是从胆总管右侧汇入，约占 70%~80%，20% 左右以各种形式汇合。

胆囊管的变异约占 15%，常见为以下类型：

（1）胆囊管和肝总管或胆总管并行由结缔组织包绕，一旦发炎，组织充血水肿，使术中难以辨认胆囊管，在分离时可能损伤胆管。

（2）胆囊颈直接开口于胆总管，亦为胆囊管缺如，临床上罕见，但不可忽视。如遇有小的萎缩性胆囊并周围有致密粘连时，易误将胆总管当做胆囊管切断而导致损伤胆管。

（3）另一种罕见的是肝总管或左、右肝管分别开口于胆囊颈，而胆囊管直接进入十二指肠，相当于部分胆囊及胆囊管代替了胆总管。当逆行切除胆囊时，在分离到胆囊颈部如遇到较粗的管道进入胆囊颈部，要想到这种可能，只能做胆囊部分切除，保留部分胆囊颈及胆囊管，以使胆汁引流通畅。

7. 胆囊（gallbladder）　胆囊呈梨形的囊状器官，长 10~15cm，一般为 10cm 左右，宽 4~6cm，容量为 40~60ml。胆囊内压 30cmH$_2$O，它有贮存、浓缩胆汁及调节胆道压力的作用。胆囊的上方为肝，下后为十二指肠及横结肠，左为幽门，右为结肠肝曲，前为腹前壁。胆囊

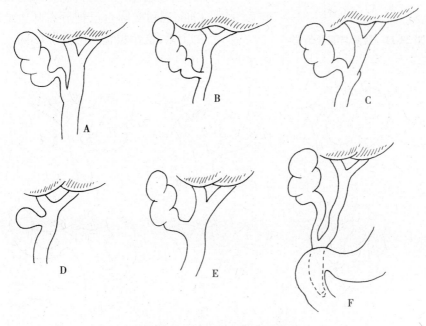

图 28-10　胆囊管肝管汇合类型

位于左、右肝界面前缘的胆囊窝内,胆囊与肝脏之间有胆囊板使其分开,胆囊板是 Glisson 鞘和与其延长的肝门板有密切联系的结缔组织组成(图 28-5)。胆囊窝是肝中裂前面的标志。

　　胆囊分为底、体及颈部。胆囊底完全被腹膜覆盖并贴近腹壁。4% 有胆囊系膜,如系膜过长,可发生胆囊扭转。胆囊体膨大,逐渐变细,在近肝门处称为胆囊颈,其颈在胆囊窝的最深处,呈 S 形弯曲,其腔比较狭窄,黏膜皱襞呈螺旋状,颈部向左逐渐变细移行为胆囊管,颈部与胆囊管连接处有一囊状膨大,称为 Hartmann 囊袋。这是胆囊结石停留并嵌顿的好发部位(图 28-11),并使得术中显露胆囊管困难,易造成副损伤。

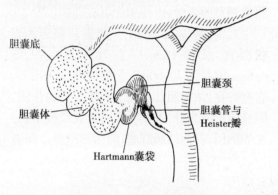

图 28-11　胆囊与胆囊颈管

胆囊血供见 Calot 三角。

　　胆囊淋巴结位于胆总管和胆囊管汇合处,临床外科医师常称为哨兵淋巴结,它收集胆囊的淋巴,注入肝淋巴结,最后进入腹腔淋巴结。

　　胆囊在发育过程中,可出现各种变异:

　　(1)胆囊重复畸形:临床症状并不常见,通常有以下几种:A. 胆囊中隔;B. 双叶胆囊;C. 双叶胆囊两个胆囊管;D. 副胆囊单独开口于胆道;E. 小梁型副胆囊,其胆囊管开口于肝内右肝管;F. 副胆囊位于肝叶下(图 28-12)。

　　(2)胆囊缺如:文献报道仅为 0.01%~0.07%。

　　(3)胆囊结构异常:如胆囊壁上有异位组织胰腺等。

　　(4)胆囊的位置异常等。

　　8. 胆囊三角(cystohepatic triangle,Calot 三角)　由胆囊管、肝总管和其上面的肝右叶边缘共同形成的一个三角位,称为胆囊三角。胆囊动脉常在此处通过。而 Calot 三角为胆囊动脉、胆囊管、肝总管组成的三角区,胆囊动脉为三角的上界。由于胆囊动脉的变异常见,在临床上肝胆外科医师习惯上所称的 Calot 三角实际上已把肝右叶边缘视为三角的上界,这样胆囊三角就与 Calot 三角相一致

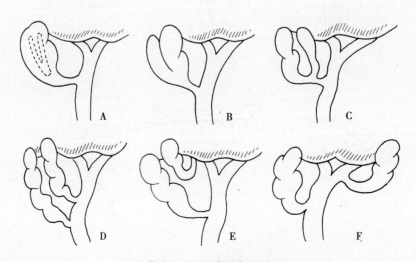

图 28-12　胆囊重复畸形

（《局部解剖学》第 4 版）。胆囊三角内有重要的血管,在胆囊切除术时有着重要的临床意义（图 28-13）。

（1）肝右动脉:多数的肝右动脉从肝总管的后面进入三角区。Moosman 在尸解中发

现有 20% 的肝右动脉位于胆囊管的 1cm 的范围内,约有 18% 的人在该三角内有异常的肝右动脉,83% 的胆囊动脉起于三角内异常的肝右动脉,而这异常的肝右动脉有时是右肝叶的唯一供血血管,当手术时误认为是胆囊动脉给予结扎,可能带来不应有的后果。

（2）胆囊动脉:一般情况下胆囊动脉多来自肝右动脉,但时有来自三角区有异常的肝右动脉,Moosman 在 482 具尸解中,96% 的胆囊动脉是在胆囊三角内,其中 74% 是在三角区内发生;22% 在三角区外,通过三角区进入胆囊。高亚利等观察了 100 例胆囊动脉的起源,发现 78% 起于肝右动脉及其分支,起于肝中动脉占 9.3%;起于肝左动脉占 2.7%;起于其他动脉占 6%。胆囊动脉起始的位置在 Calot 三角内占 40.7%;起于胆总管的右侧为 24.7%;起于胆总管或胆管右侧的占 22%。此外,起源于肝右动脉以外的胆囊动脉约占 10%（图 28-14）。

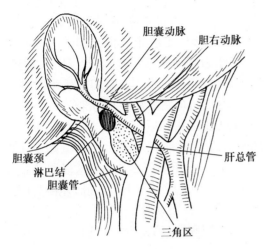

图 28-13 胆囊三角
（小点表示 calot 三角区）

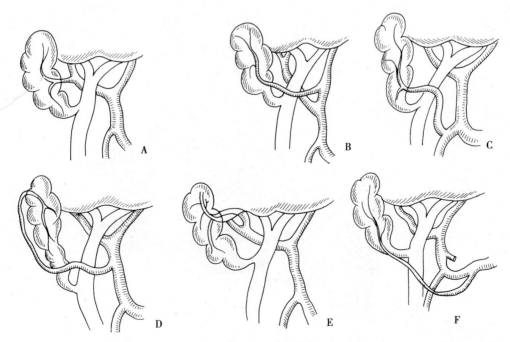

图 28-14 胆囊动脉起源的变异
A. 来自右侧的正常或异常的肝动脉;B. 起自肝左或肝固有动脉;C. 起自胃十二指肠动脉;D、E、F. 更为罕见的类型

（3）异常的副肝管：少数人除左、右肝管外，另有一肝管起行于肝十二指肠内，并与肝外胆道的部分汇合称为副肝管。蔡往享等在200 具尸解中发现 17 例有副肝管占 8.5%，注入肝总管居多。副肝管几乎都位于 Calot 三角区内。Mossman 在其调查的 250 例患者中，16% 的在三角区发现有异常的副肝管，直径2~3mm，汇入肝总管或胆囊管。国内文献报道 93.8% 的右副肝管位于 Calot 三角区内，并与胆道其他部分的关系密切。这些解剖特点使得胆囊切除时有可能损伤副肝管，可能被误扎或切断。一旦遗漏处理，胆汁遗漏腹腔可导致胆汁性腹膜炎。

9. 胆总管（common bile duct）　胆总管由肝总管与胆囊管汇合而成，其长度取决于胆囊管汇入部位的高低，通常为 6~8cm，直径0.6~0.8cm。如直径超过 1cm 时，应视为病理状态（胆总管下端梗阻等）。胆总管起行于肝固有动脉右侧，门静脉右前方，这三者均位于肝十二指肠韧带内。

胆总管的分段与毗邻关系，一般分为四个部分（图 28-15）。

（1）十二指肠上段（第 1 段）：胆总管起始处至十二指肠球部上缘，平均长度 2cm 左右，该段胆总管位于肝十二指肠韧带的两叶之间，其左为肝动脉，后为门静脉、肝十二指肠韧带后的 Winslow 孔，这是胆道手术时的重要解剖标志，也是最常涉及的部位。

（2）十二指肠后段（第 2 段）：位于十二指肠第 1 段上缘和胰头上缘之间，紧贴十二指肠球部后方，距幽门 2~3cm。这段胆总管长约 1.5~2cm，其后方为下腔静脉，左侧为门静脉和胃十二指肠动脉。

（3）胰腺段（第 3 段）；平均长度约 2.5cm，

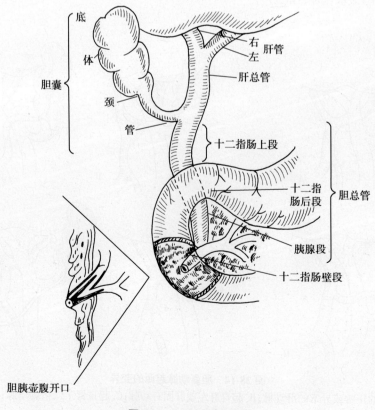

图 28-15　胆总管的分段

弯向下后方,多从胰头后方经过,下部多被一薄层胰腺组织后行覆盖,位于胆总管沟中,慢性胰腺炎或胰头癌时,此段胆总管受累而出现梗阻性黄疸。

(4) 十二指肠壁段(第 4 段);该段平均长度 1.5cm,通常与主胰腺管一起斜穿十二指肠降部后内侧壁,进入十二指肠壁后管腔变细。进入肠腔后使十二指肠黏膜隆起,形成十二指肠大乳头,肝胰壶腹借乳头小孔开口于十二指肠腔。

在十二指肠壁内,环绕胆总管末端和胰管周围的平滑肌组织为 Odolii 括约肌,此括约肌由三部分组成:①胆总管括约肌,也称 Boyolen 括约肌;②胰总管括约肌,也称 Wirsung 括约肌;③胆胰壶腹括约肌(图 28-16),也称 Vater 壶腹。

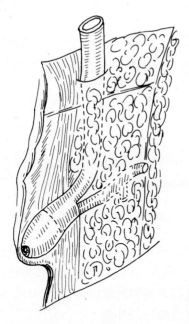

图 28-16　Oddi 括约肌和切面显示十二指肠乳头、胆总管括约肌、胰管括约肌、胆胰壶腹括约肌之间的关系

胆总管开口于十二指肠第 2 段后内侧壁上的乳头,乳头开口处直径约 0.2~0.25cm,而最窄的部位是胆胰管汇合处,其直径约 0.16~0.2cm,是结石嵌顿的好发部位。

胆总管与胰管开口常见有以下几种类型:

(1) 胆总管远端 1/3 与胰管末端汇合,在十二指肠壁内形成壶腹(Vater 壶腹),开口于十二指肠乳头。

(2) 据统计胆总管和胰管两者汇合后进入十二指肠者占 81% 以上(各家报道不一),其余少数单独开口于十二指肠。

(3) 胆总管和胰管分别各自有乳头开口于十二指肠。

近年来随着胆道造影技术的发展,了解到胰胆管共同通道异常(anomalous junction of pancreatico biliary duct, AJPBD)与某些胆道疾病的发生有关。Babbit 指出,由于胰胆汇合部在十二指肠壁外的共同通道异常,而导致胰液反流入胆管是引起先天性胆管囊肿的主要原因,在先天性胆管囊肿中,多数可能存在 AJPBD,由于胰液的反流刺激可使囊肿癌变率增高。

10. 胆道的血供(bile duct blood supply) 胆道的血供来自肝右动脉、胆囊动脉、肝动脉、十二指肠上动脉、胰十二指肠动脉、胃十二指肠动脉等细小的分支,其中肝动脉、十二指肠后动脉等是主要的胆道血供来源。肝外胆管的血供可分为三个部分:

(1) 肝门部:左、右肝管的血供来自左、右肝动脉发生的细小分支,其中主要是肝右动脉、胆囊动脉的分支,这些分支在胆管的表面形成丰富的血管丛,并与胆总管下端的周围血管连成网,基本上是轴向的(图 28-17)。

(2) 十二指肠上部:包括肝总管及胆总管上段,其血供主要来自肝右动脉和十二指肠后动脉的分支,还有胃十二指肠动脉和门后动脉,这些血管沿胆管两侧行走,形成两条与胆管纵轴平行的胆管边缘吻合动脉,这两条血管有学者命名为 3 点钟和 9 点钟动脉(图 28-17),在胆管外科中有重要的临床意义。

(3) 胰部胆管血供:这一段指胆总管下段,血供来自十二指肠后动脉和胰十二指肠后上动脉,在肝外胆道中该段的血供较为丰富。

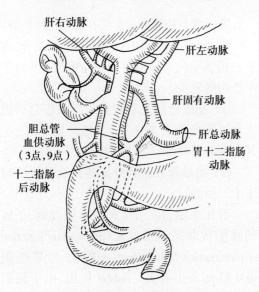

图 28-17　胆道血供

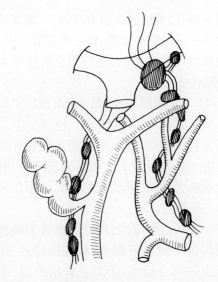

图 28-18　肝门的淋巴引流分为肝门、胆道链、肝动脉三部分,彼此间有淋巴管沟通

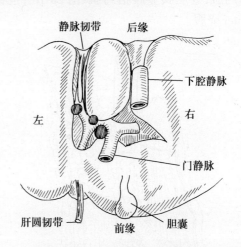

图 28-19　肝门左侧脉左支的关系

　　十二指肠上段胆管术中易受到损伤,由于胆管壁缺血,该段胆管成为术后狭窄的好发部位。因此,行胆肠吻合(或胆管端 - 端吻合等)时,不要过多的做胆管周围解剖,特别是胆管的两侧,以免引起胆管缺血。

　　胆道的静脉回流;胆管壁上的静脉丛可作为识别胆总管的主要标志,胆管壁上的静脉丛血液汇入与胆总管两侧即 3 点钟、9 点钟动脉(伴行的胆管旁静脉汇入胃右静脉及胰十二指肠静脉、胆管上方的静脉汇入门静脉或直接进入肝脏、胆囊静脉注入肝Ⅳ段开口于肝静脉,少数可直接注入门静脉)。

　　11. 胆道的淋巴引流(lymphatic drainage of the biliary tract)　胆道的淋巴引流特点与胆囊癌和胆管癌的根治性切除手术间有重要的关系。一般认为胆囊的淋巴引流至肝十二指肠韧带右侧的淋巴结,肝的淋巴引流至肝门区和肝十二指肠韧带左侧沿着肝动脉的淋巴结,在这两个系统之间有淋巴管沟通(图28-18,19)。胆囊癌早期有淋巴转移的特点,胆囊癌的第一站淋巴结一般认为是胆囊淋巴结和胆总管旁淋巴结。胆囊淋巴结通常接纳胆囊体左半部的淋巴回流,而网膜孔淋巴结接纳胆囊体右半部的淋巴回流。整个胆道的淋巴回流都经腹腔淋巴结、淋巴干、乳糜池而注入胸导管。在行胰十二指肠切除时,每见到胆管旁有较粗的淋巴管,离断时应当结扎,以免术后淋巴液外漏。

参 考 文 献

1. 黄志强 . 肝脏外科 . 北京:人民卫生出版社,1981,13-20
2. 蔡往享,袁凤娣 . 肝外胆道系解剖的临床意义 . 中华外科杂志,1988,9:523
3. 蒋彦永,冯玉泉 . 普外手术并发症与局部解剖关系 . 北京:人民军医出版社,1986,94-110

4. 章中春.胆囊动脉的外科解剖学.中华外科杂志，1965，3：123

5. Northover JMA and Terblanche J.A new look at the arterial supply of the bile duct in man and its surgical implications.Br J Surg，1979，66：379

6. 李荣祥等.肝外胆道血管解剖变异与手术防范.腹部外科，1999，12：6

第 29 章

梗阻性黄疸的围术期处理

Perioperative Management of Obstructive Jaundice

一、术前分析

黄疸的原因有溶血、肝脏受损及胆道机械性梗阻。前两种原因的黄疸主要采用内科保肝等治疗,后一种机械性梗阻多采用手术治疗,故又称为外科性黄疸。胆道梗阻可分为四种类型:

1. 完全性梗阻 如胰头癌、胆管癌、胆道手术时误结扎胆管、肝脏原发或继发肿瘤等。

2. 间歇性梗阻 如胆石症、胆管乳头瘤、胆管囊肿、胆道出血、十二指肠憩室、壶腹周围肿瘤等。

3. 慢性不全梗阻 可见于胆管狭窄、胆道吻合口狭窄、Oddie 括约肌狭窄、慢性胰腺炎等。

4. 区段性梗阻 肝内胆管结石、胆管损伤、硬化性胆管炎、胆管癌等。

引起梗阻性黄疸的原因很多。小儿梗阻性黄疸一般为先天性,也可由自身免疫缺陷、寄生虫病等引起。40 岁以上的梗阻性黄疸,约 40% 为肿瘤,15% 左右为胆结石,其余为肝炎和肝硬化。60 岁以上约 50% 为肿瘤,30% 左右为胆结石。

临床上对黄疸的诊断要注意以下三点:

1. 明确黄疸的性质 要仔细询问病史,认真进行体格检查和血生化检验,以确定是否为梗阻性黄疸。

2. 明确梗阻的部位 近年来影像设备及检查技术的发展,可以确定是肝内或肝外的梗阻。

3. 明确病变的性质 主要依靠病理检查确定。

(一) 血生化及免疫学检查(blood biochemical and immunological examinations)

正常人血清胆红素浓度为 2~17μmol/L,当血清胆红素超过 34μmol/L(2mg%) 时,可引起黄疸。梗阻性黄疸时胆汁不能进入肠道使大便呈陶土色,肠内无尿胆原和胆红素。血清胆红素增多使尿中出现胆红素,尿中无尿胆原。梗阻性黄疸使血清结合胆红素和总胆红素比值 >0.5,凝血酶原时间延长。

梗阻性黄疸时,血清和胆汁中免疫球蛋白发生变化,Ohshio 测定 32 例梗阻性黄疸患者的血液和胆汁中的蛋白与 IgG 含量增高,认为是胆汁与血液间渗透性增高及胆血屏障功能遭到破坏所致。Nagura 报道梗阻性黄疸血清 SIgM 和 IgG 均明显升高,梗阻解除后降低。有学者研究表明梗阻性黄疸患者细胞免疫功能受损,细胞介导免疫亦发生缺陷而致机体防御功能下降。

(二) 特殊检查(special inspection)

随着现代影像学诊断技术的发展,胆道疾病的诊断有了明显的改善。目前最常用的检查有:

1. 超声检查 腹部 B 超,尤其是腹部彩色超声图像清晰,分辨率高,是一种安全、快速、简便、经济而且准确的核查方法,是诊断胆道疾病的首选。

(1) 诊断胆道结石:胆囊内结石 0.2cm 以上,准确率达 95% 以上,肝外胆管结石达 80% 以上,肝内胆管结石 90% 左右的准确率。

(2) 鉴别黄疸的原因:根据胆管有无扩张,扩张的部位和程度,可对黄疸进行定位和定性诊断,其准确率可达 95% 左右。肝内胆管正常情况下 B 超不能显示,如肝内胆管显示,肝外胆管上段直径 >5mm,中下段 >10mm 表示胆管扩张。胆总管以上的胆管扩张提示胆总管下端或壶腹部有梗阻。如肝内外胆管无扩张,表示黄疸为非梗阻性。结石性梗阻呈强光团伴声影;肿瘤性梗阻呈不均匀的强回声或低回声影。

(3) 其他胆道疾病:如胆囊及胆管肿瘤、胆道蛔虫、先天性胆道畸形等。

2. 放射学检查

(1) 经皮肝穿胆道造影(percutaneous transhepatic cholangionraphy,PTC)　是在 X 线电视或 B 超监视下,经皮穿入肝内胆管,再将造影剂直接注入胆道而使肝内外胆管迅速显影的一种顺行性胆道直接造影法。可显示肝内外胆管病变的部位、范围、程度和性质,有助于诊断和鉴别诊断,不受肝功能和血胆红素浓度的影响。但其为有创性检查,可发生出血、胆汁漏和胆道感染等并发症,一旦发生应积极处理。另外,必要时可在造影操作同时行胆管引流(PTCD)等治疗。

(2) 内镜逆行胰胆管造影(endoscopic retrograde cholangio pancreatography,ERCP)　是在纤维十二指肠镜下通过十二指肠乳头将导管插入胆管或胰管内造影,对胆道疾病,特别是黄疸的鉴别有较大的价值。ERCP 可用于 Oddi 括约肌切开治疗、取石、置管引流胆道等,但也可诱发急性胰腺炎及胆管炎,术后应牢记注意观察。

(3) CT、MRI 或磁共振胆胰管造影(MRCP)　具有成像无重叠,对比分辨率高的特点,能清晰显示肝内外胆管扩张的范围和程度、结石的分布和大小、胆管梗阻的程度以及胆囊病变等。

CT 及 MRI 无损伤、安全、准确,主要用于 B 超检查诊断不清而又怀疑肿瘤的患者。三维螺旋 CT 胆道成像和磁共振胆胰管造影成像(MRCP)已逐渐代替 PTC 及 ERCP 等侵入性检查。

(三) 病理活检(pathological biopsy)

活体组织检查可确定梗阻的病因,可在 Bus、CT、PTC、ERCP 的导引下,或在腹腔镜或术中直视下来用细针穿刺吸引做细胞学检查(FNACD)。国内文献报道阳性率可达 90% 左右。

二、术 前 准 备

临床经验表明,梗阻性黄疸的患者肝功能情况、手术死亡率和并发症发生率关系密切,术前准备的好坏可直接影响到手术效果。

1. 改善凝血机制和提高血浆的蛋白水平　术前必须补充维生素 K,以纠正维生素 K 依赖凝血因子合成障碍,使凝血酶原活动度正常。每天补充维生素 K 20g 和适量维生素 B、C。对高危患者或兼有多种凝血因子缺乏者,应给予新鲜血浆。梗阻性黄疸的患者常有贫血和低蛋白血症,术前应输血浆、人血白蛋白及新鲜全血,使血红蛋白(Hb)达到 10~12g 方可考虑手术。

2. 术前胆道减压　深度黄疸的患者超过 150μmol/L 以上时可行 PTCD 或鼻胆管引流,经过 10~14 天的引流,血清胆红素降到一定程度后考虑手术。但胆道减压术对于有些患者效果不理想,又可引发相关并发症。因此,目前对术前胆道减压到仍有不同看法,有学者主张梗阻性黄疸的患者应做好充分的术前准备后,尽早手术解除梗阻。

3. 抗生素的应用　梗阻性黄疸的患者术后发生感染的机会增大,特别是曾经做过胆道手术或胆肠吻合的患者,胆汁中的细菌量增多,特别是厌氧菌增多,故一般在术前 3 天开始给予有效的抗菌药物。胆汁培养可作为进一步调整抗生素的依据。

4. 改善营养　长时间患有梗阻性黄疸的患者,常合并有营养不良,食欲减退,在短时间内很难经口服纠正。故对营养不良患者或需长时间的复杂手术者,应于术前 1 周开始给予肠外营养治疗,同时补给多种微量元素。

5. 纠正水、电解质及酸碱平衡失调　长期梗阻性黄疸的患者,因进食不良、分解性代谢、发热呕吐、行 PTCD 及鼻胆管引流导致大量体液的丢失,常有电解质缺乏、营养低下,如合并胆道感染时更加重水、电解质紊乱及代谢性酸中毒。因此,术前一定要纠正水、电解质及酸碱平衡的失调。

6. 阻塞性黄疸的急症手术　术前准备应在 5~8 小时内完成。术前准备主要是控制感染,纠正水、电解质紊乱,完成必要的常规检查项目,包括血常规、血气分析、床旁摄胸部 X 线片、心电图检查。需紧急处理的患者多是重症急性胆管炎并中毒性休克(多属于低排高阻型休克)。因此,入院后应迅速建立两条静脉通道,以平衡液为首选快速输入,在 3 小时内可输入 1500ml 左右,在补入晶体液后应给予右旋糖酐 -40 以维持血浆胶体渗透压并有利于改善微循环,并在扩容的同时注意纠正酸中毒。大量的临床经验证明,补充有效血容量及纠正酸中毒是这类急症患者术前准备的两个关键环节。

三、术后并发症及预防

梗阻性黄疸的患者除腹部手术后的一般并发症外,常发生以下严重并发症:

1. 肝功能衰竭　重度梗阻性黄疸的患者经手术创伤、麻醉及术中出血、低血压、缺氧及术后感染等综合因素的打击后,最终可导致不同程度的肝功能衰竭。

临床上最常见为术后 3 天或更长的时间,胆汁的引流量没有明显减少,引流胆汁的颜色变淡,其胆红素的含量与血浆相仿,黄疸不但未减退,反而逐日加深,血清转氨酶及胆红素明显升高,最后出现意识障碍等肝性脑病表现。

2. 应激性溃疡　多发生于 7~14 天,严重者发生于胃黏膜广泛坏死糜烂,溃疡形成,主要表现于胃十二指肠上段的消化道出血。

3. 肾衰竭　严重梗阻性黄疸患者术后最容易发生急性肾衰竭,这也是梗阻性黄疸术后死亡的主要原因。发病率在 5%~50%,死亡率在 25%~80%。患者主要临床表现为尿量进行性减少,同时出现氮质血症,尿素氮及肌酐逐渐升高,肾衰竭初期对利尿剂有反应,后期加大剂量也无疗效。

4. 多器官衰竭(multiple organ failure, MOF)　阻塞性黄疸患者术后最为致命的并发症是 MOF。临床表现多以肝功能不全为先,继之出现消化道出血和肾功能不全,老年患者最易发生肺功能不全。多器官衰竭实际上并非各器官同时发生,已发生衰竭的器官可影响到尚未发生衰竭的器官,一旦发生 MOF,各个器官相互影响引发恶性循环,最终导致凝血和代谢功能的衰竭。

预防措施:

1. 肝功能衰竭除肝细胞进行性损害外,有一重要的因素是感染。因此,预防和控制感染是主要环节,尤其是部分肝功能衰竭患者是以腹腔感染为首发症状。术后多次腹部 B 超观察可能有助于早期发现问题,并尽早采取措施。

2. 预防应激性溃疡　目前,有主张术前 1 天及术后常规给予雷尼替丁或西咪替丁至术后 10 天左右,伴有肝功能不全者最好应用雷尼替丁,因西咪替丁可能对肝功能有损害。

3. 防止肾衰竭　①应尽力减少内毒素的吸收及预防内毒素血症。术前可服用抗生素进行肠道准备或全肠道灌洗,以减少肠道细菌数。目前比较一致的意见是术前口服胆盐制剂,其作用机制可能是抑制细菌即肠道厌氧菌性革兰阴性杆菌的生长,以减少内毒素的产生,有直接抗内毒素的作用及使其内毒素的分子分解破坏。②合理的选用对肝肾没有毒性的药物,主要针对厌氧菌和大肠埃希菌的药物。③利尿剂的应用,对重度黄疸的患者,术中应用 20% 的甘露醇 250ml 以维持尿量,术后根据情况考虑是否再使用。Pain 指出围术期使用甘露醇能防止肾衰竭,与抗内毒素的药物合用效果更好。

4. 多器官衰竭(MOF)的预防和治疗　经验表明,MOF 的发生多与感染关系密切。因此,最好的预防和治疗是控制感染。一旦明确感染灶,应不失时机地进行引流手术。如已出现器官衰竭,应进行器官功能的支持,全肠外营养(toal parenteral nutrition,TPN)的支持更为重要。

参 考 文 献

1. 夏亮芳 . 阻塞性黄疸的诊疗进展 . 普外临床,1991,1:23
2. 崔忠邦,夏亮芳,王学建等 .B 型超声检测对阻塞性黄疸的诊断意义 . 普外临床,1991,5:309
3. 黄其鎏 . 磁共振成像术(MRI)在肝胆胰疾病中的应用 . 普外临床,1991,5:257
4. 黄志强 . 腹部外科基础 . 北京:人民卫生出版社,1988
5. Diamong T,Park RW. Perioperative Management of obstructive. Br J Surg,1997,84(2):147

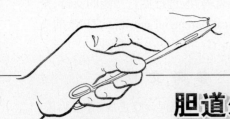

第 30 章

胆道外科的术前评估

Biliary Tract Surgery in the Preoperative Evaluation

作为肝胆外科医师，应对患者的手术，无论其大小、简便与复杂，都要结合患者的整体情况，全面分析病史和检查结果以确定诊断，综合考量，制订正确的治疗方案。

一、确定诊断与了解相关的重要脏器

胆道外科的发展是建立在现代影像学诊断水平大为提高的基础上。因此，要重视患者全身情况的了解，特别要注意有无胆道以外的脏器病变的存在。

1. 肝脏功能　胆道外科的患者都要做肝功能常规检查，注意蛋白质代谢、酶代谢、结合胆红素与总胆红素的比例，必要时应了解肝脏的解毒、排泄和免疫功能。临床上尚未出现黄疸患者，并不说明不存在肝内阻塞性病变。胆道梗阻较重的患者尤其合并有严重感染者，在内毒素血症和高胆红素的应激作用下，各脏器都可能发生微循环障碍、组织细胞缺氧、能量代谢失衡，需警惕术后发生肝功能衰竭。因此，为保证患者安全，只能先选择患者能承受的手术方式，必要时分期手术。

2. 肾脏功能　胆道疾病致肝功能损害的患者，也常导致肾脏的损害。患者可能黄疸持续不退，高胆红素血症加重内毒素血症，低蛋白质使腹水增加，少尿或无尿，继之氮质血症、高钾血症、肺水肿、肝肾衰竭而致死亡。目前认为肝肾综合征属于肾皮质缺血、血管收缩的功能性改变，缺血时间太长也会发生肾小管的病理性改变。临床上最好预防肝肾综合征的发生，如已发生，患者的病情将取决于肝功能是否能经手术或其他治疗好转，否则预后极差。

3. 心脏功能　胆道疾病可能与心脏病并存，以老年患者多见。在临床上常见到胆胰结石嵌顿或胆总管急性扩张时，可出现类似于心绞痛发作，经阿托品药物治疗或手术切除胆囊，胆管压力减轻后，类似心绞痛的症状可减轻。如心脏有以下情况时，择期手术应暂缓进行：①心力衰竭；②明显的冠状动脉供血不足，可能在麻醉及手术的过程中出现心源性休克；③近期内出现过心肌梗死；④严重心律失常；⑤急性心肌炎；⑥3 级高血压性心脏病。对心脏病患者施行胆道手术，应充分做好术前准备，并具备处理各种紧急情况的抢救设施，防止术中搏骤停。

4. 肺功能　胆道手术有多种因素可影响肺功能。如气管插管可使支气管分泌物增多，呼吸运动减弱，咳嗽乏力致使呼吸道梗阻、肺不张或肺部感染。胆道术后膈肌提高也可影响肺活量。对老年吸烟患者、慢性肺部疾病患者，为保证手术的安全，最好行以下检测及监护：①血 pH；②动脉血氧分压（PaO_2）；③动脉血二氧化碳分压（$PaCO_2$）；④肺 - 动脉氧分压（$A-aDO_2$）；⑤解剖无效腔量 / 潮气量（VD/V_2）等项的检测。

5. 糖尿病患者　糖尿病可累及多器官，

多系统的全身性代谢性疾病,胰岛素的缺乏,动脉和微血管病变是本病的突出表现。在手术、麻醉、感染、休克等应激状态下,体内胰岛素分泌受抑制,结果促进糖原分解、异生、血糖升高,组织对葡萄糖的利用降低,蛋白质和脂肪分解。手术的创伤可使血糖升高 1.12~2.07mmol/L。在糖尿病患者施行手术时,若没有充分的术前准备,则可能出现酸中毒和酮性昏迷。术前准备的目的就在于使患者血糖维持在 5.6~14mmol/L,尿糖维持在 +~++。急诊患者可根据血糖的水平给予胰岛素。如老年人或禁食过久,术中都可能发生低血糖,术前应适当给予葡萄糖(g),和胰岛素(U),其比例一般为 2.5~6∶1。同时,术中和术后均需要监测血糖。

Pitt 对胆道手术时潜在的危险提出 5 个临床因素和 10 个实验室检查的参数。5 个临床因素是:①年龄大于 60 岁;②近 2 周内有黄疸病史;③近 1 周内有发热、寒战;④48 小时内体温超过 38℃;⑤恶性疾病。10 个实验室参数:①血细胞比容 <30%;②白细胞计数 >10×10^9/L;③凝血酶原活性低于正常的 85%;④血清尿素氮 >7.5mmol/L;⑤血清肌酐 >114.9μmol/L;⑥胆红素 >17.1mmol/L;⑦碱性磷酸酶 >1.6μmol/L.s;⑧血浆白蛋白 <30g/L;⑨血清 AST>100U(>1667nmol/L.s);⑩血清 ALT>100U(>1667nmol/L)。临床实践中,胆道手术的危险因素还包括化脓性胆囊炎、化脓性胆管炎、多发性肝脓肿、胆源性败血症、免疫功能缺陷等。因此,要提高手术的安全性,术前必须全面了解和分析各种危险因素,做好术前准备,以减少和防止并发症的发生,促进术后康复。

二、术前准备与麻醉选择

(一) 术前准备 (preoperative preparation)

胆道外科手术的准备主要包括以下几点:

1. 详细的询问病史。

2. 全面系统的体格检查。

3. 除常规实验检查外,还应有血清胆红素、谷丙转氨酶及谷草转氨酶(GPT、GOT)、碱性磷酸酶、血浆蛋白应用维生素 K_1 的前后凝血酶原时间及活动度、HBsAg、甲胎蛋白(AFP)、血清钾、钠、氯、肌酐、尿素氮、血糖等项目的测定。

4. 心、肺、肝、肾等主要脏器功能的评估。

5. 预防性抗生素的应用。

6. 系统的仔细检阅各项影像诊断资料,以明确病变的部位、范围、性质,为实施手术方案提供依据。

7. 伴有其他疾病的胆道术前准备

(1) 伴有肝功能障碍的胆道疾病患者:目前比较公认的安全的术前最低指标为:血浆白蛋白不低于 35g/L(3.5g%),凝血酶原活动度不低于 60%;血清总胆红素在 170μmol/L(1.0mg%)以下;无腹水或仅有少量腹水,即肝功能 Child A~B 级。

(2) 伴有肝硬化的胆道疾病患者:Aranha 指出,伴有肝硬化的胆囊切除术比无肝硬化的胆囊切除术病死率高 10 倍。Glenn 报道择期胆囊切除术病死率为 0.3%~1% 以下,而有肝硬化的胆道手术病死率高达 7%~25%。死亡原因多为出血、感染、肝衰竭和 MOF。因此,术前准备工作的重点是严格掌握好手术适应证,尽可能避免急诊手术;必须急诊手术者,如条件有限可行胆囊大部切除或仅切开取石后行胆囊造瘘。这些方案应在手术前设定,以免术中不适宜的追求完美,将手术做得过大,给术后带来不必要的麻烦。

(3) 伴有高血压的胆道疾病患者:目前一致认为舒张压应控制在 110mmHg 以下,降压药服用至术前晚。如配有利尿剂,术前应停用,因利尿剂可引起低钾导致严重的心律失常和心肌收缩力下降。

(4) 伴有糖尿病的胆道疾病患者:麻醉、手术创伤、感染等因素都可使术后糖尿病加重。一般认为无并发症的糖尿病,血糖水平应控制在 8~9mmol/L 左右,尿糖维持在(+)

即可。

（二）麻醉选择（choice of anesthesia）

麻醉药物多在肝脏代谢并对肝细胞有一定的毒性。因而对于肝功能不全的黄疸患者，麻醉药及麻醉方法的选择应予重视。

深度黄疸的患者，迷走神经处于兴奋状态，胆道部位的手术操作可刺激腹腔神经丛，引起胆 - 心 - 迷走反射，使血压下降，心率变慢。严重者可诱发冠状动脉痉挛，导致心肌缺血缺氧，甚至发生心搏骤停。为预防其发生，术前可使用适量阿托品。严重的黄疸患者不宜使用琥珀胆碱（氯琥珀胆碱），它可使肌肉松弛时间明显延长而难以迅速恢复。

麻醉方法的选择，一般情况为：①全身麻醉；②持续硬膜外麻醉；③硬膜外加气管插管麻醉。无论采用哪种麻醉方法，对于复杂的胆道手术都应与麻醉医师沟通。

三、术式及相关问题分析

（一）选择术式（select operation）

严格掌握手术适应证，采用适当的术式是治疗胆道疾病最关键的决策。尽管经过各种检查，已初步做出术式选择及对患者手术耐受性的评估，但术中还应认真探查，最后确定手术方式。已有病变的胆囊应予切除。如术中扪诊或胆道造影确知胆管内有病变如结石、异物、狭窄以及寄生虫等，应切开胆总管探查。如有胆总管扩张或病史中曾有胰腺炎或黄疸，虽经造影未能确定病变性质，也应切开胆总管探查。如急性梗阻性化脓性胆管炎，患者情况又较差，宜先行胆囊、胆管引流抢救患者生命，而后再二期处理比较安全。胆总管下段良性狭窄行胆肠吻合术，恶性狭窄行胰十二指肠切除术，若 Oddi 括约肌狭窄行括约肌切开成形术。

肝内胆管结石的手术要求是解除梗阻，保护肝脏功能。

1. 清除结石　切开肝内胆管或左、右肝管汇合处，尽可能清除肝内胆管结石。

2. 处理胆管狭窄　切开狭窄的胆管并整形，行胆管、空肠 Roux-en-y 吻合术。

3. 肝段或肝叶切除　对复杂、局限、萎缩已失去功能的肝段、肝叶切除，去除感染和结石的病灶。

4. 置管进行术后冲洗、药物溶石、引流或经管道置纤维胆道镜取石。

由于肝内胆管结石的成因不明确，其治疗上目前仍然是个尚未完全解决的难题。

（二）手术问题（operation problems）

因胆道病变的复杂多样，即使手术前已多方面认真地评估和准备，仍有难以解决的下列问题：

1. 残留结石　特别是肝内胆管结石残留率高达 40% 左右，分析其原因：①由于病情危重，无法进一步仔细探查；②术中因出血较多，无法彻底取石；③结石部位在 2 级肝管以上，取净确实困难；④术中只注意到肝外病变，而忽略了肝内胆管；⑤由于胆管较细，不能伸入手指，金属探条可能从结石旁滑过，致使结石存留于远端胆管；⑥术者自认为已取净，术后经 T 管造影发现了残留结石；⑦由于胆管狭窄，病变复杂，不可能经手术彻底取净结石；⑧由于形成结石的因素尚未解决，术后一段时期胆管内又再生结石。

2. 胆道出血　有肝硬化并肝功能不良者以及凝血机制障碍的患者易发生胆道出血。

3. 胆道感染　多因胆管被结石或寄生虫等阻塞引起。胆肠吻合术后的逆行感染还有待进一步研究解决。

4. 遗漏肿瘤　多因几种病变共存，术前及术中漏诊，尤其是胆总管下段的狭窄，常有判断失误。

5. 胆道运动功能障碍　目前尚无确切的方法在术前或术中评估胆总管或 Oddi 括约肌在运动功能方面存在的病因和程度，使术后患者遗留症状。

参 考 文 献

1. 夏亮芳,王敬三,宋才贤等.肝内胆管结石,中华外科杂志,1983,21:330-331
2. 方善德,胆道外科理论与实践.郑州:河南科学技术出版社,1991,15-18
3. Greig JD, Krukowski ZH,Matheson NA. Surgical morbidity and morbidity in one hundred and twenty-nine patients with obstructive Jaundice. Br J Surg, 1988,3:216

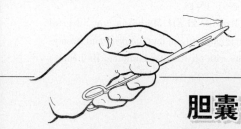

第31章

胆囊手术
Gallbladder Operations

第一节　胆囊造口术

多数情况下不应视胆囊造口术为简单的小手术。它有时可能是一个非常危急和困难的手术,特别是处于休克状态下或遇到胆囊位置深的体型肥胖的患者,有可能使外科医生术中处于困难的境地。虽然施行胆囊造口术的患者已逐渐减少,但它仍不失为有价值的治疗方法,可使患者安全的渡过危险阶段,为二期根治手术创造条件。

【适应证】

1. 对胆囊切除术有相对或绝对禁忌证者,如有严重的心、肺、肝、肾功能不全者。

2. 全身中毒症状严重,一般情况极差而不能耐受胆囊切除者。

3. 限于技术条件无力完成炎症水肿及周围严重粘连的胆囊切除术。

4. 作为梗阻性黄疸二期手术减黄的一种手段。

【禁忌证】

严重的心、肺、肝、肾功能不全或并有严重的中毒性休克。

估计胆囊造口术过程中即可能发生意外者,可经皮胆囊穿刺减压引流。

【术前准备】

同第28、29章节的术前准备。

【麻醉与体位】

一般采用局部或全身麻醉。取平卧位。

【手术步骤】

1. 切口　足以显露胆囊底部的右肋下切口即可。

2. 探查与分离　仅局限于胆囊底部的探查及分离可能发生的粘连,吸净腹腔渗液后保护好切口。

3. 显露胆囊底并以盐水纱布垫置于其周围。张力高的胆囊应先穿刺减压(抽出的胆汁液做药敏培养试验)或在荷包缝合中点用尖刀片切一小口,吸引管吸出胆囊内容物(图31-1)。

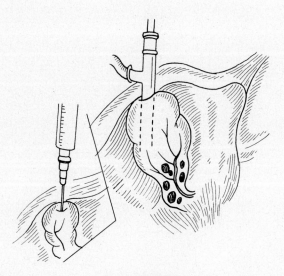

图31-1　胆囊造口术
左图示胆囊减压

4. 取石钳伸入胆囊内清除全部结石,如胆囊颈管有结石嵌顿,应将结石挤入胆囊内取出(图 31-2)。

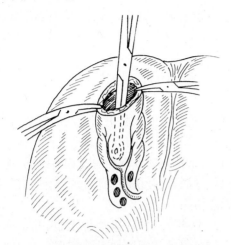

图 31-2　经胆囊底切口取石

5. 置入蘑菇头导管于胆囊内引流,收紧胆囊底处荷包线打结(图 31-3)。也可缝合 1 针固定导管于胆囊壁上以防滑落。为牢固起见,第一层荷包缝合后再行间断浆肌层缝合。

6. 经导管注入生理盐水冲洗,观察胆囊管是否通畅以及导管旁有无渗漏情况。在胆囊下方放引流管,腹壁另做切口引出固定。关腹。

【术中注意要点】

1. 胆囊造口应在胆囊底部,并与肝脏保持一定距离。

2. 分离胆囊粘连时勿将胆囊撕破,以防胆汁液溢出及出血。

3. 荷包缝合适中,结扎固定引流导管要可靠。

【术后处理】

1. 禁食、补液、注意水与电解质平衡。

2. 继续使用抗生素、并根据药敏试验结果调整药物。

3. 保持引流管通畅,必要时以盐水冲洗。

4. 原则上带胆囊造口导管 3 个月后行二期胆囊切除术,但应根据具体情况,从造口管注造影剂,了解胆囊管的通畅情况,证实有无结石。如为高龄患者造影证实无残留结石,或其他原因不适于胆囊切除者,可拔除胆囊造口引流管。

【主要并发症】

胆汁漏和腹腔感染　主要因荷包缝合不满意;或导管滑脱致胆汁流入腹腔,导致胆汁性腹膜炎;或胆囊管不通拔除造口管后,窦道经久不愈,并有脓性分泌物溢出或流出大量胆汁,这种情况多系胆总管下段有梗阻,应尽快手术治疗。胆汁漏入腹腔可导致肝下或膈下感染,形成脓肿,一旦确诊应在 B 超引导下穿刺引流,必要时开腹处理。

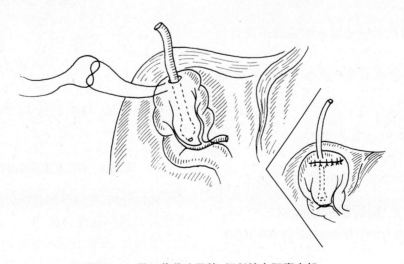

图 31-3　置入蘑菇头导管,间断缝合胆囊底部

第二节 胆囊切除术

一、概　　述

胆囊切除术是胆道外科最常见的手术,多数情况下手术比较规范,手术后远期效果也较满意。但由于局部解剖结构的特点及可能存在诸多解剖变异或病变的复杂,手术也存在一定风险。

【适应证】

1. 起病72小时以内有明确手术指征的急性化脓性、梗阻性或坏疽性胆囊炎的患者。

2. 有症状、反复发作的慢性胆囊炎,经B超检查提示胆囊壁增厚或胆囊造影证实无功能的患者。

3. 有症状的胆囊结石患者。

4. 胆囊隆起性病变,即直径在1cm以上的胆囊息肉或胆囊占位性病变怀疑胆囊癌者。

5. 胆囊炎症所致的胆囊内、外瘘及胆囊造口术后的患者。

6. 胆囊外伤性破裂者。

【禁忌证】

1. 慢性上腹痛,B型超声未发现胆囊异常。

2. 梗阻性黄疸病因未明确前不应盲目切除胆囊。

3. 并有严重的重要脏器功能不全,不能耐受手术者。

【术前准备】

同第28、29章节术前准备。

【麻醉与体位】

硬膜外麻醉或全身麻醉。取平卧位。

二、顺行胆囊切除术
cholecystectomy from the cystic duct

【适应证】

本手术方法是从胆囊管开始的胆囊切除术。适用于胆囊颈及Calot三角无明显炎症、水肿,局部解剖清楚者。优点为先处理胆囊动脉后在操作过程中出血少。

【手术步骤】

1. 先全面探查腹腔内各个脏器后,探查胆道,左手手指伸入肝十二指肠后方Winslow孔,拇指在其前方扪诊胆总管,了解有无增粗、有无结石。如发现胆总管内有结石,应先行胆总管取石,确认胆总管远端无梗阻后,再行胆囊切除。

2. 保护好切口,显露手术野,第1助手左手创口内手掌向下协助显露肝门区,同时用无损伤钳钳夹胆囊底部或Hartmam袋向下牵拉,使肝十二指肠韧带和Winslow孔清晰显露(图31-4)在肝十二指肠韧带右缘沿图中的虚线剪开肝总管与胆总管前腹膜(图31-5)。

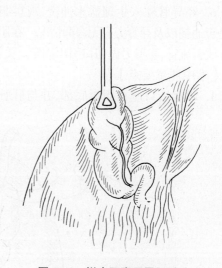

图31-4　钳夹胆囊显露温氏孔

钝性分离:先寻得胆总管后再找胆囊管,沿胆囊管两侧钝性分离(图31-6),胆囊管道充分显露后,距胆总管0.5cm处先用中号丝线结扎一道,暂不切除,在胆囊管的上方即Calot区分离胆囊动脉,胆囊动脉的变异多,

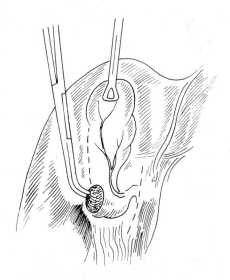

图 31-5 剪开十二指肠韧带胆总管、肝总管的前腹膜

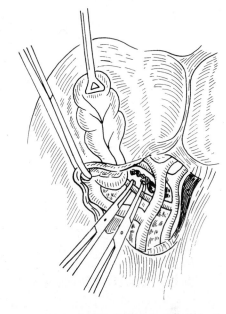

图 31-7 图示胆囊动脉从肝固有动脉发出,经肝总管后方进入 Calot 三角区再进入胆囊

扎(图 31-8)。距肝床 1cm 沿胆囊两侧切开胆囊浆膜(图 31-9)。从胆囊颈部向胆囊底方向游离胆囊,可用胆道剪,也可用电钩,如遇胆囊进入肝实质的管道应予结扎。胆囊床可不缝合,也可用细丝线缝合(图 31-10),使之浆膜化。

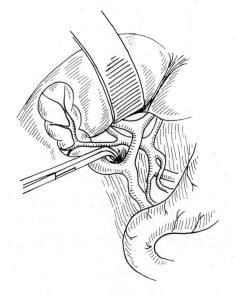

图 31-6 钝性分离胆囊管

可能 1~2 支、可能在左、右肝管或肝总管、胆总管前面或后面通过。正常在进入胆囊前,胆囊动脉分为两支或有各自的起点,由于胆囊动脉的变异,应注意辨别其走向,在确认进入胆囊壁后,靠近胆囊壁钳夹并切断胆囊动脉,近端双重结扎或缝扎(图 31-7)。

3. 进一步游离胆囊管,使之与胆总管、肝总管汇合处清晰可见,在原结扎处确认无误后,行可靠的双重结扎或贯穿缝

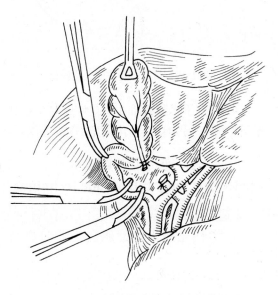

图 31-8 双重结扎或贯穿缝扎胆囊管

3. 胆囊颈部结石嵌顿致胆囊颈管与肝总管的汇合处关系不清,难以按顺行法切除胆囊者。

【手术步骤】

1. 用无损钳钳夹胆囊底,做牵引,距肝脏 1cm 处切开胆囊浆膜。从胆囊底部向胆囊颈方向游离胆囊,肝脏与胆囊之间的疏松结缔组织可用胆道剪或电钩切割(图 31-11),有血管及细胆管应结扎。

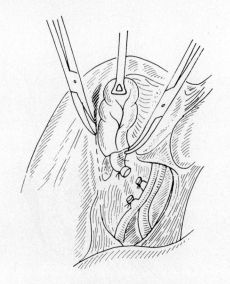
图 31-9 沿胆囊两侧切开胆囊浆膜

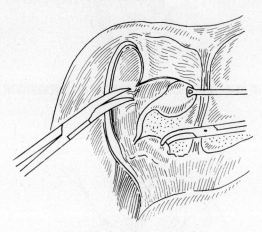
图 31-11 逆行切除胆囊

2. 分离胆囊周的粘连,如胆囊张力高时可先穿刺减压。当游离至胆囊颈时,向下轻轻牵引,在其上方即 Colot 三角区内寻找胆囊动脉,确认该动脉走向胆囊壁后,贴近胆囊壁上两把血管钳在其间切断结扎(图 31-12)。

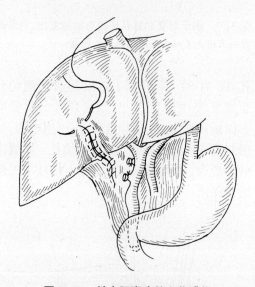
图 31-10 缝合胆囊床使之浆膜化

4. 冲洗手术野,Winslow 孔处放置烟卷引流(管),腹壁另做切口引出固定,逐层关腹。

三、逆行胆囊切除术
cholecystectomy retrograde technique

【适应证】

1. 急性充血水肿性胆囊炎并胆囊结石者。

2. 慢性纤维性粘连的胆囊炎,并胆囊萎缩 Calot 三角区解剖不清者。

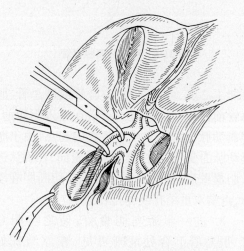
图 31-12 分离胆囊周围粘连

3. 胆囊动脉结扎处理后,在胆囊管和肝总管右侧之间隙内细心解剖,以显露出胆囊管与胆总管交汇处,距胆总管 0.5cm 处钳夹切断胆囊管,近端结扎两道或缝扎一道(图 31-13)。胆囊切除后残留的肝脏面浆膜可电凝止血或间断缝合。

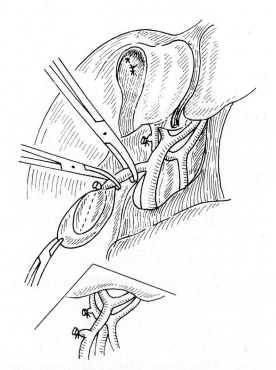

图 31-13 距胆总管 0.5cm 处切断胆囊管,近端结扎两次

逆行胆囊切除术的优点是对于炎症水肿致使胆囊三角区解剖关系不清的病例可减轻医源性胆管损伤。

胆囊多发性小结石可能在操作中进入胆总管,胆囊切除后应仔细触扪胆总管,如发现胆总管有结石样物,应行探查胆总管手术。

四、顺逆结合法胆囊切除术
combined forward-retrograde cholecystectomy

由于胆囊三角区内偶有异常胆管、肝管和血管走行,或因急性炎症、水肿、严重粘连致三角区的组织增厚,在手术解剖三角区时

难以判明胆囊管与肝总管及胆总管三者的关系。虽勉强能分离胆囊管及胆囊动脉,但仍有误伤胆管的可能时,即可选用该法切除胆囊,这不仅能有利防止术中胆管损伤,还可防止胆囊内的小结石在操作中被挤压滑入胆总管内。

【手术步骤】

1. 首先显露肝十二指肠韧带及 Winslow 孔,剪开胆囊三角区的腹膜,以钝性分离显露胆囊管,用直角钳穿过并带线先打一不扎紧的结做牵引,使其既防止胆囊内小结石因操作不当挤压滑入胆总管,又可预防万一误扎胆总管也不致因结扎过紧而损伤胆管的黏膜。牵引胆囊管尽可能先找到胆囊动脉,先将其结扎一道,如胆囊壶腹部与肝总管甚至右肝管粘连较紧,寻找胆囊动脉困难,可从胆囊底部开始即采用逆行法剥离胆囊。

2. 剥离胆囊到胆囊颈并靠近三角区时,对所遇到的囊状物要仔细辨认,如胆囊动脉预先结扎了一道,应提起结扎的牵引线再次确认无误后,再行双重结扎切断。

3. 此时胆囊已完全游离,仅余有胆囊管与胆总管相连,再次确认已结扎的胆囊管无误后,结扎加缝扎,以确保胆囊管残端的可靠缝闭。如胆囊壶腹与肝门粘连甚紧,无法分清胆囊三角区的解剖关系,为预防肝总管及右肝管的损伤,可保留粘连紧密的胆囊壁,对其保留的黏膜用电钩或刮匙搔刮,再用碘酊、乙醇及生理盐水渍净。

五、胆囊部分切除及黏膜烧灼
partial cholecystectomy, partial resection with mucous menbrane singe

【适应证】

1. 萎缩性胆囊炎因胆囊壁增厚,粘连致密,Calot 三角区有较多的瘢痕或有结石嵌顿在壶腹部或胆囊管导致三角区的致密粘连。

2. 胆囊脓肿、积液,可与周围组织致密粘连呈团块,切除胆囊可有损伤胆管的危险。

3. 肝硬化门脉高压的胆囊炎症,肝门支由丰富的血管侧支形成,分离胆囊和胆囊管可损伤门静脉的肝侧分支导致出血。

以上情况下可采用胆囊部分切除,即保留了胆囊后壁,术中不需分离解剖 Calot 三角。该手术方法不仅避免了强行切除胆囊可能造成的胆管损伤及出血,又可免去只完成胆囊造口术留下的二期手术。因此,对于难切的胆囊不失为一种有效而实用的方法。

【手术步骤】

1. 麻醉、体位、切口均与胆囊切除术相同。

2. 充分显露胆囊后,从胆囊体部或颈部开始切除胆囊壁,吸净胆汁,取净结石。可用探针探明胆囊管的走行及开口部位。此时,为防损伤胆管,可留置探针在胆囊管内作为标志。

3. 从胆囊底向胆囊颈方向紧贴肝面全层剪开,直至胆囊管开口处。把游离的胆囊前壁全部切除后,仅留存于肝床上的胆囊后壁之黏膜搔刮后,再以碳酸、乙醇、盐水擦拭,然后可靠缝闭胆囊管口,或荷包缝扎。对合并有肝硬化门脉高压的患者,创面要彻底止血。

胆囊床处放置引流管及烟卷引流。

【主要并发症】

1. 切口或肝下感染　多为引流不畅或术后污染。

2. 胆囊切除术后综合征　多发生在胆囊管残端遗留过长或胆囊管残端遗留结石。

3. 胆汁漏　多因胆床有迷走小胆管开口于胆囊后壁,或胆囊管口封闭不严导致胆汁积聚于肝下。量少可吸收或引流出。量多可导致胆汁性腹膜炎,需手术处理。

六、胆囊切除术的术中注意事项 precautions in cholecystectomy

1. 胆囊动脉的处理　在胆囊切除术中,由于多种因素可导致胆囊动脉出血。因胆囊位置深,一旦胆囊动脉出血手术野可被血液淹没,此时的胆囊动脉多缩至肝总管旁或在其后方,此时切不可盲目钳夹止血或缝扎。一般的胆囊动脉出血不很凶猛,可用纱布压迫;如出血很猛,术者可用左手示指在肝十二指肠韧带后,拇指在前控制出血。吸净积血后,直视下看清出血部位给予钳夹可靠止血。

手术中,先处理胆囊动脉还是胆囊管都不是绝对的,应根据解剖情况及术者经验而定。

2. 胆囊三角区内除胆囊动脉外,还有肝右动脉、右肝管及右门静脉支,这三支管道(笔者称肝门区的肝管或胆总管、肝固有动脉、门静脉这三管为主三管,左三管或右三管即为左或右的肝管、动脉及门静脉支)绝对不能切断。为避免损伤,凡在肝总管右侧除了确认进入胆囊壁的胆囊动脉外,不能结扎、切断任何穿过胆囊三角区内管道。

3. 在分离胆囊的过程中,注意勿深入胆囊床,将肝组织撕伤。一旦肝面出血,需纱布压迫、电灼或缝合。由于肝与胆囊之间有交通胆管或副肝管开口于胆囊,在分离胆囊时遇有可疑的韧性管道应结扎,必要时缝扎。

4. 萎缩的胆囊及胆囊三角粘连致密者应行胆囊部分切除,必要时术中可行胆道造影(尽可能通过胆囊管造影)。

5. 医源性胆管损伤是胆囊切除术的严重并发症。林守诚等报告发生率为 0.3%;Moossa 等报告美国每年有 2250 例的医源性胆管损伤,由胆囊切除术引起的占 5%。发生的原因有:①切口过小,显露不佳;②胆囊三角区解剖关系不清;③对术中出血盲目钳夹或缝扎;④术中未行胆道造影;⑤术者的经验欠缺或助手配合不当等。

避免胆管损伤的关键在于术者要认真遵守手术操作规范和步骤,熟悉肝外胆道的解剖和变异,尤其应熟记胆囊三角的结构特点。

第三节　重视开腹胆囊切除术

自从 1882 年 Langenbuch 首例施行胆囊切除术获得成功以来，胆囊切除术一直是治疗胆囊结石理想手术。胆囊结石的发病率有增多的趋向，胆囊切除术是腹部外科中常做的手术之一。1987 年 Mouret 首例施行腹腔镜胆囊切除术(laparoscopic cholecystectomy, LC)获得成功。之后，在腹腔镜胆囊切除术的兴起和微创外科思潮的影响下，小切口胆囊切除术(mini-cholecystectomy, MC)的出现，使传统的开腹胆囊切除术治疗胆囊结石已不再是金标准。胆囊手术毕竟是一个较为复杂、有潜在危险性的手术，在医疗设备和技术发展尚不平衡的状况下，无论用什么方法行胆囊切除术，均有可能发生胆管损伤、出血、胆瘘等严重并发症。Andren-Sandberg 报告瑞典 51 个医院 65 例医源性胆管损伤，胆囊切除术误伤胆管率为 0.2%，国内报道医源性胆管损伤的发生率在 0.3% 左右。据有关资料，瑞典的肝胆外科医师要求做好 100 例胆囊切除术的助手后，方才允许主刀施行胆囊切除术。如何才能做到安全、有效、准确解决患者的痛苦，一直受到国内外学者的高度重视。

在我国当前的情况下，由于经济和科技卫生事业发展的不均衡，在广大的基层卫生医院中，开腹手术仍是胆囊切除术的主流。重视开腹胆囊切除术的目的在于：①提高手术疗效，减轻并发症；②熟练掌握开腹胆囊切除术是做好任何一种胆囊手术所应具备的基础技能；③随着设备和技术的改进和发展(如 LC 等的普及)，今后的开腹胆囊手术渐趋减少，因此，尤应掌握好胆囊手术的规范操作并总结经验。

一般情况下，开腹胆囊切除术难度并不大，但手术无论采用顺行、逆行、顺逆结合及胆囊大部切除等方法都有潜在的危险性，关键是术者要审慎对待每一次手术，才能防患于未然。

1. 胆囊切除术的第一个关键步骤是解剖胆囊三角　胆囊三角内有重要的解剖结构(图 27-13)，而异常的解剖结构和病理改变在此处较常见。胆囊动脉异位起始和行程、各种类型的异常副肝管、胆囊管的解剖变异，以及急性和慢性炎症改变、肿大淋巴结、胆囊结石嵌顿于胆囊颈处，这些解剖学及病理上的种种因素，无疑增加了手术难度。术者应熟知此等变异，并在术中仔细操作。尤应注意胆囊颈的嵌顿性结石，可使胆总管、肝总管和胆囊管紧密粘连，术中在牵引胆囊时可因肝总管或胆总管酷似胆囊管而被误伤。

2. 处理胆囊动脉是第二个重要步骤　约有 30% 的人有 1 支以上的胆囊动脉，并部分来源于异位起始的肝右动脉，其中它又通过胆囊三角并可能与胆囊管伴行，在靠近胆囊壁后才分出胆囊动脉，因而手术时可能将肝右动脉误认为胆囊动脉而被结扎切断。肝右动脉的管径较粗、血流量大，故在胆囊手术时，遇有粗大的"胆囊动脉"时，必须顺动脉向胆囊解剖，直至认清进入胆囊后再行结扎、切断。处理胆囊动脉出血常发生于两钳之间切断时，血管钳的松脱或助手配合不融当而滑脱出血，也有血管钳的牵引不当致撕裂胆囊动脉出血。因此，最好先结扎胆囊动脉，之后再钳夹、切断。

3. 切除胆囊与胆囊管的处理是最后的重要步骤　无论是顺切或逆切都有可能误伤胆管。必须注意每个细节。从胆囊窝分离胆囊时，要保持正确的解剖间隙，在临床上留下一薄层纤维组织，若深入至胆囊板处分离，可伤及门静脉支和肝管，致使术后渗血和胆汁积存。伤及副肝管较常见，损伤的发生率可达 10%~20%，主要在右侧。肝 - 胆囊的交通管的解剖较常见，故对所有粘连的管道样

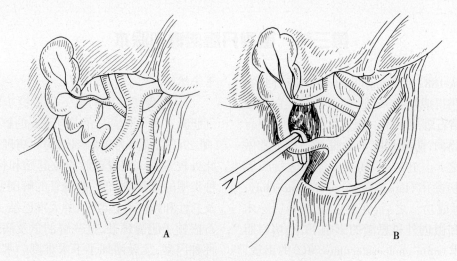

图 31-14 胆囊动脉、胆囊管、肝总管和胆总管

组织均应结扎切断,以免术后渗漏胆汁。对
较粗的副肝管应保留。在切断胆囊管之前,
必须辨清胆囊管与肝总管及胆总管之间的
关系(图 31-14),只有确认胆囊管与肝总管,
胆总管的解剖关系后才可钳夹切断,这是避
免医源性胆管损伤唯一可循的原则。结扎胆
囊管时不做牵引,要松弛,残留的胆囊管在
0.3~0.5cm 为宜。不要追求理想的残端长度
而做过多不必要的分离,特别是伴行型及螺
旋型汇合的胆囊管,过多的分离不但可能损
伤胆总管,还可引起胆管缺血,甚至导致后期
胆总管狭窄。只要胆囊管无炎症和残留结石,
略长的胆囊管残端一般不引起临床症状。

4. 关于小切口胆囊的切除术 笔者开
展了 300 余例 4~6cm 长的小切口胆囊切除
术(MC),未发生医源性的胆道损伤和严重的
并发症(曾发表文献报道)。随着社会的进步,
技术的创新和发展,小切口胆囊切除术既经
济又实用,可在具备一定条件的医院开展施
行。但施术者要具备以下条件:

(1) 有多年的常规开腹胆囊切除术(OC)

的经历和经验。

(2) 严格掌握手术指征和适应证。

(3) 熟悉肝胆外科的解剖及其变异。

(4) 有良好的操作技巧和应变能力。

(5) 与麻醉师密切合作,给予良好的腹
肌松弛,以利显露术野。

(6) 不要盲目追求小切口的完美,当遇疑
难危境时,应当机立断,延长切口,从容手术。

参 考 文 献

1. 黄立强. 腹部外科基础. 北京;人民卫生出版社,
   1988
2. 吴孟超. 腹部外科学. 上海;上海科学技术出版
   社,1992
3. 方善德. 胆道外科理论与实践. 郑州:河南科学技
   术出版社,1991
4. 林守诚,孟承伟. 胆囊切除术中胆管损伤 10 例分
   析. 实用外科杂志,1984,4(5):268
5. Mossa AR. Mayer AD and Stabile B. Iatrogenic inJury
   to the bile dout. Arch Surg, 1990,125(8):1028
6. 李荣祥等. 大小切口及腹腔镜胆囊切除术对比分
   析. 肝胆外科杂志,1998,6:2
7. 李荣祥等. 胆囊切除术 500 例临床分析. 普外基
   础及临床杂志,1996,3:3

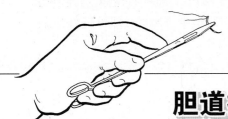

第 32 章

胆道探查造口术

Exploratory Chlledochostomy

第一节　胆道探查术

一、概　述

胆总管分为四个部分(图 28-15),即胆囊管开口于胆总管起至十二指肠降段中部与胰管共同开口的内侧壁,分为十二指肠上段、十二指肠后段、胰腺段、十二指肠壁段。邻近为重要的组织结构(图 32-1)。

胆总管手术为肝胆外科最常应用的手术之一,胆囊结石继发的胆总管结石、胆源性胰腺炎、原发性胆管结石、肝内胆管结石、胆管良性狭窄、胆管癌等都需要施行复杂的胆总管手术。胆总管手术即涉及下段至 Oddi 括约肌及胰腺病变,又涉及肝门、肝内胆管病变的诊断及治疗。如胆囊切除术后综合征常是遗留胆管下段病变或原发性肝内胆管结石手术时,胆总管探查切口应向上高位切开,尽可能在直视下显露出左、右肝管开口及尾叶胆管开口,从而进行相应的处理(图 32-2)。

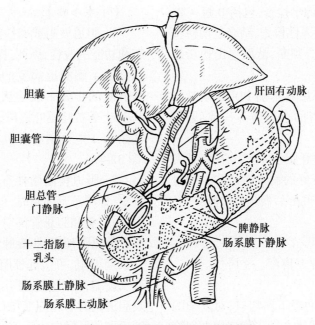

胆囊

肝固有动脉

胆囊管

胆总管
门静脉

脾静脉
肠系膜下静脉

十二指肠
乳头

肠系膜上静脉

肠系膜上动脉

图 32-1　肝外胆管与其邻近结构的解剖

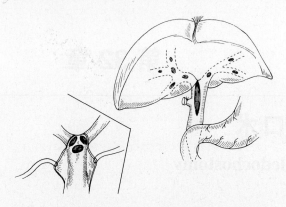

图 32-2　经胆总管高位切开直视下显露左右肝管及尾叶开口

全面的胆总管探查包括：①术中胆管探查；②手术中胆道造影；③胆总管切开探查等。

【术前准备】

1. 详细了解病史　胆道疾病的患者多有长期反复发作的病史，要询问每次发作的症状、黄疸持续的时间和治疗情况等，如有胆道病史，需了解手术的方式、术中情况及病理诊断，术后的 T 形管造影摄片是重要的资料。

2. 检测心、肺、肝、肾功能及血生化等。

3. 酌情选用影像学检查，包括 B 超、CT、MRI、MRCP 等非侵入性检查，结合近期检查资料，认真分析、综合判断，从而得出初步诊断，确定手术方案。

4. 梗阻性黄疸患者术前 PDCD 减黄问题，目前国内外学者的意见尚不一致（见第 28 章）。

5. 预估复杂的肝胆手术术中有大量失血的可能，为保证良好的输液通道和必要时快速输血补液，可于麻醉后做颈内静脉穿刺，经深静脉置管备用。

【麻醉与体位】

硬膜外麻醉或全身麻醉。平卧位。

【切口】

一般都选用右肋缘下斜切口；对复杂的肝内外胆道手术则扩大右肋下切口向上切除

剑突或行人字形切口，可左右延伸，必要时切除 1~2 根肋骨（很少进胸腔），即可良好地显露术野（图 32-3）。

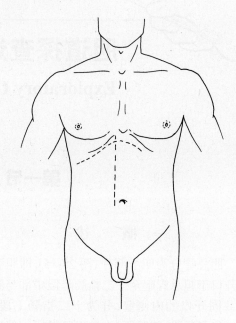

图 32-3　肋下切口可向内外延伸

二、肝脏的探查
exploration of the liver

【手术步骤】

1. 胆道梗阻或炎性病变，常引起肝脏形态和功能的改变，因此，探查肝脏的形态变化是全面了解胆道病变的重要组成部分。探查肝脏的步骤一般是从肝脏的膈面、脏面、肝左叶至右叶逐叶逐段进行，术者用拇指及其余的 4 指分别在肝膈面及脏面进行探查（图 32-4）。

2. 胆道梗阻常伴有肝脏形态和色泽的改变，如肝总管梗阻时，可见肝脏左右叶都肿大，而胆囊和胆总管都空虚；胆囊管与肝总管汇合部以下梗阻，胆囊肿大；如左侧或右侧肝管长期梗阻，可引起梗阻侧的肝叶纤维化改变及萎缩，而对侧的肝叶呈代偿性肥大，肝门及胆道同时有相应变位（图 32-5）。左肝叶萎缩后可使肝门向内上缩，肝外胆管被拉长，可

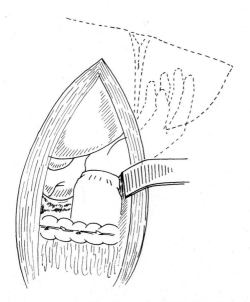

图 32-4　术者右手伸向左上腹检查肝左外叶

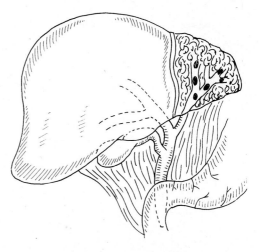

图 32-5　左肝外叶萎缩
右肝代偿肥大,肝门向左移位

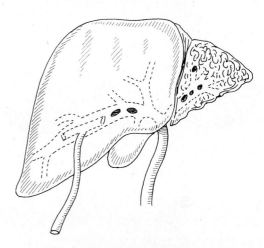

图 32-6　左肝外叶萎缩
肝门上缩梗阻,右前叶胆管扩张,经右前叶 T 形管引流

引起高位胆管梗阻,特别是右前叶胆管向右前下方明显扩张及伸张。由于胆管的走行是病理性的改变,这种情况时从肝门引流胆管液很困难,难以达到通畅的引流目的。此时经右肝引流右前叶胆管下段支可达到良好的效果(图 32-6)。

3. 右侧肝胆管的长期梗阻及感染,可引起右半肝严重的纤维化及萎缩,左肝外叶呈明显代偿性肥大,可导致肝门胆管向右侧或右后外旋转复位,胆囊也随之移位,一般的上腹切口很难显露和切除胆囊。肝门的旋转移位不仅是胆管,而门静脉、肝动脉同时伴行,此时的肝动脉及门静脉可在前面,胆管的显露困难,应小心将肝动脉牵向内侧,以显露胆管。还需注意肝十二指肠韧带内的大血管(图 32-7)。

4. 肝胆管多处狭窄及结石的患者,肝叶肝段多处纤维化及萎缩,相应的肝段代偿性肥大,肝脏完全失去正常形态,同时肥大的肝叶挤压肝门而继发门静脉高压,因而肝总管、左右肝管的显露、切开、整形,胆道与肠道的重返手术是十分困难,有时难以完成(图 32-8)。

三、肝外胆道探查
exploration of the extra-hepatic bile duct

1. 进腹后向上牵拉腹壁切口及肝脏,分离结肠、十二指肠或大网膜与肝脏的粘连,肝门区和胆囊的粘连,即可显露肝门及肝十二指肠韧带和温氏孔(图 32-9)。

2. 对于再次或多次胆道手术的患者,入腹后应首先分离腹部切口,大网膜与胃十二指肠的粘连,然后再紧贴肝脏前叶下缘,逐一

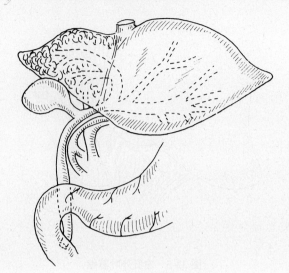

图 32-7　左肝萎缩肝门变位

门静脉、肝动脉移向前方

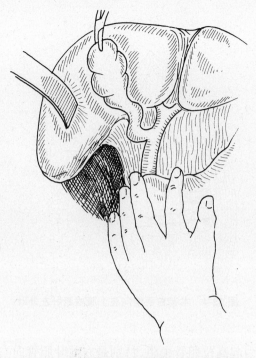

图 32-9　牵拉起肝右叶及胆囊,向下牵压肝

十二指肠韧带,肝外胆道可得到良好的显露

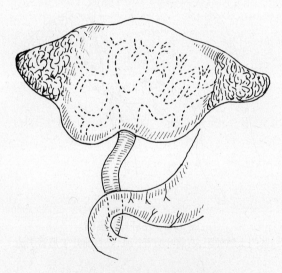

图 32-8　肝右后叶、左外叶萎缩

肝呈球形肥大,肝门胆管上缩

3. 游离肝结肠韧带,使结肠肝曲向下分离,在十二指肠旁侧的腹膜行 Kocher 切口,向内侧充分游离十二指肠二三段连同胰头部向内侧分离,直达下腔静脉前面。

4. 充分的游离显露胆总管上、下段后,术者的左手拇指在前,其余 4 指在后,从肝门逐一从上到下扪查,直达十二指肠后段及胰腺段胆管至壶腹部(图 32-10,11)。

四、术中胆道造影
intra-operative cholangiography

经术中胆道探查,一般情况下可以对胆道手术制订一个合理的方案。当有以下情况时应做术中胆道造影;①术中探查发现的情况与术前影像诊断不相吻合;②手术探查难以确定胆总管内有无结石和胆道病变;③对复杂的胆道手术和再次手术的肝内外胆管结石,对胆管狭窄及结石的分布,术前的影像资料和术中探查尚未清楚,特别是缺乏清楚的

分离肝脏与大网膜、结肠、十二指肠、胃等形成的广泛粘连。在分离粘连时应紧贴肝脏,不致伤及肠腔。如遇致密的粘连可在肝包膜下分离,由浅入深直达网膜孔及肝十二指肠韧带,其外侧的管状结构为胆总管,可扪及搏动的肝动脉,其外侧为胆管,其后为门静脉。特别要注意在分离温氏孔前后的粘连时,勿损伤下腔静脉。

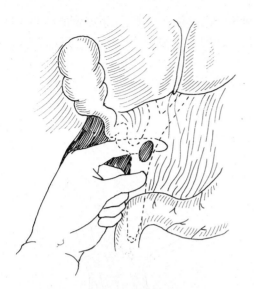

图 32-10　探查胆总管上段

术前胆道造影资料。

术中胆道造影术常用者有：①经皮肤肝穿刺胆道造影术（percutaneous transhepatic cholangiography，PTC）；②胆囊切除经胆囊造影术；③经胆管穿刺造影术；④术中经 T 形管

造影术。

为求术中获得清楚的肝内外胆管显影，以上方法可根据不同需要加以选择，为决定进一步的手术方案提供可靠依据。

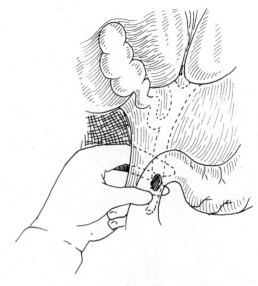

图 32-11　探查胆总管下段及胰腺头部

第二节　胆总管探查造口术

根据术前影像诊断资料，结合手术中对肝脏及肝外胆道探查和术中胆道造影资料，对胆道的情况已有全面的了解，但最终决定手术的方式还取决于胆道切开探查的结果。

【适应证】

1. 有胆绞痛及黄疸史。或存在肝内外胆管结石者。

2. 胆囊有多发性的细小结石，但胆囊管通畅者。

3. 有胆道蛔虫症，有黄疸、发热等化脓性胆管炎症状，术中抽出的胆汁有感染者。

4. 有反复发作的胰腺炎，胰头有肿大者。

5. 术中扪及胆管内有异物或结石者。

6. 一侧肝叶有纤维化，硬性结节及纤维萎缩者。

7. 有胆绞痛、黄疸并胆道出血症状者。

8. 原发性肝癌伴黄疸手术需探查胆道者。

【麻醉与体位】

同胆道探查术。

【手术步骤】

1. 充分显露胆总管后，在网膜孔内填塞一大纱布，以防胆汁流入并潴留于小网膜囊内。

2. 在胆总管前壁的两侧用 3-0 细线各缝 1 针为牵引线，在两线间穿刺抽得胆汁后确定为胆管；观察胆汁的颜色、性状等，并将胆汁送细菌培养和药物敏感试验。在两牵引线之间以尖刀小心切开前壁胆管，以胆道剪上下扩大胆管切口长达 1.5~2cm，胆管壁出血点用 3-0 细线缝扎止血，暂不剪断，留做牵引（图 32-12，13）。

无狭窄以及狭窄程度。如果尿管能顺利通过，则表明胆管下段无狭窄，如 8 号尿管不能通过则表明胆总管下段可能有梗阻或狭窄（图 32-14~17）。

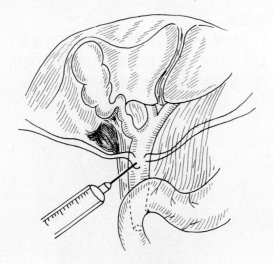

图 32-12　行胆总管穿刺抽胆汁

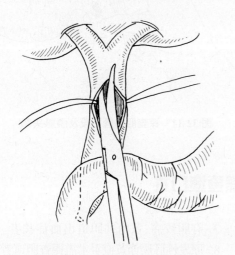

图 32-13　向上、下剪开胆总管

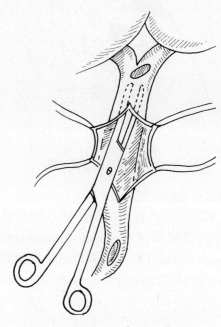

图 32-14　切开胆总管，取石钳取石

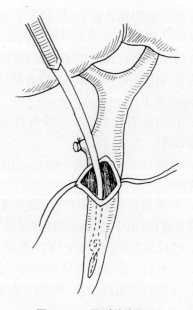

图 32-15　用刮匙掏取石

3. 用胆道取石钳经胆总管切口取出所见的胆总管结石后，再行全面的胆道探查，根据不同的病因和术前诊断探查应有不同的要求、目的和重点。对一般的胆囊结石继发胆总管结石重点探查胆总管内有无结石，胆总管下段有无狭窄。注意结石的性质和数目是否与术前胆道 X 线检查片相一致，胆固醇结石多为胆囊结石所继发，而胆色素样结石常来源于肝胆管的原发性胆管结石，后者应注意探查肝内胆管及肝脏病变。先用导尿管试探胆管下段，比用金属探条易于判明下段有行胆道下段探查及扩张时,切忌强行用力,以免形成假道或引起胆道损伤并发十二指肠肠瘘等严重并发症。胆管下段病变探查明确后,继续对肝总管及左、右肝管探查有无结石及狭窄(图 32-18,19)。

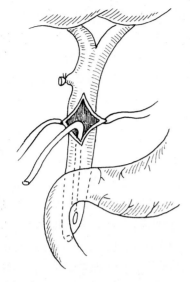

图 32-16　用胆道扩张器探查管下端

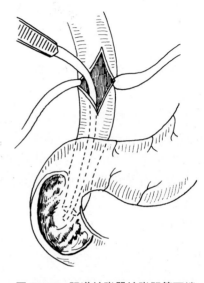

图 32-18　胆道扩张器扩张胆管下端

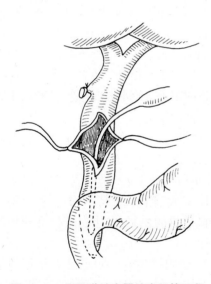

图 32-17　用胆道扩张器扩张胆管下段

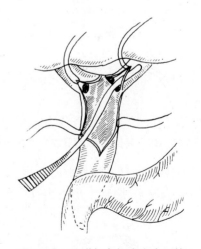

图 32-19　胆道探条探查左右肝管

4. 用金属 5 号探条(5mm)扩张器探查胆道下端,若受阻不能进入十二指肠时将扩张器稍用力推进,当有阻力突然消失感,说明已进入十二指肠并可在十二指肠扪及扩张器探头,此种情况多为乳头部轻度狭窄(即为膜样狭窄),可逐一更换扩张器至 6 号或 7 号。如 5 号扩张器不能通过胆道下段,可改 3 号,仍不能通过,表示胆管远端有严重狭窄。在

5. 如有高位胆管狭窄如肝总管或左肝管开口狭窄,多由原发性胆管结石反复引起胆管炎症,致使狭窄以上的胆管充满结石,必须切开狭窄的肝管取出结石,之后进一步探查肝内胆管取石(图 32-20)。

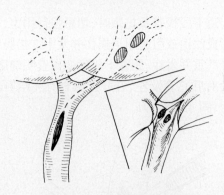

图 32-20　切开左肝管的狭窄
探查左肝管

6. 如左、右肝管开口处有结石阻塞时，直视下用取石钳或刮匙尽可能的取出结石，进一步探查右前叶、右后叶、左内叶及左外叶胆管内有无结石及狭窄，如有结石应尽量取净（图 32-21）。

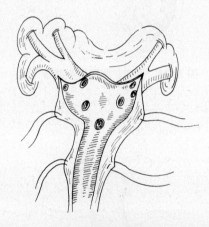

图 32-21　切开高位胆管、显露左右肝内胆管

7. 胆总管经切开探查取石术后，应常规行胆总管引流术，胆管 T 形引流管应根据不同的部位和需求剪成不同的形状，引流胆总管者短臂各留 1.5~2cm，正对长臂中央应剪一小孔，便于通畅引流和拔除。如胆管较细或有泥沙样结石，短臂可剖开（图 32-22）。如左肝管狭窄或取石术后，引流胆总管的同时需引流左肝管，T 形管的短臂一侧略长并置于左肝管内，如胆总管引流双侧肝管，则可用 Y 形管长臂从吻合的空肠引出（图 32-23，24）。

8. 缝合胆总管切口　胆管壁较薄者选用 3-0 可吸收缝线缝合胆管切口，力求对合整齐及全层缝合，注意是否有 T 形管的短臂特别是在肝管内有无扭曲，缝合完毕时注射生理盐水，观察有无漏水，如发现有渗漏应加固缝合以达到不再渗漏为止。

9. 清理腹腔及手术野，观察无渗血及胆汁漏后，用大网膜置于胆床及 T 形管周围，以防止胆床、肝门与十二指肠致密粘连和 T 形管直接压迫十二指肠。促使 T 形管与腹壁形成完整的窦道，以利拔 T 形管时顺利，不致形成胆汁性腹膜炎。

置放腹腔引流管，与 T 形管分别做皮肤切口引出固定。关腹。

【术后处理】

1. 禁食、输液，维持水、电解质平衡　必要时输适量的血浆，白蛋白及护肝药物等综合治疗。

2. 使用抗生素　胆道感染常见的细菌是大肠埃希菌、克雷白杆菌、肠球菌、变形杆菌及厌氧杆菌等。术中做胆汁药敏试验，术

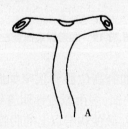
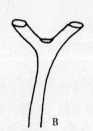
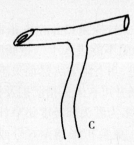

图 32-22　引流管
A. T 形管；B. Y 形管；C. 剖开短臂 T 形管

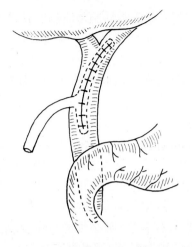

图 32-23　T 形管的一侧短臂置入左肝管

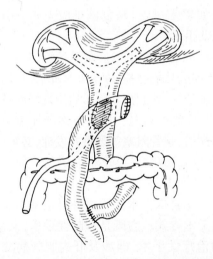

图 32-24　Y 形管置入左右肝管,长臂从胆管空肠吻合处引出

后根据药敏结果选用抗生素。

3. 保持胃肠减压通畅　48 小时后肠道功能恢复,肛门排气后可逐步进食,拔除胃管。

4. 腹腔引流　术后合理使用腹腔引流物能有效防止腹腔感染并发症。

5. T 形管的处理　每日注意记录引流胆汁的量、色泽、混浊度等。术后引流胆汁应再做细菌培养及药敏试验。胆汁量术后 2 天左右减少,逐渐到 500ml/d 左右。术后 7~10 天随着胆道炎症的减轻,胆总管下端的水肿消退,大部分的胆汁经胆管进入十二指肠而引

出的胆汁更少,胆汁色泽澄清。此时可进食以后夹管 2 小时,逐渐改为白天夹管夜间开放,如患者无不适可转为全日夹管 3~5 天,如无不适,多提示胆道引流通畅,可做拔除 T 形管的准备。

(1) 为了解胆道及下段情况,经 T 形管行胆道造影。

(2) T 形管拔管指征:①术后全身情况良好;②术后 2~3 周以上;③全日夹管 3~5 天无不良反应;④ T 形管造影下段无狭窄,无胆管内残余结石;⑤可见 T 形管窦道影完全形成,即可拔除 T 形管。

6. 对复杂胆道手术或特殊情况,T 形管可留置 3 个月左右或更长时间。如胆囊切除术引起的胆总管横断伤,术中行胆总管对端吻合术,用 T 形管做支撑引流胆管(图 32-25),或近端胆管与空肠端 - 侧吻合的 T 形管支撑引流(图 32-26)。如 T 形管留置时间过短可致术后胆管狭窄。

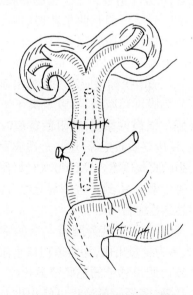

图 32-25　T 形管支持引流胆管

为防止 T 形管拔除后并发胆汁性腹膜炎,特别是全身情况差的患者以及 T 形管造影窦道还未完全形成者,T 形管拔除后,即刻从原窦道处置入尿管引流 20 天左右,可防止

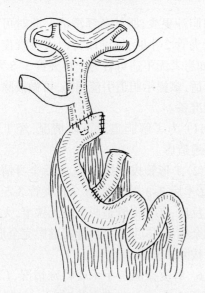

图 32-26　近端胆管与空肠端 - 侧吻合的 T 形管支撑引流

并发胆汁性腹膜炎的发生。

【主要并发症】

1. 上消化道出血　复杂胆道手术后的危重患者,可发生急性胃十二指肠黏膜病变,即胃底和食管下段静脉曲张破裂出血,肝内胆管溃疡出血以及胆肠吻合口出血等,阻塞性黄疸的患者以急性胃十二指肠黏膜病变出血最常见。一般统称为应激性溃疡出血。主要见于胃黏膜屏障减弱,导致氢离子反相扩散于黏膜下损伤胃黏膜,梗阻性黄疸时高胆盐血症,使用皮质激素等,这些是造成胃黏膜屏障受损的直接因素。急性出血时可使用止血剂及维生素 K,并给予抗酸剂等综合治疗,多可以达到止血目的。

2. 胆道出血　其为胆道术后的常见并发症,大多为少量出血,为胆道切口止血缝合不彻底或由胆道感染的黏膜溃疡出血,胆汁内有血性液,多经一般治疗可停止出血。少数患者胆道术后突然从 T 形管流出大量的鲜红色血性液及血块,上腹部绞痛,甚至出现休克伴有呕血和血便,如凝血块阻塞 T 形管后可出现黄疸,血块溶解后胆汁引流恢复,7~10天又再次出现胆道出血并呈周期性,多见于

重度化脓性胆管炎后胆道溃疡形成胆管瘘或肝动脉瘤。此种情况导致胆道出血,病情危重。目前有条件的医院首选用超选择性肝动脉造影及栓塞出血肝动脉支,效果较好。手术方式以结扎患侧肝动脉及胆道引流术效果良好,施行患侧肝叶切除疗效更好。

3. 胆汁漏　少量的胆汁渗出,经引流通畅 1 周后可停止,如漏胆逐渐增多,其原因与后果亦不一样,如单纯胆囊切除术后的漏胆多系副肝管损伤或胆管损伤。如为复杂的胆道手术后引起,则必须充分引流,随着胆肠吻合的愈合粘连,胆汁漏有望停止。胆囊手术后胆管损伤或副肝管损伤均需再次手术。如手术过晚,修复困难应先充分引流,待二期手术。

4. 黄疸　胆道术后常见黄疸,其原因复杂,诸如肝功能受损、输入大量库血以及腹腔严重感染等。如胆囊切除术后出现轻度黄疸,3~5 天后即可消退。如黄疸逐渐加重,多为胆道损伤、胆管阻塞等严重并发症,必须严密观察,明确诊断,妥善处理。

【述评】

胆总管探查术是胆道外科最基本、最常见的手术方式。它既是诊断性手术,又是重要的治疗性手术,即涉及肝内胆管病变,又涉及肝外胆管尤其是胆管下端的诊断及处理。因此,如不仔细全面的探查胆道,常遗漏肝内外胆管病变,从而影响手术的疗效和预后。

胆总管下段病变的判断,包括是胆管良性狭窄,还是恶性病变;是结石嵌顿,还是胆管癌或胰头癌(曾有文献报道将结石嵌顿误诊为恶性病变行胰十二指肠切除术),根据术中探查情况,必要时结合术中胆道造影综合考虑,做出进一步的诊治决策。

胆总管切开取石术,时有遇见异位肝右动脉从肝总管或胆总管的前方横过,如肝胆管结石伴有肝总管狭窄或左肝管狭窄,为解除梗阻取出结石,常需要向上延长胆管切口

并切开狭窄处。如右肝损害不重,左肝无明
显病变,则可结扎切断横跨的肝右动脉,对右
肝无严重损害(图 32-27)。如左肝纤维化,右
肝代偿肥大,结扎肝右动脉后将影响右肝功
能。其处理办法是充分游离肝固有动脉及横
跨的肝右动脉,将肝右动脉牵向左上方,必
要时在肝右动脉起始处用粗丝线牵引,待切
开胆管取石术毕后松开线结恢复血流,也为
防备肝右动脉撕裂大出血时可及时采取结扎
止血的急救措施。另一处理的方法是在异位
肝右动脉的下方横断胆管,远端缝闭,近端游
离后提出到肝右动脉的前方,取石后,狭窄胆
管整形,与空肠吻合,如胆管无狭窄可与空肠
端 - 侧吻合(见图 32-26),以重造胆道。

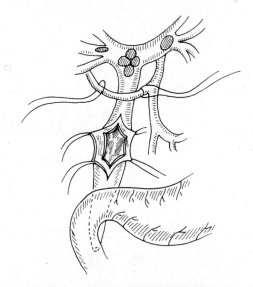

图 32-27 变异的肝右动脉横跨肝总管

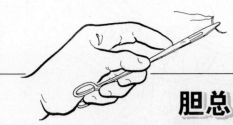

第33章

胆总管囊肿手术
Operations of Choledochol Cyst

一、概　　述

胆总管囊肿又称为先天性胆总管囊状扩张症。多见于小儿。成年人是先天发病,后因胆道感染、结石形成、胆道梗阻等并发症而出现临床症状。近年来,临床观察提示胆总管囊状扩张的形成,多伴有胆胰管汇合异常,即胆胰管在十二指肠壁外汇合,因合流位置高,胰液反流到胆管内,胆总管囊肿内胆汁引流不畅,胰酶激活及其对组织的刺激胆盐的分解等,都会导致胆总管囊肿的炎性病理改变、结石形成、肝脏损害以及发生癌变。有文献报道胆总管囊肿癌变率为 2.5%~15%。成人型病例可达 28% 以上,并且曾做了囊肿与十二指肠吻合术的患者中癌变的潜伏期明显缩短。

胆总管囊肿或囊性疾病一般分为五型:

1. 胆总管囊状扩张症。

2. 胆总管憩室。

3. 胆总管十二指肠壁内膨出。

4. 多发性肝胆管囊肿

(1) 多发性肝内外胆管囊肿。

(2) 多发性肝外胆管囊肿。

5. 肝内胆管囊肿(Caroli 病)。

在手术治疗上,目前的一致性意见是力求做到切除胆总管囊肿以消除病变,预防癌变以及使胆胰液分流。胆总管囊肿的外引流术只适用于急性化脓性胆道感染的暂时性减压引流,为一过渡性的手术,待稍大年龄后再行囊肿切除胆肠吻合术。成人型的囊肿应尽力切除并行胆肠吻合。单纯的空肠囊肿 Roux-en-y 吻合术目前已少应用。

二、胆总管囊肿与十二指肠吻合术
choledochocystoduodenostomy

【适应证】

1. 婴儿期的巨大胆总管囊肿作为渡过性手术。

2. 缺乏胆总管囊肿切除术的必要技术的条件。

3. 病儿不能承受更大的手术。

【禁忌证】

1. 囊肿合并急性化脓性胆管炎者应先行囊肿引流术。

2. 婴儿期、儿童、成人的一般情况不能承受较复杂的手术。

【术前准备】

1. 术前应做 B 超、CT、MRI 或 MRCP、ERCP 检查,了解肝内外胆管病变及胆胰管汇合的部位情况。

2. 排泄性胆道造影了解胆道引流的情况。

3. 钡餐胃肠道造影。

4. 预防性使用抗生素。

5. 同胆囊切除术。

【麻醉与体位】

婴儿及儿童应用全身麻醉,成人可用硬

膜外麻醉。平卧位。

【手术步骤】

1. 右肋下切口或腹部横切口,将进腹后探查情况与术前的影像对照。胆总管囊肿一般发生在胆囊管开口下方,如囊肿较大时将肝脏推向上方,将十二指肠推向下方,胆囊一般缩小,故手术时较易辨认。

2. 可先抽出胆汁送细菌培养和淀粉酶测定。在十二指肠上缘囊肿的低位切开囊壁,吸出囊腔内胆汁,取出结石等坏死组织,注意探查囊壁有赘生物或有可能癌变之处,应取组织送病理检查,在囊肿切开处取一小块囊壁送病理探查。如向上探查发现左右肝管开口及与肝总管开口有狭窄,必须切开整形,否则囊肿与十二指肠吻合后,肠液道排出不畅导致胆道感染加重和多次的胆道手术及并发症的恶果。

3. 纵形切开十二指肠第 2 段,囊肿与十二指肠做两层间断缝合,最好内层用可吸收缝线,预防结石的形成。吻合时注意十二指肠的轴向,防止引起十二指肠阻塞(图 33-1)。一般囊腔内不放置引流,常规腹腔引流,关腹。

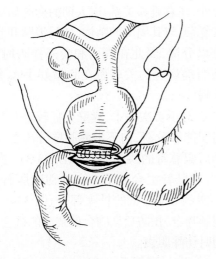

图 33-1　胆总管囊肿与十二指肠侧 - 侧吻合术

术后保持胃肠减压通畅,注意腹腔引流情况。

其他处理同胆总管手术后,主要并发症为吻合口瘘、胆道感染及吻合口后期狭窄等。

三、胆总管囊肿与空肠吻合术 choledochocystojejunostemy

【适应证】

1. 成人胆总管囊肿因技术上原因不能行囊肿切除术。

2. 十二指肠因粘连严重等,不适宜做十二指肠吻合术。

3. 患者身体情况,难以承受囊肿切除的复杂手术。

【禁忌证】

1. 有囊肿切除术的条件。

2. 囊肿壁活检有恶变的可能。

【术前准备】

1. 准备详细的影像诊断资料。

2. 术前应用抗生素。

3. 术前 1 天肠道准备。

4. 其他同胆道探查造口术。

【麻醉与体位】

同胆总管囊肿与十二指肠吻合术。

【手术步骤】

1. 取右肋缘下或腹直肌切口、进腹腔后探查的要点及注意事项同前。

2. 在囊肿的低位横向切开囊壁,成人囊壁有纤维增生,可能较厚,因此切开长度不超过 6cm,也不少于 5cm。囊腔内的处理及探查同前。

3. 成人的囊肿可能合并有肝总管狭窄或结石,应做相应处理。

4. 距 Treit 韧带 15cm 左右的适当部位切断系膜上血管弓和肠管(见 Roux-en-y 胆总管空肠吻合术)。空肠襻在横结肠前方上提至囊肿处,注意缝合关闭系膜间隙。

一般是行囊肿与空肠侧 - 侧吻合,关闭空肠断端,在空肠的对系膜缘做一相称的不少于 5cm 切口,双层细线间断缝合法。如有胆道感染可置放胆道引流。必要时可切除胆囊,因囊肿与空肠吻合后胆囊已失去生理功能。肝下置放腹腔引流(图 33-2)。关腹。

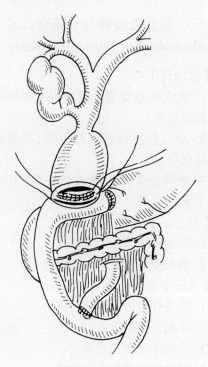

图 33-2　胆总囊肿与空肠 Roux-en-y 肠合术

【术中注意要点】

1. 本式式是源于治疗成人型胆总管囊肿的常用手术方法,但由于内引流术并未能根治此病的病理基础,反而某种程度上加重了胆道感染,因此尽量采用囊肿切除胆肠吻合术。

2. 吻合口不小于 5cm,以防止后期狭窄。

3. 吻合口尽量低位,必要时切除部分囊壁以缩小囊腔。

术后处理及主要并发症同 Roux-en-y 胆管空肠吻合术。

四、胆总管囊肿切除术
excision of the choledochol cyst

【适应证】

1. 胆总管囊肿的第Ⅰ、Ⅱ、Ⅲ型。

2. 成年人的胆总管囊肿或幼年时曾行胆总管囊肿与十二指肠吻合术。

3. 囊肿有癌变倾向。

4. 囊肿内引流术后的再次手术。

5. 曾有内引流术史但症状无缓解者。

【禁忌证】

1. 患者身体情况难于耐受复杂手术。

2. 合并门脉高压,囊肿周围血管怒张严重,难以完成一期手术。

3. 由于术者技术上的原因不能完成复杂手术。

【术前准备】

1. 影像学检查诊断中了解囊肿的类型,特别是有无肝内胆管囊肿等,并了解有无肝内病变。

2. 了解肝功能情况,有无合并肝硬化门脉高压症。

3. 术前根据全身情况综合治疗。

4. 其他准备同胆总管空肠吻合术。

【麻醉与体位】

全身麻醉或硬膜外阻滞麻醉。仰卧位。

【手术步骤】

1. 一般采用右腹直肌切口,如原有手术瘢痕可经原切口,进腹后分离粘连,保护切口。

2. 分离显露胆总管囊肿,或原囊肿胆道吻合处,注意毗邻关系,成人期的囊肿病理变化较复杂,与其周围的结构,如门静脉和肝动脉难以分清,因此在囊内和囊外探查时,要仔细明确病变的关联所在和做好手术步骤的计划。

3. 对于首次手术,囊壁炎症较轻并与周围组织能够分清,向下沿囊肿壁分离至十二指肠后胆总管的胰头部分。(图 33-3)。向上至左、右肝管汇合处下 2cm 处切断胆管,保留一圈约 0.5cm 宽的扩大部分(图 33-4),以利胆肠吻合,预防后期吻合处狭窄的机会,一般同时切除胆囊。

4. 此时,可用手指进入导向并配合将胆管囊肿下端尽量游离(图 33-5)。临床上由于技术的原因残留了少量囊肿下端的部分囊壁,以至数年后发生残留囊壁的癌变,所以应将囊肿自基底部即根部切除(图 33-6),注意不能损伤胰管。如完整切除囊壁有困难者,可将残留的囊壁黏膜破坏之后,再关闭缝合。对于炎症较重且周围粘连重而致密者,或再次手术者,要完整切除囊肿的困难较大,可能发生大量失血如损伤门静脉及肝动脉。较安全的办法是保留囊肿后内侧的纤维性囊壁,以保护门静脉,该处的囊壁仅行黏膜下分离。

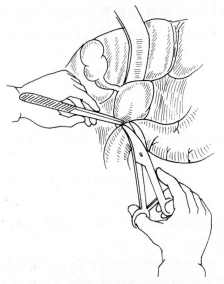

图 33-3 应用组织剪以滑动式推剪分离法

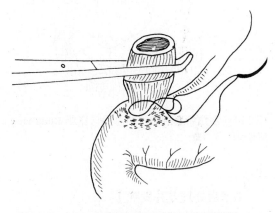

图 33-6 将残留的胆管囊壁黏膜 8 字形缝扎、切除

5. 按 Roux-en-y 胆管空肠吻合的方法,游离一空肠襻旷置肠襻长 50cm 左右,经结肠前与肝总管做端 - 侧吻合,一层间断缝合(图 33-7)。T 形管的两臂分别放至左、右肝管,长臂经空肠襻引出(图 33-8)。

6. 缝合关闭系膜间隙,肝下区放置腹腔

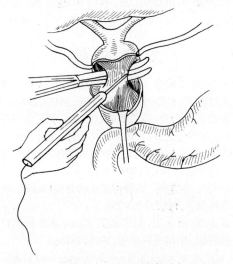

图 33-4 保留部分近端胆管囊壁备吻合用

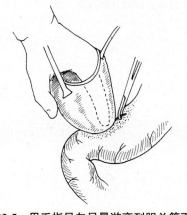

图 33-5 用手指导向尽量游离到胆总管下端

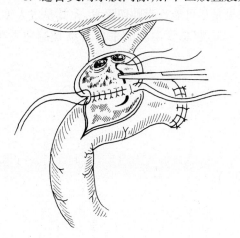

图 33-7 胆管空肠吻合线结打在外层

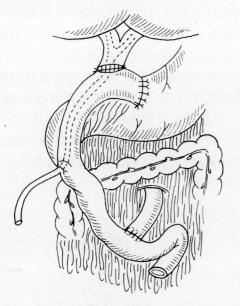

图 33-8　胆总管囊肿切除胆总管与空肠 Roux-en-y 肠合术

引流管。

【术后处理及并发症】

同胆总管空肠吻合术后。

【述评】

1. 术前对胆总管囊肿的部位,范围及病变的特点以及胆胰管汇合部的畸形必须有全面的了解,依据现代的影像诊断技术是不难做到的。

2. 单纯的胆总管囊肿是囊状扩张症中最常见的一种类型,目前国内外学者一致的意见是尽可能行囊肿切除术,尤其是成人型。

3. 胆总管囊肿的手术要点是避免发生副损伤(门静脉和胰管等),因此而注意在解剖囊肿的内侧缘和胰腺段时,如粘连重,易出血,可将纤维壁层留存,不致发生不良后果。

4. 囊肿切除的上端必须留有余地,要防止在用力的牵引下剪断肝总管可能致使切缘过高,导致左右肝管受损,造成术后的高位胆管狭窄,处理十分困难。

5. 当胆总管囊肿合并肝内局限一叶(左叶多见)时,如术中情况尚好尽量同时做肝叶切除,否则术后发生肝内并发感染,需再次手术处理。

6. 腹腔引流管要放在肝下区和胰头处,因在分离胆总管囊肿时,特别是囊肿的下端时要分离头部的组织,术后可能出现一过性的胰漏。

参 考 文 献

1. 王炳生,孟承伟.成人先天性胆管扩张症手术方式的探讨.中华外科杂志,1988,26(5):287

2. 黄志强,先天性胆总管囊状扩张.黄志强胆道外科手术学.北京:人民军医出版社,1991,156

3. 钱光相,黄志强.成人胆管囊肿的外科治疗.实用外科杂志,1980,4:209

4. 钟大昌,冉瑞图.胆管扩张症的分型和诊断.实用外科杂志,1987,7(5):259

5. 黄志强,刘永雄,周宁新等.Caroli 病外科治疗中的问题.中华外科杂志,1995,33:666

6. Chijiiwa K,Koga A.Surgical management and lengtcrm follow-up of patients with choledochal cysts. Amer J Surg,1993,165:238

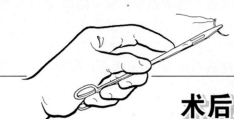

第 34 章

术后胆管狭窄修复手术

Operations of Postoperatire Biliarg Stricture

　　手术后胆管狭窄主要是操作性胆管狭窄，与手术后狭窄相对应的是外伤后胆管狭窄，称为创伤性胆管狭窄。手术后胆管狭窄远高于创伤性胆管狭窄。法国 Bismuth(1981) 分析 643 例手术后胆管狭窄。其发生率占全部胆道手术的 0.15%，93.6% 是与胆道手术有关，其余是因胃切除术、肝脏手术、门腔静脉分流术等引起。92% 的胆管损伤发生在胆囊切除术，特别是在处理胆囊管及胆囊颈时易致损伤。约 70% 手术后发生的狭窄是在肝总管，即属于高位狭窄。

第一节　胆管狭窄的分类与术前评估

　　1. 狭窄分类　从外科的治疗角度及临床实践中得以证明，胆管狭窄的手术治疗方法和效果与狭窄的类型有密切关系，从各个方面影响着外科的治疗过程和结局。故而，Bismuth 根据狭窄的部位分为五型(图 34-1)。

　　Ⅰ 型：低位狭窄，近端胆管(上端)距肝

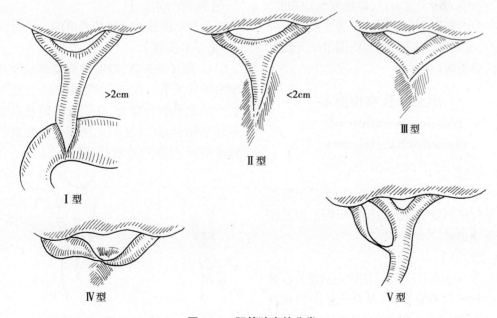

图 34-1　胆管狭窄的分类

门长度 >2cm。

Ⅱ型：中段狭窄，近端胆管距肝门的长度 <2cm。

Ⅲ型：高位狭窄，狭窄在左、右肝管汇合部下方。

Ⅳ型：肝门部狭窄，左、右肝管汇合处已狭窄。

Ⅴ型：副右肝管损伤性狭窄。

2. 术前评估　根据临床症状出现的早晚，术后肝外胆管狭窄可有两种情况，即术后早期出现症状，80%~90% 在术后 3 个月左右再行手术；另一种是术后后期出现症状，可能数月或数年后才表现为肝外胆管狭窄，当患者出现症状及肝功能改变时，均应处理，以避免日后出现胆汁性肝硬化。术前对肝功能胆道方面的评估包括：①全身情况及肝功能的排查；②详细了解病史、手术史及手术失败的原因；③近期胆道影像学诊断资料 CT、MRI 及 MRCP(磁共振胆胰管成像)，并包括侵入性 ERCP 及 PTC 探查。病变可能属于以下其中一种情况：a. 肝外胆管局部性狭窄；b. 肝外胆管长段性狭窄；c. 原胆肠吻合口狭窄；d. 肝门部复杂的胆管狭窄；e. 肝内胆管可能有扩张或并有结石性缩窄。

从手术治疗效果看，术后肝外胆管狭窄表现有以下几种情况；①狭窄部位以上的胆管(近端)有明显扩张，手术比较容易，疗效较好；②局限性部分狭窄，而上、下端胆管较正常，易于修复，疗效较好；③局限性狭窄并有反复发作的胆管炎，近端胆管不扩张，手术处理较困难，疗效差，后期可出现胆汁性肝硬化；④肝门部胆管狭窄，手术处理极为困难，疗效也最差，如同时合并有胆汁性肝硬化，门脉高压，不但疗效极差，且死亡率高。

根据以上情况的分析，一般可确定手术和治疗方案。

第二节　胆管狭窄修复术

手术的目的主要是保留胆总管下端括约肌功能的完整，以防止逆行性胆道感染，保持经自身解剖通道引流胆汁，以恢复生理功能。胆道狭窄的修复手术主要针对病变范围较局限、远近端胆管改变不重、与周围组织无致密粘连的病例施行。

一、胆总管狭窄整形术
plastic operation of choledochal stricture

【适应证】

该整形术应用机会很少，仅适宜于胆总管环形狭窄轻度、短的，与胆管周围组织无较多致密粘连者。

【禁忌证】

长度 >0.5cm，与周围组织致密粘连并有管壁增厚的胆总管狭窄，以及有其他明确病理改变的胆管狭窄，或又经手术处理后失败者。

【术前准备】

同胆总管探查术。

【麻醉与体位】

全身麻醉或持续硬膜外麻醉。平卧位。

【手术步骤】

1. 先仔细探查，以明确病变部位及与周围组织的关系。在狭窄段胆管的上方或下方切开胆总管进行探查，在胆管之前壁纵形切开狭窄胆管，其长度与无狭窄处胆管横径一致或稍长，使狭窄处敞开(图 34-2)。

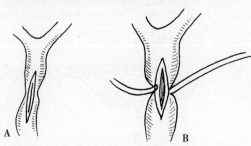

图 34-2　切开狭窄的胆管

2. 应用纵切横缝的原理来矫正狭窄胆管的内径,用 5-0 可吸收缝线缝合(图 34-3)。

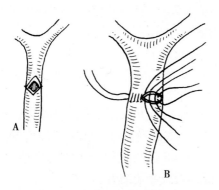

图 34-3　矫正狭窄胆管内径

3. 从整形缝合口的上或下方胆总管内置入 T 形管,其一短臂应通过整形缝合的切口作为支撑(图 34-4)。

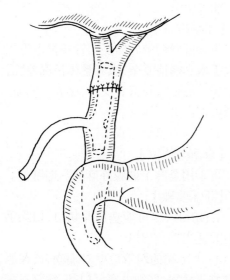

图 34-4　T 形管其一短臂通过整形缝合的切口作为支撑

【术中注意要点】
正确确认病变的情况,仔细计划切口,缝合无损伤缝线,整齐、平顺、间断缝合法。T 管 3~6 个月后拔除。

【术后处理】
同第 32 章第二节胆总管探查造口术。

二、胆总管对端吻合术
choledcho-choledochostomy

【适应证】
胆总管对端吻合术是修复胆总管损伤较理想的手术,技术要高,只适宜于手术中被及时发现的胆总管横断损伤。

【手术步骤】
1. 胆总管断端行必要的游离。需要时剪开十二指肠侧腹膜,游离十二指肠及胰头,以缓解胆总管吻合的张力(图 34-5)。

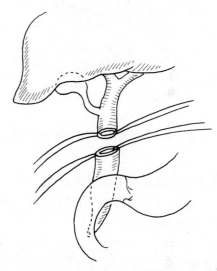

图 34-5　胆管远近端缝牵引线

2. 用 5-0 无损伤缝线,做黏膜对黏膜的一层间断缝合,线结打在壁外(图 34-6)。

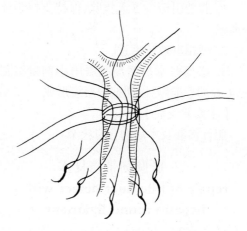

图 34-6　黏膜对黏膜一层间断缝合

3. 在吻合口下方另做一切口,置入 T 形管,将一侧短臂向上通过吻合口作为支撑引流(图 34-7)。

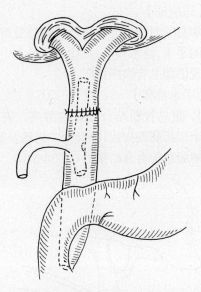

图 34-7　将一侧 T 形管短臂向上通过吻合口支撑引流

【术中注意要点】

1. 胆总管断端游离不宜过长,在 0.5cm 左右,否则影响血供。

2. 无损伤细针线缝合,以减少吻合口的瘢痕狭窄。

3. 吻合口的支撑 T 形管保留 6 个月左右,以减少吻合口狭窄。

【术后处理】

1. 腹腔引流 3~5 天拔除,保持支撑引流管通畅。

2. 使用有效抗生素。

3. 必要时术后两周起服用小剂量泼尼松,4~6 周后渐停,以期抑制瘢痕形成。

【主要并发症】

胆汁渗漏及术后吻合口狭窄。

三、肝圆韧带修复术
repair of bile duct defect with hepatic round ligament

肝圆韧带从脐至肝,其外径、管壁厚度、残腔管径逐渐增大,但可扩张性渐小,因此肝圆韧带力学再通时,不宜过度扩张,带蒂肝圆韧带修复胆管缺损均以肝圆韧带中段即游离段为宜。

【适应证】

1. 胆囊切除时,肝外胆管横断性损伤,胆管缺损较长者。

2. 损伤性胆管对端吻合后再狭窄者。

3. 左、右肝管开口部损伤及胆管壁缺损者。

4. Oddi 括约肌功能正常的炎性胆管狭窄,无结石及肝萎缩者。

【禁忌证】

1. 胆管炎反复发作,胆管吻合后的狭窄超过 2.5cm,胆管壁厚。

2. 肝内外胆管残留结石并肝叶、肝段萎缩。

3. 胆总管十二指肠吻合术后 Oddi 括约肌功能失常。

【术前准备】

带蒂肝圆韧带处修复胆管缺损多为胆道再次手术。病情复杂,患者整体情况差,需全面探查。加强全身营养支持,必要时输血、血浆及人体白蛋白等。

其他同胆总管探查术。

【麻醉与体位】

可采用全麻 + 硬膜外麻醉。仰卧位。

【手术步骤】

1. 切口　尽可能选用原切口,切除手术瘢痕并适当扩大切口。

2. 上下端的胆管后壁对端吻合,在胆管前壁修复缺损,仔细分离肝门部,解剖显露胆管狭窄的上、下端,并显露出门静脉主干,沿门静脉主干解剖胆管上、下两端,切除狭窄部及周围的瘢痕组织,并充分游离十二指肠及胰头,以缩小胆管上、下端的间距(图 34-8)。以 0 号线缝合上下端胆管后壁的外膜以减少吻合口后壁的张力。胆管上、下端后壁用 3-0 或 5-0 的无创伤缝线准确地黏膜对黏膜间断缝合,缝合时尽量不要穿过胆管黏膜,可减少吻合口狭窄的机会(图 34-9)。后壁吻合后,

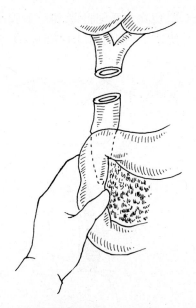

图 34-8　切除胆管狭窄部并充分游离十二指肠及胰头，以缩小上、下端胆管的间距

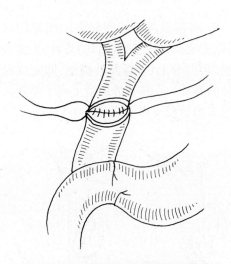

图 34-9　胆管黏膜对黏膜的间断缝合

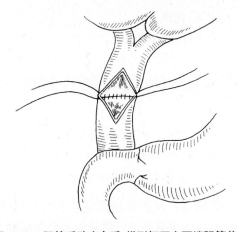

图 34-10　胆管后壁吻合后，纵形切开上下端胆管前壁

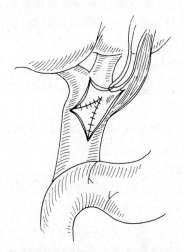

图 34-11　带蒂肝圆韧带瓣与缺损的胆管壁左缘以 5-0 无损伤缝线间断缝合

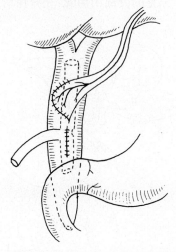

图 34-12　带蒂肝圆韧带修复完毕，胆总管置放 T 形管引流

前壁的张力增加，为减少张力，在前壁的上下胆管行纵行切开，其切口长度要大于胆管的横径（图 34-10）。

3. 用带蒂的较胆管狭窄缺损面积稍大的肝圆韧带修复胆管前壁缺损；带蒂肝圆韧带与缺损的胆管壁左侧缘以 3-0 或 5-0 无损伤缝线间断缝合（图 34-11），再置 T 形管于胆管内引流（图 34-12）。

【术后处理】

带蒂肝圆韧带做胆管损伤手术后处理，一般情况下与胆管对端吻合及胆管空肠吻合术相同，但应保证 T 形管的引流通畅及不能脱出。

四、胆囊瓣修复术
repair of bile duct defect with gallbladder flap

胆囊是修复胆管缺损最理想的材料，但能利用自体胆囊来进行修复的机会和病例不多，因 80% 的医源性胆管损伤是在胆囊切除术中引起。若能利用胆囊修复时，应抓住这一难得机会。

【禁忌证】

1. 胆管狭窄，近似闭塞，或胆管壁厚，管径细小者。

2. 急性胆管炎，胆囊壁血供不良，粘连及增厚者。

【术前准备、麻醉与体位】

同胆总管切开探查术。

【手术步骤】

1. 切开狭窄处胆管，并向上、下延长切口 1cm（图 34-13），以 5-0 的细线缝扎止血并做牵引线。

2. 完整的分离出胆囊，充分保留壶腹前

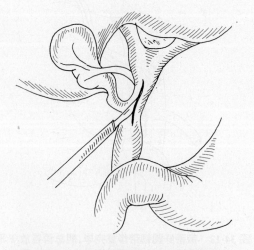

图 34-13　向胆管狭窄处的上、下延长切口

壁的血供，切除大部分胆囊，留下壶腹前壁加以剪裁，使其大于胆管切口 1~1.5cm（图 34-14）。

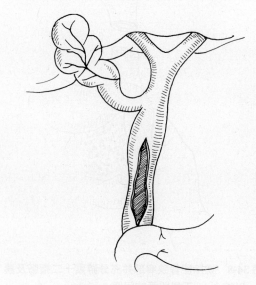

图 34-14　扩大胆管切口

3. 将带血管蒂的胆囊瓣向胆管切口旋转，以完成胆管狭窄处切口的修补，先缝合内侧壁，再缝合上、下缘及外侧壁，即完成对狭窄处的修补。在狭窄处胆管上或下端置入适当的 T 形管以支撑引流（图 34-15）。

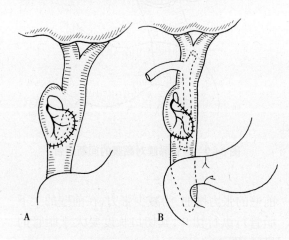

A　　　　　　　B

图 34-15　完成狭窄的修补，放置 T 形管支撑引流

【术中注意要点】

1. 注意狭窄处上下胆管的结构，狭窄的长度、厚度及内径。

2. 切开范围应长于狭窄胆管 1cm 以上。

3. 充分保证带蒂胆囊瓣的血供。缝合对齐,平整,不能扭曲。

【术后处理】

同前。

五、胆管带蒂空肠瓣修复术 pedical-jejunal patch repair of bile duct stricture

【适应证】

1. 左、右肝管汇合部以下的良性狭窄,狭窄段较短者。

2. 损伤性胆管狭窄,尤其是部分狭窄及初次修复者。

【禁忌证】

1. 胆总管下端狭窄,病变较广须胆肠吻合者。

2. 狭窄处不能排除恶性病变者。

【术前准备、麻醉与体位】

同前。

【手术步骤】

1. 腹壁切口两侧缘给予充分保护,减少术中的内源性污染。

2. 分离肝外胆管的前面及外侧缘,向上达肝门部肝管分叉处,向下显露出十二指肠后段胆总管段。

3. 首先探查狭窄以上的胆管及肝内外胆管,然后用直角钳向下方探查,逐步切开狭窄处并达狭窄以下的正常胆管,用 3-0 无损伤缝线缝扎切缘上的出血点。

4. 向下用橡皮导尿管探查胆总管下端,能通过 F10 导尿管证明无狭窄。

5. 提起横结肠,寻找空肠上段,一般选择空肠段的第 3 或 4 支血管作为空肠处的血管蒂,根据胆管缺损需要的长度,切取一段空肠,注意保护血管蒂动静脉的完整和其系膜的长度,缝合关闭肠系膜裂隙(图 34-16,17)。

6. 切开结肠中动脉左侧系膜无血管区,将带蒂空肠经结肠后上提至十二指肠的前方肝门处用以修复,关闭系膜上的裂隙和空肠

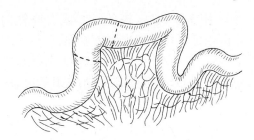

图 34-16 虚线示带蒂空肠瓣切取段

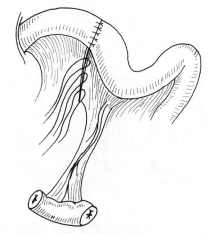

图 34-17 切取带蒂空肠瓣准备的一节肠襻

系膜蒂与横结肠系膜根部所形成的空隙,以防术后形成内疝(图 34-18)。

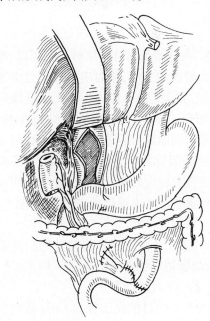

图 34-18 将带蒂的空肠段经结肠后上提到十二指的前方肝门处修复用

7. 用 3 号 Bakes 探条经左或右肝管向上在肝内适当位置穿出肝脏表面，引出一粗丝线，然后将一外径 3~5mm 的硅胶管从里向外牵引出，如修复范围波及左、右肝管时，应两侧同时置入引流管(图 34-19)。

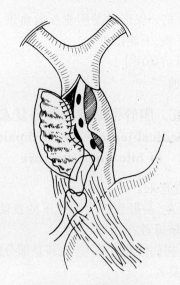

图 34-20　单层间断缝合

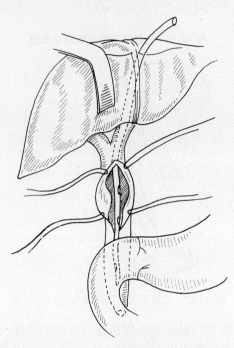

图 34-19　外径 4mm 左右硅胶管经肝内胆管穿出肝脏表面

8. 在空肠系膜对侧缘剪开空肠段，根据胆管上缺损的大小，相对应地修剪过多的肠壁组织，首先以 3-0 或 4-0 可吸收缝线间断单层缝合胆管的外侧壁，缝线结打在腔内，然后单层间断缝合胆管的内侧壁(图 34-20)。使重建的胆管外形整齐(图 34-21)。不能参差不齐或有较大的瘘口，缝合完毕时，可从内置的引流管注入生理盐水，如发现有漏水，可用细丝线加固缝补。

9. 在肝下区及胆管修补处的后侧放置引流，另做切口引出。

【术中注意要点】

该手术的目的在于保留 Oddi 括约肌的正常功能。但胆管狭窄的下段未能分离出正

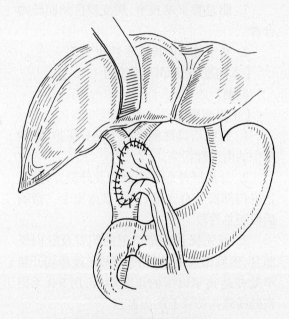

图 34-21　重建胆管外形整齐

常的胆管或下端胆管已纤维化时均不宜采用此法。术中支撑管的位置和腹腔引流管的位置要放在适当的部位，因术后胆汁渗漏是常见的并发症，一般持续 2 周左右。若引流不畅可发生胆汁性腹膜炎。

【术后处理】

同前。

六、带蒂胃壁瓣修复术
pedical-gastric patch repair
of bile duct stricture

【适应证与禁忌证】

同胆管狭窄带蒂空肠瓣修复术。

【术前准备】

1. 行纤维胃镜探查,以了解胃十二指肠有无病变。

2. 术前置胃管清洗胃,排空胃内容物。

3. 其他同胆道手术术前准备。

【麻醉与体位】

同前

【手术步骤】

1. 切口及显露探查,切开胆管,置管同带蒂空肠处修复术。

2. 将大网膜及胃大弯充分游离,一般选择胃右网膜动静脉的终点处的胃壁作为胃壁瓣,为保存其血供,向幽门方向逐步结扎,切断胃网膜血管通向胃壁的各分支,以达到足够的长度为止(图 34-22)。

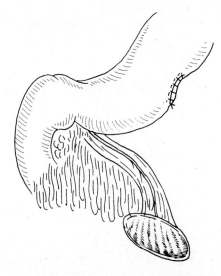

图 34-23　切取一块保证血供的胃壁组织

4. 用 4-0 或 3-0 的可吸收缝线间断缝合胆管后侧壁与胃瓣的黏膜层,注意胃瓣血管蒂不要扭转;再以同法缝合胃瓣与胆管切口的前壁(图 34-24,25)。再将胃瓣的浆肌层间断缝合固定在胆管外围的结缔组织上,有利于减少术后胆汁外渗。吻合完成后,从引流管内注入生理盐水,如有溢漏需加缝补。

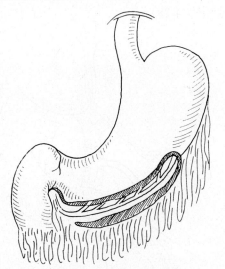

图 34-22　充分游离大网膜及胃大弯,以达足够的长度

3. 根据胆管缺损的大小及形状,切取一块全层胃壁组织,在保证血供情况下,剪裁胃壁瓣,并修复胃壁(图 34-23)。

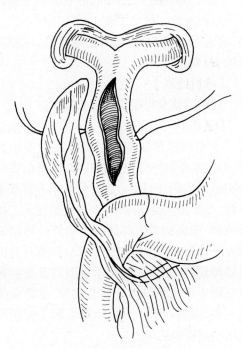

图 34-24　注意胃瓣血管蒂不能扭转

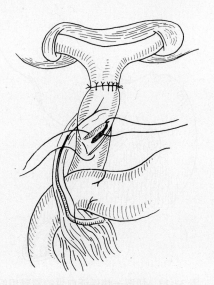

图 34-25 缝合胃瓣与胆管切口

5. 对于胆总管中段的局限性狭窄,位置与胃小弯接近,可利用胃小弯前壁,做一带蒂血管的转移胃壁瓣修复胆管缺损。其处理与胃大弯侧胃壁相同。

【术中注意要点】

胃壁较厚,与胆管缝合时不很相匹配,最好将肌层多剪除约 2~3mm,留下黏膜及黏膜下层以便吻合。使之平整。切除胃壁不宜过多,要准确,因胃黏膜仍有泌酸功能,可使胆汁的 pH 降低。

【术后处理】

同胆管狭窄带蒂空肠处修复术。

【述评】

手术后胆管狭窄难以统计它的发生数字,但它高于创伤性的胆管狭窄,国外的资料为胆道手术的 0.07%~0.2%,发生于上腹部手术后,主要是胆囊切除术,少数发生在十二指肠球部,溃疡的胃大部切除术和肝外伤的清创性肝切除术。还应包含手术后胆管自身的血供障碍,胆汁渗漏的化学刺激以及炎症致瘢痕增生产生的纤维化胆管狭窄,这常未统计入损伤的病例数字内,实际上属于医源性损伤的结局和后果。

胆管损伤后胆管的基础病理改变主要是:①胆管壁不含连续的平滑肌纤维的弹力纤维结构;②胆汁酸为具有强烈化学刺激的胆汁成分,可致使纤维增生的反应;③狭窄以上的胆管扩张并结石形成。因此,应特别强调上腹部手术,尤其是胆囊切除术时对医源性胆道损伤的预防,即使是有多年肝胆手术经验的医生,也不应掉以轻心。应力争一次高质量完成修复或重造手术。一旦发生损伤,强调及时发现,早期采取合理的手术治疗,以求得较好的结果。早期处理包括:①如胆总管或肝总管被缝扎,即予解除,如有缺损应予修复;②如胆管壁有撕裂应予修复,或切除后对端吻合。如有张力,可将十二指肠外侧腹膜剪开并充分游离、修复,顺利完成胆管对端吻合术(图 34-26),如远端胆管回缩不能觅得或对端吻合困难,应近端胆管与空肠 Roux-en-y 吻合术(图 34-27),详见胆肠吻合内引流术中的胆管空肠吻合术。正常胆总管内径为 5~8mm,为避免吻合口狭窄,在近端胆管楔形切除一部分开口于前壁,以扩大胆管周径,相应扩大吻合口,尽力减少术后吻合口狭窄的机会(图 34-28)。

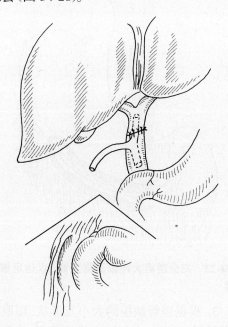

图 34-26 游离十二指肠外侧腹膜,可顺利完成胆管对端吻合

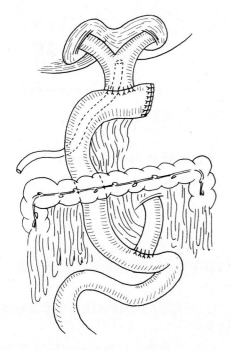

图 34-27　近端胆管与空肠端 - 侧 Roux-en-y 吻合术

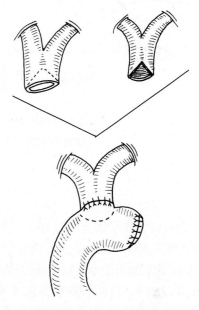

图 34-28　近端胆管开口处楔形切除后，再行胆管空肠吻合术

　　胆管外伤后修复手术受到外科界的重视，并进行了大量的研究，积累了丰富的诊疗经验。修复成功的关键因素是：①早发现，早治疗，力争在并发症发生之前采取治疗措施；②吻合口要大，无张力，黏膜对黏膜吻合；③用以完成修复的组织必须血供良好；④吻合口支撑管选择适当，置放时间在 3~6 个月以上；⑤肝下区做引流。

参 考 文 献

1. 刘永雄, 黄志强, 周永碧等. 操作性胆管狭窄的外科治疗. 普外临床, 1986, 1:234
2. 蔡景修, 王敖川, 柳凤轩等. 带蒂脐静脉瓣修复肝胆缺损的临床研究及应用. 实用外科杂志, 1990, 10(12):663
3. 付由池, 李开宗, 高志清. 医源性胆管损伤的原因及处理探讨. 中华外科杂志, 1996, 34:33
4. 黄志强, 何振平, 周永碧等. 用带血管蒂的黏膜瓣修复胆管狭窄. 中华外科杂志, 1986, 24:523
5. 张长弓, 冉瑞图, 何世举等. 带蒂胆囊瓣或空肠瓣修复肝胆巨大缺损. 中华外科杂志, 1990, 28:530
6. 黄志强, 刘永雄. 损伤性高位胆管狭窄治疗办法的改进. 中华外科杂志, 1980, 18:368
7. 李荣祥等. 胆总管与十二指肠降段大口径侧 - 侧吻合术的疗效观察. 肝胆外科杂志, 2000, 8:2
8. Nealon WH, Urrulia F. Long-term follow-up after bilioenteric anastomosis for benign bile duct stricture. Ann Surg, 1996, 223:639

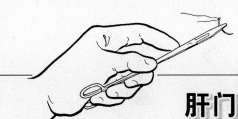

第35章

肝门部胆管狭窄修复术

Operations for Benign High Biliary Duct Stricture at the Porta Hepatis

肝门部胆管狭窄多为胆道感染、胆管溃疡和纤维增生所致。据统计全国3938例有确切记录的肝胆管结石手术资料中,肝胆管狭窄956例,占24.28%。肝胆管狭窄多位于左、右肝管开口处,肝总管上端、左肝管横部、左右肝管2级分支汇合处。左肝管狭窄比右侧多见。病理改变可出现肝叶代偿性肥大,肝叶萎缩,病程长者可出现胆汁性肝硬化、门脉高压症。

肝门部胆管病变在我国已较为常见,故肝门部胆管外科越来越受重视,肝门部外科的特点:

1. 位置深在,外科显露和手术都是技术上的难题。

2. 肝门部胆管汇合的方式变异多,特别是右侧肝管。

3. 肝门部胆管与门静脉、肝动脉的关系密切,其间变异多。因此,肝胆管狭窄手术难度很大,尤其是右后段手术更为困难。

第一节　肝胆管成形术

本节主要叙述原位肝胆管成形术,自体生物瓣肝胆管修复术与第33章节基本相同,此处不再叙述。

【适应证】

1. 局限于肝总管或左肝管开口处的环状狭窄,狭窄环上、下胆管明显扩张,但无明显的胆管壁增厚,胆管黏膜较完整。

2. 肝内胆管无结石及肝萎缩,肝外胆管和Oddi括约肌功能正常。

3. 无急性胆管炎。

【术前准备】

同第31章胆道探查造口术。

【麻醉与体位】

一般采用硬膜外麻醉,或全身麻醉。仰卧位。

【手术步骤】

1. 切口　宜采用右上腹直肌切口,如体型肥胖或肝脏位置高的患者最好选右肋缘下切口可向左延伸(图35-1)。

2. 显露肝总管及左肝管　探查肝胆系统后,沿胆总管切口向上剪开肝总管前壁,并逐渐靠近左肝管开口,可用直角钳探查左肝管口,务必准确的剪开左肝管口狭窄环和左肝管的前壁,直达狭窄处上2cm,以充分切开左肝管(图35-2)。处理肝中动脉横过的左肝管处即结扎、切断,胆管壁上的出血点用3-0无损伤缝线缝扎止血。

3. 适当的切除狭窄处的瘢痕组织,使胆管切缘有完整的胆管黏膜,以3-0无损伤缝线将切开的上、下胆管壁间断的整齐缝合,

形管 - 短臂通过左肝管开口狭窄处上端支撑引流 (图 35-4)。

【术后注意要点】

胆管成形术是精细的整形手术。胆管及狭窄的切开要精心设计,在胆管成形的缝合

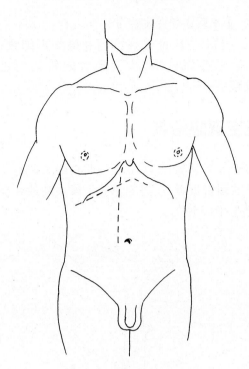

图 35-1　虚线示选择切口

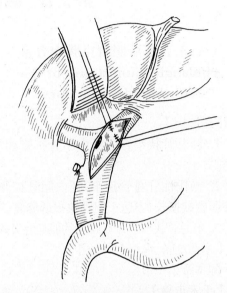

图 35-3　用 3-0 无损伤缝线间断缝合切开的胆管壁,线结在外,以减少再狭窄和结石形成的机会

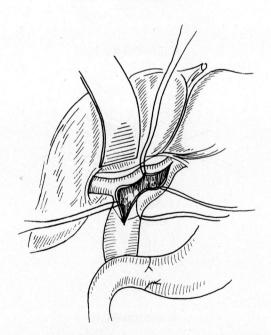

图 35-2　沿胆总管切口向肝总管切开,直达狭窄以上,充分切开左肝管

缝线尽量少穿过胆管黏膜,线结在外以减少再狭窄和结石形成的机会(图 35-3)。然后用 3-0 无损伤缝线缝合胆管前壁,选择适当的 T

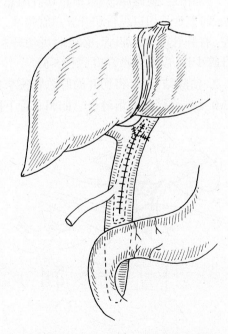

图 35-4　选择适当的 T 形管 - 短臂通过左肝管开口狭窄处支撑引流

时,严格掌握针距和边距,线结在外,吻合口平整光滑,无张力。

【术后处理】

同术后胆管狭窄修复术。

第二节　高位胆管空肠吻合术

一、汇合部肝胆管空肠吻合术
cholangiojejunostomy of the common hepatic duct

【适应证】

1. 肝总管狭窄合并肝内胆管扩张和多发结石。

2. 操作性肝总管狭窄,肝内胆管扩张,肝外胆管缺损长,不适于胆管缺损的修复。

3. 肝总管狭窄合并Oddi括约肌功能失调。

【术前准备、麻醉与体位】

同本章第一节。

【手术步骤】

1. 手术切口同肝胆管原位成形术。分离肝门部粘连,显露胆总管,纵行切开胆总管前壁,向上延长切口纵行切开肝总管狭窄,切开左、右肝管汇合部胆管,必要时可切开左、右肝管少许,以扩大吻合口(图35-5)。

2. 清除结石后,将切开的肝总管狭窄处用3-0无损伤缝线整形缝合。如胆总管下段

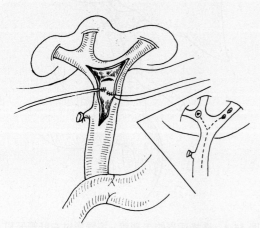

图35-5　切开胆总管向上至左右肝管汇合部

【术后主要并发症】

手术适应证选择不当及操作不细致,T形管拔除过早,均会造成胆管的再度狭窄。

与十二指肠吻合,Oddi括约肌功能失调有反流性胆管炎者,应将胆总管下段横断或8字缝扎(图35-6)。

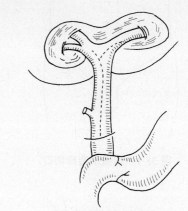

A. 用3-0缝线整形缝合

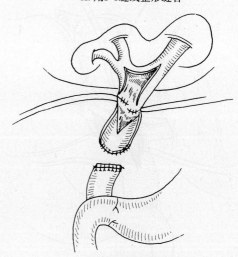

B. 缝闭远端胆总管

图35-6　横断闭合胆总管下段,上段胆管十二指肠吻合

3. 胆管空肠吻合　胆管空肠Roux-en-y吻合包括胆管空肠吻合;空肠与空肠吻合,高位胆管空肠吻合,高位胆管空肠吻合在技术

要求上是比较高的。以 3-0 或 0 号无损伤缝线行吻合口左侧缘全层、单层间断缝合,黏膜要对合整齐,内翻不宜多,注意针距和边距均匀平整,缝线依次排列暂不结扎,待左侧吻合口缝合完毕后,由下而上 T 形管剪成 Y 形,两短臂分别置入左右肝管内,长臂从空肠襻引出,以 3-0 或 0 号无损伤缝线间断缝合吻合口右侧缘(图 35-7)。再将空肠襻上端缝合于附近组织上。

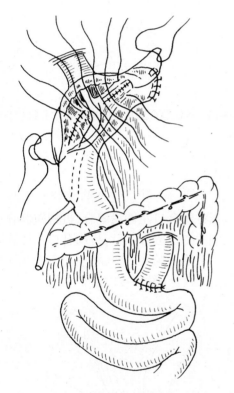

图 35-7　肝门汇合部胆管空肠 Roux-en-y 吻合

4. 清洗术野,于小网膜孔附近放置腹腔引流管与 T 形管长臂一道自腹壁另切口引出固定。

【术中注意要点】

1. 充分切开狭窄处胆管,在狭窄以上约 2cm 长,并切取狭窄处瘢痕组织做冷冻切片以除外癌变。

2. 如重度胆管狭窄不要强行扩张,可置放有气囊的 T 形管术后定期扩张。

3. 注意可能存在的肝右动脉变异的处理。

【术后处理】

T 形管 4~6 周经造影无结石残留后可拔除,其他术后处理同术后胆管狭窄修复术。

【主要并发症】

术后主要出现的并发症为胆道出血、残余结石、胆道感染、胆汁漏等,术中应精细设计与操作,尽量减少有关并发症的发生,一旦发生根据情况酌情处理。

二、左肝管空肠吻合术 cholangiljejunestomy of the left hepatic duct

该手术实际上是左肝管、肝总管、胆总管与空肠大口吻合术。在肝胆管的狭窄中左肝管狭窄最常见,占高位胆管狭窄的 52.8%~60.7%,故左肝管空肠吻合术是常用的术式。

【适应证】

1. 左肝管狭窄,左肝内胆管扩张,左肝叶无狭窄者。

2. 左肝管狭窄伴左肝内胆管结石及 Oddi 括约肌功能失调者。

3. 左肝管、左内叶胆管狭窄并肝方叶肿大,需做肝方叶切除者。

【术前准备、麻醉与体位】

同肝胆管原位成形术。

【手术步骤】

1. 分离出胆总管、肝总管及左、右肝管汇合部和左肝管前壁,缝合 2 针牵引线在胆总管前壁。抽出胆汁后,切开探查取净结石。

2. 沿胆总管切口向上剪开肝总管,探查左肝管的开口并向左肝管方向剪开,缝扎止血(图 35-8)。

3. 切开左肝管狭窄及以上 2cm,将左肝管狭窄处和扩张的左肝管充分敞开(图 35-9),必要时切除肿大的肝方叶尖部。如有

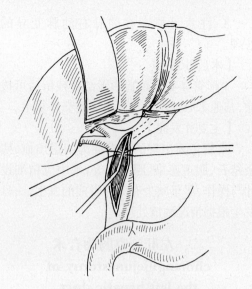

图 35-8　探查左肝管的开口

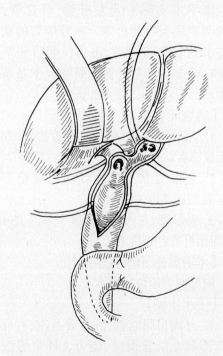

图 35-9　充分敞开左肝管的狭窄和扩张处

肝中动脉从左肝管横过,可予结扎切断。

4. 在直视下探查取石　对多发性肝内胆管结石应用胆道镜探查,防止结石残留。

5. 肝胆管整形　以 3-0 无损伤缝线间断缝合肝总管左缘与左肝管切口的下缘(图

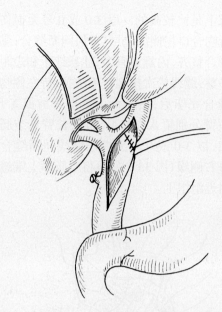

图 35-10　间断缝合肝总管的左缘与左肝管切口的下缘

35-10)。

6. 左肝管、肝总管及胆总管与空肠吻合　先将吻合口左侧缘缝合,再将左肝管切口左侧角上缘缝合几针,待吻合口左缘缝线由下而上逐一结扎后,再将左上角的几针缝线与空肠缝合(图 35-11,12)。

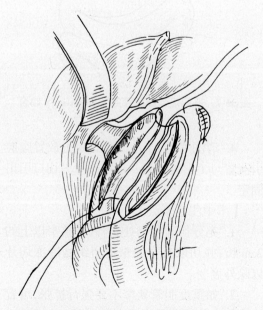

图 35-11　胆管空肠吻合口上下角各缝 1 针牵引

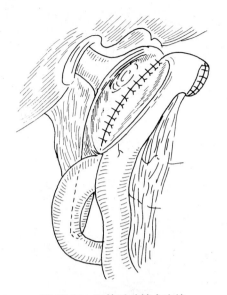

图 35-12　胆管后壁缝合完毕

7. 将 T 形管的两臂放入左、右肝管内，其长臂经空肠襻引出（图 35-13）。

8. 以 3-0 无损伤缝线缝合胆肠吻合口的右侧，可边缝合边结扎（图 35-14）。清洗术野，肝下区置放引流，腹壁另做切口引出固定。

【术后处理及主要并发症】

同汇合部肝胆管空肠吻合术。

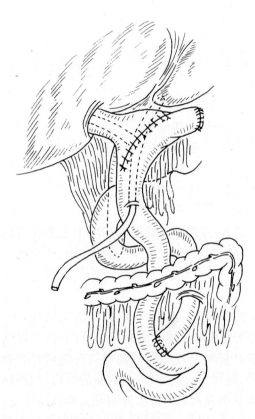

图 35-14　肝门部胆管空肠结肠后 Roux-en-y 吻合完毕

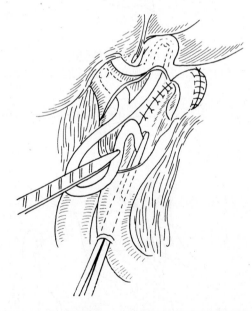

图 35-13　左右肝管置入 T 形管短臂，长臂从空肠襻引出

第三节　肝方叶切除和双侧肝胆管空肠吻合术

肝门部胆管狭窄，尤其是广泛性多发性狭窄是胆道外科领域中非常棘手的问题。肝方叶的肝大给肝门部胆管狭窄的切开带来极大困难。自 20 世纪 80 年代末，进行了肝方叶肿大的切除以显露肝门部 1~3 级肝胆管，切开取石整形后与空肠吻合可取得良好的疗效。

【适应证】

1. 肝方叶明显肿大的肝总管狭窄。

2. 左、右肝管开口处狭窄，狭窄以上的胆管扩张。

3. 左肝管以上的胆管结石，无肝叶萎缩。

4. 右肝管或二级肝管开口狭窄，合并肝内胆管结石。

5. 肝门部胆管损伤合并广泛粘连，显露胆管困难。

6. 局限于肝门区的 Caroli 病。

【禁忌证】

慢性胆管炎急性发作，重度黄疸，凝血功能不良者。

【术前准备】

1. 心、肺、肝、肾功能检查。

2. 加强全身支持，必要时输入血浆及白蛋白等。

3. 同肝胆管原位成形术。

【麻醉与体位】

硬膜外麻醉或全身麻醉。平卧位。

【手术步骤】

1. 切口　一般选择右肋下切口，可向左延伸。

2. 分离肝方叶脏面与肝十二指肠前面的粘连，切断肝圆韧带、镰状韧带，并分离左冠状韧带，以便肝脏适当向下牵引，充分显露肝方叶。

3. 肝方叶切除　肝方叶的切线（图 35-15），先用 8 号尿管阻断第一肝门，在膈面沿镰状韧带右侧和肝圆韧带的右侧切开肝被膜，钝性分离肝组织，显露脐静脉窝、门静脉矢状部及其通向肝方叶的分支和肝动脉支，均结扎，切断。在膈面，从肝前缘胆囊窝左侧直至相当于肝门横沟顶部之连线，在脏面胆囊窝左缘直至肝门右切迹，切开肝被膜，钝性分离肝组织，结扎切断肝中静脉左下属支，切除肝方叶后缝扎或结扎切断面上的血管和胆管。

4. 肝方叶切除后，肝门部完全敞开，沿肝总管向上显露肝管汇合部、右肝管至二级肝管及左肝管（图 35-16）。

5. 切开肝总管及左、右肝管，必要时切开二级肝管，并做肝胆管整形缝合，以 3-0 无损伤缝线止血缝扎胆管壁，再做精细的缝合

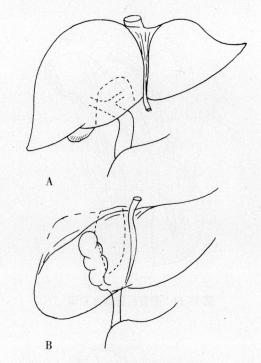

图 35-15　肝方叶的切线
A. 肝方叶切除范围膈面观 B. 肝方叶切除范围脏面观

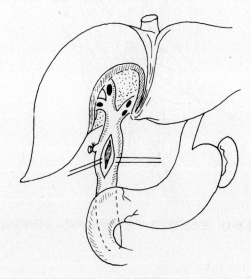

图 35-16　肝方叶切除后显露肝门部胆管

设计，整形成盆式胆管腔，然后行盆式胆管与空肠 Roux-en-y 吻合术。吻合完毕后，再探查肝断面有无渗血或漏胆，清洗肝断面，可用带蒂大网膜覆盖肝面，置放引流管，与 T 形管一道由腹壁另做切口引出固定（图 35-17）。

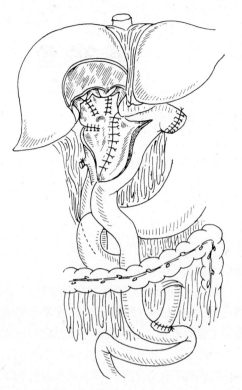

图 35-17　肝门左右肝管二级胆管整形,盆式胆管与空肠结肠后 Roux-en-y 吻合

【术中注意要点】

　　肝门阻断可分 1~2 次完成手术。肝断面止血要可靠。

【处后处理及主要并发症】

　　同左肝管空肠吻合术。

【述评】

　　肝门部胆管狭窄的修复术,包括前面章节的术后胆管狭窄手术修复等,都是肝胆外科医生最棘手的问题,目前已普遍受到胆道外科医生的关注和重视。本章主要描述了原位胆管成形术、高位胆管空肠吻合术、肝方叶切除和双侧肝胆管空肠吻合术。临床实践证明,这些均是需要肝胆外科医师进一步研讨、总结成败经验的术式。

参 考 文 献

1. 黄志强,顾倬云,张晓卫等.我国肝内胆管结石外科治疗的现况.中华外科杂志,1988,26:513
2. 黄志强.高位右肝管狭窄的外科治疗问题.中华外科杂志,1985,23:517
3. 蔡景修,王敖川.肝方叶切除在高位胆管狭窄外科治疗中的应用.实用外科杂志,1986,6(6):309
4. 蔡景修,王敖川.肝胆管结石狭窄手术并发症防治.实用外科杂志,1991,11:176
5. 程耕历,钟英,许健等.肝管的应用解剖.第三军医大学学报,1986,8:138
6. Sabistone DC.Davis-christopher Textbook of surgery. Vol I 4ᵗʰ ed. Phitadephia: WB Saunders Company, 1981,1133

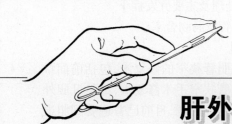

第 36 章

肝外胆管癌的手术治疗

Operations of Carcinomas of the Extrahepatic Biliary Tract

肝外胆管癌包括胆囊癌、肝外胆道癌。肝外胆管癌又分为胆管上端癌、胆管中段癌和胆管下端癌。

肝外胆道癌近年来有增多的趋势,文献报道我国胆道癌的发病率与胆囊癌的发病率随不同地区胆道疾病的发病状况而有不同,故南、北之间亦有一定的差异。

胆道不同部位的癌在其生物学特性、临床表现、手术方法等方面都有不同,在手术的治疗效果上也有差别。但根治性手术是此类患者唯一的治疗方法。近年来,特别是高位胆管癌手术切除的成功率有所提高,手术病死率普遍下降。

第一节 胆囊癌的手术

胆囊癌在整个消化道恶性肿瘤中位居第五,但在胆道系统恶性肿瘤中发病率居首位。当癌组织侵及胆囊壁肌层时,可发生早期淋巴结转移,最常发生在胆囊颈部淋巴结,然后从胆总管右侧的淋巴结转移。如肝床处的胆囊癌,早期可侵及邻近肝组织,胆囊胰淋巴结主要位于胆囊管与肝总管汇合处,并与肝胰淋巴管相通。因此,淋巴结区域性清除,应包括上述淋巴结(图 36-1,见图 36-18)。

一、胆囊癌根治术
radical operation of carcinoma of gallbladder

【适应证】

1. 老年患者胆囊结石病合并胆囊息肉样病变行胆囊切除时发现已侵及胆囊浆肌层。

2. 术前已明确诊断胆囊癌,术中未发现广泛转移。

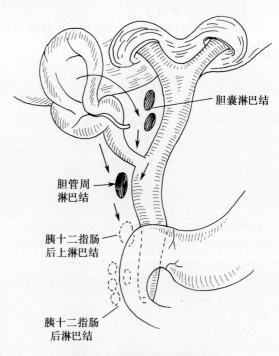

胆囊淋巴结

胆管周淋巴结

胰十二指肠后上淋巴结

胰十二指肠后淋巴结

图 36-1 胆道系统的淋巴回流

3. 晚期胆囊癌，但未发现远处转移。

4. 患者身体情况能够耐受重大手术。

【禁忌证】

1. 老年、重度黄疸、全身情况差，宜行姑息性手术。

2. 已有远处转移，肝脏转移不能同期手术切除者。

3. 肝门部广泛侵及。

【术前准备】

1. 同一般的胆道外科手术。

2. 肝脏的 B 超、CT 等项探查，以除外肝内、外的转移。

3. 重要脏器功能的检查，包括凝血功能。

4. 预防性抗生素的应用。

5. 改善营养状况并做好胃肠道准备，特别是结肠的准备。

【麻醉与体位】

气管插管全身麻醉。平卧位。

【手术步骤】

1. 右肋下式腹直肌切口进腹。探查腹腔后，如为早期胆囊癌或腺瘤性局部癌变者，可行连同胆囊床的肝包膜一并切除的单纯胆囊切除术。

2. 在十二指肠上缘切开肝十二指肠韧带的前腹膜，依次分离出肝固有动脉、肝总管、门静脉主干，分别用细硅胶管牵开，以利于解剖肝十二指肠韧带上淋巴及脂肪组织（图 36-2）。

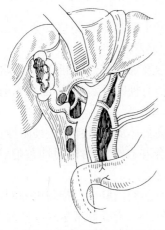

图 36-2　依次分离出肝固有动脉，肝总管和门静脉主干

3. 向上逐一解剖分离肝动脉、胆总管、门静脉以外的淋巴结、神经、纤维脂肪组织，达肝管分叉处肝横沟部。切断胆囊管并送冷冻病理切片检查。向上沿肝总管分离胆囊三角处淋巴、脂肪组织，结扎切断胆囊动脉，注意肝右动脉、门静脉、保留的肝十二指肠韧带上的重要结构是否与需要切除的组织已完全分开（图 36-3）。

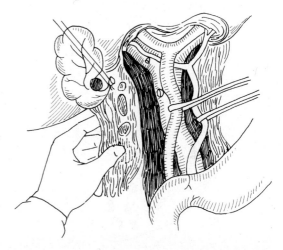

图 36-3　向上逐一解剖分离肝动脉，胆总管，门静脉以外的淋巴结、神经、纤维脂肪组织达肝管分叉处肝横沟部

4. 楔形切除肝中部的肝组织连同胆囊病灶，先在第一肝门用 8 号导尿管阻断第一肝门，沿预计的切线切开肝包膜，钝性分离肝实质，所遇的管道均逐一钳夹，切断，将相关联的肝组织、胆囊病灶连同肝十二指肠韧带上的淋巴组织一并整块切除（图 36-4）。切肝可用微波刀凝固肝组织而达到止血，而不必阻断肝门。

5. 缝扎肝断面出血点和漏胆汁处，将肝脏还于原位。仔细探查肝断面无渗血及漏胆汁区，冲洗创面，用大网膜覆盖创面并予固定。肝断面及右肝下间隙旋转硅胶管，腹壁另做切口引出。

【术中注意要点】

1. 从肝动脉、胆管、门静脉周围分离清除淋巴、神经纤维、脂肪组织是此手术的关键。

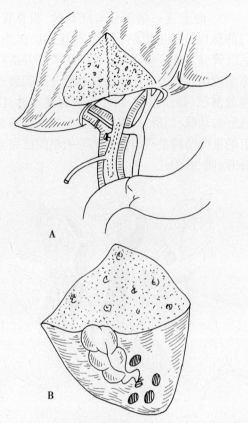

图 36-4　将肝组织、胆囊病灶连同肝十二指肠韧带上的淋巴组织一并整块切除

2. 胆总管的管腔较细,务必选择合适的 T 形管剪裁后引流,以胆管缝合后无张力为宜。

3. 肝切除可能是该手术失血较多的步骤,术中所遇到的主要肝断面的较大血管是肝中静脉的左属支和右属支(图 36-5)。应结

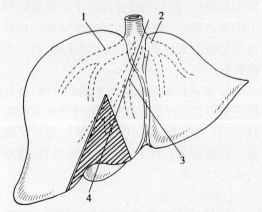

图 36-5　胆囊癌根治肝切除的范围及与肝中静脉的关系
1. 肝右静脉;2. 肝左静脉;3. 肝中静脉;4. 肝中裂

扎切断。如分离时出血,用手指压迫,缝扎止血。

4. 胆囊癌的根治性切除术是一较复杂的手术。手术时间长,手术范围广,应注意患者的血液循环。

【术后处理】

1. 注意生命体征的变化　维持水、电解质的平衡,必要时输血、血浆、白蛋白等。

2. 注意 T 形管及腹腔引流的通畅　术后 3~5 天一般可拔除引流管;3~4 周后经造影无特殊后可拔除 T 形管。

3. 适当时机可行抗肿瘤药物化疗。

4. 其余同胆囊切除术。

二、晚期胆囊癌根治术
radical resection of late carcinoma of the gallbladder

晚期胆囊癌的手术疗效很差,有部分患者手术探查时已不能切除,少数能手术切除者极少有生存 3~5 年。近年文献上有报道对晚期胆囊癌行扩大根治术获得一定的疗效。然而在这方面的临床经验较少,尚不能作为常规手术。

【适应证】

1. 胆囊癌已有外侵,但在可切除的范围。

2. 伴有左或右侧的肝内转移。

3. 侵及肝门部右肝管,近端胆管梗阻及黄疸。

4. 肝十二指肠及胆总管旁,十二指肠后等处淋巴转移。

5. 侵及邻近脏器,结肠肝曲最常见。

6. 如有梗阻性黄疸,不需要术前减黄。

【禁忌证】

1. 高龄体弱患者伴严重梗阻性黄疸。

2. 合并有严重的梗阻性黄疸、腹水、肝肾功能不全。

3. 有腹腔内肝十二指肠以外的转移。

4. 肝十二指肠韧带呈冷冻样改变。

5. 有双侧肝内及远处转移。

【术前准备】

1. 同胆囊癌根治术。

2. 肠道准备。

【麻醉与体位】

气管插管，全身麻醉。平卧位。

【手术步骤】

1. 多采用右肋缘下斜切口，必要时向左或向下延伸。

2. 腹腔内系统探查　切除的范围依据探查的情况及活组织冷冻切片检查结果。可能的手术类型有：①胆囊癌根治切除：包括胆囊癌侵及肝组织及肝十二指肠韧带上淋巴结；②附加肝叶切除：如右叶、中叶、右三叶及左三叶；③附加邻近的脏器切除：如横结肠、胰十二指肠切除等。由于创面大、手术范围广、手术死亡率及手术病死率高，因此，应根据患者自身条件和现有的设备与技术条件综合考虑，做出决策。

3. 附加肝右叶切除是治疗晚期胆囊癌常用术式，多有右肝内转移或肝门部胆管侵及，特别是较常见于右肝管。十二指肠韧带内分离出肝固有动脉直达门静脉前面，分离出门静脉干、肝动脉、胆总管，均用细橡胶管提起做牵引，以方便进一步的分离和切除周围淋巴结、脂肪及纤维组织（图 36-6）。翻起

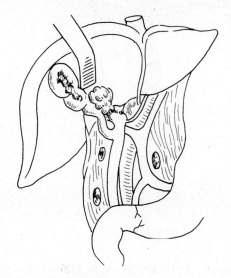

图 36-6　分离胆囊颈癌已有肝门侵犯及淋巴结转移

胰头及十二指肠，切除其后面的淋巴结及胆总管下端，肝动脉、门静脉骨骼化，从下向上分离（图 36-7）。

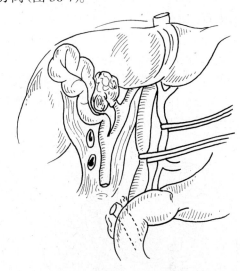

图 36-7　切断胆总管下端及切除淋巴脂肪组织

4. 清除肝总动脉周围淋巴结，切断肝动脉左侧及肝十二指肠韧带左侧缘的淋巴结、脂肪及纤维组织。认清肝右动脉及肝左动脉和向肝固有动脉的分出部。即在胆管的左缘处结扎切断肝右动脉支（图 36-8）。

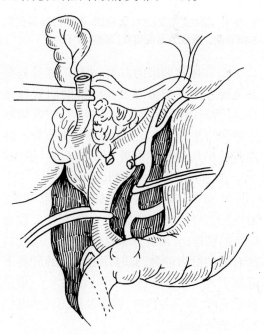

图 36-8　切断肝右动脉肝门部组织向右分离

5. 向上提起胆总管下端作为牵引,将胆管从门静脉的前面分开,同时将门静脉与其右淋巴结,脂肪神经组织分开,直达门静脉分叉的上方。

当分离上达肝门横沟后,分离解剖出因肿瘤阻塞而扩张的左肝管横部,距肿瘤 1cm 处切断左肝管,远端留作吻合的左肝管缝 1 针,牵引残留作为标志,近端向右牵引,翻转,以便向肝门右侧分离(图 36-9)。

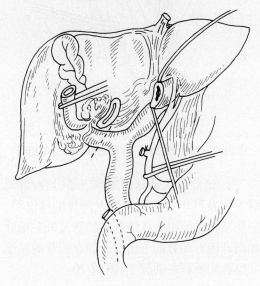

图 36-9　切断扩张的左肝管横部、将肝门部组织向右侧分离。虚线为准备切断门静脉右干

6. 在镰状韧带的右侧,切断门静脉矢状部至肝左内叶的分支及其伴行的胆管与血管,可暂时阻断肝门,分离肝实质,钳夹切断所遇到的管道结构直到第一肝门上方处。肝左内叶的切缘与左肝管切断处会合(图 36-10)。如遇肝中静脉应切断,缝扎。

7. 分离切断肝右三角韧带和冠状韧带,游离肝右叶并向左侧翻转,分离右肾上腺与肝脏的粘连,分出肝下下腔静脉,逐一结扎切断右侧的肝短静脉,此时注意粗大的肝右下静脉汇入下腔静脉(详见肝叶切除术)。最后将肝右叶、部分左内叶、胆囊及肝门区的淋巴组织整块切除。

8. 保留的左肝叶断面彻底止血。提起

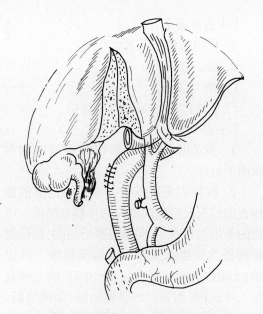

图 36-10　在镰状韧带右侧切断肝实质

空肠上端,确认与 Treitz 韧带的关系,行肝断面的左肝管与空肠襻 Roux-en-y 吻合,可放置 1 根胆管内引流管(图 36-11)。详见肝门部胆管癌手术。

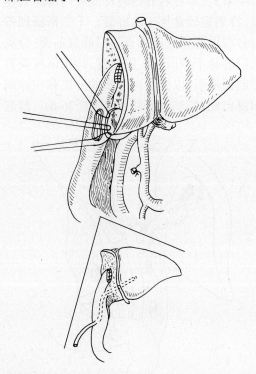

图 36-11　左肝管与空肠 y 吻合,经吻合口置一胆管引流管

【术中注意要点】

同肝叶切除术及胆管癌手术。

【术后处理】

参照肝切除及胆肠吻合术。

第二节　胆管上端癌的手术

胆管上端癌又称肝门部胆管癌,是肝外胆管癌最常见的部位。由于现代影像学诊断技术的发展,发现肝门部胆管癌有增多的趋向。

一、临床病理分型
clinical pathological type

1965 年 Klatskin 在美国内科学杂志上发表一篇综合报告,提出肝门部胆管分叉腺癌是具有明显的临床和病理学特征的肿瘤。它的形状在显微镜下类似瘢痕组织,容易误诊为良性狭窄和局限性硬化性胆管炎,采用姑息性外科引流手术常可延长患者生存期。Klatskin 报告 12 例手术后平均生存时间为 15.5 个月,因此肝门部胆管分叉部癌又称为 Klatskin 瘤。

肝门部胆管癌生长缓慢,由于来自胆管不同的平面,因而引起临床表现不同,如左肝管癌早期无黄疸,只有侵及胆管分叉部时才表现出黄疸和右侧的肝内胆管扩张。根据病变的起始部位,Bismuth 及 Corlette 将共分成四型(图 36-12)。

肝门部胆管癌的临床分型:

Ⅰ型:肿瘤来自肝总管上部。

Ⅱ型:肿瘤来自肝总管分叉部。

Ⅲ型:分为Ⅲa、Ⅲb 两类型。前者来自于左肝管,后者来自于右肝管,最后均侵犯到分叉部和肝总管,并出现黄疸。

Ⅳ型:肿瘤在肝外胆管呈弥漫性侵犯,侵及两侧的二级肝管开口。

若属于第Ⅲ型的病例,必须施行同侧肝切除。

肝门部胆管癌一旦确诊,需要进行较详细的术前评估,以确定根治性手术切除的可行性和手术切除的范围。然而根治性手术是一创伤大、风险大的手术,术前评估主要应注意以下几点:①确定肿瘤的起始部位;②肿瘤与肝门部血管(门静脉、肝动脉)的关系;③肝内胆管侵及的范围;④胆管肿瘤的下限(必要时做 PTC 及 ERCP 同时造影,日本称为夹击造影);⑤必要时行 PTBD 减黄后手术。经充分考虑后,做出手术方法的抉择。

二、胆管上端癌根治性切除术
radical resection of proximal bile duct carcinoma

【适应证】

1. 癌肿侵及胆管分叉部。

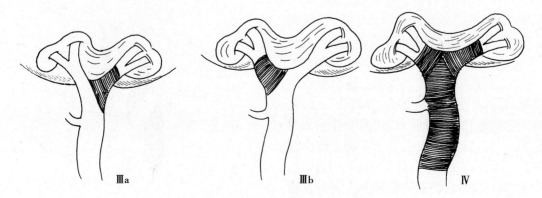

图 36-12　肝门部肝管癌的临床分型

2. 有一侧肝内转移或限一侧的胆管浸润,对侧代偿性肝叶增大,需同时切除病变侧肝叶者。

3. 胆管乳头状腺瘤、乳头状腺癌、高分化胆管分叉处癌。

【禁忌证】

1. 双侧肝内转移及远处转移(不包括肝十二指肠韧带以外)。

2. 血管造影显示双侧肝动脉或门静脉及主干受累。

3. 病毒性肝炎合并肝实质受损。

4. 重度梗阻性黄疸,全身情况差,不能耐受手术者。

5. 重要脏器功能差的患者。

【术前准备】

1. 确定病变梗阻的部位和范围,除 B超、CT、MRCP 等检查外,必要时应做 PTC 和 ERCP 检查。

2. 如术前已行 PTC 及 PTCD 检查,应尽早手术,延迟手术可并发致死性的胆道感染。

3. 若能经内镜置管通过梗阻达近端扩张的胆管做引流,其效果更佳,优于 PTCD。

4. 补充静脉内营养,纠正低钠,低钾,贫血及低蛋白血症,补充维生素 K 等。

5. 其余的同胆道手术及肝叶切除术。

【麻醉与体位】

全麻 + 硬膜外麻醉。仰卧位。

【手术步骤】

1. 一般采用右肋下长切口,如肝脏明显肿大,可采用屋脊形双肋下切口,切断腹直肌、肝周韧带,以腹腔牵开器向上牵开右肋弓,充分显露肝门部及左右侧肝脏(图 36-13)。

2. 仔细探查腹腔　当确定施行根治性切除时,行肝门重要血管的"骨骼化"。首先在十二指肠上缘切开肝十二指肠韧带前面的浆膜,在肝动脉搏动的位置上分离出肝固有动脉。用细硅胶管牵引向下分离到与胃十二指肠动脉汇合处,切除其周围淋巴、神经及脂肪组织。显示出门静脉主干,用细硅胶管牵

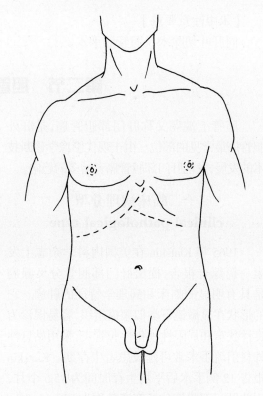

图 36-13　屋脊形双肋下切口

引。最后在胰腺上缘处分离出胆总管下端并将其提起,达到将肝十二指肠韧带内的重要结构"骨骼化"(图 36-14)。若肿瘤在肝门部位置较深,必要时可先切除肝方叶以利显露(图 36-15)。

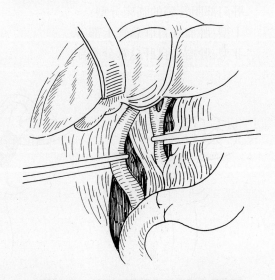

图 36-14　牵引门静脉主干及胆总管下端

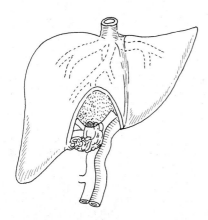

图 36-15　先切除肝方叶高位胆管肿瘤

3. 切断胆总管　在胰腺上缘切断正常的胆总管下端远端缝合关闭(图 36-16)。将胆总管向上牵引,在门静脉鞘内将胆管与门静脉前壁分离,连同其周围淋巴、脂肪组织直至胆管的上端一并分离(图 36-17)。

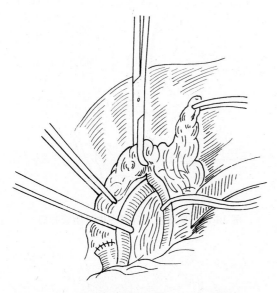

图 36-16　切断胆总管、近端向上牵引、远端缝闭

4. 游离胆囊　从胆囊底部开始,逆行剥离,结扎出血点,将游离的胆囊向下牵引,分离肝门板时须紧贴肝包膜下进行,以免深入肝实质损伤肝中静脉支发生大量出血,将游离的胆囊和胆总管的断端向上牵引翻起,逐一将胆总管上端与肝右动脉和门静脉的左、右分支分离。较早期病例,肿瘤可从门静脉

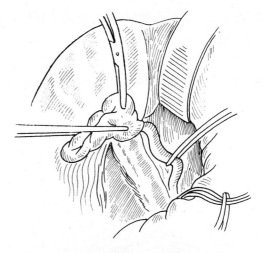

图 36-17　从门静脉前面向上分离肝门胆管和肝十二指肠韧带上的淋巴及脂肪组织

的分叉部分开(图 36-18)。

5. 将胆管及胆囊向右牵引,切开肝左外叶及左内叶间的肝组织桥,以充分显露肝左裂,进一步将门静脉左支与胆管分开。经穿刺定位后,在肿瘤的界线以上约 1cm 处缝牵引线,切开左肝管前壁,逐步横向剪开其周径,直至将其横断,近端左肝管缝牵引线作为标志,远端胆管同为牵引,沿门静脉前壁将门

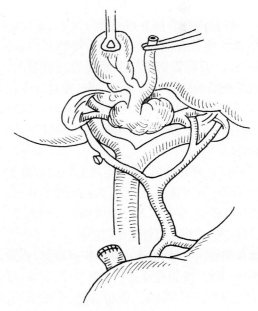

图 36-18　将分离的胆囊和胆总管断端向上牵引、翻起,将肿瘤从门静脉左右支分开

399

静脉分叉部与胆管肿瘤分开,如只做肝管分叉部切除时,门静脉的左、右支可保留完整(图 36-19)。如门静脉有局限侵犯,应在无损伤血管钳控制下,切除部分门静脉壁再行修复。

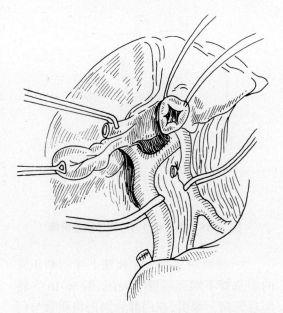

图 36-20　靠近分叉部切断左肝管,即扩张的左肝管开口较大

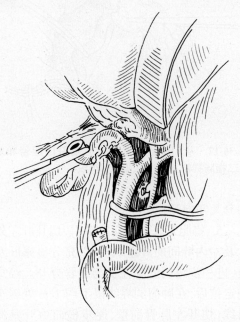

图 36-19　门静脉前壁分叉部与胆管肿瘤分开,保留门静脉左右支的完全

切断左肝管如靠近胆管分叉部,肝门的左端可能只有一较粗的左肝管的开口(图 36-20)。若肝管切断的平面接近左肝裂时,则左侧肝内胆管开口不只 1 个,常有 3 个左右,包括左内叶、左外叶及尾叶的开口,时有可能左外叶上段(Ⅱ段)胆管还有分别开口(图 36-21)。

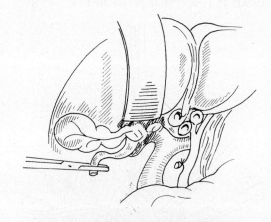

图 36-21　显露左外叶及左内叶胆管开口

6. 右肝管较短,平均不足 1.0cm,肝管的分叉部癌肿可能累及右前、右后肝管的开口;在向右侧分离时,应不时地用细针穿刺抽吸,以确定是扩张的胆管还是门静脉支。保持胆囊及胆管向右牵引,逐步切断扩张肝管,直到整块切除肝外胆管及其分叉部肿瘤、胆囊、肝十二指肠韧带的淋巴、脂肪、神经纤维组织,连同部分肝脏。在肝门处留下左、右肝管的开口,准备重返修复(图 36-22)。在门静脉分

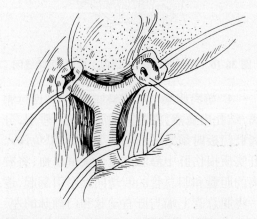

图 36-22　肝门处留下左、右肝管开口,准备吻合用

叉以上的肝门沟内肝内胆管开口多可达 4~8 个,与门静脉分支关系密切,手术处理时应避免损伤门静脉支(图 36-23)。

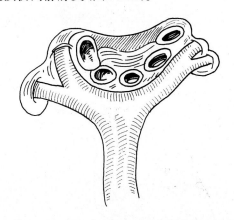

图 36-23　肝门部多个肝管开口与门静脉分支的关系

7. 提起横结肠,左上腹找到 Trie 韧带,做 Roux-en-y 空肠襻,断端封闭,肠襻长 40~50cm,根据横结肠系膜长短及术者的经验,行结肠前或后空肠胆管吻合(图 36-24)。常用方法是将肝管的开口作为一个整体与 Roux-en-y 空肠襻吻合,逐一从外向内缝过空肠上切口的前缘,待全部缝完后,逐一打结,线结留在肠腔内(图 36-25)。

8. 根据术中所见选择 U 形管放置的合适方式(图 36-26)。

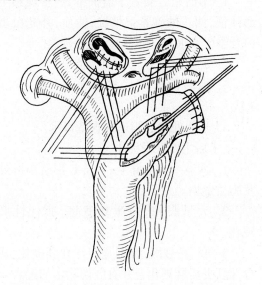

图 36-24　肝门部胆管 Roux-en-y 空肠吻合后壁

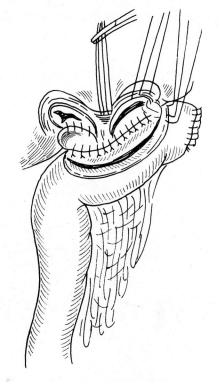

图 36-25　间断缝合前壁

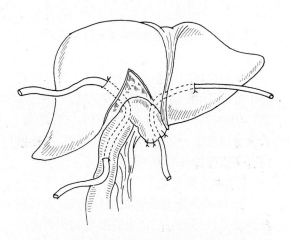

图 36-26　根据术中情况选择放置 U 形管的合适方式

9. 手术探查发现一侧的二级肝管受累需要同时行肝叶或肝中叶切除术,临床上左叶切除最为常用,当门静脉左干及右肝动脉切断后,肝左叶呈现缺血的分界可能欠清楚,要常规应用胆囊床的左侧至下腔静脉左缘的连线平面切断肝脏。肝左叶切除时,有时并非沿正中裂,更常见的是包括右前叶的部分,

第 36 章　肝外胆管癌的手术治疗

因而肝断面上可有 2~3 个右侧肝断面的胆管开口（图 36-27）。

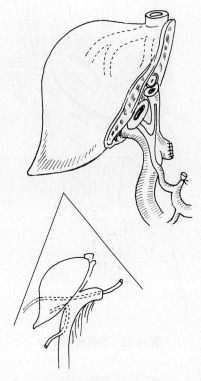

图 36-27　右侧肝断面的胆管开口有 2~3 个

10. 若肝门部胆管癌侵犯右肝管，可行肝中叶切除，并切除左内叶和右前叶（图 36-28）。如病情许可，可行右半肝或右三叶切除。若全身情况差，严重黄疸及肝功能差，应改做内引流或置管外引流术。

【术中注意要点】

1. 术中确定是否能根治性切除，主要根据肿瘤是否侵犯肝门部血管及浸润胆管的范围。术中用细穿刺针不时地沿肝内胆管抽吸，不但能确定肿瘤侵犯的范围，胆管的位置，还利于手术进行。

2. 肝管分叉部癌肿往往侵及门静脉左支，应附加肝左叶切除。

3. 胆肠通道的重造是另一关键步骤，胆管分叉部癌肿切除后，肝门处可留下大小不等的多个肝内胆管开口，多达 6~8 个，应将这

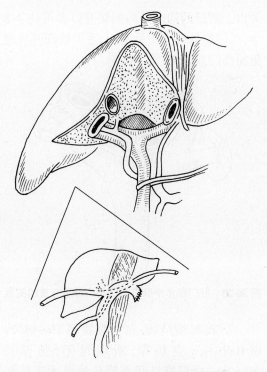

图 36-28　肝中叶切除显露左右肝管

些胆管开口做一总开口处理，即将空肠黏膜缝于胆管外周的纤维鞘上，亦作为一个肝门空肠吻合。此法省时，亦可减少术后胆汁漏的机会。

【术后处理】

1. 术后患者安置于监护室，严密观察生命体征，纠正酸碱紊乱情况，输血，补充白蛋白及维生素 K，必要时给予静脉营养。

2. 观察腹腔 U 形管引流情况。

3. 术后注射雷尼替丁 50mg，每日 2~3 次。

4. 其他处理同胆道探查造口术。

【术后主要并发症】

1. 感染　包括肝上、下及 U 形管出肝处及胆道感染。

2. 大量腹水，应激性溃疡，胆汁性肝硬化。

3. 肝、肾衰竭，特别是胆汁性肝硬化，病毒性肝炎后肝硬化合并有肝切除术的患者。

第三节　胆管上端癌置管引流术

　　胆管上端癌实际就是近端区管癌肿已侵及肝门部血管或较早侵入肝实质或已向肝内转移。1965 年 Keatskin 报道过肝门部胆管癌生长缓慢,转移晚等特征。晚期只能行肿瘤梗阻近端胆管的内或外引流术,以缓解梗阻性黄疸,延长患者的生存时间。

　　【适应证】

　　1. 胆管上端晚期癌,已有肝外转移,严重的梗阻性黄疸。拟行根治性手术,但术中探查已不能行根治切除改为引流术者。

　　2. 患者只能承受引流术者。

　　【禁忌证】

　　1. 大量腹水,恶病质,病程末期等。

　　2. 明显的胆汁性肝硬化和严重的肝功能损害者。

　　3. 患者全身情况不能承受手术。

　　【术前准备、麻醉与体位】

　　同根治性切除术。

　　【手术步骤】

　　胆管插管引流术方法简便,安全,手术时间短。下面通过插图介绍几种插管引流方法:

　　1. T 形管、Y 形管引流方法(图 36-29)。

　　2. U 形管引流方法(图 36-30)　该法为内外引流结合,适用于近端胆管癌。经胆总管插入 U 形管,一端经肝引出,另一端置入十二指肠内引流,经肝引出端可间断开关。必要时注入药物冲洗,严格遵循无菌技术操作原则。

　　3. 人工支架　扩开胆管癌阻塞部插入人工支架是采用镍钛形状记忆合金的胆道内支架管治疗近端胆管癌的胆道梗阻(图 36-32)。该支架有不同的长度(4~8mm)和不同的粗径(7~10mm),它有记忆原形的特点,可经不同途径置入肿瘤狭窄段的胆管内,达到支撑管腔的作用。

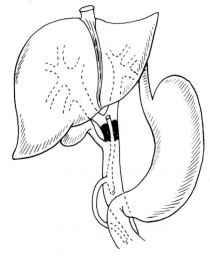

A. 近端胆管癌经胆总管切开,扩开肿瘤处,插入 T 形管、十二指肠内引流

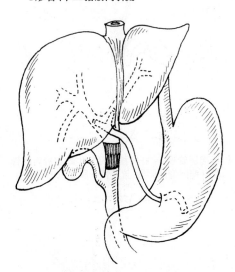

B. 近端胆管癌、在肿瘤上方切开肝总管,插入 Y 形管,行胃内引流

图 36-29　T 形管,Y 形管引流方法

　　【术中置管的注意事项】

　　1. 导管固定要可靠,以防滑脱。

　　2. 扩张胆管肿瘤狭窄部位时,切忌用力操作,以免胆道出血及形成假道。

　　3. 镍钛人工支架支撑管腔的长度应超

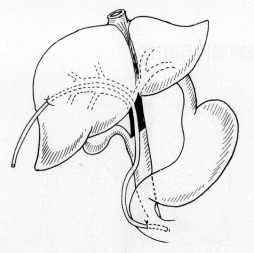

图 36-30　U 形管的一端置入十二指肠内引流，另一端经肝脏引出

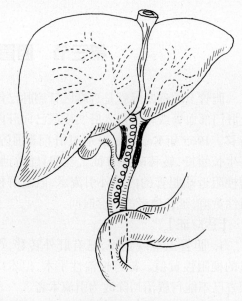

图 36-32　近端胆管癌经胆总管扩张肿瘤狭窄部置入镍钛状记忆合金支架管引流胆管

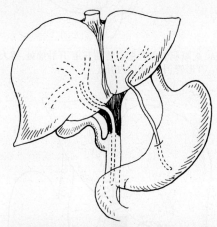

A. 近端胆管癌、左肝管插管胃内引流，右肝内胆管扩肿瘤阻塞的胆管、置管留于胆总管内

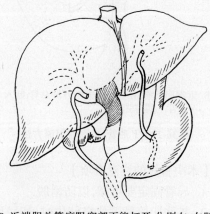

B. 近端胆总管癌阻塞部不能打开，分别左、右肝内胆管插管于胃及十二指肠引流

图 36-31　胆管上段癌的置管内引流

过肿瘤上、下的 1~2cm。

【主要并发症】

1. 胆汁漏及胆汁性腹膜炎、腹腔或引流管内出血、腹腔感染等。

2. 大量胆汁丢失导致水、电解质紊乱。

3. 急性胆管炎及肝功能衰竭。

【述评】

肝门部胆管癌根治性切除手术是腹部外科手术中较复杂和困难的手术，患者常伴有重度梗阻性黄疸及营养不良，病程长者可合并胆汁性肝硬化，肝功能损害严重。

肝门部胆管癌大多是高分化腺癌，转移的方式是向邻近组织如血管、神经的局部浸润生长，特点是淋巴间隙转移，远处转移较少见。因而根治性手术应注意切除肝十二指肠韧带内外的淋巴、脂肪及神经组织，将肝动脉与门静脉彻底从其周围组织游离，使其"骨骼化"是十分必要的。

近端胆管癌不适于肿瘤切除的病例，采用插管引流梗阻以上的胆管。手术治疗的主要目的是减轻黄疸，缓解症状，改善肝功能，增加食欲与延长患者生命。胆道外引流对部分患者也可为根治性手术创造条件。

参 考 文 献

1. 彭淑牖,曹利平.胆囊瘤外科治疗原则.中国实用外科杂志,1995,15(1):11

2. 彭淑牖等.提高肝门肝管癌切除的临床研究.肝胆外科杂志,1993,1:22

3. 周宁新,黄志强,刘永雄等.肝外胆道癌全国调查1098例分析.中华外科杂志,1990,28:516

4. 李维华,黄志强,周宁新等.肝门部胆管癌的临床与病理学观察.中华外科杂志,1993,35:536

5. 黄志强.肝门部胆管癌的外科治疗.中华外科杂志,1990,28:522

6. 周宁新,黄志强,冯玉泉等.肝门部胆管癌103例外科治疗远期疗效的评价.中华外科杂志,1997,35:649

7. 黄洁夫.肝门部胆管癌外科治疗方式的选择.实用外科杂志,1992,12(11):563

8. 李荫山,杨捷润.置管内引流术治疗高位胆管癌32例报告.中国实用外科杂志,1994,14(3):145

9. 王炳生,姚礼荣,焦宛.镍钛形状记忆合金胆道内支架治疗胆管狭窄(附10例应用体会).中国实用外科杂志,1996,16(1):24

10. Jan YY and Chen MF.Surgical treatment of cholangiocarci noma.Asian J Surgerg,1996,19:105

11. Farley DR,Weaver AL,Nagorney DM. "Natural History" of unresected cholangiocarcinoma:patient outcome after noncurative intervention. Mayo Clin Proc,1995,70(5):425

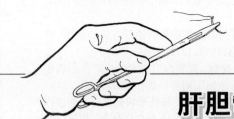

第 37 章

肝胆管结石的手术

Operations of Intrahepatic Bbile Duct Stone

　　肝胆管结石是原发性胆管结石的组成部分,由于肝胆管结石所处的解剖位置特殊,病理变化复杂,对肝脏的损害大,故是非肿瘤性肝胆疾病死亡的主要原因。

　　肝胆管结石手术治疗的基本原则是解除梗阻,祛除病灶,通畅引流。但由于肝胆管病理改变和临床表现多样,对任何一个病例的手术处理,不可能有一个固定模式,因此,术前难以轻易决定采用某一手术方式,还要依据术中具体探查结果再做选择。

第一节　肝胆管探查术

　　肝胆管探查术主要通过肝总管联合胆总管的切开来完成。切开长达肝门的肝总管切口,以便在直视下对各主要肝管和肝尾叶肝管开口逐一进行探查,并需探查到二级肝管开口处,以找出结石、狭窄等阻塞的原因。

　　【适应证】

　　1. 急性化脓性胆管炎。

　　2. 肝内外胆管结石。

　　3. 曾有肝胆管结石手术史,术后临床症状反复发作。

　　4. 胆囊切除术后出现梗阻性黄疸、肝门及肝内胆管扩张并结石形成。

　　5. 上腹部创伤、肝外伤术后化脓性胆管炎反复发作。

　　【禁忌证】

　　1. 临床表现为肝性黄疸,乙肝合并肝实质损害者。

　　2. 影像学(B 超、CT、MRI)检查提示肝内有强光团,但不伴有相应部位远端的肝管扩张者。

　　3. 肝门或肝内大胆管梗阻合并重度门脉高压者。

　　【术前准备】

　　1. 常规胆道影像学检查,获取可靠的临床资料。

　　2. 改善患者营养状态,给予高蛋白、低脂饮食,补充足够热量、多种维生素。梗阻性黄疸的患者补充维生素 K,必要时输入新鲜全血、血浆、白蛋白或静脉营养支持。

　　3. 补充血容量,保持水盐代谢和酸碱平衡,注意慢性失水和低钾血症的纠正。

　　4. 检查凝血机制并纠正可能出现的异常。

　　5. 注意保护肝功能。

　　6. 胆汁细菌学和抗菌药物敏感性试验,以便合理应用抗生素。

　　7. 保护和支持机体的应急能力,有助于平稳渡过手术后的创伤反应。

　　8. 常规驱虫治疗,术前放置胃管及尿管等。

　　【麻醉与体位】

　　同胆道探查造口术。

【手术步骤】

本节的手术步骤与前述胆道探查造口术多有类同之处,可参阅。

1. 充分显露肝门胆管,切开胆管高达左、右肝管的分叉处,直视下可见左、右肝管及尾叶肝管的开口,以利于对肝胆管的探查。以胆石匙,逐一对左、右肝管及尾叶肝管进行探查,结合术前检查,印证肝胆管结石、狭窄

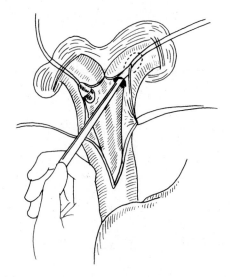

图 37-1　充分显露肝门胆管,切开探查左右肝管

的部位及范围(图 37-1)。

2. 取出肝总管开口处、左、右肝管开口处或一级分支和尾叶肝管处的结石,肝管内置入适当的尿管冲洗,清除结石的残余碎块。

3. 探查、取石完毕,在胆总管内置放 T 形管引流,清理术野无特殊后关腹。

【术中注意要点】

1. 探查取石的胆总管切口要足够高,并充分显露肝管分叉部。

2. 直视下逐一探查各个肝管的开口。

3. 操作取石应轻巧,忌用暴力,以免损伤出血。

4. 用尿管冲洗胆管时,压力不要过大。

5. 肝下及肝十二指肠韧带右旁应放置引流管。

【术后处理及主要并发症】

同胆总管探查造口术。

肝胆管结石的肝门部整形缝合后与空肠吻合,参阅第 35 章;胆管结石的高位胆管空肠吻合,可参阅第 39 章胆肠吻合内引流术,本章不予再述。

第二节　肝内胆管结石清除术

【适应证】

同肝胆管探查术。主要适用于 1~2 级肝管的结石、急性胆管炎引流术后肝内胆管结石未予清除者。

【禁忌证】

1. 局部或化脓性胆管炎未得到控制者。

2. 周围性肝内胆管结石无临床症状者。

3. 缺乏施行肝内胆管的手术技术或病情不能承受手术者。

【术前准备、麻醉与体位】

同肝胆管探查术。

【手术步骤】

1. 切口　采用右上腹肋缘下切口为首选。显露肝门部胆管为这一术式的关键。

2. 切开胆总管,充分显露左、右肝管及尾叶的开口,以适用的胆石匙,逐一清除左、右肝管 1~2 级分支内的结石。

3. 左外叶孤立性的结石,可沿左肝管走行切开,缝牵引线(图 37-2,3)。

4. 缝细线牵引肝管的前壁并纵轴切开,用取石钳或胆石匙取净结石,并保证与肝门部胆管的联通,置放适宜的 T 形管,缝合胆管及肝组织以完成左肝管的引流(图 37-4,5)。

5. 位于右前叶上段支的孤立或嵌顿性结石,往往表面较浅,多可扪及定位(图 37-6),切开肝实质后取石方法基本同上述。放置适宜的 T 形管,时有肝右前前支胆管迂曲开口在左肝管横部,如并有狭窄,可将

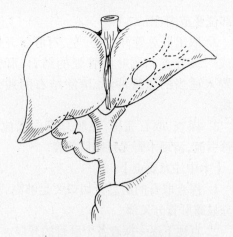

图 37-2　左外叶孤立性结石

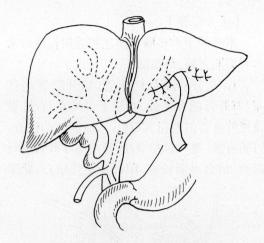

图 37-5　放置 T 形管及左肝管引流

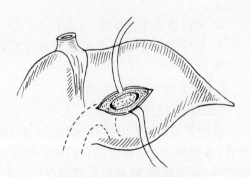

图 37-3　切开肝管缝牵引线

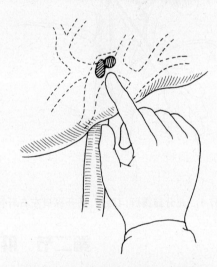

图 37-6　扪及右前叶上段孤立性结石

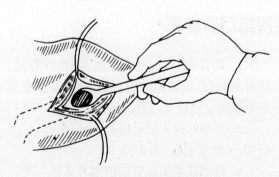

图 37-4　用胆石匙取出结石

T 形管的一端保留一定的长度作为支撑(图 37-7)。

【术中注意要点】

同左外叶胆管结石切开取石术。

【术后处理及主要并发症】

同胆总管探查造口术。

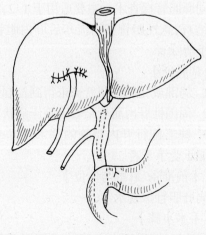

图 37-7　切开肝管取石后,放置肝管引流及 T 形管支撑引流

第三节　肝部分切除术

一、概　述

黄志强于 1958 年首创应用肝部分切除治疗肝内胆管结石。该切除术的手术步骤与第 26 章肝切除术大致相同。

【适应证】

1. 局限于一侧或一叶的肝胆管结石，难以用常规技术清除者；

2. 一侧或一叶肝胆管结石或狭窄伴肝纤维化、萎缩者；

3. 一侧或一叶肝胆管结石伴肝脓肿者；

4. 局限于一肝段的结石伴胆管狭窄者；

5. 一侧或一叶的结石性胆管狭窄、囊状扩张伴癌变者。

【禁忌证】

1. 胆管结石合并重度胆管炎。

2. 重度胆汁性肝硬化、门脉高压。

3. 长期梗阻性黄疸合并凝血功能障碍。

【术前准备、麻醉与体位】

同肝胆管探查术及肝切除术。

二、肝左外叶切除术
left lateral lobe hepatectomy

肝左外叶的肝内胆管是肝胆管结石发生率最高的部位，常采用肝左外叶切除术。

【手术步骤】

1. 在距镰状韧带左侧 1~1.5cm 处切开肝包膜，分离肝实质，结扎肝断面上的血管及胆管（图 37-8）。

2. 以胆石匙探查左肝管及左外侧肝管的分支，取出结石，如无肝内胆管与空肠吻合的指征可缝闭肝断面的肝管、胆总管，肝断面处理同肝左外叶切除术（图 37-9）。置放 T 形管引流。

【术中注意要点】

同肝左外叶切除术。

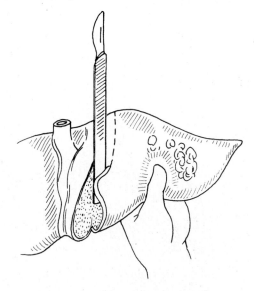

图 37-8　规则性肝左外叶切除术

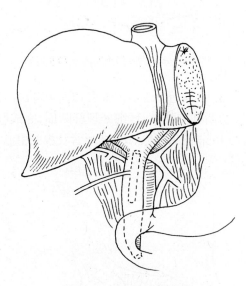

图 37-9　肝左外叶切除术

三、肝左叶（左半肝）切除术
left lobe hepatectomy，left hemi hepatectomy

肝左叶切除包括左内叶及左外叶，主要用于左肝管开口狭窄或结石嵌顿所致的左半肝的纤维化、萎缩。但当狭窄或结石尚未造成肝实质损害时,可通过肝左外叶切除,从该断面的胆管清除左肝管及左内叶支内的结石。

【手术步骤】

1. 切开肝包膜后,钝性分离肝实质,切断血管及胆管分支(在之前先处理肝动脉)。

2. 在肝断面分别显露、分离并钳夹、切断门静脉左支和左肝管(图 37-10)。

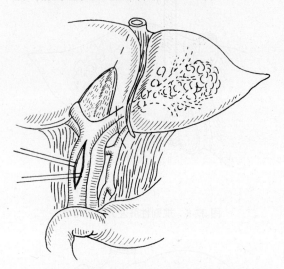

图 37-10 分离钳夹门静脉左支和左肝管

3. 在靠近第 2 肝门处肝切面上分离、结扎、切断肝左静脉,仔细处理肝断面,完成肝左叶切除(图 37-11)。放置 T 形管及腹腔引流,

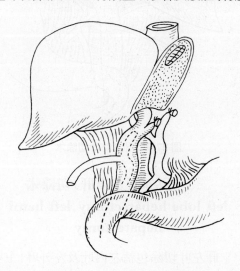

图 37-11 完成肝左叶切除

于腹壁另做切口引出。

【术中注意要点】

同左半肝切除术。

四、肝右叶切除术
right lobe hepatectomy

用以处理右肝管及其主要分支内结石的手术。该手术创伤大,时间长,术后并发症多,因此,肝胆管结石病行肝右叶切除术时,要定位准确,技术熟练,严格掌握适应证。

手术步骤见右半肝切除术(图 37-12,13)。

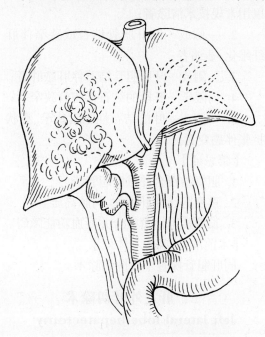

图 37-12 肝右叶 Ⅱ~Ⅲ 级胆管结石

【术中注意要点】

肝断面胆管内结石务必取净,如右肝管无明显狭窄,残留的胆管应与肝总管扩通。其余要点同右半肝切除术。

五、肝段切除术
segmental hepatectomy

目前,一般采用 Couinaud(1957)的肝段划分法(图 22-15 及图 28-3,4)。这一划分与惯用的门静脉划分肝内分区是相吻合的。即

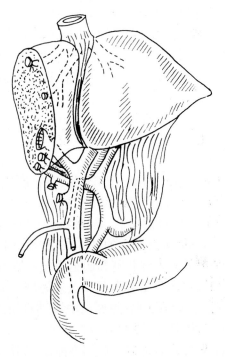

图 37-13　肝右叶切除胆总管探查 T 形管引流

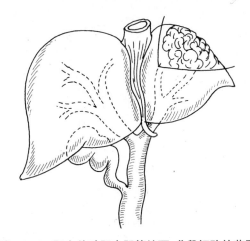

图 37-14　肝左外叶肝内胆管结石，Ⅱ 段切除的范围与肝段胆管的关系

左外叶的上、下段为 Ⅱ 、Ⅲ 段；左内叶为Ⅳ 段，右前叶的上、下段为Ⅷ、Ⅴ 段，右后叶的上下段为Ⅶ、Ⅵ 段。这一针对性的选择小范围的肝段切除，既不损失过多的肝组织，又能达到良好的治疗目的。

【手术步骤】

1. 参阅各类型有关肝叶切除术。

2. 肝门血液的控制方法　①可选用半肝血流阻断法；②入肝血流阻断法（Pringle 法）；③手探法：适于肝左外叶即肝脏不厚的部位。

3. 断肝时，应根据患者实际情况决定手术的切除范围（图 37-14~19）。

【术中注意要点】

1. 肝段是一个小区域的立体解剖概念，每个步骤都应重视。

2. 断面止血，取净结石，可靠缝扎各管道。

3. 肝面尽可能用带蒂网膜覆盖。

【术后处理及主要并发症】

同肝叶切除术。

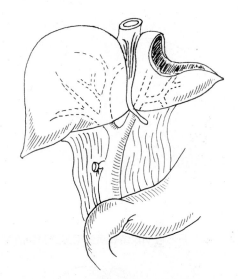

图 37-15　Ⅱ 段肝切除术后肝的断面

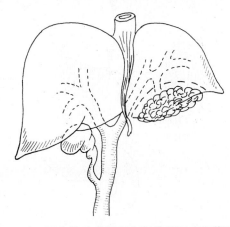

图 37-16　肝左外叶Ⅲ 段肝内胆管结石病变范围胆管的关系

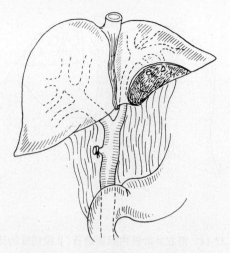

图 37-17　肝内胆管结石的Ⅲ段肝切除

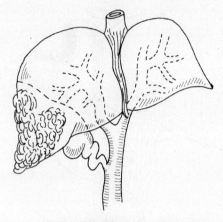

图 37-18　肝右叶Ⅵ段结石病变范围及胆管的关系

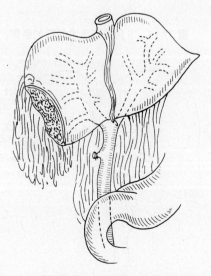

图 37-19　肝Ⅵ段切除,肝断面妥善处理后以大网膜覆盖

【述评】

　　肝胆管结石手术治疗的基本原则是解除梗阻,祛除病灶,通畅引流。在实施肝胆管结石症的外科治疗中,除手术切除病灶外,还可应用胆道镜取石、碎石、溶石等手段,但难以达到彻底解决的效果,而且结石所导致的梗阻与感染所造成的胆管狭窄及扩张、胆流停滞、肝纤维化、萎缩等也不会由于结石的取净而有效解除。因此,肝胆管结石的外科治疗中,仍面临着一些复杂和困难问题。在肝胆管结石的外科治疗上,要清楚意识到肝脏和胆道是一个相互联系的整体,二者密不可分,不仅要从病变对肝脏和胆道系统的影响方面,更要全身性加以分析。要熟悉肝门部的解剖,充分利用现代诊断的手段,提高定位、定性诊断能力,结合术中探查情况,最后决定合理的手术方式。切记不能忽视围术期处理。

　　如何更行之有效地降低肝胆管结石造成的高病死率和再手术率,仍然是今后肝胆管结石病外科治疗中的基本出发点。

参 考 文 献

1. 祝学光,张圣道,黄志强等.我国胆石病十年来的变迁.中华外科杂志,1995,33,652
2. 黄志强,顾倬云,张晓卫等.我国肝内胆管结石外科治疗现状——全国4197例手术病例的分析.中华外科杂志,1988,26:513
3. 黄志强.右肝管结石的肝段切除术.肝胆外科杂志,1994,2:65
4. 黄志强,刘永雄.肝内胆管结石的外科治疗——40年回顾.中国实用外科杂志,1997,3:2
5. Chen MF.Surgery for intrahepatic stones. Asian J Surg,1996,19:271
6. Fan ST, Lai ECS, Weng J.Hepatic resection for hepatolithiasis. Arch Surg,1993,128:1070
7. Hunag ZQ.Progress of surgical treatment intrahepatic lithiasis in china chin. Med J,1996,109:506
8. Hunag ZQ.Die chirurgische intrahepati-scher gallengang Kon Krement.Chir Gastroenterol,1997,13:1258

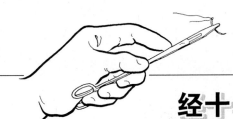

第38章

经十二指肠 Oddi 括约肌成形术
Transduodenal Sphincteroplasty of Oddi

Oddi 括约肌成形术是胆道外科常用的术式,适用于治疗胆道管囊端的良性狭窄。手术比较复杂,包括两种方式:一是 Oddi 括约肌切开术,只切开乳头部括约肌,而保留胆总管下端括约肌,切开长度一般在 1.5cm 以内,仍有一定的括约肌功能。但由于切开长度短,容易使狭窄而症状再发;另一种是完全切开 Oddi 括约肌,包括胆总管下端括约肌,实际上也就是低位胆总管十二指肠吻合内引流术。切开后,胆总管下端已完全失去括约肌的功能(控制),因而可发生胆汁反流。由于手术切开括约肌,需将十二指肠黏膜与胆总管黏膜缝合,故称为 Oddi 括约肌成形术。

【适应证】

1. Oddi 括约肌狭窄,胆总管无明显扩张。

2. 内镜切开困难或切开后再次狭窄者。

3. 十二指肠乳头部结石嵌顿(壶腹部结石嵌顿)。

4. 乳头旁合并有十二指肠憩室。

5. Oddi 括约肌狭窄引起胆囊切除术后综合征。

6. 患者全身情况尚好能耐受手术。

【禁忌证】

1. 胆总管下段(胰腺段)狭窄,其范围较大,单纯切开括约肌不能解决狭窄的范围。

2. 近期胰腺及胰头肿大。

3. 胆总管扩张 >2cm,单纯切开不能解决胆管的引流。

4. 胆总管和肝胆管有尚未纠正的狭窄或结石。

5. 十二指肠粘连重,难以充分游离者。

6. 患者身体情况不能耐受较复杂的手术者。

【术前准备】

同一般的胆肠吻合术。

【麻醉与体位】

一般采用硬膜外麻醉或全麻。平卧位。

【手术步骤】

1. 切口可采用胆囊切除术切口,如既往有右腹直肌切口手术者,可经原切口进腹。

2. 分离十二指肠韧带、游离小网膜孔、分离结肠肝曲及肝右叶韧带。探查胆总管,不能通过 3mm 探子和 10 号尿管的狭窄(图 38-1)。

3. 切开十二指肠外侧腹膜,向前方游离十二指肠第二、三段和胰头,充分游离后可使十二指肠提出至手术野,便于操作,胰头后垫一盐水纱布(图 38-2,3)。

4. 如有可能,置放一 8 号尿管在胆管内并通过下端,留在原位,寻找到乳头的开口处;如未能通过,改置放小号 Bakes 探子放在胆总管下端将乳头部顶起,以细线缝在乳头的上方及两侧作为牵引线(图 38-4,5)。注意十二指肠前外侧壁相当于十二指肠乳头部的相对应部位,根据肠管情况选择横切口或纵形切口。

413

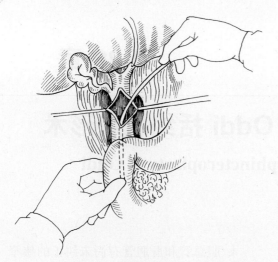

图 38-1　探查胆总管下端不能通过 10 号尿管和 3 号探条。扪及探条尖端即相当于十二指肠乳头部

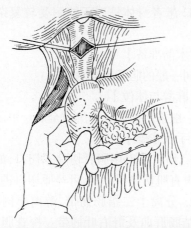

图 38-2　切开十二指肠外侧腹膜、用手指钝性分离、向前游离至十二指肠及胰头（Kocher 手法）

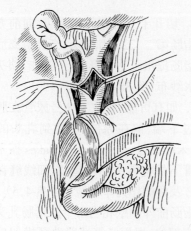

图 38-3　充分游离十二指肠后、向内翻转向前提起以便操作

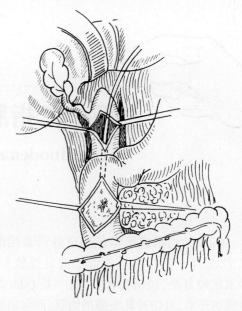

图 38-4　胆总管内置入探条，在相当于十二指肠乳突的十二指肠前外侧切开十二指肠发现乳头的开口

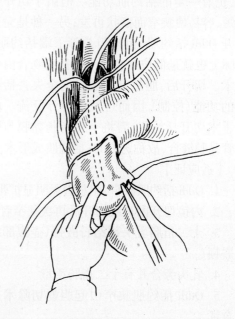

图 38-5　触扪到探条的位置、在其上方及两旁缝细线作牵引

5. 在乳头开口的上方约 11 点处，两把文式钳夹，在其洞切开，每次切开约 2mm，以 5-0 或 3-0 缝线做牵引，如此逐一向上方切开，切开长度约 2cm 左右，切开的顶端作一可靠的 8 字缝合，以防发生十二指肠瘘（图 38-6,7）。

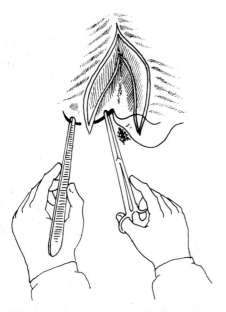

图 38-6　缝合胆管与十二指肠的黏膜

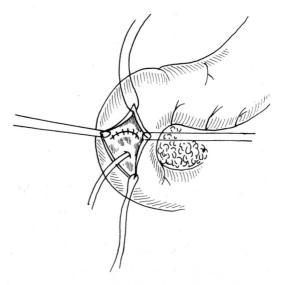

图 38-8　注意检查胰管的开口,若有狭窄可用蚊氏血管钳轻轻扩张或切开

宜同时切除胆囊,并胆总管内置放 T 形管引流,不主张长臂 T 形管置入十二指肠内,以防填塞胰管。十二指肠切口处可置放大网膜,肝下区或小网膜孔处放置腹腔引流,均另做切口引出(图 38-9)。清理腹腔,关腹。

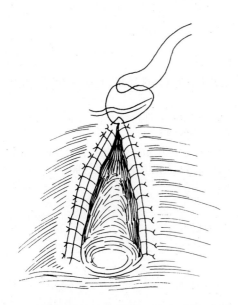

图 38-7　间断缝合法、注意切口的尖端(上方)加缝 1 针 8 字缝合法

6. 探查胰管的开口,一般位于乳头的内下方,多在 3 点钟处,能见到胰液流出,可用细导管置入胰管内以探查有无狭窄或阻塞,由于胰管开口变异大,可能难以寻找,但必须要确定胰管的开口未被缝合(图 38-8)。

分两层缝合十二指肠切口。一般情况下

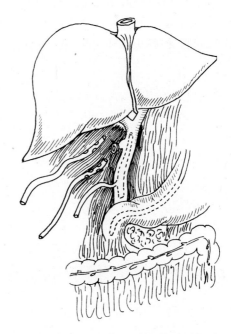

图 38-9　肝下区及小网膜孔置放腹腔引流管,另做切口,引出固定

【术中注意要点】

1. 胆胰管汇合部位的手术应尽量减少创伤,因局部创伤,炎症水肿可使胰管受阻引起急性胰腺炎。

2. 创面彻底止血。

3. 缝合好胆管壁与十二指肠壁切开的顶部,防止发生腹膜后十二指肠瘘。

【术后处理】

1. 持续胃肠减压至胃肠功能恢复,观察腹腔引流情况。

2. 术后 24~72 小时内,每天查血、尿淀粉酶,警惕术后发生胰腺炎。

3. 腹腔引流管 3~5 天无特殊情况可拔除。

4. 2~3 周后 T 形管造影无特殊,可拔除。

5. 其他同一般胆道手术后。

【术后并发症】

1. 早期消化道出血。

2. 十二指肠瘘及急性腹膜炎、腹膜后感染及脓肿。

3. 急性胰腺炎或急性胆管炎。

【述评】

Oddi 括约肌成形术曾是胆道外科中常用的手术方法。此手术的特点是创伤大,对于慢性胰腺炎、胰头部肿大和肥胖的患者,手术难度很大,术后并发症和后遗症较常见。自从纤维十二指肠镜的应用和开展以来,大部分括约肌切开手术已被内镜下括约肌切开所取代。该手术创伤小,手术简单,效果好。但在复杂情况下,如合并有乳头旁十二指肠憩室、乳头炎症或插管困难者,仍需要通过手术解决。

内镜下括约肌切开可发生出血、急性胰腺炎、十二指肠穿孔、乳头部再狭窄等并发症。因此,术前要正确评估,掌握好内镜下切开及经十二指肠 Oddi 括约肌成形术的指征和适应证。

参 考 文 献

1. 方善德 . 胆道外科理论与实践 . 郑州:河南科技出版社,1991

2. 吴阶平,裘法祖主编 . 黄家驷外科学 . 第 6 版 . 北京:人民卫生出版社,2000

3. 吴孟超 . 腹部外科学 . 上海:上海科学技术出版社,1992

4. 黄志强 . 腹部外科基础 . 北京:人民卫生出版社,1988

5. 黄志强主编 . 腹部外科手术学 . 长沙:湖南科学技术出版社,2004

6. 黎介寿,吴孟超,黄志强主编 . 普通外科手术学 . 第 2 版 . 北京:人民卫生出版社,2007

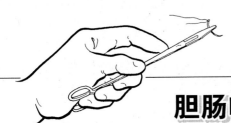

第 39 章

胆肠吻合内引流术

Biliary Enterostomy

胆肠吻合内引流术用于治疗胆道良性和恶性的梗阻,是胆道外科中常用的手术。胆肠吻合术包括肝内胆管胆囊、胆总管等部位与十二指肠、空肠吻合。近年来,对不同类型的胆肠吻合术的研讨很活跃,本章选择常用而行之有效的术式。

第一节　胆囊空肠吻合术

一、概　　述

【适应证】

1. 胆总管下端梗阻,如晚期胰头癌已不能根治者。

2. 胰头癌的二期手术。

3. 胆总管下端的恶性梗阻并胆囊、胆囊管明显扩张者。

【禁忌证】

1. 晚期癌肿引起胆囊管梗阻。

2. 胆囊管的低位开口易被癌肿阻塞。

3. 胆总管结石及中上段的胆管癌。

【术前准备】

同胆管探查造口术。

【麻醉与体位】

气管插管全身麻醉。平卧位。

【手术步骤】

1. 常用右肋缘下切口进腹或右旁正中切口。进腹后探查原发肿瘤与胆管及胆囊的关系,如原计划为二期手术,应正确评估是否下次能切除,如有可能,此次手术减少程度,避免过度解剖,增加腹腔粘连,影响下次手术。

2. 当决定做胆囊空肠吻合术时,先减压抽取胆囊液,如为白胆汁,提示胆囊管有阻塞,应改为胆总管空肠吻合术。

3. 胆囊空肠吻合术有 Roux-en-y 吻合及襻式空肠胆囊吻合术或有附加的胆囊胆管吻合术。

二、胆囊空肠 Roux-en-y 吻合术 Roux-en-y cholecystoenterostomy

1. 提起横结肠,在小肠系膜根部找到 Treitz 韧带,距 Treitz 韧带 15cm 处切断空肠,远端缝闭,近端在结肠前上提到胆囊处,给予保护备吻合用。

2. 在空肠断端的系膜对侧与胆囊底部以细丝线间断缝合对拢行侧 - 侧吻合,间断全层缝合(图 39-1)。

三、胆囊空肠襻式吻合术 cystic jejunal loop anastomosis

胆囊与空肠侧 - 侧吻合,手术方法简便,但易引起逆行性感染,并不常用。如选用此法,都要附加空肠襻之间距 Treitz 韧带

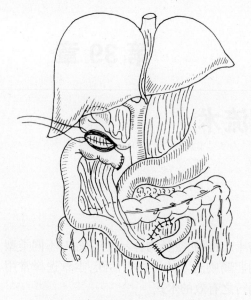

图 39-1　结肠前空肠 Roux-en-y 吻合术

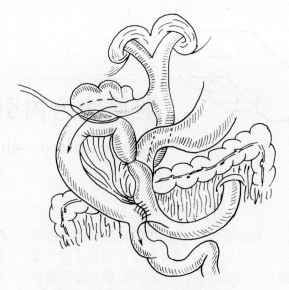

图 39-2　襻式胆囊与空肠的吻合术

10~15cm 的侧 - 侧吻合,以减少逆行性感染(图 39-2)。

胆囊空肠吻合附加胆囊胆管吻合术:由于胆囊空肠吻合术后的晚期,癌肿向上发展或胆囊管的炎症改变致其阻塞而失去引流作用。主要适于胆囊管不明显或其位置开口偏向下胆总管下段的患者。为减少或延缓晚期并发症的发生,可将胆囊颈部与相邻扩张的肝总管吻合,使胆囊成为胆管与空肠之间的"转运站"(图 39-3)。

【术中注意要点】

1. 如患者结肠系膜肥厚较短,胆囊极度

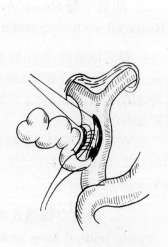

A. 胆囊颈与肝总管侧-侧吻合

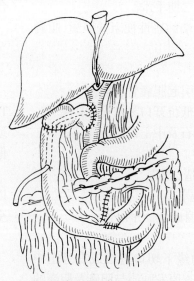

B. 附加胆囊胆管侧-侧吻合,结肠前空肠
Roux-en-y 胆囊端-侧吻合术

图 39-3　附加胆囊胆管吻合术

膨胀且位置又较低,可选用结肠前胆囊空肠吻合。

2. 尽可能用胆囊空肠侧 - 侧吻合,但空肠断端口径较大也可行端 - 侧吻合,以减少近端空肠缝闭的一个程序。

3. 襻式胆囊空肠吻合较简便,为减少感染,避免逆行性感染,可做空肠襻的侧 - 侧吻合,并距胆囊空肠吻合处 3~5cm 部位用粗丝线栓,既方便,又能达到 Roux-en-y 吻合的效果(图 39-2)。

4. 在条件允许的情况下,笔者主张胆囊与空肠吻合后,尽可能附加胆囊颈部与肝总管的侧 - 侧吻合,目的是延缓胆囊空肠吻合后晚期引流失效的并发症,尤其适于胆囊管无明显扩张或胆囊管开口过低的患者。

5. 吻合前先抽吸胆囊液减压,如胆汁为白胆汁,提示胆囊管有炎性狭窄或病变阻塞,应改为胆管与空肠吻合术或胆囊颈与肝总管吻合后,胆囊再与空肠吻合(笔者曾施行 3 例,疗效满意)。

6. 胆囊内可置放一适当的尿管,以便术后保持胆囊空虚有利吻合口的愈合,有利于观察胆汁的量及色泽,拔管前(2 周后拔管)行胆道造影,以了解原发病变的变化状况。

【术后处理】

同胆总管空肠吻合术。

【主要并发症】

1. 重度梗阻性黄疸、胆汁性硬化、腹水及营养不良,多由原发病引起。

2. 晚期并发症与胆囊管梗阻,胆道引流不畅,胆道感染以及原发恶性肿瘤的扩散等有关。

3. 吻合口出血或吻合口瘘。多与术中止血不彻底及缝合技术以及患者营养不良等有关。

第二节　胆总管十二指肠吻合术

20 世纪 60 年代,胆总管十二指肠吻合术分为端 - 侧吻合术和侧 - 侧吻合术,曾广泛用于治疗胆管内结石和胆总管下端梗阻致胆总管明显扩张的患者。经过 70 年代的长期观察,发现该术式后期可发生严重的并发症,目前该术式已很少用于治疗良性胆管病变者。

【适应证】

1. 胆总管下端梗阻。

2. 胆总管复发性结石,胆管扩张 2cm 以上。

3. 晚期壶腹部癌或胰头癌以缓解黄疸。

4. 老年患者胆总管下端梗阻,不能耐受复杂的手术。

5. 低位胆管损伤,术中及时发现处理。

6. 低位损伤性胆管狭窄。

【禁忌证】

1. 吻合口以上胆管有结石、狭窄、梗阻。

2. 胆总管下端有结石嵌顿,或下段癌肿易于扩散阻塞吻合口,以及十二指肠本身的病变妨碍手术的施行。

3. 胆总管直径 <1.5cm 者。

【术前准备】

同一般胆道手术。

【麻醉与体位】

持续硬膜外麻醉或年龄大者气管插管全麻。平卧位。

【手术步骤】

1. 胆总管十二指肠端 - 侧吻合术

(1) 一般选用右肋缘下切口进腹,手术分离胆总管,切开胆总管探查,若下端狭窄梗阻,可在胰腺上缘横断胆总管,以防侧 - 侧吻合后,胆总管下端食屑沉积,造成池塘样综合征,亦称盲端综合征。

(2) 横断胆总管,缝闭胆总管的残端,将十二指肠与胆总管前面稍加分离,使十二指肠壶腹部向下翻,选择胆总管相应部位做横形切开,应避免离幽门太近,胆总管断端与十二指肠切开部做端 - 侧双层缝合,用 3-0 丝线或铬肠线间断缝合。必要时,外层间断缝合加固。如为良性胆总管下端梗阻,应同时切除胆囊,以防后期发生胆囊结石性炎症等。

(3) 必要时置放 T 形管,将一横臂经吻合口放至十二指肠(图 39-4)。

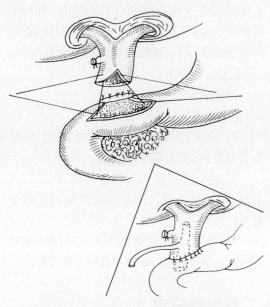

图 39-4　胰腺上缘切断胆总管远端缝闭,近端与十二指肠端侧吻合,置放 T 形管引流

2. 胆总管与十二指肠侧 - 侧吻合术

(1) 该术式不需切断胆总管,是常采用的术式。手术的吻合口放在胆总管最低位和十二指肠降部开口处后外侧纵形切口,用 3-0 可吸收缝线做胆总管与十二指肠全层间断黏膜对黏膜吻合,后壁单层吻合前壁层可加浆肌层缝合(图 39-5,6)。

(2) 如胆总管切开探查位置过高,可间断缝合,放置大号尿管于胆管内,经十二指肠降部低位引出并以一大网膜覆盖于十二指肠引流管的出口处。

(3) 清理术野,右肝下置放引流,腹壁另做切口引出。

缝合吻合口前壁,吻合完毕,胆管内置放适当尿管从十二指肠低位引出,十二指肠与胆管复回正常位置。

【术中注意要点】

1. 术中仔细探查肝内胆管情况,必要时

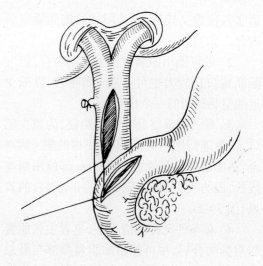

图 39-5　靠近胆总管的右侧缘低位切开与十二指肠降段后外侧吻合

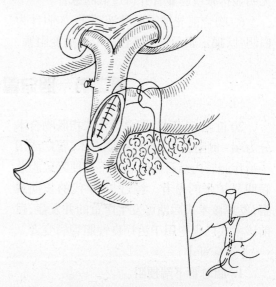

图 39-6　吻合口前壁间断缝合

做术中胆道造影以确定上断端以上有无梗阻,否则因肠内容物的反流,可加重胆管感染,引起严重的并发症。

2. 吻合口应尽量大些,除防止后期狭窄外,有利胃液反流的进出,更有利在胆道压力作用下,排入十二指肠。

3. 所谓的池塘样综合征即盲端综合征,偶见于胆总管下端有梗阻而胆总管十二指肠间隔留得较长的胆总管十二指肠侧 - 侧吻合术后,此处的食物残渣反流积存在胆总管下端,刺激引起局部炎症。应予积极预防:①尽量采用低位的胆总管十二指肠侧 - 侧吻合,要注意胆总管的切口偏右侧与十二指肠的降段的低位后外侧切口吻合,以便于胆汁的引流,以及缩短胆总管下端即盲端的长度。笔者在做胆总管十二指肠侧 - 侧吻合时惯用此法,获得满意疗效(曾在《肝胆外科杂志》上报道);②尽可能做胆总管十二指肠端 - 侧吻合术;③必要时,在吻合口下方缝闭胆总管,

使胆总管下端与吻合口隔离,以能达到胆总管与十二指肠端 - 侧吻合的疗效。

4. 胆总管十二指肠端 - 侧吻合,在横断胆总管时,注意勿损伤门静脉及胃十二指肠动脉。

【术后处理】

同胆道手术后的处理。

【术后主要并发症】

1. 十二指肠瘘。

2. 吻合口出血。

3. 胆道逆行性感染及其后期并发症。

第三节 胆管空肠 Roux-en-y 吻合术

Cesar Roux 于 1893 年发表 Roux-en-y 胃空肠吻合术,以防止胃空肠吻合术后的胆汁反流及呕吐胆汁。20 世纪 60 年代后在我国被学者广泛应用。由于 Roux-en-y 空肠襻段为顺蠕动,有利于预防反流,因此,在胆道外科中为常用的手术。该术式的吻合技术要点是保证吻合口的通畅,避免吻合口狭窄,以及要有足够的 Roux-en-y 空肠襻的长度,既可防止肠内容物逆流,又不能使旷置的空肠襻过长或过短。Roux-en-y 胆管空肠吻合术,只要吻合口够大且通畅,位置低,胆总管下端存留结石或食物残渣而引起的盲端综合征的可能性就小。

【适应证】

1. 良性肝外胆管狭窄、肝总管以下的良性狭窄多与胆管损伤有关。

2. 胆总管末端的狭窄。

3. 十二指肠乳头开口部憩室易引起反复发作的胆管炎或胰腺炎。

4. 先天性胆总管囊肿切除后的胆道重造。

5. 肿瘤切除后肝外重造。

6. 难以切除的胆总管下段肿瘤及胰头癌。

【禁忌证】

胆总管以上的肝内胆管狭窄或结石未能处理者。

【术前准备】

1. 患者如反复发作胆管炎并黄疸,应做

心肺、肝、肾功能探查及凝血酶时间测定。

2. 纠正贫血,营养不良和低蛋白血症以及凝血机制不良。

3. 术前 1 天给予抗生素。

4. 常规服用驱蛔虫药。

5. 其他同一般胆道手术。

【手术步骤】

1. 切口 一般采用右肋缘下切口,如曾有手术史,可经原切口切除瘢痕进腹,进行腹腔内全面探查,着重探查肝脏及胆道。结合术前影像学检查结果,以进一步明确病变的性质和范围。

2. 显露肝门胆管 如有手术史者,仔细分离开粘连,特别要分离开肝十二指肠韧带,肝胃韧带前侧的胃和十二指肠,钝、锐结合及应用电凝分离粘连,完全显露出肝门部胆管后,切除胆囊,探查胆总管,探查方法有关章节已叙述(图 39-7)。

3. 胆总管的准备 ①胆总管空肠 Roux-en-y 端 - 侧吻合:游离胆总管至十二指肠上缘,如粘连严重,边分离边行胆总管横向剪断,清除胆总管远端的结石或残渣。缝闭胆管断端,再向上游离至肝总管备吻合(图39-8);②胆总管空肠 Roux-en-y 侧 - 侧吻合:游离胆总管近端,剪开胆管至左、右肝管分叉部,吸净胆汁,胆管腔内可用干纱布条填塞以

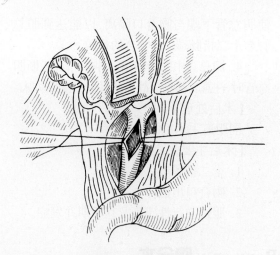

图 39-7　胆总管探索

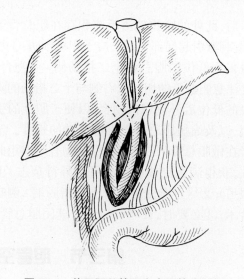

图 39-9　剪开肝总管至左右肝管分叉部

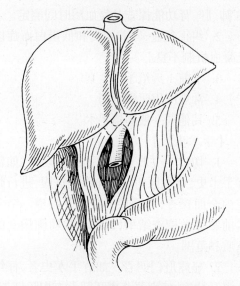

图 39-8　离断肝总管备吻合用

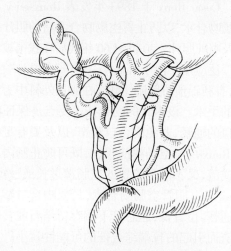

图 39-10　注意保护胆总管的血供

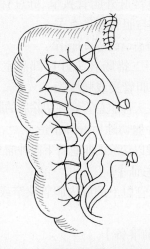

图 39-11　选择游离空肠段备吻合用

备吻合用(图 39-9)。

因炎症粘连严重时,分离胆总管后壁勿损伤门静脉,前一节已提到。胆总管血供的特点是血管走行主要循 3、9 点钟与胆管平行走向肝门,分离时既要彻底,又要保护胆总管血供,还不能分离过度(图 39-10,图 27-17)。

4. Roux-en-y 空肠襻准备　在横结肠系膜下,找到空肠上段起始部,距 Treitz 韧带 15cm 左右,选择良好的空肠段,切断空肠,远端缝闭,缝线做牵引,探查空肠襻断端,要血运良好,色泽正常(图 39-11)。

5. 胆管空肠吻合　①端 - 侧吻合:经空肠之游离端探查肝门,距末端 3~5cm 处的系膜对侧做切口。切口长度与胆管的直径相当,用 4-0 合成线单层缝合,或用 3-0 整形线缝合(图 39-12,13)。②侧 - 侧吻合:具体操作步骤同端 - 侧吻合(图 39-14~16)。

无论端 - 侧吻合或侧 - 侧吻合,近端空肠端距空肠襻胆肠吻合处 50cm 左右行端 -

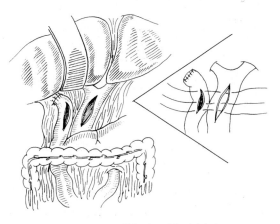

图 39-14　胆管与空肠侧 - 侧吻合

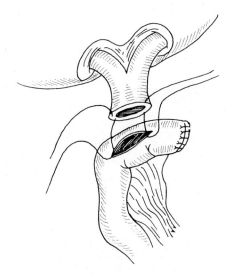

图 39-12　胆总管与空肠端 - 侧单层、全层缝合

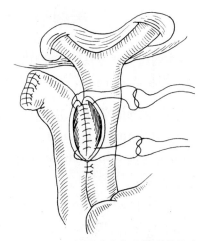

图 39-15　侧 - 侧后壁吻合完毕后前壁吻合

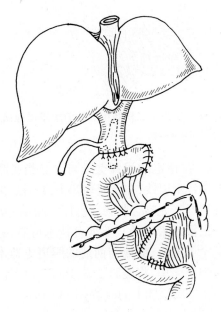

图 39-13　结肠后胆管空肠 Roux-en-y 吻合,胆总管内放置 T 形管,一臂经吻合口放置空肠

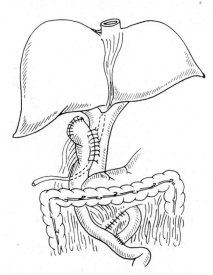

图 39-16　结肠后胆管空肠 Roux-en-y 侧 - 侧吻合胆管腔内置大号尿管从空肠襻引出

侧吻合。

6. 关闭空肠系膜间及横结肠系膜裂孔，以防内疝。在胆肠吻合口的后方即温氏孔处置放腹腔引流管，均另做切口引出，固定。

清理术野，常规关腹。

【术中注意要点】

1. 分离胆总管周围粘连时，止血要彻底，勿损伤门静脉等。

2. 胆肠吻合单层缝合可靠时，不需要加浆肌层缝合，且不致形成内翻的阻隔，使之吻合口更大。

3. Roux-en-y 吻合的空肠襻，尽可能在结肠后，其孔道应在结肠中动脉右侧无血管区，以使空肠襻不致造成对胃十二指肠的压迫，必须缝合裂隙，以防内疝。

4. 胆肠吻合后，笔者认为应常规放置 T 形管或大号尿管，以便观察胆汁的量、色泽，有利吻合口愈合，必要时冲洗胆管及造影等。

5. 胆肠吻合口后方应常规放置引流。

【术后处理】

同胆道探查及肝门部胆管整形术。

第四节　间置空肠段胆肠吻合术

本手术的适应证、禁忌证、术前准备以及麻醉、体位均与 Roux-en-y 空肠吻合术同。

一、间置空肠胆管十二指肠吻合术 iterposed jejunal choledochoduodenostomy

【手术步骤】

1. 胆道的处理部分同胆管空肠吻合术。

2. 提起横结肠，距 Treitz 韧带 15~20cm 处，游离一段空肠，要确保 1 支空肠动脉、静脉弓的带蒂空肠 25~30cm，自远端从结肠后拉至肝门以备吻合（图 39-17）。

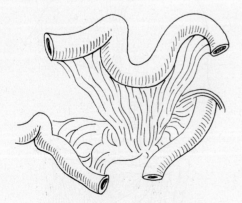

图 39-17　带蒂游离空肠段的切取

3. 提起横结肠，将小肠摊至腹腔左下，在结肠中动脉右侧的横结肠系膜根部与后腹膜连接处可见十二指肠第 3 段，以钝性分离推开疏松结缔组织，即可显露十二指肠第 3 段前面及下缘，再向上分离至胰头及钩突部下缘（图 39-18）。

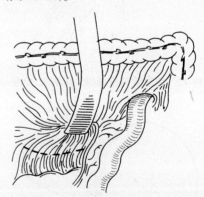

图 39-18　切开十二指肠第 3 段前腹膜以显露第 3 段十二指肠备吻合

4. 在预定的间置空肠与十二指肠吻合处缝 2 针牵引线，在其间切开十二指肠 2cm。一般情况下先吻合胆肠后再行空肠端 - 侧吻合。根据术者经验只要缝合技术可靠，只需单层全层缝合，缝线与前述的胆道重造术相同。吻合完毕，将腹膜缝盖于吻合口周围并关闭横结肠系膜上的间隙（图 39-19）。

【术中注意要点】

1. 注意间置空肠段的正确位置，不要使

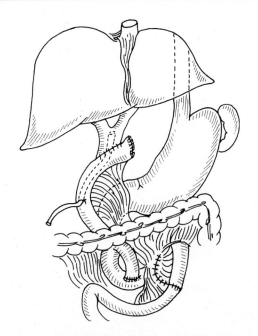

图 39-19　间置空肠与胆管及十二指肠第 3 段吻合

其系膜扭转,注意保护血管,空肠间置段尽量放置在十二指肠降部外侧,避免过长,否则肠襻重叠粘连,不利胆汁引流,甚至有可能造成胆管外梗阻。

2. 注意关闭系膜间因手术游离造成的裂隙。

3. 游离十二指肠第 3 段时,勿伤及胰腺组织。

【术后处理】

同 Roux-en-y 胆管空肠吻合术。

二、间置空肠段胆管空肠吻合术
jejunum and distal bile duct jejunum anastomosis

【手术步骤】

1. 胆道手术步骤同 Roux-en-y 胆管空肠吻合术。

2. 切取一段 40~50cm 带蒂系膜的空肠段。

3. 将近端空肠复回原位,缝闭游离空肠近端,尽可能经结肠后拉至肝门区与胆管吻合,缝闭空肠段血管蒂与横结肠系膜的裂隙。

4. 距空肠对端的吻合口下方约 10~15cm 处,将游离的空肠段远端与空肠端 - 侧吻合,再将游离空肠段与空肠的上方侧 - 侧缝合几针(亦称同条吻合),主要是对空肠内容物起一定的定向流通作用,减少了反流。实际上任何一种胃肠及空肠 Roux-en-y 吻合术都应行同条吻合(图 39-20)。

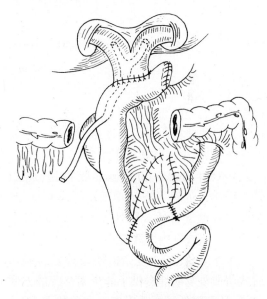

图 39-20　间置空肠段与胆管及空肠吻合

【术中注意要点】

游离空肠段吻合的主要特点是将旷置的空肠襻两端均切断,重新与空肠吻合,实际上是间置空肠段的胆管空肠吻合,要注意保护系膜血供,防止扭曲及牵拉、张力变大等。

【术后处理】

同 Roux-en-y 胆管空肠吻合术。

第五节　盲襻式 Roux-en-y 胆管空肠吻合术

盲襻式 Roux-en-y 胆管空肠吻合术是在传统的 Roux-en-y 胆管空肠吻合的基础上加以改进的术式,改进的目的是利用胆管空肠吻合一端的空肠建立腹壁至胆管系统通道,

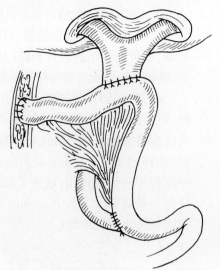

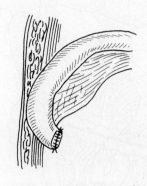

A. 皮下盲襻式胆管空肠Roux-en-y吻合术　　　　　B. 盲襻的侧壁置于皮下以便启用

图 39-21　皮下盲襻

以便在术后经此通道应用非手术方法如胆道镜等先进的器材取石或处理胆道残留或复发的病灶，以减少或防止再手术。

1984 年 Barker 和 Hutsen 等报道，将胆管空肠吻合的输入空肠襻近端提出腹壁，肠黏膜与皮肤缝合适合肠外瘘，以便术后处理胆肠吻合口或肝内胆管狭窄。

本术式优点：为复杂的胆道外科疾病术后残留或复发病灶提供了非手术治疗的方便之门，从而降低了再手术率。主要缺点：胆汁外溢。Barker 等提出，在距瘘口近端 3~4cm 处的肠壁建立反流瓣，以防胆汁外流。

手术适应证、手术步骤均同 Roux-en-y 胆管空肠吻合术。

【手术步骤】

1. 皮下盲襻　即将输入的空肠襻盲端置于皮下，于腹壁小切口缝合 3~4 针固定后，再缝合关闭手术切口。关于皮下盲襻，有学者认为小切口感染后可直接引起盲端瘘。此外当每次启用盲襻时，因有盲端肠壁内翻，组织肥厚，切开时较困难，因此，建议将有襻的侧壁置于皮下以便于启用（图 39-21）。

2. 皮肤肠瘘式盲襻　即将原输入空肠襻盲端即胆肠吻合口上端肠段瘘口做一人工肠套叠瓣，以防胆汁外流（图 39-22）。

【术中注意要点】

1. 由于解剖关系，术后便于启用，尽可能将盲襻侧壁置于皮下。如肝内病变（如肝内结石等）位于左侧，瘘口设置在腹壁右侧；反之，瘘口设置在左侧，有利治疗器械进出肝

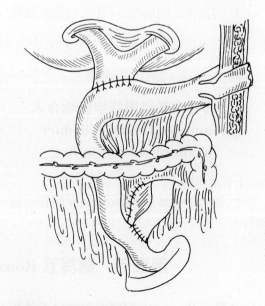

图 39-22　肠瘘式胆管空肠 Roux-en-y 吻合术，并人工套叠处抗反流

内胆管。

2. 若术中预计术后反流的次数可能较多,应行皮肤肠瘘式胆管空肠 Roux-en-y 吻合术,并妥善的设计好人工套叠瓣以有效地抗反流。

3. 其他同胆管空肠吻合术。

【术后处理】

同胆管空肠吻合术。

第六节 人工乳头间置空肠胆肠吻合术

Roux-en-y 式空肠吻合是当前胆道外科中最常使用的手术方式。通过临床观察和动物实验研究,均证实通常的 Roux-en-y 胆肠吻合术后,未能有效避免肠内容物的逆流,肝内胆道积气是一般胆肠吻合术的共同现象。

基于 Roux-en-y 胆肠吻合术存在的问题,治疗胆道疾病更理想的是不改变消化肠内容的主通道、短襻的和可抗逆流的胆肠吻合术。

参照生理上防止反流的机制,人体内除了括约肌(如十二指乳突括约肌)的作用外,尚有一定的形状上的解剖学结构;如胃幽门向十二指肠腔内突出、回盲部突向盲肠腔、子宫颈向阴道内突出等。黄志强等在 1982 年使用短襻的间置空肠人工乳头成形胆管十二指肠吻合术。手术的设计包括:①常规胆肠吻合;②切取带血管蒂空肠段长约 15cm 左右;③空肠端黏膜乳头成形;④空肠乳头端插入至十二指肠降段前外侧壁。

一、空肠人工乳头成形术
jejunal artificial nipple plasty

【手术步骤】

1. 黏膜乳头距游离的空肠段远端4cm处,环形切开空肠浆肌层,注意保存黏膜的完整,切开时宜略向肠系膜对侧缘倾斜,使黏膜瓣插入肠腔后成 <90° 夹角(图 39-23)。用锐性分离切除肠端 4cm 内的浆肌层,保存好肠黏膜及黏膜下层,将黏膜层断端与浆肌层切缘相对应部位做 4 个定点用 3-0 缝线固定(图 39-24)。将黏膜层反转与浆肌层切缘缝合对齐,空肠端便成为一外翻突出的黏膜层,长约 2.0cm。因黏膜柔软,尖端呈现对拢闭合状态(图 39-25)。

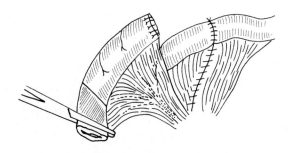

图 39-23 缝合关闭空肠段近端、远端环形切开浆膜层以剥离浆肌层。远近段空肠端 - 端吻合

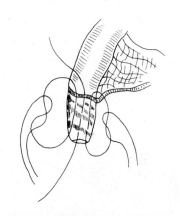

图 39-24 相应部位 4 个定点缝合

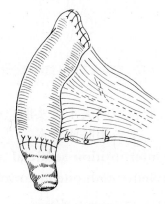

图 39-25 人工黏膜乳头因黏膜柔软,尖端呈现对拢闭合状态

2. 空肠端翻转乳头成形术　此手术简便，适用于管径较细、管壁较薄的肠管（图39-26）。

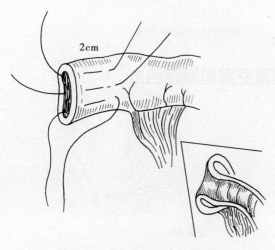

2cm

图39-26　空肠端翻转乳头成形术

3. 空肠人工乳头缩窄缝合术　适于肠管管腔较大者，可将空肠末端适当沿浆肌层切缘褥式缝合3~4针，以适当缩窄提高乳头的抗反流功能，管径能容纳一示指头即可（图39-27）。

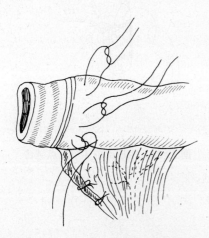

图39-27　空肠人工乳头缩窄缝合术

二、间置空肠人工乳头胆总管十二指肠吻合术
jejunal interposition artificial nipple choledochoduodenostomy

手术适应证、术前准备、麻醉的选择与体位，均同"Roux-en-y 胆总管空肠吻合术"。

【手术步骤】

1. 在十二指肠的第2或第3段系膜缘侧环形切开长约2cm，环形切口的目的是保留十二指肠的环肌纤维，对于空肠端乳头处抗逆流有重要作用（图39-28）。

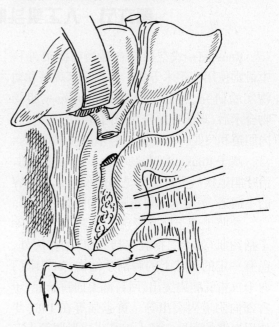

图39-28　切开十二指肠外侧后腹膜虚线为乳头插入十二指肠第2段的位置

2. 将空肠段远端浆肌层切开的系膜缘与十二指肠切开的肠系膜缘和两者即十二指肠和空肠的对肠系膜缘各做一固定缝合，打结后两者对拢定位（图39-29，30）。

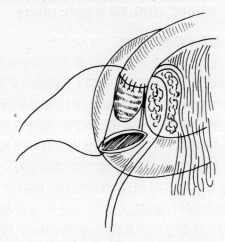

图39-29　切开十二指肠第2段、将空肠乳头置入

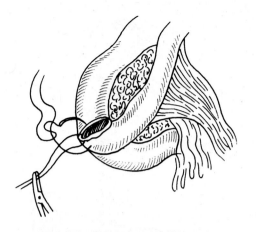

图 39-30　两者对拢定位，缝合固定

3. 间断缝合切开的十二指肠下缘与空肠段，完成第一层吻合后，再加强一层浆肌层缝合，使乳头插入肠腔内（图 39-31，32）。完成乳头在十二指肠腔内的目的。

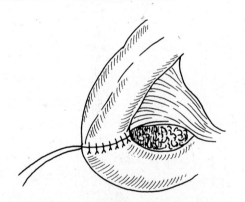

图 39-31　浆肌层缝合使乳头插入肠腔内

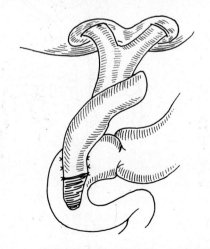

图 39-32　间置空肠与十二指肠第 2 段吻合模式

4. 用十二指肠第 3 段行空肠间置术时，可不需游离十二指肠及胰头，切开横结肠系膜，分离出十二指肠的前面下缘，横向切开十二指肠（图 39-33）即可。空肠乳头插入法及吻合均同前。手术完毕时，吻合口在横结肠系膜的下方，可用系膜的腹膜层覆盖（图 39-34）。

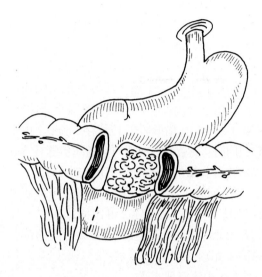

图 39-33　虚线表示十二指肠的第 3 段（横部）切口位置

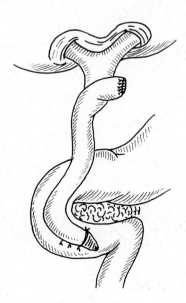

图 39-34　间置空肠与十二指肠第 3 段吻合模式

三、人工乳头间置肠胆管空肠吻合术
interposed jejunal
choledochojejunestomy
with artiticial nipple

手术的适应证、麻醉体位、手术切口等同Roux-en-y胆总管空肠吻合术。

【手术步骤】

1. 手术开始直至空肠连续性的重造同间置空肠胆总管空肠吻合术。

2. 逆蠕动空肠人工乳头成形及插入式吻合的方法同前。乳头插入部位在距空肠连续性重造的吻合远端约10cm处的空肠对系膜缘。空肠上的切口应横形切开,以保存空肠壁上的环形肌同时将旷置段的肠襻与空肠同步缝合5cm以增强乳头瓣的抗逆流作用(图39-35)。

3. 间置人工乳头,主要根据临床和病理的情况选择插入的部位,可以插入十二指肠的第2段、第3段和空肠上段等不同的部位(图39-36)。

【术中注意要点】

1. 人口乳头间置空肠胆管吻合术有抗反流作用,胃肠主通道能维持正常生理功能,故在设计间置肠襻的长短和间置的部位等方面应考虑到这些特点。

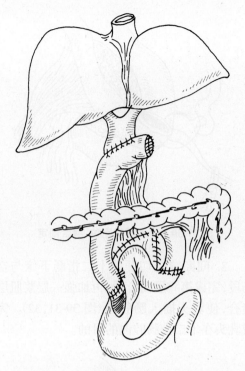

图39-35 人工乳头插入空肠,空肠同步缝合

2. 间置空肠过长、扭曲、盘旋、折叠等可能影响胆流的排空,导致胆道不全梗阻。

3. 要保证间置空肠襻良好的血供。

【术后处理】

同胆总管空肠吻合术。

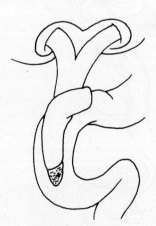

A. 间置空肠人工乳头插入十二指肠第2段模式

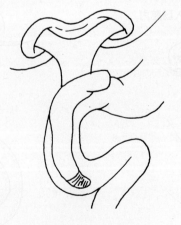

B. 间置空肠人工乳头插入十二指肠第3段模式

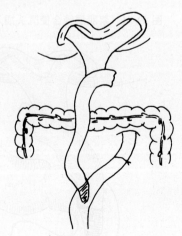

C. 间置空肠人工乳头插入空肠上段模式

图39-36 间置人工乳头置入不同的部位

【术后并发症】

1. 空肠段血供障碍,多与术中操作不慎损伤系膜血管有关。

2. 十二指肠吻合口瘘,不多见。

3. 大量反流,多与远端的粘连及梗阻有关。

4. 内疝,多与游离空肠段的系膜及横结肠系膜的空隙未闭锁或再度裂开有关。

【述评】

由于我国后发性胆管结石和肝内胆管结石为常见病,因而胆肠吻合术用于治疗结石病及其并发的胆管狭窄、医源性操作失误和胆道肿瘤等,无论各种术式的胆肠吻合,在分离胆总管时,切勿损伤胆总管血供,特别是胆总管断端,否则由于组织缺血,术后胆管狭窄的机会增大。胆肠吻合口径要大,位置要低,特别是胆总管与十二指肠侧 - 侧吻合时,切开胆总管偏下外侧,更有利于胆汁引流。即便肠液进入胆管,在进出"自由"的低位大口径引流,加之胆道压力的作用下,胆总管下端存留结石或食物残渣引起的所谓盲端综合征的可能性不大。笔者常规按上述方法处理获得满意疗效。

基于胆肠吻合术的广泛应用,包括间置空肠胆管十二指肠、空肠吻合术,都未能完全有效的避免肠内容物的逆流。在 20 世纪 80 年代初,黄志强等使用短襻的间置空肠人工乳头成形胆管十二指肠吻合术,获得满意效果。但如果应用不当,也会出现同 Roux-en-y 胆肠吻合术一样的并发症。因此,在间置空肠襻的长短上,肠襻的血供、人工乳头的成形、置入十二指肠或空肠段的部位等方面都要权衡考虑,以减少并发症。在临床实践中,时有遇到:①胆总管下端狭窄并胆管扩张,伴有幽门窦溃疡或早期胃癌;②胆总管下端狭窄并胆管扩张,伴有十二指肠球部溃疡或胃窦部早期胃癌。为减轻患者痛苦,如患者全身情况尚好,能胜任手术,均应一次性完成手术。对于前者,笔者采用胆总管与十二指肠侧 - 侧或端 - 侧吻合、胃大部切除、Roux-en-y 空肠与胃残端吻合术(图 39-37)。但要注意

十二指肠无明显的粘连,游离十二指肠后无张力,在不影响切除病灶的情况下,要留有足够的十二指肠起始部。对于后者,笔者行胃大部切除、胆管与空肠襻远端端 - 侧吻合、胃残端与空肠襻端 - 侧吻合,为防止胆胰液反流性胃炎,距胃吻合处输入襻与输出襻的空肠襻(距空肠起端的游离断端与输出襻端 - 侧吻合处远端约 10~15cm)做吻合(图 39-38)。该

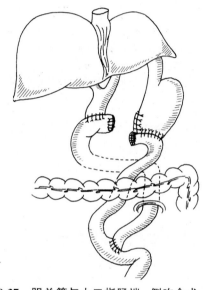

图 39-37 胆总管与十二指肠端 - 侧吻合术,Roux-en-y 空肠与残胃结肠后端 - 侧吻合术

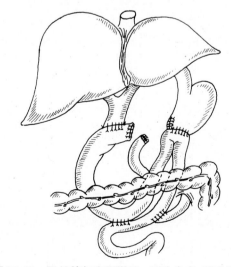

图 39-38 胆总管与空肠襻端 - 侧吻合术、胃残端与空肠襻端 - 侧吻合术、空肠输入与输出襻侧 - 侧吻合术、空肠起始段与输出襻端 - 侧吻合术

手术有 4 个吻合口即胆肠、胃肠、空肠与空肠端 - 侧吻合、输入襻空肠与输出襻空肠侧 - 侧吻合。因此，要足够的空肠襻以便吻合用。如有腹部手术史并腹腔粘连严重者不宜采用。

通过上述两种术式处理在临床实践中所遇到的前述情况，获得较满意效果。但要严格掌握手术的指征、患者综合情况，结合术者的经验和技术做出抉择。

参 考 文 献

1. 曾宪九. 空肠 Y 形吻合后反流的预防. 中华外科杂志, 1977, 15:51

2. 黄志强, 顾倬云. 肝胆胰外科进展. 北京: 人民军医出版社, 1989

3. 汪谦, 黄洁夫, 梁力延. 426 例胆肠吻合术式的选择与临床疗效分析. 中华外科杂志, 1999, 37(2):86

4. 施维锦等. 间置空肠和皮下盲襻间置空肠胆管十二指肠吻合术的若干技术细节. 实用外科杂志, 1985, (4):217

5. 巢振南, 田伏洲, 黄大熔. 内镜治疗技术在胆道外科中的应用. 中华消化杂志, 1988, 8(2):81

6. Lillemoe KD, Melton GB, Cameron JL, et al. Postoreratire bile duct strictures: Management and Outcome in the 1990, Ann Surg, 2000, 232:430

7. Barker EM and Winkler W. Permanent-access hepaticojejunostomy. Br J Surg, 1984, 71(4):188

8. 李荣祥等. 胆总管与十二指肠降段大口径侧 - 侧吻合术的疗效观察. 肝胆外科杂志, 2000, 8:2

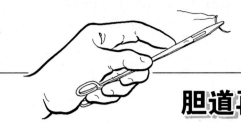

第40章

胆道再次手术
Reopeation of Biliary Tract

胆道系统的再次手术和多次手术,在腹腔脏器手术中最为常见,是胆道外科的突出问题。20世纪40年代,我国开始肝外胆道疾病的外科治疗,50年代后开展肝内胆道疾病的外科手术以及再次手术的种类和范围越来越广,主要是解决胆道的梗阻、感染以及并发症。

【适应证】

胆道再次手术的手术指征、适应证及手术时机应严格掌握。

1. 原手术发生早期并发症者

(1) 胆汁性腹膜炎和胆汁外漏。

(2) 胆囊切除术后发生全腹膜炎。

(3) 胆囊切除术后出现黄疸,72小时内保守治疗无效,经影像学探查证明有胆管狭窄者。

(4) 术后腹腔内出血及胆道出血经保守治疗无效或出现休克者。

(5) 腹腔感染或肠瘘,先保守治疗,选择手术时机。

2. 急性化脓性胆管炎　常发生于肝外胆管和肝内主要胆管支的梗阻、残留结石、狭窄或吻合口狭窄。

3. 梗阻性黄疸　常见于肝外胆管及左、右肝管开口梗阻,其原因多为结石或狭窄,如并发胆管炎,应积极选择手术。

4. 反流性胆管炎　常见于不完善的胆总管十二指肠吻合术后,尤其并有肝内胆管

结石或狭窄未能得到纠正者,经综合措施治疗无效时,应选择彻底的再次手术。

【术前准备】

1. 详细询问病史,分析疾病的全面经过,了解以往手术的细节,尽可能弄清手术失败的原因,探查有无并存的并发症。

2. 阅读、复查各项有关影像资料及近期的资料。

3. 手术前行全面的肝胆系统的影像诊断检查,以了解术前肝胆系统的病理改变,常需做腹部B超、CT、MRI、PTC及ERCP(经皮肝穿胆管造影及内镜逆行胰胆管造影)。PTC及ERCP在胆道造影中是最有诊断价值的检查手段,但属于有创检查,常有一定的并发症和失败率。当今的影像检查仪器更新,如应用MRCP(磁共振胆胰管造影)可获得不低于PTC及ERCP诊断价值的图像,且成功率高,故目前已很少应用PTC及ERCP来达到诊断目的。

4. 胃肠钡餐检查,以了解并存疾病和胃肠术后的情况。

5. 了解并全面检查重要器官的功能。

6. 控制胆道感染(应做药敏试验)。

7. 纠正水、电解质酸碱平衡紊乱。

8. 改善患者身体状况,纠正低血细胞比容和低蛋白血症,纠正负氮平衡和恢复血容量。

9. 保护和增强机体的应激能力。由于病程长病变复杂,经历多次手术创伤或接受

激素治疗的患者,可能有肾上腺皮质功能不全。术前3天给予促肾上腺皮质激素(ACTH),术中或术后1~2天每天可用3次氢化可的松100~200mg。有消化道出血者慎用。

【麻醉与体位】

一般采用全麻。平卧位。

【手术方法】

1. 切口与显露　应了解之前手术切口的部位、手术的次数,选择易于充分显露,创伤小,便于缝合,尽可能避免做两条或呈锐角的切口,常选用经原切口或肋缘下切口。

胆道再次手术时首先是分离腹腔内的粘连。一般是从肝脏表面开始,分出右肝叶边缘后,再贴肝脏面由外及内,钝、锐及电凝刀相结合地进行分离。此时要注意辨认与肝脏面紧密粘连的结肠肝曲和胆囊床处与十二指肠第1段的粘连。

曾经做过胆肠吻合术者,首先遇到的是肝门处肠管,其后方是十二指肠,吻合处与十二指肠之间的肠段较易分离。

2. 显露肝门　显露肝门是第二关键步骤,肝门的粘连多而致密,尤其是有过感染或胆汁性肝硬化门脉高压症时,易发生渗血或大出血。因此,应耐心、细心地分离。紧贴肝脏下缘和脏面分离胃和肝脏的粘连(图40-1),

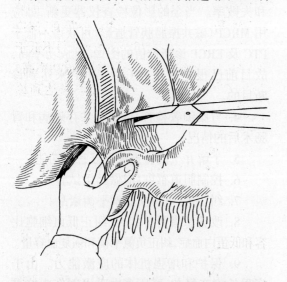

图 40-1　沿肝脏的下缘和脏面分离胃和肝脏的粘连

在外侧分离肝脏与结肠间的粘连(图40-2),再分离肝脏面与十二指肠之间的粘连,以辨认十二指肠的外侧缘(图40-3)。

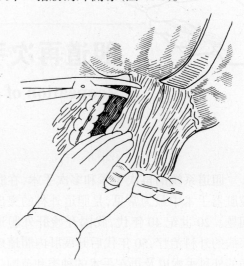

图 40-2　分离结肠肝曲与肝脏面的粘连

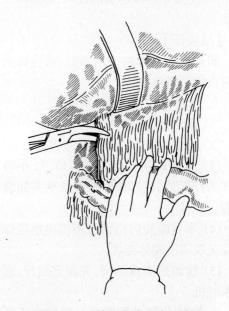

图 40-3　分离肝与十二指肠粘连

由于腹腔内的粘连,网膜孔可能已完全封闭,最好能小心切开后腹膜,以显露下腔静脉的部分前壁(图40-4)。

3. 肝门部胆管显露　在肝十二指肠韧带上用手指可扪到肝固有动脉搏动和走行方向,能估计胆总管所在部位(图40-5)。若胆

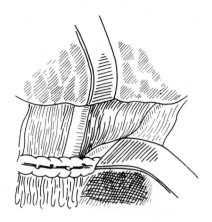

图 40-4 从后腹膜显露下腔静脉前壁

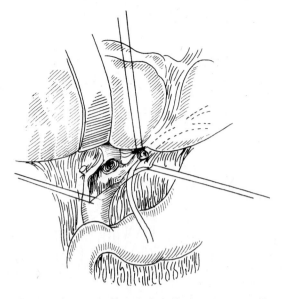

图 40-6 切开肝总管和左右肝管开口、探查开口内
胆管

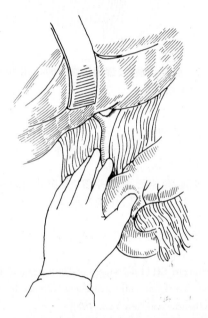

图 40-5 扪到肝固有动脉的搏动、肝外胆管的所在
部位

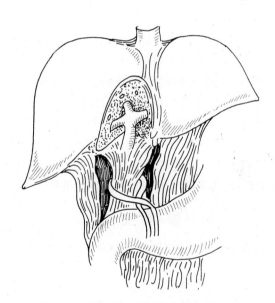

图 40-7 切除左内叶下段显露肝门胆管

总管扩张,穿刺抽得胆汁,易找到胆总管。若肝总管、胆总管壁厚,管腔小,反复穿刺,或并有门脉高压症时,抽到胆汁可为血性,因此要耐心确认胆总管后,切开胆总管向上延伸到左、右肝管的开口,并探查其开口及切开左肝管的狭窄部分(图 40-6)。如显露肝门的胆管困难时,可在肝正中裂左侧劈开肝实质显露胆管,必要时切除左内叶前下段(ⅣB 段),以充分显露肝门部胆管(图 40-7),切开胆管探查或整形后行胆道重造手术。

4. 下列情况的处理方法

(1)胆囊空肠吻合:胆囊开口处常见阻塞,应拆除吻合口,切除胆囊,改做其他的胆肠吻合术。

(2)胆管空肠吻合:切开吻合口空肠壁,探查吻合口及肝内胆管(图 40-8)。

(3)低位胆总管十二指肠吻合术或 Oddi

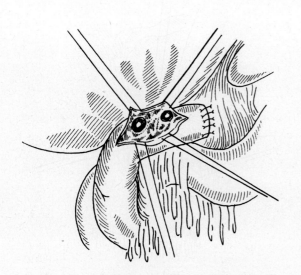

图 40-8　切开空肠壁,探查吻合口及肝内胆管

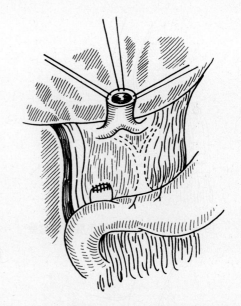

图 40-9　胆总管横断、缝闭远端改做近端胆管空肠 Roux-en-y 吻合术

括约肌切开成形术后发生反流性胆管炎,或吻合口狭窄十二指肠上横断胆总管,缝合远端残端。利用近端胆管改做胆管空肠吻合术(图 40-9)。

(4)腹壁外胆漏:进腹后分离粘连,切开瘘管,沿其管道行走以显露胆管。

(5)腹壁胆汁漏与肝下脓腔相通:只做脓腔引流。如能找到胆管壁上的瘘口,置入 T 形管,为下期手术创造更理想的条件。

参 考 文 献

1. 黄志强. 黄志强胆道外科手术学. 北京:人民军医出版社,1991

2. 王敖川等. 肝胆结石的再次手术治疗. 解放军医学杂志,1986,11(5):346

3. 黄志强,顾倬云,张晓卫等. 我国肝内胆管结石外科治疗的现况. 中华外科杂志,1988,26(9):513

4. 黄志强. 胆管外科近年来的发展. 中华普通外科杂志,1998,13:131

5. Beumgart LH (Ed).Surgery of The Liver and Biliary Tract Vol 1.Churchill Livingstone Edinburgh,Lenden Melbourne and New York,1988

6. Roslyn JJ.Reoperation for Biliary Strictures.Surg Clin North Amer,1991,71:109-116

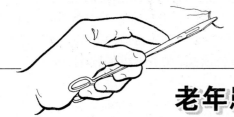

第 41 章

老年患者胆道术后并发症

Elderly and Postoperative Comptications of Biliary Surgery

第一节 老年患者的胆道手术

胆道疾病是老年人的常见病,其中最常见的是胆石病,其次是胆道肿瘤、炎症等。根据近年来国内有关资料和临床流行病学的调查,大城市胆石病的发病率达 8% 左右,占普外科住院患者的 10%。尸解调查胆石病为 7%,80 岁以上者为 23%。美国成年人的胆石发病率为 10%,80 岁以上者为 30%。老年人的起始尚有不同的意见,据当前文献资料规定为,45 岁以上为初老期;65 岁以上为老年期;80 岁以上为高龄期,90 岁以上为长寿期。

1. 临床特点

(1) 胆石病的患病率高,并发化脓性胆囊炎和化脓性胆管炎的比例高达 12%~30%,易发生败血症中毒性休克。解放军总医院 870 例胆石病分析,并发胆囊癌者 60 岁以上为 2.1%,59 岁以下为 0.16%。胆石病的急症手术比例显著高,老年组为 23.9%~37.2%,59 岁以下仅占 6.6%。

(2) 老年胆道疾病常见有全身并发症,如心脑血管疾病、呼吸系统疾病、慢性肾功能不全等。

(3) 胆囊结石病并发症的增加,手术较复杂,如胆囊结石并发胆总管结石、胆囊与胃肠道形成内瘘等。

2. 危险因素

(1) 年龄:年龄不是手术的禁忌证,但随着年龄的增长,外科手术的危险性也随之增加。因此,在评定疾病和手术危险度时,年龄是一个重要的参数。

(2) 心肌梗死、不稳定型心绞痛、心律失常、心力衰竭、高血压、高血脂、吸烟嗜好者可增加术后心血管并发症。

(3) 肺部感染:阻塞性肺气肿和吸烟患者。根据文献资料,老年外科术后呼吸道并发症为 12%~14%。

(4) 手术部位的感染:据相关资料,65 岁以上的无菌手术(一类切口)感染率为 4%;老年人其他类手术的感染率为无菌手术的 2~3 倍,手术感染的发生率与机体抵抗力和免疫力下降有关。

(5) 急症手术,病情危重:如急性化脓性胆囊炎、急性梗阻性化脓性胆管炎、合并有败血症或胆源性休克、胆汁性腹膜炎、胆源性胰腺炎以及胆道出血等。据有关资料统计,非恶性胆道疾病手术病死率为 1.7%,50 岁以下为 0.3%,65 岁以上则高达 4.9%。急症手术并发症和病死率增高的原因有:①全身情况差,又无充分的准备时间;②严重的感染或胆道大出血;③与施术者及麻醉医师缺乏经验有关。

(6) 其他危险因素 如慢性肾功能不全、肝硬化、糖尿病及创伤。

3. 预防措施

（1）术前仔细询问病史，全面查体和各项辅助检查，对全身情况做出正确的评价。包括以下检查：①心血管系统；②呼吸系统；③肝、肾功能及血糖和尿糖。

（2）对以下情况应进行处理：①水、电解质平衡紊乱、贫血等；②有急性心肌梗死者，手术应延迟 3~6 个月，待病情稳定后再考虑手术；③慢性气管炎或肺部疾患者应行针对性治疗，如嗜烟者应停吸 2~3 个月后再手术，可减少肺部并发症；④肺功能不全的患者应术前改善肺功能；⑤改善营养不良，以增强抵抗力和免疫功能；⑥老年患者糖代谢减慢，随着年龄的增长，糖耐量损害加重，可导致糖尿病，因此，术前应采取调控血糖的措施；⑦防止术后应激性溃疡，现多用雷尼替丁 50mg 或奥美拉唑（奥美拉唑）40mg 静脉滴注，每日 1 次；⑧男性老年患者多有前列腺肥大，术前应置放尿管术后 2~3 天根据情况拔除。

（3）麻醉的选择以及术中、术后的监测。老年患者的麻醉，尤其是重症患者，应与麻醉科会诊配合，一般情况下行气管插管全麻最为安全，术中严密监测，术后必要时收入 ICU 观察治疗。

第二节　胆道术后并发症

胆道手术是腹部外科中较复杂的手术，由于胆道的解剖结构和疾病本身的特点，术后并发症的发病率高，其中以术后感染、胆汁漏和胃肠道出血为常见。据全国 71 所医院 4197 例肝内胆管结石手术统计，手术并发症为 13.25%，在严重的并发症中休克占 2.88%，败血症占 2.10%，急性胆管炎占 5.14%，肝脓肿占 0.59%，胆道出血占 1.39%，手术死亡率为 1.88%。因此，对于高并发症和高死亡率的胆道高危患者，预防和治疗胆道术后的并发症是需要肝胆外科医师十分重视的问题。

一、胆道术后感染

1. 胆源性感染　正常胆道是无细菌的，当有胆管炎或胆结石时胆汁的细菌培养阳性率可达 100%，以革兰阳性需氧和厌氧为主的混合感染。胆道手术后感染性休克常发生于：①高龄患者；②免疫力低下或曾使用过免疫抑制剂；③重度梗阻性黄疸；④术前已有严重胆道感染；⑤肝硬化及手术时间冗长的患者。

【处理原则】

（1）充分引流感染病灶。对于急性化脓性胆管炎的患者，掌握好手术时机，选择好术式，做好术前准备，如先行 PTCD 或手术进腹，解除胆管梗阻、T 形管引流等。

（2）手术期抗生素的应用。

（3）对各器官功能的监测及处理：①动态监测呼吸和循环；②保持呼吸道通畅，辅助供氧；③心血管活性药物的应用；④保护肾功能等。

2. 反流性胆管炎　常见病因多为：

（1）胆总管十二指肠吻合术后：当吻合口或肝内胆管因狭窄或结石出现梗阻时，该手术可引起严重的逆行性胆道感染。

（2）胆管空肠吻合术后：Roux-en-y 术式的空肠襻是顺蠕动，当肠襻不足 40cm 时可引起肠内容物反流，其原因主要是吻合口或吻合口以上的胆管有狭窄或结石引起梗阻或引流的肠襻有不全性梗阻。

【处理原则】

（1）为防止反流性胆管炎出现，应严格掌握手术适应证，彻底解除吻合口上端的梗阻，清除结石及病灶。

（2）吻合口要尽量大，如胆管与十二指肠吻合，应选择大口低位的侧 - 侧吻合。

（3）Roux-en-y 空肠襻不少于 50cm，尽可能应用间置空肠段或人工乳头间置空肠胆管十二指肠或空肠吻合术（见第 38 章第六节），有助于防止肠液反流。

3. 腹腔内感染　膈下脓肿是胆道手术后的严重并发症之一,常由于吻合口漏、引流管周围渗漏、副肝管损伤、胆汁性腹膜炎引流失效等。膈下脓肿可分为:

(1) 肝大型:脓肿位于膈肌和肝之间,多见于右侧,患者常表现呼吸快,呼吸困难,刺激性咳嗽,下胸部疼痛,上腹部有压痛及腹肌紧张,有腹胀和肝大。

(2) 肝下型:主要表现在腹部体征,很少出现胸部症状。

以上可通过影像学、超声检查提供诊断依据。

【处理原则】

(1) 尽早在超声引导下穿刺置管引流。

(2) 吻合口漏,只要保持引流管通畅,多可逐渐愈合。当需手术时,应清除膈下各间隙的积液,冲洗腹腔,在瘘口放置多根引流管。

(3) 术后给予抗感染,全身支持等综合治疗。

4. 切口感染　胆管结石及胆道再次手术,糖尿病者以及老年患者胆道术后切口感染率较高。因此,手术前后均应使用以头孢类为主的抗生素进行有效的预防和治疗。

二、术后胆道出血

主要病因:

1. 感染　是胆道出血最常见的原因,可来自于肝内外胆管的感染未得到控制,使黏膜上的溃疡逐渐加深,一旦穿破与胆管伴行的动脉支,形成动脉胆管瘘而造成胆道大出血。破裂口被凝血块阻塞时,出血暂时停止,随血块的液化脱落可再次出血,临床表现为周期性出血,间隔时间一般 5~15 天。

2. 胆管壁的创伤　胆管壁由肝动脉供血,在胆管壁周围形成血管丛,手术操作不仔细可造成双胆管黏膜的损伤,引起术后黏膜下血管丛出血,可沿 T 形管或腹腔引流管流出,也可在腹腔内形成凝血块而致腹腔感染。

3. 造影剂的刺激　碘化钠的局部刺激大,在胆道感染时能激发胆管的炎性改变而致出血。文献上已有多起报告。

4. T 形管较长时间的压迫,可致胆管壁形成溃疡。

【处理原则】

(1) 非手术治疗:包括抗感染,止血药及全身支持治疗。

(2) 选择性肝动脉栓塞术:创伤小,止血可靠,安全,应作为首选方案。

(3) 手术治疗:肝外胆道出血凶猛时应手术治疗。肝内胆道大出血可采用肝固有动脉结扎或肝左、右动脉结扎术,或切除局限一叶的肝动脉胆管瘘及感染灶。

三、术后应激性溃疡

该并发症是多见而又严重的并发症,多发生在手术后两周内,严重者可出现失血性休克。

常见的病因:

1. 65 岁以上的老年人。

2. 手术前后出现胆道感染。

3. 术前原有胃、十二指肠溃疡病。

4. 重度梗阻性黄疸。

5. 大量使用肾上腺皮质激素以及情绪不稳定。

【处理原则】

(1) 应重视对高危患者的预防措施。

(2) 少量出血时给予保守治疗及辅助性治疗。

(3) 出血量多,经保守治疗无效时,应采取手术治疗,常用方法是胃大部切除,或加迷走神经切断术,如胃病变广泛,应做全胃切除术的准备。

四、胆汁性腹膜炎和胆漏

常见病因:

1. 胆总管或副肝管损伤,胆囊管残端结扎线脱落。

2. 肠肠吻合口漏,胆囊造口或 T 形管周缝合不严密。

3. 胆囊造口或 T 形管滑脱及 T 形管拔除过早。

【处理原则】

(1) B 超引导下穿刺引流。

(2) 必要时开腹手术,早期可修复重造胆道手术,如在 5~7 天后发现先行腹腔引流,二期手术。

(3) 没有腹膜炎的胆外漏,可重新放置引流管,持续引流,多能逐渐愈合。

(4) 经久不愈的胆外漏应行瘘管道造影,了解有无胆管远端狭窄,梗阻等病变存在,待确定性质后再决定方案。

五、手术后黄疸

常见病因:

1. 肝内外胆管残余结石。

2. 胆道损伤　常发生在胆囊切除术后。

3. 急性胰腺炎　多发生于胆总管下段的手术后引起胰管开口处的炎症、水肿或狭窄等。

4. 肝细胞受损　①长时间缺氧和低氧血症;②全身性感染及腹腔感染造成肝细胞转运胆红素功能障碍;③药物中毒,目前已知损害肝细胞的药物已达 200 多种,包括麻醉药物及抗生素类等;④输血反应;⑤有肝硬化或黄疸。

【处理原则】

(1) 胆管损伤所致的阻塞性黄疸应再次手术解除梗阻。

(2) 非损伤性黄疸应尽快去除引起黄疸的原因,如纠正休克、改善微循环、抗感染、通畅引流等。

(3) 肝功能损害者,应积极护肝治疗。

六、多器官功能衰竭

常见病因:

1. 严重感染　如急性梗阻性化脓性胆

管炎(AOSC)常可累及整个胆道系统,肝实质受到严重损害。

2. 梗阻性黄疸　重症梗阻性黄疸的患者出现多器官功能衰竭(MSOF)时,首先表现为肝功能进一步受损,然后出现肾衰竭和胃肠道出血等。

3. 长期营养不良　可影响免疫抑制机制,容易诱发手术后 MSOF 的发生。

多器官功能衰竭是胆道手术后常见的死亡原因,多发生在重症梗阻性黄疸,如 AOSC 以及创伤性大的肝胆手术后。

【处理原则】

(1) MSOF 的预防:对高危患者,手术后应严密观察各项指标,做好围术期处理,如术中保持生命体征的稳定、围术期抗生素的应用、充分引流腹腔内感染病灶、足量输血、输液等,是预防 MSOF 的重要措施。

(2) 防止急性肾衰竭:对梗阻性黄疸的患者术前需抗生素准备肠道,术后尿量维持在每天在 1500ml 左右,如手术后发生急性肾衰竭,应尽早进行血液净化治疗,以清除血液中的有害毒物,纠正酸中毒,维持水和电解质平衡。

(3) 代谢支持:代谢支持是治疗 MSOF 的重要措施之一,胆道术后出现 MSOF 时代谢率增高,体内蛋白严重耗损和能量缺乏。在感染及高代谢情况下,静脉给予氨基酸可减少蛋白质分解的效应,促进蛋白质合成。

七、残余结石

常见病因:

1. 复杂的肝内胆管结石,手术器械难以取尽,又无肝叶切除的手术指征。

2. 病情危重不允许做彻底的探查和手术。

3. 结石遗漏。

4. 技术原因。

【处理原则】

(1) 术前应通过各种探查,术中做胆道造影或 B 超以了解胆管内外的状况。

(2) 术后 6 周可用胆道镜经 T 形管或 U

形管窦道在直视下取石。

（3）经皮肝胆道镜（PTCS）及纤维十二指肠镜取石，仅适于腹壁无窦道的胆管残余结石。

（4）溶石方法：经 T 形管或预先留置的导管将溶石剂注入到残石部位。目前尚无一种无副作用、效果确切的溶石剂。

八、胆总管引渡的并发症

1. T 形管过粗。

2. T 形管在腹腔内扭曲或压迫。

3. T 形管滑脱。

4. T 形管被填塞。

5. T 形管拔除的指征掌握不当。

6. T 形管拔除困难。

胆道手术置 T 形管引流已成为常规。根据以上几点，肝胆外科医生应充分意识到如使用不当，将会给患者带来不必要的痛苦和并发症。

【述评】

1. 老年患者胆石病的治疗，应在胆石病系统治疗的思想指导下，结合患者具体情况确定治疗方案。笔者曾为 1 例 94 岁男性的结石性胆囊炎患者行腹腔镜胆囊切除术，术后第 1 天能下床活动，恢复顺利。

老年患者胆道疾病手术治疗的决定既要根据胆道疾病具体情况，又要根据患者能否耐受手术和麻醉做出判断，还要从减少手术并发症和降低病死率，提高手术治疗效果及术后的生活质量做出全面的估计。总之，老年患者胆道外科手术治疗的要点：病情判断要准确，手术治疗的态度要积极，围术期处理要到位，手术方式选择要慎重、周密，并要与内科、麻醉科密切合作。

2. 胆道术后并发症与胆道疾病的类型、手术方法、手术技巧及围术期处理之间的关系甚为密切。对于复杂的胆道疾病需要制订周密的外科治疗计划，包括术前营养支持、探查方法的使用、手术方案的选择、术后引流管的管理、胆道镜的应用和全身支持治疗等，都是降低手术并发症的重要环节。

参 考 文 献

1. 顾倬云 . 老年外科学 . 北京；人民卫生出版社，1998，258-276

2. 顾倬云，原金生，孙愚 . 连续 10 年对 4176 例老年人胆结石患病率 B 型超声探查 . 军医进修学院学报，1997，18：173

3. 顾倬云，黄志强 . 中国人胆结石特点 . 全国 11 342 份胆结石手术病例临床调查 . 中华外科杂志，1987，25（6）：420

4. 顾倬云，张国华 . 老年外科的危险因素 . 腹部外科，1990，3（2）：143

5. 顾倬云 . 重现老年腹部外科术后并发症的防治 . 临床外科杂志，1996，4（2）：118

6. Barry PP.Primary care evaluation of the elderly for elective surgery.Geriatrics，1987，12（1）：77

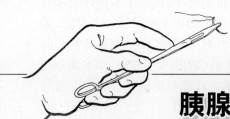

第42章

胰腺的外科解剖与生理

Surgical Anatomy and Physiology of the Pancreas

一、胰腺的发育

人胚胎发育第4周时,形成原始的肠管,前肠、中肠和后肠。从前肠尾端发出肝憩室,即肝和胆道的原基;同时,从前肠的背腹两侧发出胰和腹胰。当胃和十二指肠旋转时,腹胰转移到十二指肠的背侧。胚胎第7周时,

腹胰转移到十二指肠的背面,两个胰即背胰和胰开始融合,胰体和胰尾来自背胰,胰头主要由腹胰生成;同时腹胰与背胰两管吻合连接成主胰管,与胆总管汇合,开口于十二指肠大乳头即十二指肠降段,背胰管的近侧部分残留成为副胰管,开口于十二指肠小乳头(图42-1A~B)。

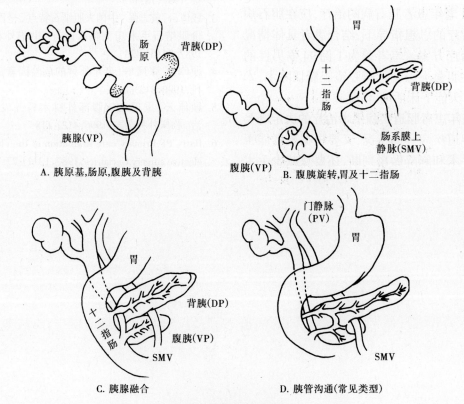

A. 胰原基,肠原,腹胰及背胰

B. 腹胰旋转,胃及十二指肠

C. 胰腺融合

D. 胰管沟通(常见类型)

图 42-1　胰腺的胚胎发育

临床上可遇到胰腺及胰管在解剖学上的变异,可遇到异位胰腺组织、环状胰、胰管与胆管吻合变异等(图 42-1C,D)。

二、胰腺与毗邻关系

胰腺是腹膜后器官,位置深,与邻近的重要组织结构关系密切。胰腺上条形,位于后腹壁上,长约 12~15cm,宽 1.5~3cm,重 60~120g,老龄阶段胰腺的体积有缩小,重量减轻。胰腺分头、颈、体、尾和钩突五个部分,胰颈部是外科手术切断胰腺的常选部分。胰头位于第 2、3 腰椎平面,胰体部平第 1 腰椎胰尾部可高达平 12 胸椎平面,但个体差异较大(图 42-2)。

胰头三面被十二指肠环包,故在外科上常将胰头和十二指肠作为一个整体对待。胆总管经胰头后方达十二指肠,行走在胰头的胆总管沟内,胰腺常伸出舌状组织将胆总管的后面覆盖,胆总管进入十二指肠之前,与十二指肠平行约 8~22mm 的一段距离(胰腺段胆总管),其间无胰腺组织相隔。

钩突部常是胰腺外科手术时的困难部位,其形态不同,有时伸至系膜上血管与主动脉之间,有时钩突缺如,可从术前 CT 片上估计钩突的大小和与血管的关系。

颈部为胰腺的狭窄部分,其背面为门静脉的起始段,它与门静脉之间为疏松的组织相隔,故手术时常从此处分享和切断胰腺组织。

胰体的前方与胃相邻,肝总动脉的起始段与胰体上缘相邻,行向右,在行胰腺切断(切除)时,其上缘横过的动脉是肝总动脉而不是脾动脉,在切断横过门静脉前的动脉支时,必须认清其来源与走向,以避免将肝总动脉误认为脾动脉而结扎或切断。脾动脉位于胰体上缘走向左,处于腹主动脉前面的左侧,腹主动脉可作为一解剖标志。但有脾动脉与肝总动脉合干,故在解剖腹腔干分支,肠系膜根部时,应特别谨慎。

三、胰　　管

主胰管贯穿胰腺的全长,起于胰腺的尾部,走行于胰腺实质中,位置可有一定的变化,在体部段胆囊管多靠中央而偏后。主胰管直径为 3~4mm,体尾部 2~3mm,老年时胰腺体积缩小,主胰管增宽(即扩张)和扭曲或呈结节状,正常的主胰管内可容纳 2~3ml 液体。主胰管在胰头部后,转向下及向后与胆总管末端交接,穿入十二指肠壁,开口于十二指肠大乳头(图 42-3)。主胰管的末端有胰管括约肌,它是 Oddi 括约肌的组成部分。

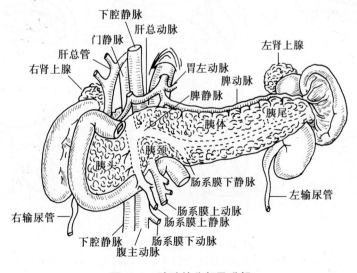

图 42-2　胰腺的分部及毗邻

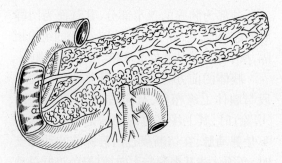

图 42-3　胰管的解剖
主胰管与胆总管末端汇合,开口于十二指肠乳头副胰管开口于十二指肠副乳头

主胰管与胆总管末端汇合,开口于十二指肠乳头,副胰管开口于十二指肠副乳头。

副胰管位于胰头上部,主胰管的上方,主要引流胰头上部的胰液,开口于十二指肠小乳头,通常与主胰管相连,主胰管末端发生梗阻时,胰液可经副胰管进入十二指肠。另外,在胰腺的发育过程中,背胰与腹胰末融合,即背胰管开口于小乳头,成为胰液的主要通道,两管分别开口于十二指肠,称为胰腺分离症(pancreas divisum),由于缺乳头的结构及胆囊管括约肌,肠液的反流以及背胰管的开口狭窄时,临床上出现,前者急性胰腺炎,后者慢性胰腺炎。

胰管和副胰管有多种类型,据有关文献对 100 例国人的解剖统计,共有六种类型的主胰管与副胰管的解剖关系(图 42-4)。

Ⅰ型:常见类型,占 40.9%,胰管与胆总管汇合武器于十二指肠大乳头,副胰管较细,并连通胰管,开口于十二指肠小乳头。

Ⅱ型:无副胰管,占 23%,胰头上部有一小胰管与胰管相连通,另一端有多枝细小的胰管并不开口十二指肠。

Ⅲ型:副胰管粗大,贯通整个胰腺,占 17.0%,开口于小乳头,胰管短细,与副胰管不相通,与胆总管共同开口于大乳头。

Ⅳ型:副胰管较细,钩突的小胰管汇入副胰管占 9.0%,副胰管与胰管相连,另端开口于小乳头。

Ⅴ型:副胰管较细,在胰头下部与胰管相通,经胰管浅面斜向右上方,开口于小乳头,占 6.0%。

Ⅵ型:胰管在胰头部呈圆圈型,副胰管连于圆圈型上方屋侧的胰管,开口于小乳头,占 3.0%。

了解胰腺的管道类型,对胰管的造影诊断有重要的参考意义,特别是Ⅲ型(17.0%),经大乳头插管行逆行性胰胆管造影(ERCP),

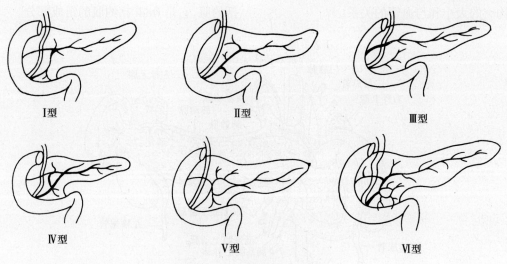

图 42-4　Ⅰ~Ⅵ胰管汇合的类型
Ⅰ型为常见类型,占 40.9%,胰管与胆总管汇合开口于十二指肠大乳头,副胰管较细,并连同胰管,开口于十二指肠小乳头

副胰管不会显影。

四、胰腺的血管

胰腺的血流丰富,动脉的供应来自腹腔动脉干的胃十二指肠动脉,肠系膜上动脉和脾动脉。

胃十二指肠发出胰十二指肠上动脉,分为胰十二指肠前上动脉和胰十二指肠后上动脉,分别组成胰十二指肠的前、后动脉弓,与相应的胰十二指肠前下和后下动脉相吻合。胰十二指肠下动动脉一般来源于肠系膜上动脉,

分出前、后支在胰头前后面相吻合形成动脉弓,由此发出分支供应胰头前后部及十二指肠。

脾动脉发出供给的胰腺动脉有:①胰背动脉(胰上动脉);②胰横动脉(胰下动脉);③胰大动脉;④胰大动脉;⑤胰尾动脉(图 42-5)。

胰腺的静脉回流在胰头前主要为右胃网膜静脉,后为结肠静脉干,胰十二指肠静脉在胰腺上缘汇入门静脉,而前后下胰静脉则汇入肠系膜上静脉,胰头的钩突部有数条小静脉汇入门静脉;胰体尾部的静脉主要汇入脾静脉(图 42-6)。

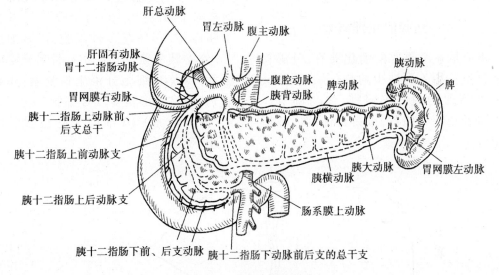

图 42-5　胰腺的动脉供应

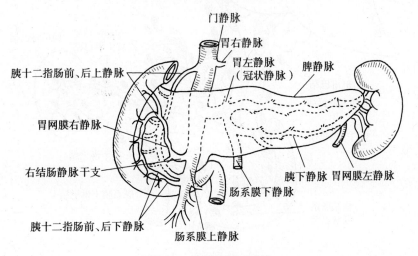

图 42-6　胰腺的静脉回流

五、胰腺的淋巴引流

胰腺有丰富的淋巴引流,并与胆道,十二指肠,胃窦部,脾脏及腹膜后的淋巴引流沟通,因此,在胰腺癌时,早期发生广泛淋巴转移,影响手术切除的预后,胰腺的淋巴转移首先在其邻近部,如胰腺上缘转移到上缘的淋巴结,下部则至下缘淋巴结群;胰头部则引流至十二指肠的淋巴结(图 42-7)。

实际上胰腺癌的淋巴转移尚未有明确的规律,而临床上所强调的是尽量切除清扫更多的淋巴结,即扩大胰腺癌根治术。

六、胰腺的生理概要

胰腺是一个重要的消化器官,分泌食物消化过程中不可缺少的消化酶,胰腺又是一个重要的内分泌器官,参与调节体内能量的消耗与储备,维持身体的内环境稳定。

1. 胰腺外分泌　胰腺的外分泌为胰液,是一种透明的等渗液体,每日分泌约 750~1500ml,pH 为 7.4~8.4,其主要成分由腺泡细胞分泌的各种消化酶以及由中心腺泡细胞和导管细胞分泌的水及碳酸氢盐。胰液消化酶主要包括胰淀粉酶,胰蛋白酶,糜蛋白酶,强性蛋白酶,核糖核酸酶,脱氧核糖酸酶,胰磷脂酶等。胰液的分泌受迷走神经和体液的双重控制,但以体液调节为主。

2. 胰腺内分泌　胰腺的内分泌主要来源于胰岛,胰岛是胰腺的内分泌器官。其大小不等,形状不定的细胞集团,分布于腺泡之间,胰腺有约 100 万个胰岛,主要分布于胰体尾,胰岛有多种细胞,以 B 细胞为主,分泌胰岛素,其次是 A 细胞分泌胰高糖素;以及 D 细胞分泌生长胰素;还有少数 PP 细胞分泌胰多肽 G 细胞分泌促胃液素(促胃液素),DI 细胞分泌血管活性肽(VIP)等。

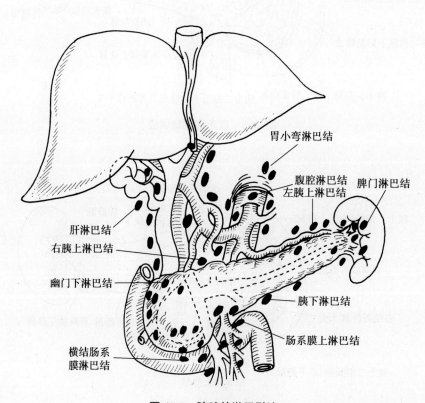

图 42-7　胰腺的淋巴引流

近年来研究显示胰内分泌对胰外分泌起调控作用,胰岛素分泌水平增加时,增加胰腺外分泌,而胰岛素水平下降时,抑制胰外分泌,其中是通过生长抑素来调控。胰岛素和胰高血糖素在维持体内环境的稳定,调节能源底物的供给,对外科手术后的恢复起有重要作用。

参 考 文 献

1. 黄志强.腹部外科学基础.北京:人民卫生出版社,1988
2. 吴阶平,裘法祖主编.黄家驷外科学.第6版.北京:人民卫生出版社,2000
3. 黎介寿,吴孟超,黄志强主编.普通外科手术学.第2版.北京:人民军医出版社,2007

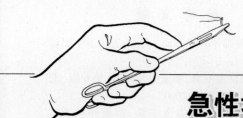

第 43 章

急性坏死性胰腺炎的手术

Operations of Acute Necrotizing Pancreatitis

急性胰腺炎是一种常见急腹症,按病理分为急性水肿性胰腺炎和急性坏死性胰腺炎,它们是一种疾病的两个阶段,本章主要讨论急性坏死性胰腺炎的外科治疗。

早在 20 世纪 20 年代 Lond Mouniban 曾应用单纯引流,60 年代 Watts、Colin 等采用手术治疗获得成功,从此改变了外科治疗急性胰腺炎有害无益的论点。

在我国曾宪九教授于 1951 年最早报道急性胰腺炎,继之又报道了胰腺癌的外科治疗,为我国的胰腺病学发展做出了贡献,是我国胰腺病学的先驱。

目前认为,急性胰腺炎是一种自限性疾病(self-limited disorder),90% 属轻、中型,对综合治疗反应效果好,只有 10% 发展为坏死型胰腺炎,病死率高达 25% 左右。

【适应证】

1. 伴有胰腺坏死继发感染者 确立坏死并感染有三个条件:①临床上只有胰腺炎而又无其他感染的病灶情况下体温在 38.5℃以上,白细胞 $20 \times 10^9/L$(>20 000/mm³);②腹膜炎症状明显;③在 CT 引导下(或 B 超)做胰腺坏死穿刺,做涂片找细菌,阳性者有诊断价值。

2. 早期诊断不能肯定,发病急骤,不及时手术治疗有致死的危险与其他急腹症难以鉴别时,应不失时机地手术探查。

3. 经非手术治疗过程中病情无改善,症

状体征恶化者。

4. 急性胆源性胰腺炎有明显胆道梗阻者。

5. 急性腹膜炎原因不明,非手术治疗中,症状体征加重者。

6. 急性坏死性胰腺炎,经非手术治疗病灶局限,形成脓肿,或局限包块经久不消者。

【禁忌证】

1. 年老体弱不能承受手术者。

2. 有严重心肺功能障碍及凝血机制不良者。

3. 严重的糖尿病及休克,电解质失衡未纠正者。

【术前准备】

1. 完成术前必要的探查,如大三大常规、凝血、出血时间、肝肾功能、EKG、胸片、血生化、血气分析、CT 及腹部 B 超等项探查,以了解全身综合情况,以及胰腺病变部位和胰外侵犯的范围。

2. 腹穿获得的腹腔液做淀粉酶、脂肪酶探查。判断胰腺坏死的有关探查:C- 反应蛋白 >120mg/L,阳性率达 90±%;CT 的增强扫描,88%;乳酸脱氧酶 >270u/L,86%;α -1- 抗胰蛋白酶 >4.5g/L,83%;α -2- 巨球蛋白 <1.3 g/L,83%。

3. 深静脉插管以便纠正补充血容量,纠正代谢紊乱。

4. 抗感染,抗休克,纠正低氧血症。

5. 持续胃肠减压,减缓麻痹性肠梗阻所

致的胃肠胀气和潴留。

6. 置放 Swan-Ganz 导管进行血流动力学的监测。

7. 预防和治疗肾功能不全。

8. 维持静脉营养。

9. 加强医疗单位(ICU)治疗。

【麻醉与体位】

气管插管,全身麻醉。平卧位。

【手术步骤】

1. 切口　对诊断不清楚的患者宜选用上腹正中切口,以便探查后灵活性延长切口较方便。诊断明确者,宜采用两侧肋缘下切口(图 43-1)。显露良好,全部胰腺及两侧腹膜后间隙的坏死组织可得到清理和冲洗。

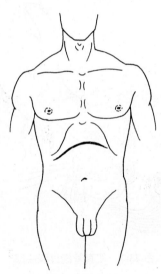

图 43-1　坏死性胰腺炎的手术切口

2. 进腹后探查腹腔渗液　包括渗液量、色、性状与气味,将腹腔液做常规、生化、淀粉酶及脂肪酶的探查和细菌培养。吸净腹腔渗液,分离胃结肠韧带、十二指肠结肠韧带,即可显露出胰腺(图 43-2)。

3. 胰腺外的侵犯探查　当胰腺外侵犯较为严重时可以在腹膜后广泛的分离(图 43-3):如胰腺组织有坏死,清除坏死组织(图 43-4),尽量保护较正常的胰腺组织,切忌锐

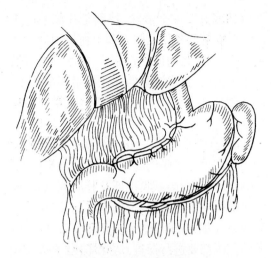

图 43-2　游离胃结肠韧带

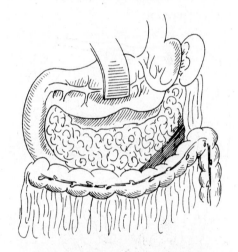

图 43-3　胰腺探查胰腺外侵严重

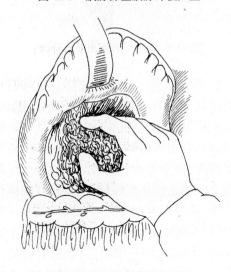

图 43-4　手指清除坏死组织

性解剖或试图完全清除,特别是在肠系膜根部。锐性解剖易伤及腺系膜上血管引起致命的危险,坏死腔内彻底止血,以免术中或术后发生大出血,手术清除的坏死物可即刻称重,以判断坏死的范围,并送细菌学检查及病理检查。

4. 腹膜后间隙探查　在胰头颈部的病变要分离十二指肠结肠韧带,游离结肠肝曲,右侧结肠旁沟,肠系膜根部及肾周围;如在胰体尾部病变累及脾门、肾周围时,应游离结肠脾曲及左侧结肠旁沟及肠系膜根部,病变波及的范围都要进行探查,清除坏死组织,应注意两侧结肠后间隙及肾周围的探查和清除坏死组织(图 43-5~6)。

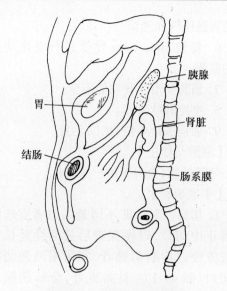

图 43-6　病变波及的范围

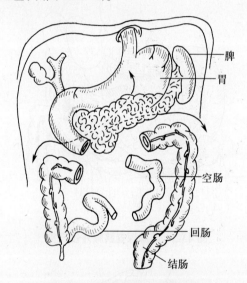

图 43-5　胰腺坏死渗出液的流向

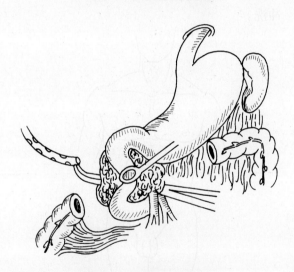

图 43-7　双套管经过胰头部

5. 灌洗引流　灌洗引流是从单纯引流更有进展,单纯引流是被动引流(不宜使用),灌洗引流是主动引流,并通过灌洗使有害的酶性渗出物得到稀释,应用双腔负压引流管及时排除,减少毒素的吸收。上海瑞金医院报道 243 例急性坏死性胰腺炎有 40 例施行本手术,治愈率为 62.4%,有 124 例清除坏死组织后,在胰床应用双套管负压引流,治愈率为 78.2%。清除坏死组织后,双套管可通过胰头部(图 43-7)或胰尾部(图 43-8)安放在小网膜囊(图 43-9)。也可安置在胰床上(图 43-10)。如胰腺广泛坏死,还须应用栽葱样引流。

术后冲洗小网膜囊,根据坏死范围的大小不同。局灶性坏死在 2 周左右;大片坏死在 4 周左右;次全胰坏死在 50 天左右,最长可达 3 个月,冲洗液体量平均约 4~6L/24h,冲洗液体等渗盐水,必要时最后加适量甲硝唑抗生素冲洗。

当冲洗吸出液无细菌生长,无坏死率中

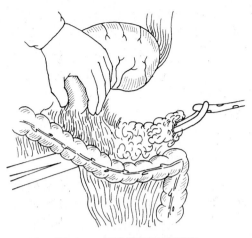

图 43-8　双套管经过胰尾部

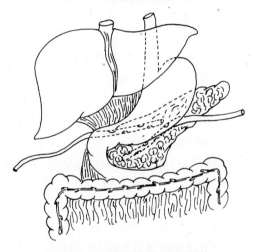

图 43-9　引流管安放在小网膜囊

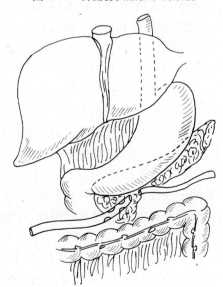

图 43-10　引流管安置在胰腺床上

等可停止冲洗。

6. 三造口术　指胆囊（或胆总管）、胃和空肠三造口，急性坏死性胰腺炎伴有麻痹性肠梗阻，特别是十二指肠空肠曲近端胃液潴留。胆源性胰腺炎更有必要，如情况不允许胆囊切除者，则应切开胆囊，胆总管取石，安放胆囊引流及胆总管 T 形管引流。三造口遇急性坏死性胰腺炎的辅助手术，特别采用个体化治疗方案和双轨制治疗，同时加强营养支持治疗起到重要的作用（图 43-11）。

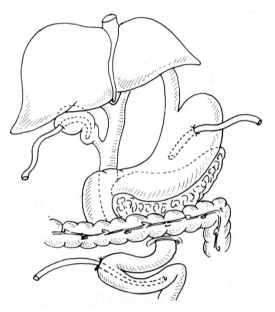

图 43-11　三造口术式

【术中注意要点】

1. 胰腺坏死组织的清除术关键步骤是有效地清除胰内、胰周和腹膜后间隙的坏死组织及感染灶，保护可能有活力的胰腺组织，分离时用手指钝性游离，在肠系膜根部应尽量轻柔，避免大出血。

2. 引流管质量、柔软度及置放的部位都需要考虑。可将胃结肠切开处在关腹时缝合在腹部横切口的腹膜上，引流管在小网膜腔内稍粗大，从腹壁另切口引出，便于冲洗吸出坏死的组织。

3. 三造口术的胆囊引流管，如胆囊无结

石,胆总管下端有结石并胆管扩张者,应取出胆总管结石后置T形管引流更理想,否则行胆囊造口更简便。如胆囊已萎缩,术中情况允许应行T形管引流。如为非胆源性胰腺炎,胆囊原已切除,寻找胆总管困难或术中情况不允许,不需要做胆道引流,但胃、肠造口不能放弃。

【术后处理】

1. 加强医疗单位(ICU)治疗。

2. 结合药敏试验,联合应用抗生素。

3. 对主要脏器功能进行严密监测。

4. 加强肠道外营养支持,一旦肠功能恢复,改为肠内营养支持。

5. 持续双套管灌洗,准确记录出入量,吸出液定期细菌培养,以确定是否停止灌洗。

6. 发现继发性肠瘘,应即刻行引流。

【主要并发症】

1. 感染　坏死性胰腺炎坏死组织的细菌培养阳性率达60%以上,特别是术中引流不畅或感染进展时细菌感染率更高,发生脓毒血症者则很少存活。

2. 出血　多因清除坏死组织时过于彻底而损伤了血管,止血不彻底或坏死、感染侵蚀血管所致。因此,对于血管周围或肠系膜根部的坏死组织不必要求过于彻底,更不要锐性分离坏死组织。如合并有出血,病死率可达40%。

3. 肠瘘　小肠及结肠瘘是常见的并发症,约1/10的患者发生,与坏死组织的侵蚀或反复清除坏死组织有关。

4. 胰瘘　术后约10%的人发生,但只要保持引流管通畅多可自行愈合,若半年以后不愈者应手术治疗。

5. 胰腺脓肿。

6. 假性或感染性假性胰腺囊肿。

【述评】

急性胰腺炎在我国85%左右的胆石病都与胰管的共同通道解剖结构有关。少数是大量饮酒后,与胰液分泌增加致使Oddi括约肌阻力增高,胰管处于高内压状态,胰酶渗出损伤胰腺实质;或胰管内的"蛋白泥(protein plugging)"形成致使胰管受阻,胰酶渗出损伤胰腺实质,但目前仍未清楚胰腺实质细胞受损和分子生物学变化的确切机制。

急性坏死性胰腺炎是属外科急腹症,手术是总体治疗方案中的重要部分。手术适应于:①不能排除必须外科治疗的急腹症;②确定有继发性胰腺感染。急性坏死性胰腺炎手术时间一般认为发病后72小时内为早期手术;2周左右为近期手术;2周后为后期手术。早期和近期手术选择什么式式,达到什么目的,文献资料大多基于个人回顾性分析,可以说任何一种手术方法都无严格的对比。如笔者在20世纪80年代末曾为1例30岁的男性患者,因饮食后在游泳活动中突然腹痛、腹胀、呕吐3小时以肠梗阻收入住院。腹穿血性渗液,以绞窄性肠梗阻急诊手术。开腹后发现腹腔血性渗液600ml,大网膜皂化斑,切开胃结肠韧带,胰腺被膜以体尾部为主发黑坏死灶,胰头部明显肿大,诊断为急性出血坏死性胰腺炎,以钝性为主分离胰腺上、下缘,清除坏死组织,彻底冲洗创面,在胰床上、下、左、右肝下及盆腔置放引流管,同时行三造口术。患者术后3周切口下分裂口,坏死组织溢出,继之出现胸腔和心包积液,四肢肌肉萎缩。在全身综合治疗、静脉及肠道营养支持的同时,每天1~2次更换敷料,冲洗腹腔直到干净为止。住院4个月后出院,至今仍健在。该患者自发病到手术,其间不到5小时,属非胆源性胰腺炎。早期的手术以分离、置管引流加三造口术的式式选择是正确的,术后结合个体化治疗使患者最终得以治愈。对于后期手术的适应证认识上很少有分歧,手术方式为大多数外科医师所接受。因此,在病情许可的状况下,尽量延迟手术到近期或后期手术。因至今仍然无法对胰腺坏死的范围和深度做出准确的判断,尽量不采用坏死胰腺的切除。应以胰腺坏死组织的清除加广泛引流来尽可能保留有活力的胰腺组织更合适。Beger 等由于采用了胰腺坏死组织的清除术代替规则性胰腺切除术,病死率由 24.4% 降至 8.1%。该手术的损伤小,手术易操作,术后并发症相对少,有再次手术指征,胰腺坏死组织的清除还可以重复进行。

另外,中西医结合治疗胰腺炎,尤其在围术期有着重要的作用。

参 考 文 献

1. 顾倬云.老年外科学.北京:人民卫生出版社,1998,293-308
2. 黄志强.腹部外科学基础.北京:人民卫生出版社,1988
3. 吴阶平,裘法祖主编.黄家驷外科学.第6版.北京:人民卫生出版社,2000
4. 黄志强主编.腹部外科手术学.长沙:湖南科学技术出版社,2004
5. 顾倬云.胰腺外科.见:黄志强主编.现代基础外科学.北京:人民军医出版社,1992,518-542
6. 顾倬云,张国华,罗忠仙.急性胰腺炎死亡病例研究.中华外科杂志,1991,29(4):315
7. Rattner DW,Compton CC,Gu ZY,et al.Bacterial infection is not necessary for lethal necrotizing Pancreatitis in mice.Inter J Pancreatology,1989,5:99
8. Tsiotos GG,Soreide JA,et al.Management of necerotizing Pancreatitis by repeated Operative necrosectomy using a zipper technique,Am J Surg,1998,175:91

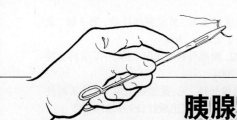

第 44 章

胰腺假性囊肿内引流术
Internal Drainage of Pancreatic Pseudocyst

胰腺囊肿有先天性、肿瘤性、寄生虫性、炎症性、创伤性等原因。囊壁有上皮细胞衬里的为真性囊肿,无上皮细胞的为假性囊肿。真性囊肿是肿瘤性囊肿,需手术切除囊肿及部分胰腺。假性囊肿最为常见,可发生于急性胰腺炎、胰腺外伤或胰腺手术后,但也有不明原因的囊肿。胰腺假性囊肿形成的时间一般在2周以上,囊壁成熟的时间在6~8周左右,囊壁厚度与时间成正比,囊肿的大小与原胰腺炎、胰腺外伤的严重程度及胰管梗阻的程度有关。假性囊肿多见于胰体尾部,胰头、颈部也可发生。临床上可探及上中腹或左上腹包块,通过B超,CT或纤维十二指肠,逆行胰胆管造影(ERCP),均可显示囊肿的部位和大小。一部分囊肿可非手术治疗,加强营养支持,囊肿可逐渐缩小,甚至消失。也有少数囊肿可能与腹腔脏器粘连,与胃十二指肠形成内瘘,成为自然的内引流,囊肿由此可缩小或消散。对于巨大的胰腺假性囊肿与腹腔内脏器的关系可见图44-1。可根据囊肿的大小及部位行内引流术,如小网膜囊内的囊肿则用囊肿胃吻合或囊肿空肠Roux-en-y吻合术;胰头部囊肿可做囊肿与十二指肠吻合术。

一、囊肿 - 空肠 Roux-en-y 吻合术
cyst jejunum Roux-en-y anastomosis

【适应证】

1. 较大胰腺假性囊肿,有临床表现时囊肿形成已6~8周以上,囊壁已成熟,不能自行消散者。

2. 无囊内感染或出血。可排除真性囊肿的可能性者。

3. 行外引流后窦道形成,经久不愈者。

【禁忌证】

1. 年老体弱不能耐受手术或有重要脏器功能障碍者。

2. 真性囊肿。

3. 血糖增高未行纠正者。

【术前准备】

1. 术前影像学检查,包括胃肠钡餐检查,以确定囊肿的位置及与消化道的关系。

2. 测定胰淀粉酶、脂肪酶及血糖等。

3. 纠正水、电解质平衡紊乱。提高血清白蛋白及血红蛋白水平等。

4. 提高营养,纠正高血糖。

5. 做好肠道准备。

6. 预防性使用抗生素。

【麻醉与体位】

持续硬膜外麻醉或气管插管全麻。平卧位。

【手术步骤】

1. 一般采用上腹横切口或左上腹直肌切口进腹,探查确定囊肿最明显的突出部位,在其最低位置做吻合。一般选在横结肠以上与胃结肠韧带之间或囊肿向横结肠系膜突出处的无血管区。因囊肿本身无真正的囊壁,容

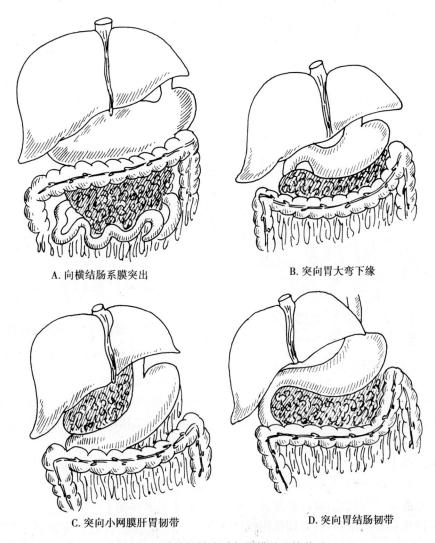

A. 向横结肠系膜突出　　　　　　B. 突向胃大弯下缘

C. 突向小网膜肝胃韧带　　　　　D. 突向胃结肠韧带

图 44-1　胰腺假性囊肿与胃横结肠的关系

易破损结肠，故切忌将囊肿与邻近脏器分离。

2. 低位切开囊肿，切口长约 5cm，在切缘上切取一块囊壁送冷冻切片病理检查，吸取囊液送淀粉酶测定及细菌培养。注意囊腔内有无赘生物突起，对可疑之处切取送病理检查。

3. 游离一段空肠襻，长约 40~50cm，断端缝闭，在肠襻对系膜缘切开，与囊肿行 Roux-en-y 侧 - 侧双层吻合(图 44-2)。可在囊腔内置放大号尿管，从空肠襻引出。在吻合口周围旋转腹腔引流管，另做切口引出。

【术后处理】

1. 保持腹腔引流管的通畅，观察引出的

液体量和性质，测定引流液的淀粉酶含量。

2. 持续胃肠减压至胃肠功能恢复。

3. 全身应用抗生素。

4. 腹腔引流无渗液溢出，可在 3~5 天拔除。

5. 如囊腔内置放有引流管，可在 2 周左右造影，了解囊腔情况后拔除。

二、囊肿胃吻合术
cystogastrostomy

【适应证】

1. 主要向胃小弯突出的小网膜囊胰腺假性囊肿，此胃后壁是囊肿的一部分。

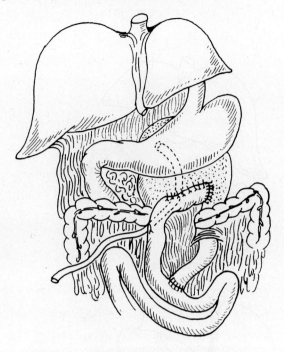

图 44-2 胰腺囊肿空肠 Roux-en-y 吻合术

2. 囊肿未向胃结肠或横结肠系膜突出。

【术前准备、麻醉与体位】
同囊肿空肠吻合术。

【手术步骤】
1. 进腹腔探查,证实囊肿部位紧贴胃后壁后,切开胃前壁,穿刺抽出囊液得到进一步证实,便纵向延长胃前壁切口,胃切缘用细线黏膜下缝扎止血。

2. 吸净胃内容物,在胃后壁囊肿部位定位,以选择胃后壁切口的位置,在其两侧缝牵引线,切开胃黏膜层,出血点缝扎止血,直达囊腔,吸净囊液,送淀粉酶检测,夹取部分囊壁送病理检查。

3. 切缘彻底止血后,以铬肠线连续缝合胃壁与囊肿壁(可间断缝合),使囊腔与胃腔贯通,其吻合口为 4~5cm,囊腔内可置放引流管从胃前壁造口引出(图 44-3),关闭胃前壁,胃后壁低位处置引流管,另切口引出。关腹。

【术后处理】
同囊肿与空肠 Roux-en-y 吻合术。

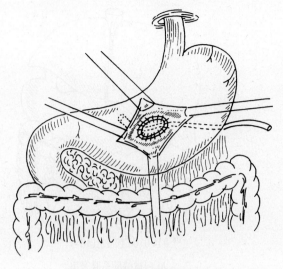

图 44-3 胰腺囊肿胃吻合术后

三、囊肿十二指肠吻合术
cyst of duodenal anastomosis

【适应证】
主要适用于胰头部假性囊肿向十二指肠降部或十二指肠第 3 段(横部)突出并压迫十二指肠者。

【术前准备、麻醉与体位】
同囊肿空肠吻合术。

【手术步骤】
1. 进腹后探查 证实囊肿紧贴十二指肠,切忌分离较重的粘连,以防破裂。勿伤及胆胰管汇合处的十二指肠壁。

2. 在囊肿低位与十二指肠横部相对应处切开囊壁约 3~4cm,分离十二指肠横部下缘,切开十二指肠与囊壁切口接近,铬制缝线全层连续或间断缝合。以大号尿管从胃进入至吻合口以下引流(图 44-4)。吻合口处置放引流管,腹壁另做切口引出。关腹。

【术后处理】
同囊肿空肠吻合术。

【述评】
胰腺假性囊肿是急性胰腺炎、慢性胰腺炎和创伤性胰腺炎后的常见并发症。由于胰腺实质或胰管的破裂,使胰液外溢,血性炎性

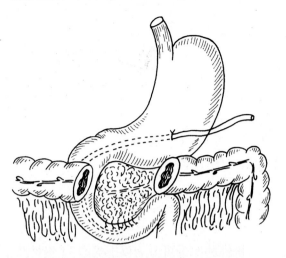

图 44-4　胰腺囊肿十二指肠第 3 段吻合术

渗出,组织坏死等液体积聚在网膜囊内包裹性积液。囊肿形成到成熟期在 6~8 周左右,多见于胰体尾部,少数患者囊肿还未成熟可逐渐缩小,甚至消散,或因胃十二指肠形成内瘘,成为自然的内引流。

　　较大囊肿手术内引流的疗效较满意。手术方法有囊肿与胃、十二指肠、空肠 Roux-en-y 吻合术。前两种是囊肿与空腔脏器直接吻合,一般适用于囊肿与某一脏器直接粘连

分离困难的情况下,但是这种术式容易使胃肠道内容物反流入囊腔内使之感染;囊肿与空肠的 Roux-en-y 吻合术操作稍复杂,但不会使肠内容物反流到囊腔内,是最佳的内引流术式。

　　置放引流管于囊腔内的主要目的是有利减少肠内容物反流到囊腔后导致感染,减压张力,便于冲洗囊腔,愈后较好。前两种术式更适用,也有利拔管前造影以了解囊肿腔内状况。另外,囊肿空肠 Roux-en-y 吻合,尽量选用结肠后的低位引流,以避免结肠胀气时可能影响内引流的疗效。

参 考 文 献

1. 吴阶平,裘法祖主编.黄家驷外科学.第 6 版.北京:人民卫生出版社,2000
2. 黄志强.腹部外科学基础.北京:人民卫生出版社,1988
3. 顾倬云.胰腺外科.见:黄志强主编.现代基础外科学.北京:人民军医出版社,1992
4. Beger G and Buchler M. Acute Pancreatitis,eds. Berlin: Springer-Verlag, 1987, 174-376
5. Beger HG. Surgical management of necrotizing pancreatitis. Surg Clin North Am, 1989, 89:529

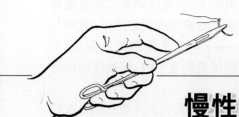

第45章

慢性胰腺炎的手术
Operations of Chronic Pancreatitis

慢性胰腺炎是一种不同病因、不同病理过程和临床特点复杂的疾病,临床表现为复发性或持续性腹痛,可伴有胰内、外分泌功能不全。病理改变为局部、节段性或弥漫性不规则的硬化性改变和外分泌的永久性破坏,可伴有主胰管或小胰管的扩张,常有胰管阻塞因素的存在,如狭窄、蛋白栓、结石、钙化等。

慢性胰腺炎可分为以下类型:①慢性胰腺炎伴局灶性坏死;②慢性胰腺炎伴节段性或弥漫性纤维化;③慢性胰腺炎合并结石。

另外,梗阻性慢性胰腺炎是一种独立类型,其表现为阻塞部位以上的胰管扩张,胰腺泡呈现弥漫性萎缩并纤维化,胰管内结石不多见,一旦解除梗阻后,胰腺的结构和功能得到一定的恢复。

第一节 远端胰腺次全切除术

远端的胰腺切除多为80%以内的胰腺组织,如超过此范围可致胰腺内分泌和外分泌的严重缺陷,应尽量避免。

【适应证】

1. 慢性胰腺炎并有剧烈的疼痛,病变在胰体尾部,胰管无明显扩张,不适于胰管空肠吻合。

2. 胰管狭窄并远端胰腺体尾部囊肿。

3. 慢性胰腺炎并体尾部囊肿。

4. 体尾部病变,经囊肿空肠吻合或胰管空肠吻合,未得到明显改善。

5. 慢性胰腺炎合并脾静脉栓塞引起左侧门静脉高压症及上消化道出血。

6. 胰体尾部动脉瘤,以及体尾部肿块不能排除癌变的可能。

【禁忌证】

1. 无剧烈疼痛,无严重并发症,无恶性病变者。

2. 酗酒习惯不能戒除或麻醉药成瘾者均慎重选择。

【术前准备】

同胰十二指肠切除术。

【麻醉与体位】

同胰体尾部癌切除术。

【手术步骤】

慢性胰腺炎手术可保留脾脏,选择双肋缘下切口或上腹部横切口进腹,探查确定行胰体尾切除,其要点是:①保存在左胃网膜静脉及其血管交通的完整;②保存胃脾韧带上的胃短静脉;③保存胃冠状静脉流入门静脉的通畅。

1. 保存脾血管的胰体尾部切除术:将横结肠向下方牵引,沿胰腺下从肠系膜上血管的左侧开始,剪开横结肠系膜的前叶,分离到

458

达胰腺后方的腹膜后间隙,从此间隙置放纱条或橡皮尿管将胰腺体尾部向上牵引以便分离(图 45-1)。

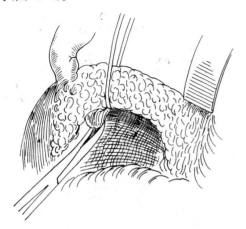

图 45-1　牵引胰腺以便分离

将胰腺下缘向上牵拉,切断胰腺,结扎近端胰管,缝合胰腺近端。显露胰腺背面的脾静脉。脾静脉接受胰腺汇入的小静脉支。由于脾静脉与肠系膜上静脉汇入支较少,在此处可将脾静脉从胰腺背面分离,在胰腺远端断面缝 2 针粗丝线作为牵引,以利逐渐分离胰腺时结扎脾静脉与胰腺间的小分支,直到胰尾处(图 45-2)。切开胰腺上缘的脾动脉鞘膜,沿脾动脉向脾门方向结扎小分支,分离胰腺移出胰腺上的病变组织,脾动静脉仍在原来的解剖部位。在胰床处双套管引流(图45-3,4)。

2. 切除脾血管的胰体尾切除:慢性胰腺

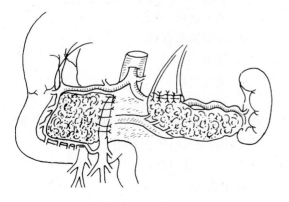

图 45-2　从胰腺近端向远端将胰腺与脾血管分离

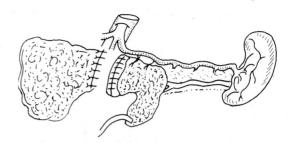

图 45-3　从远端向近端将胰尾、胰体与脾血管分离

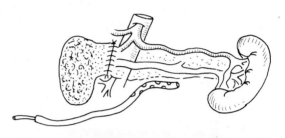

图 45-4　移出胰体尾部后在胰体位置放置引流管

炎时,胰周的慢性炎症及纤维瘢痕组织增生,特别是体尾部的假性囊肿、脾静脉栓塞等并发症时,从胰腺背面游离脾静脉非常困难,此时处理方法是在脾门处将脾血管与胰体尾一并切除,手术开始沿横结肠上缘剪开大网膜附着处,要注意保护大网膜血管弓的完整(图 45-5)。钩起胃和大网膜后,便可充分显露胰腺的前面,向左达脾蒂处。剪开横结肠系膜即胰腺下缘的前叶腹膜,钝性分享出胰腺后间隙,穿过橡皮尿管做牵引,用手指仔细分离胰腺后方(图 45-6)。并注意保护脾静脉。

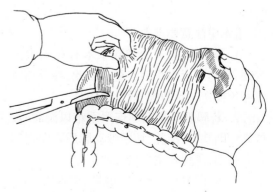

图 45-5　注意保护大网膜血管弓的完整

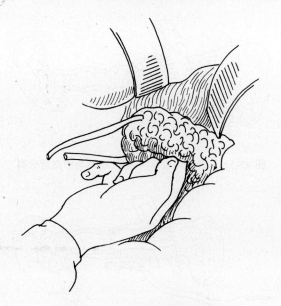

图 45-6 用手指分离胰腺后方

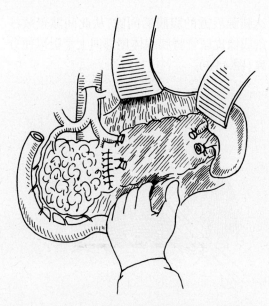

图 45-7 切断脾动脉后,将脾静脉周围的组织分开,使胰尾与脾门之间有脾静脉相连

将胰尾从脾门部分离,注意勿损伤脾门处脾血管蒂,结扎切断通向胰尾的细小血管分支,在胰腺上缘分离出脾动脉并将双重结扎。切断脾动脉后,将脾静脉的周围组织分开,使胰尾与脾门之间只有脾静脉相连,胰尾部从脾蒂处游离后,血管钳阻断脾蒂,然后用两把大弯血管钳钳夹脾血管,切断,分别缝扎止血。脾静脉切断后,移出胰体尾。彻底止血(图 45-7)。

胰腺断面上以细丝线缝扎止血,找到断端胰管开口,以细丝线单独结扎,断面以大网膜覆盖。必要时探查胆总管,置 T 形管引流,左右腹腔适当位置放腹腔引流管,另做切口引出。

【术中注意要点】

1. 慢性胰腺炎的切除手术有相当大的难度,其与邻近组织粘连重。因此,在分离时应避免损伤左肾静脉、肾上腺和肾。

2. 若脾脏与周围粘连严重难以游离时,可先切断胰腺,结扎、切断脾动脉后再向脾门方向游离,避免发生大量失血。

3. 如行 80%~95% 的远端胰腺切除时,关键是将部分胰腺头及钩突部的组织剜

除,此时切勿损伤十二指肠系膜血供及胆总管胰腺段,否则可能导致术后胆总管和十二指肠瘘。可在十二指肠弯的内缘和下腔静脉前壁留下层胰腺组织作为保护,以防损伤。

【术后处理】

1. 一般同胰十二指肠切除术。

2. 注意腹腔引流液的性质及引流量,测定酚酶。

3. 若有胰液渗漏,应暂禁饮食,用 TPN维持。

4. 对症使用应激性溃疡的药物。

5. 测定血糖、尿糖。

6. 口服胰酶制剂。

【主要并发症】

1. 腹腔出血。

2. 胰液渗漏,胰腺假性囊肿形成。

3. 腹腔感染,主要发生在膈下。

4. 腹腔积液,多在左侧。

5. 十二指肠瘘。

6. 糖尿病。

第二节　保留十二指肠胰头切除术（Beger 手术）

慢性胰腺炎行胰十二指肠切除术的手术病死率为 3%~5%，但晚期并发症和病死率较高。常有胃切除术后消化功能紊乱、营养不良、胆道感染、吻合口溃疡、糖尿病等并发症。仅糖尿病的发生率可达 20% 左右。在 10 余年时间里，Beger 用保留十二指肠胰头切除术治疗 140 多例慢性胰腺炎并有胰头肿块的患者，病死率为 0.7%，晚期病死率为 5.0%。77% 的患者腹痛消失，81.7% 的患者糖代谢维持在术前情况，只有 10.1% 的患者糖代谢恶化。

【适应证】

1. 慢性胰腺炎有胰头肿块伴有顽固性疼痛。

2. 胰头肿块压迫胆总管及狭窄。

3. 胰头肿块难以确定为癌或合并有十二指肠梗阻。

4. 合并门静脉受压及门静脉高压症。

【禁忌证】

1. 曾行胰管空肠吻合术失败者（该患者应采用胰十二指肠切除术为可靠）。

2. 患者不合作，不能戒除酗酒及麻醉药瘾。

【术前准备、麻醉与体位】

同胰十二指肠切除术。

【手术步骤】

1. 取肋缘下切口探查腹腔后，必要时向左延长切口，进一步了解全胰腺情况、胰头肿块切除的可能性及相邻器官病变的情况，切取组织或穿刺送病理检查以排除癌肿的可能性。

2. 从横结肠上缘分离大网膜，切断结肠肝曲的粘连，结肠肝曲向下推开，显露出十二指肠第 2、3 段及胰腺前面（见 Whipple 手术）。

3. 剪开十二指肠外侧的腹膜，将胰头连同十二指肠向前分离，用左手伸向胰头后方并为切除胰头时起到引导和保护腹膜后组织免受损伤的作用。在胰腺下缘肠系膜上静脉的前面，沿血管与胰腺背面向上分离，慢性胰腺炎时此间隙常有粘连。

4. 如慢性胰腺炎和肿块局限在胰头时，一般情况下可在肠系膜上静脉 - 门静脉的前方切断胰腺的颈部，在其上下缘各缝 1 针结扎止血并做牵引线，注意胰管的位置，用 3-0 丝线缝于胰管前壁做牵引，并放入细号尿管在胰内，以了解有无狭窄等，尿管暂留置备用。

5. 术者左手 4 指放于胰头后面，距十二指肠内缘 0.5~1.0cm 的胰头部以细丝线缝合一排结扎止血，并作为保护胰十二指肠前动脉弓免受损伤的标志。在缝线内侧弧形切开胰腺组织，遇有出血逐一缝扎止血，剜除胰头及钩头部，仅在十二指肠解剖弯曲的内侧留下一层不超过 1.0cm 的胰腺组织（图 45-8）。

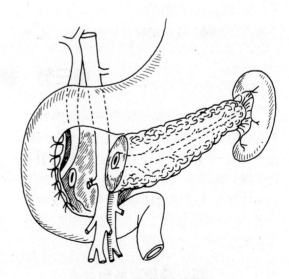

图 45-8　胰腺切除的范围

6. 胰头肿块切除后，胆管胰腺段可得到充分的减压，如胆总管无狭窄和增厚不需要切开胆总管,胰头部的断面应充分止血。

7. 胰头肿块移出后,已留下空缺区。Beger 建议将空肠襻的断端与胰管套入式对端吻合,如胆总管下段狭窄时,可将胆总管的胰腺段切开同时与空肠襻吻合(图 45-9)。并在十二指肠上方的胆总管放置 T 形管引流,以预防术后早期胆汁漏。

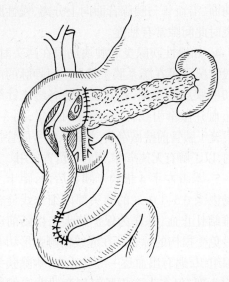

图 45-9　胰头切除后胰腺空肠 Roux-en-y 吻合术式

8. 如胰体尾部的胰管扩张并有多数小支狭窄,胰腺空肠对端吻合的效果差。此种情况可在胰腺前面沿胰管纵形切开,清除胰管内的沉淀物或结石,行空肠与胰管侧-侧吻合(胰管引流术)。这样处理可减少胰腺切除量以保存更多的胰腺组织。

【术中注意要点】

1. Beger 手术的要点是剜出胰头部的肿块而不损伤十二指肠的血运,断面应彻底止血。

2. 切除钩突部肿块时,应注意避免损伤十二指肠系膜和系膜的血供或十二指肠壁,以防术后并发十二指肠瘘。

3. 在切除胰腺钩突时,警惕损伤十二指肠下静脉,一旦出血难以处理。

【术后处理】

1. 同胰十二指肠切除术。

2. 注意腹腔和肠道出血。

3. 保持引流管通畅,如渗液增多应加负压吸引,以避免渗液在腹腔内存留。

4. 检查血清淀粉酶,以便及早发现术后急性胰腺炎。

【主要并发症】

1. 急性胰腺炎发作及腹腔内感染。

2. 来自于胰腺断面的消化性出血。

3. 胆、胰、十二指肠瘘。

第三节　胰管引流术

慢性胰腺炎引起的胰管梗阻和胰管结石,常表现为顽固性疼痛、胰腺的内外分泌功能障碍,并伴有胰管的全程扩张,特别是阻塞位于胰头部位时。手术的目的是为缓解持续的顽固性疼痛,并非解决糖尿病及胰外分泌缺乏问题。基于胰管扩张常合并顽固性疼痛,目前最常用的手术方法是胰管空肠吻合内引流术。

一、纵行胰管空肠吻合术
longitudinal pancreaticonejunostomy

【适应证】

1. 胰头部胰管梗阻并全胰管扩张,直径 >0.5cm。

2. 胰管结石。

3. 顽固性疼痛难以用药物缓解。

【禁忌证】

1. 胰管不扩张以及胰腺钙化者。

2. 胰腺损毁,内外分泌功能破坏,疼痛已减轻。

3. 患者不合作(无法戒除酗酒及麻醉药瘾)。

【术前准备】

1. 影像学检查,包括 B 超、CT 和 MRCP、ERCP 等。

2. 了解胰管扩张的程度及有无胰管结石。

3. 重要脏器功能的检查。

【麻醉与体位】

持续硬膜外麻醉或全身麻醉。平卧位。

【手术步骤】

1. 一般采用双肋缘下斜切口进腹腔。从横结肠上缘剪开大网膜的附着,自脾门前至结肠肝曲,钩起胃大弯显露胰腺前面。探查胰腺有无萎缩,变薄,一般能通过触扪感觉到胰管的隔沟贯穿整个胰腺的长径。

2. 纵向切开胰管,以直角钳作为引导,逐渐向胰头及胰尾部切开,清除结石等物,并以 3-0 丝线缝扎止血。

3. 游离一段 Roux-en-y 空肠襻,断端缝闭,经结肠后拉至小网膜腔,根据胰管切开的长度,切开相应的空肠段系膜缘,用 3-0 丝线做空肠胰管侧 - 侧吻合,在胰管内可置放适当的 T 形管,长臂经空肠襻引出(图 45-10~12)。吻合口适当位置放腹腔引流管,另做切口引出负压吸引。

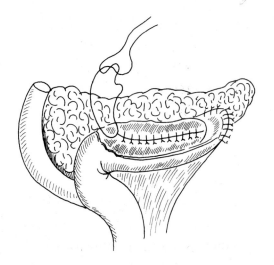

图 45-11　胰管与空肠黏膜对黏膜缝合

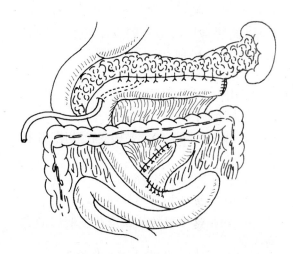

图 45-12　胰管与空肠结肠后侧 - 侧 Roux-en-y 吻合

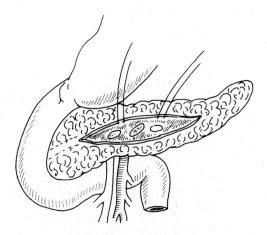

图 45-10　纵形切开胰管清除结石

【术中要点】

1. 避免损伤十二指肠及脾蒂血管。

2. 切开胰头部的胰管时,勿损伤胆总管下段。

3. 彻底清除胰管内的结石等物。

4. 胰腺的切开处要彻底止血。

5. 同时处理胆囊结石、胆管下段的病变等。

【术后处理】

1. 保持引流管通畅,注意腹腔引流的量、性质,做淀粉酶测定,以了解胰液渗漏情况。

2. 注意有无肠道出血。

3. 术后如有腹胀、胃肠功能恢复慢,应做血、尿淀粉酶检查以及 B 超检查,注意有无胸腔积液。

4. 如腹腔引流少有,可在术后 5~7 天排除引流管。

5. 给予 TPN 直至能经口进食。

6. 使用防止应激性溃疡出血的药物。

7. 胰腺引流管保留 3 个月左右。

8. 其他处理同一般上腹部手术。

【主要并发症】

1. 短时期的胰漏。

2. 小网膜囊内积液或胸腔积液（多见于左胸）。

3. 肠道出血等。

二、胰尾切除，胰断端空肠吻合术 resection of the tail of pancreas, pancreatic stump jejunostomy

胰尾切除，胰腺断端与空肠吻合术有两种术式：①胰尾与空肠端套入吻合（Duval，1954）；②胰管广泛切开胰腺空肠套入吻合（Puestow，1958）。前者的后期效果欠满意，可能与胰管断端后期发生狭窄有关，故该术式目前已不常用。两者均需做脾切除，手术稍复杂。

【适应证】

1. 慢性胰腺炎的主要病变在胰尾，并有胰管扩张。

2. 胰尾部肿块或囊肿。

3. 胰尾部肿块难以排除肿瘤。

4. 胰腺炎伴脾静脉阻塞及左侧门静脉高压症。

5. 体尾部慢性胰腺炎合并顽固性疼痛。

【禁忌证】

胰管扩张和胰管全程性病变难以通过胰尾减压引流。

【术前准备】

同胰十二指肠切除术。

【麻醉与体位】

持续硬膜外麻醉或全身麻醉。仰卧位，左侧垫高 15°~20°。

【手术步骤】

1. 取左肋缘下切口或上腹横切口进腹腔，以便充分显露术野。

2. 切开胃结肠韧带、脾胃韧带，探查胰腺的病变情况，如为纤维瘢痕性粘连，血运丰富，手术难度大。在肠系膜上血管的左侧，切开胰腺下缘的腹膜，钝性分离胰腺背面的腹膜后间隙，直至胰腺上缘，用小号尿管提起胰腺以便分离胰后间隙，必要时阻断胰腺尾部和脾蒂血管，以增加手术安全的防范措施。

3. 剪开脾胃韧带，游离脾脏，将脾脏翻向右侧，分离胰腺后间隙，切断胃脾韧带和脾膈韧带后，脾脏和胰尾便易翻至右方。根据病变情况，选择适当部位切断胰腺尾部，认清胰管的断端，脾血管在断端上 2cm 处结扎、切断，用 3-0 无损伤缝线缝扎胰断端的出血点，移出脾胰尾部。

4. 游离一段 Roux-en-y 空肠襻，结肠后即横结肠系膜左侧无血管区拉至上腹与胰腺吻合，从胰管断端向近端探查，必要时做术中胰管造影，根据具体情况选择 Duval 手术或 Puestow 手术：①Duval 手术：一般只用于胰管有全程明显扩张，阻塞病变在胰头部时。手术是将胰尾断端与空肠套入吻合，胰管内可放一细橡胶管，经空肠襻引出（图 45-13）。②Puestow 手术：适用于当胰管内有结石、狭窄，估计采用 Duval 手术后易发生胰管狭窄

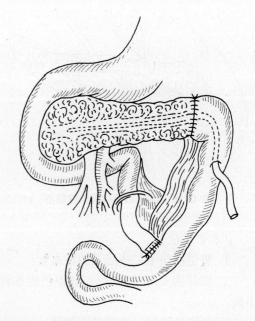

图 45-13　胰尾断端空肠套入 Roux-en-y 吻合（Duval 手术）

者。手术方法是从胰腺前面沿胰管切开一段。清除结石及沉淀物,也可切除少许胰腺组织,以便将胰腺套入空肠腔内(图 45-14)。该手术将胰管纵向切开,以减少晚期狭窄的机会。

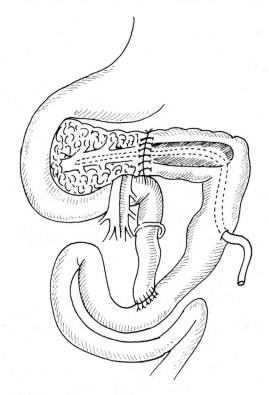

图 45-14　脾胰尾切除,胰管切开,胰腺空肠套入 Roux-en-y 吻合(Puestow 手术)

5. 胰腺空肠吻合处周围放置腹腔引流,另做切口引出固定。

【术中注意要点】

1. 脾胰尾粘连重,勿损伤左侧的腹膜后结构,如左肾上腺、左肾血管,可逆性切除胰尾及脾脏。

2. Duval 手术,因术后易发生胰管的断端开口处狭窄,使症状复发,故目前很少应用。

3. 如有脾静脉阻塞和左侧门静脉高压症,尤其合并有胃底静脉曲张和上消化道出血者,是该手术的适应证。一般情况下多采用胰管纵向切开与空肠吻合术。

【术后处理】

同胰管空肠吻合术。

【述评】

慢性胰腺炎有不同的地区差别和病理类型,欧美国家 80% 以上为乙醇性慢性胰腺炎,在开始时胰管内有浓稠的胰蛋白酶栓,引起胰小管阻塞,随后有钙质沉着,逐渐炎症细胞的浸润,外分泌腺消失。虽然胰岛细胞受累较晚,但最终导致糖尿病。我国慢性胰腺炎乙醇类型较少,大多数继发于胆石病和 Oddi 括约肌的纤维性狭窄,即为阻塞性慢性胰腺炎,胰管不同程度的扩张,胰管的内压升高致胰腺泡破裂和弥漫性胰腺炎改变,此时的胰腺钙化和胰管结石不常见。

慢性胰腺炎体尾部切除时,一般情况都要保留脾脏,其要点是:①保存脾胃韧带上的胃短静脉;②保留左胃网膜静脉交通的完整;③保持胃左静脉(冠状静脉)注入门静脉时通畅。

保留十二指肠胰头切除术,旨在更多地保留脏器的生理功能,主要是切除了胰头部明显的局限性病灶或肿块,使胆总管及胰十二指肠得到减压以及空肠襻间置重造消化道。Beger 手术在维持患者的生理平衡上更有优越性,因切除的胰腺组织仅为 20%~30%,但术后的疼痛缓解不如典型的 Whipple 手术。因此,在术式的选择上应根据患者情况而定。

参 考 文 献

1. 黄志强.腹部外科学基础.北京:人民卫生出版社,1988

2. 顾倬云.胰腺外科.见黄志强主编.现代基础外科学.北京:人民军医出版社,1992

3. 吴阶平,裘法祖主编.黄家驷外科学.第 6 版.北京:人民卫生出版社,2000

4. 栾竞新,许桂香.胰腺外科.北京:人民卫生出版社,1985

5. Gu ZY,Zhang KH.Chronic Pancreatitis in china; etiology and management.World J Surg,1990,14:28

6. Frey CF,Suzuk M,Isaji S,et al.Pancreatic resection for chronic pancreatitis.Surg Clin N Amer,1989,69: 499

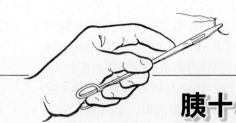

第 46 章

胰十二指肠切除术
Pancreaticoduodenectomy

胰十二指肠切除通常指切除胃远端、全十二指肠、空肠上段 10~15cm、胰头部和部分肝外胆道。胰十二指肠切除常用于胰头胆总管下段,十二指肠部及壶腹部的恶性肿瘤,由于解剖部位紧密相连(邻),在手术方法上有许多共性,手术治疗时常将其作为一个单元对待。对于特殊情况下手术范围的改变,如保留幽门的胰十二指肠切除,是根据术中病变侵及范围而定,不影响手术的原则。

胰十二指肠切除术是一个比较复杂的手术,胰腺癌的病死率近年来有增高的趋势,有资料统计在一般情况下手术死亡率在 15% 左右,手术并发症很高。胰十二指肠切除是一项难度较高的手术,目前对胰腺癌的外科治疗和手术方法的选择仍有不同意见。一旦确定手术和术式,应加强围术期的处理,注意术中的技术环节。

一、Whipple 手术
Whipple operation

【适应证】

1. 壶腹周围癌。

2. 胆总管中、下段癌。

3. 胰头癌。

4. 巨块型头部慢性胰腺炎不能除外癌变者。

5. 十二指肠恶性肿瘤。

6. 严重的胰十二指肠损伤。

【禁忌证】

1. 腹腔内已有广泛转移者。

2. 胰腺晚期癌肿已侵及肠系膜上血管者。

3. 高龄、严重营养不良、重度梗阻性黄疸、全身情况差者。

4. 重要脏器功能衰退,不能承受重大手术者。

【术前准备】

1. 胸部 X 线摄片。

2. 心、肺、肝、肾等功能的检查。

3. 纠正水、电解质紊乱。

4. 肌注维生素 K,以提高凝血酶的活动度。

5. 补充营养,输新鲜全血或血浆纠正贫血,低蛋白血症。

6. 梗阻性黄疸患者,术前 1 周给胆盐制剂口服,以减少肠道内细菌生长。

7. 预防性应用抗生素,术前置放胃管及尿管。

8. 术前晚口服雷尼替丁 150mg,以降低胃酸。

9. 合并有糖尿病者,术前控制血糖。术中应用胰岛素。

10. 血清胆红素 >171μmol/L,全身情况尚好者,可不需要术前经皮肝穿胆道引流(PTBD)降黄疸,如已应用 PTBD 者,一般引流 2~3 周再施行手术。如条件具备，应做 ERCP，并通过胆总管开口尽可能放一较粗的特制内置引流管至梗阻部上方。

【麻醉与体位】

硬膜外麻醉或全身麻醉，或硬膜外麻醉同时气管插管全麻。仰卧位。

【手术步骤】

1. 手术切口　根据术者的习惯而定。一般情况下采用右上腹直切口上至剑突，下至脐部再向左走向 3~5cm，或采用上腹横切口，探查有无腹膜、盆腔内、大网膜、肝十二指肠、胰腺周围、腹腔动脉周围、肠系膜根部、腹主动脉旁淋巴结转移。如疑有转移，应取组织冷冻切片检查。胰头及壶腹部周围癌时，胆囊及肝外胆管明显扩张，常需胆囊减压，有利显露（图 46-1）。

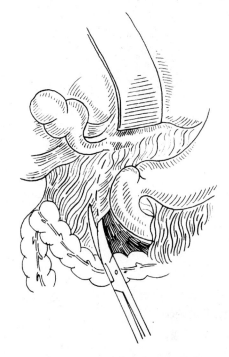

图 46-2　剪开十二指肠外侧腹膜

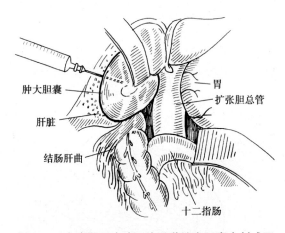

图 46-1　壶腹周围癌致肝外胆道扩张胆囊穿刺减压

2. 切开十二指肠外侧腹膜　将十二指肠第 2 段连同胰头从腹膜后向前游离，Kocher 手法以进一步探查胰腺的后面（图 46-2）。其后面结构间有一正常的解剖间隙，如无癌肿侵及时，可钝性手指分离，游离范围从左到腹主动脉的前方，十二指肠第 3 段也得到游离，必要时剪开横结肠系膜前叶，十二指肠及胰头游离后，可提出术野的浅面，其后方垫热盐水纱布，以便进一步手术操作（图 46-3）。

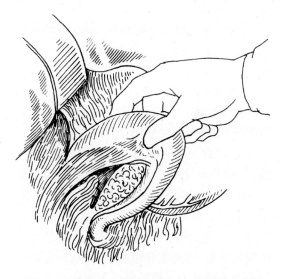

图 46-3　游离十二指肠和胰头后，将其提出术野

3. 术者以左手示指及中指在十二指肠后方，拇指在其前方，触扪胆总管下段、壶腹部及胰头部的肿块，观察其性质与邻近结构的关系（图 46-4）。游离十二指肠胰腺头部，可探查肿块与下腔静脉和腹主动脉间的关系，并注意胰头后方是否有淋巴结转移。位

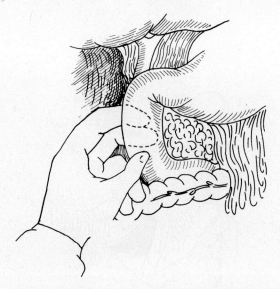

图 46-4 探查胆总管下段、壶腹部及胰头的肿块与邻近结构的关系

于胆总管下端和壶腹部的肿块，最重要的是确定其性质是良性还是恶性，良性病变多为结石和慢性胰腺炎胰头部硬结。慢性胰腺炎与早期胰头部癌的鉴别时有困难，因胰腺癌常合并慢性胰腺炎，当癌灶位置较深时，未能准确切取到癌变组织而得出的病理报告多为慢性炎症，故应将穿刺针直接刺入肿块提取组织送病理检查，既可做出准确病理判断，又可减少并发症，避免胰瘘。

4. 在横结肠上缘剪开大网膜，打开小网膜囊，将胃向上钩开，显露整个胰腺的前面（图46-5）。探查胰腺的变化及与肿块的关系。胰头癌常呈头部不均匀的肿大、质硬，而体尾部不均匀地萎缩、纤维化。但这并不是定性诊断的依据，因炎症和癌肿常可以合并存在，胆总管下端及十二指肠癌可不影响胰管的引流，故胰腺可接近正常，胰管不扩张。

5. 在胰腺的下缘，根据肠系膜搏动的位置，剪开腹膜层及纤维脂肪组织，稍加分离，可达肠系膜上静脉，剪开静脉前面的疏松结缔组织，继续向上分离，胰颈部背面与门静脉之间，一般血管交通，容易分离，直至可用手指沿门静脉前方伸至胰腺上缘，说明门静脉

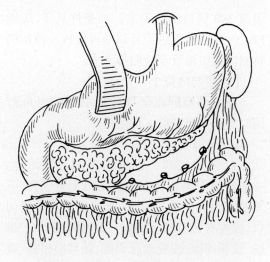

图 46-5 将胃向上翻起显露胰腺的前面

尚未被肿瘤侵及（图 46-6）。如寻找肠系膜上静脉困难时，也可沿结肠静脉寻找。当手术步骤进入到此阶段，一般就可以确定能否施行胰十二指肠切除术。

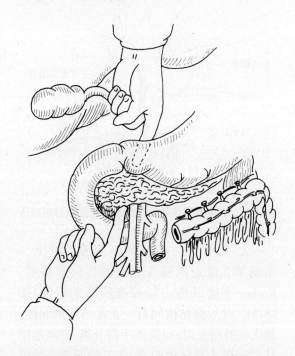

图 46-6 手指探及门静脉的前方及胰腺上缘，表明门静脉未被侵犯

6. 当决定施行胰十二指肠切除术后，一般先横断胃体部，切除约5%，连同网膜

及幽门周围的淋巴结。近端胃小弯侧缝闭,留 4~5cm 大弯侧备吻合用。根据动脉的搏动,分离出肝总动脉及肝固有动脉,游离出动脉周围淋巴结及脂肪组织,将其与胰十二指肠一并切除。分离出胃十二指肠动脉,有时该主干较短,尽量靠近远端可靠结扎切断,近端可加缝扎 1 道,以防滑脱大出血(图 46-7)。

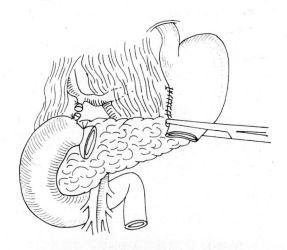

图 46-7　可靠结扎,离断十二指肠上动脉

7. 在一般情况下应连同胆囊一并切除,在肝总管处切断胆管与空肠吻合。对于早期的壶腹部周围癌可在胆总管处横断胆管,保留胆囊,但胆囊管的位置低时,则必须切除胆囊。胆管切断后,连同胆总管旁的淋巴结向下分离,缝合关闭胆管远侧断端,剪开门静脉外的疏松组织,便门静脉得以显露。沿门静脉前面向下分离,可从肠系膜上静脉向上分离的手指或大弯血管钳会合。在肠系膜上静脉左侧胰腺的上、下缘各缝 1 针粗丝线结扎止血并做牵引,胰颈部结扎粗丝线以控制胰腺切断时来自胰头部的出血(图 46-8)。

8. 在肠系膜上静脉的左侧逐一切断胰腺,注意发现胰管所在的位置。胰管断端留 0.3cm 并缝 1 针细线做牵引。胰腺切断完后,从胰管内置放 1 根有侧孔的硅橡胶管,胰腺断面上仔细缝扎止血,断面不需要间断褥式缝合(图 46-9)。

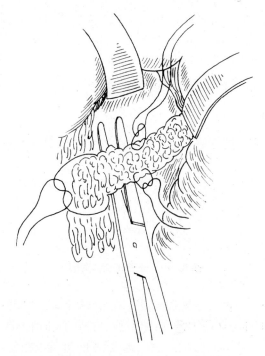

图 46-8　胰颈部粗丝线结扎以控制切断胰腺时来自胰头部的出血

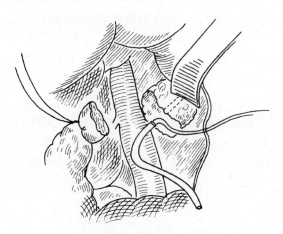

图 46-9　胰腺断面缝扎止血

9. 将胃远端和胰头向右翻转,以显露脾静脉,肠系膜上静脉和门静脉,引流胰头部及钩突的门静脉汇入到肠系膜上静脉及门静脉的右侧及后侧,其中,有管径较粗的胰上静脉和胰下静脉以及大小不等的血管支,应细心灵巧地结扎切断,当该处的静脉分支处理完毕后,门静脉和肠系膜上静脉便可以与胰头及其钩突部分离(图 46-10)。

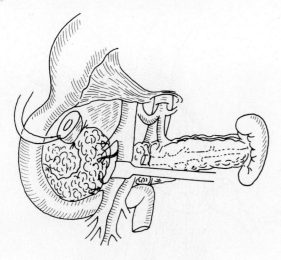

图 46-10 分离胰头钩突部

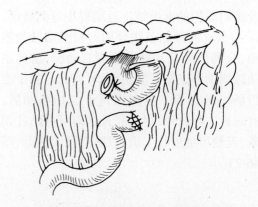

图 46-12 近端空肠暂时结扎远端空肠缝闭

10. 提起横结肠,在空肠上端,剪开 Treitz 韧带游离近端空肠,在距 Treitz 韧带 10~15cm 处切断空肠,远端缝闭,近端以粗丝线暂时结扎,从小肠系膜后方拉至右侧,逐一分离、结扎,切断一些引流静脉支之后,将门静脉与胰头钩突部位游离开(图 46-11~13)。

11. 将胃远端、胰头、十二指肠、空肠上端向右侧牵引,用门静脉拉钩将门静脉牵至左上方便可显露肠系膜上动脉,该动脉有纤维鞘包裹,可用手指触扪搏动的行径。沿该动脉前壁纵向剪开动脉外鞘,向右侧缘分离,可清楚地显示肠系膜上动脉及十二指肠下动脉的分支,将其结扎,切断。显露和分离肠系

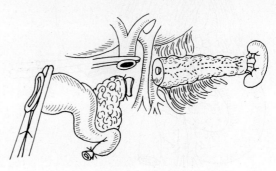

图 46-13 门静脉与胰头钩突已游离开

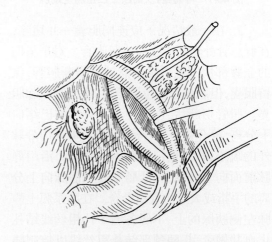

图 46-14 显露和分离肠系膜上动脉

膜上动脉后,能使胰腺钩突部较彻底切除(图 46-14)。

切断空肠上端和胰腺钩突部与肠系膜上动脉的联系之后,选择适当的部位切断胆总管,移除标本,送冷冻切片病理检查,以确保切除的彻底性。

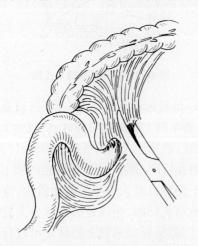

图 46-11 剪开 Treitz 韧带游离近端空肠

12. 胰腺十二指肠切除术后,消化道重造方法较多,一般多采用胰管空肠吻合术。缝闭小肠系膜与后腹壁间隙,在结肠膜即结肠中动脉左侧无血管区切开。将空肠上提在无张力情况下,首先与胰腺端胰管吻合,胰腺断端上的缝线作为牵引,提起胰腺,将胰腺后缘的包膜与空肠襻的对肠系膜缘相对应部位以细丝线或合成线连续缝合对拢(图46-15)。

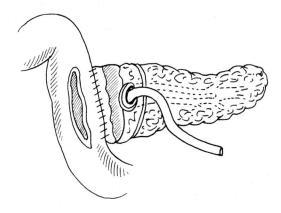

图 46-16　一般以 3 针法在相应部位胰管空肠黏膜后壁缝合

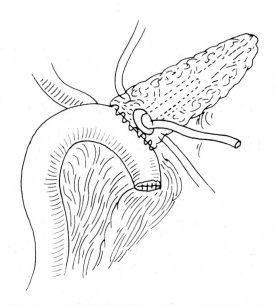

图 46-15　将胰腺后包膜与空肠祥对系膜缘相应部位连续对拢缝合

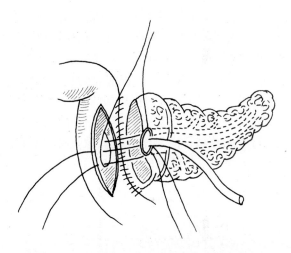

图 46-17　3-0 丝线 3 针法缝合行胰管与空肠吻合

切开相应空肠襻的浆肌层,在其相对应的空肠黏膜层剪开一小孔,以供胰管黏膜与空肠黏膜吻合。一般以 3 针法在相应部位胰管空肠黏膜后壁用 3-0 无损伤缝线吻合(图46-16,17)。

继之将放置在胰管内的引流管经空肠引出(一般是在吻合口上端),导管经吻合处以缝线固定,以防滑脱,导管穿出空肠壁处做荷包缝合,以防术后早期胰液渗漏。然后以 3 针法吻合胰管与空肠吻合口的前壁,最后将空肠与胰腺前壁的浆肌层和胰包膜缝合固定(图46-18,19)。当胰管扩张明显时,胰管空肠吻合容易,术后发生胰瘘的机会少,这种情

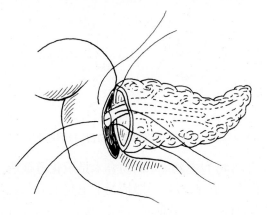

图 46-18　空肠与胰腺前壁的浆肌层和胰包膜缝合固定

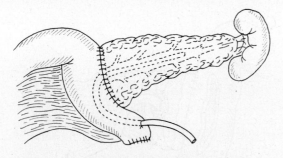

图 46-19　消化道重建第 1 个吻合口（肠胰吻合）

况，胰管引流管只作为暂时性的支撑引流，不必引出体外。

13. 胆管空肠吻合是消化道重造的第 2 个吻合，一般距胰管空肠吻合口约 8~10cm，应注意此段空肠不宜过长，以防扭曲。根据术者的经验，胆管空肠吻合可行双层或单层全层缝合。最好用 3-0 可吸收缝线缝合，以减少术后缝线反应，产生炎症及吻合口狭窄或形成结石。肌管内根据局部情况放置 T 形管或大号尿管从远端空肠襻引出，吻合完毕后将空肠襻缝合固定于肝脏下缘，使之呈自然位置而不扭曲呈角（图 46-20）。

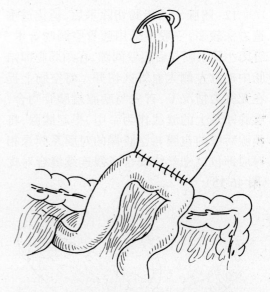

图 46-21　消化道重建第 3 个吻合口（胃肠吻合）

膜下缝扎止血。胃肠吻合一般采用双层吻合法，也可单层全层缝合（图 46-21）。置放好腹腔引流管，胆管引流及胰管引流管均另做切口引出。清理腹腔，关腹。

15. 典型 Whipple 胰十二指肠切除术的范围应包括：胃远端、胆囊及胆总管（时可保留胆囊）、全部十二指肠空肠上段的 10~15cm（图 46-22）。

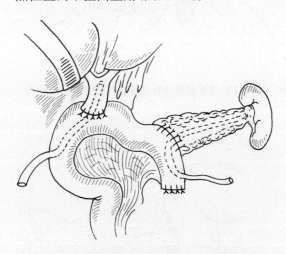

图 46-20　消化道重建第 2 个吻合口（胆肠吻合）

14. 胃空肠端 - 侧吻合术是消化道重造的第 3 个吻合口，一般情况下也是最后一道吻合口。在结肠前输入端空肠对胃小弯，胃肠吻合口距胆肠吻合口约 30~40cm，如梗阻性黄疸的胃肠吻合时，应注意胃壁血管的黏

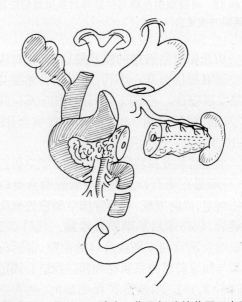

图 46-22　Whipple 胰十二指肠切除的范围示意图

手术切除后消化道重造的方法,不同学者之间的观点亦有一定差别,有以胆-胰-胃为序,也有以胰-胆-胃为序(图46-23)。

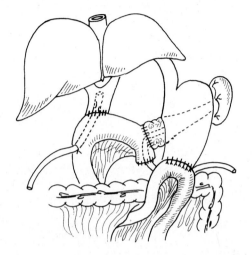

图 46-23 常用的胰十二指肠切除术后消化道重建方式

【术中注意要点】

1. 决定行胰十二指肠切除术之前,对病变的性质必须做出正确的判断。关键是术中探查时对此病变的认识要有一定的经验,可最大限度降低并发症和病死率。

胰十二指肠切除术的决定性步骤,是从切断胰腺开始,之前的游离十二指肠、分离肠系膜上静脉和门静脉、切断胆管,甚至切断胃体,此时若遇有不宜做根治性切除术的情况时,仍可做姑息性的手术,因此在准备切断胰腺时,应对情况有清楚的估计。

2. 术后腹腔出血,常见的部位是胃十二指肠动脉残端,胰头钩突部的系膜断端以及胰腺断端的上缘或后下缘。

有时门静脉与胰头的粘连较紧,可能门静脉壁有小块浸润,不宜强行分离,可用无损伤血管弯钳钳夹部分门静脉,再行锐性分离。如已切断部分门静脉壁,用5-0无损伤缝线连续缝合修复。

切断胰腺时,术者左手4指在肠系膜上动脉的后方感受其搏动的位置,要注意防止损伤肠系膜上动脉。

3. 胰管空肠吻合是关键的步骤,当胰管有明显扩张时,直径>1cm,效果较为满意,但胰管扩张不明显,术后发生胰液渗漏或胰瘘的机会较高,而胰漏常是术后多种并发症的原因。因此,如胰管无明显扩张时应注意:①细心的行胰管与空肠吻合,胰管内置细导管引出体外;②胰腺断端与空肠侧壁的连续缝合,实际上是将胰腺断端包埋在空肠壁内,一旦有胰液外渗即可从肠黏膜上的开口流入肠腔内;③必要时应改为空肠套入胰腺断端吻合;④胰管吻合部位的有效引流和肠道外营养支持在2周左右,估计无胰液漏的可能后方可开始进食。以上的处理,可以防止胰瘘的发生和降低胰瘘导致的并发症。

【术后处理】

1. 胰十二指肠切除术是一复杂而创伤大的手术,术前多有营养不良及梗阻性黄疸,术后应进入重症监护室,严密观察生命体征和各种临床指标。

2. 根据循环情况及出量来调节入量,稳定血压,保持尿量1500ml/24h和水、电解质平衡。

3. 重度黄疸患者,手术过程中给予20%甘露醇125~250ml,注意尿量在50ml/h以上,以确保肾灌注。

4. 保持引流管及胃肠减压管的通畅。

5. 使用抗生素时注意到防止对肾功能有损害。

6. 术后2周内保持肠外营养的供给。

7. 胆、胰管引流在术后2~3周关闭,根据情况决定拔除。

8. 使用防犯应激性溃疡发生的药物。

【主要并发症】

1. 术后48小时内腹腔内出血,多与术中止血不完善有关。

2. 术后消化道出血较常见,多为:①胃肠吻合口出血;②应激性溃疡或出血性胃炎;③吻合口溃疡出血,少见;④来源于胰腺断面或其他血管的出血穿入消化道;⑤术后合并胆瘘或胰瘘时,腐蚀邻近的血管而致出血。

3. 胰瘘、胆瘘、胃肠吻合口瘘。

4. 腹腔感染、膈下感染、脓肿,多与吻合口瘘有关。

5. 急性肝肾衰竭。

6. 胃潴留,胃排空功能障碍。

7. 门静脉血栓形成等。

8. 心肺功能障碍、吻合口溃疡、糖尿病、胰腺外分泌功能障碍等晚期并发症。

二、Child 手术
Child's operation

【适应证】

1. 胰腺较正常,无明显胰管扩张者。

2. 胰腺体积小,慢性炎症,纤维化,断端易套入空肠者。

3. 胰管空肠吻合技术上有困难。

4. 施术者习惯应用该手术方法。

【禁忌证】

1. 同 Whipple 手术。

2. 胰肿大,断端不能套入空肠内。

【术前准备、麻醉与体位】

同 Whipple 手术。

【手术步骤】

1. 手术步骤与 Whipple 手术相同,其不同点主要是胰腺与空肠吻合的方式。

2. 游离近端空肠,从结肠前或结肠后拉至胰腺断端以备吻合。将胰腺后方的脾静脉分离出不短于 2.0cm 的长度,使之能顺利套入空肠。

3. 在胰腺断端背面 2.0cm 处与空肠切缘 2.0cm 处相对应的胰腺空肠的后壁外层缝合(图 46-24)。吻合口的外层可用不吸收线连续缝合,以免胰液外渗。

4. 空肠断端的后缘与胰腺断端用不吸收线间断缝合,成为胰腺空肠吻合后壁的内层,胰管内放置支撑引流管(图 46-25,26)。

5. 缝合胰腺断端前壁与空肠断端的前

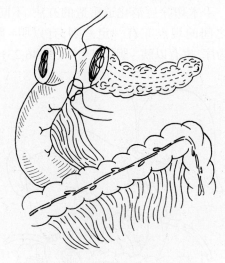

图 46-24 胰腺空肠的后壁外层缝合

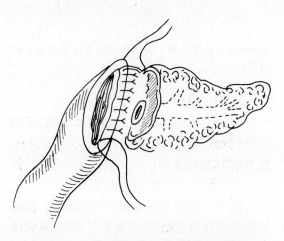

图 46-25 空肠断端后缘与胰腺断端间断缝合

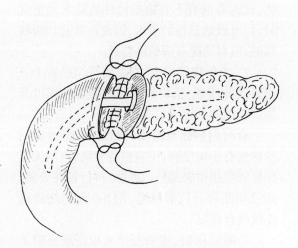

图 46-26 胰管内置放支持引流管

壁,将胰腺套入至空肠内,距吻合口 2.0cm 处空肠及胰腺加固缝合(图 46-27)。

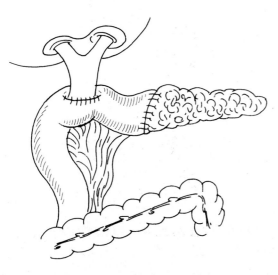

图 46-27　将胰腺断端套入空肠

胰十二指肠切除后,按 Child 方法重造消化道术式即胰 - 胆 - 胃(图 46-28)。

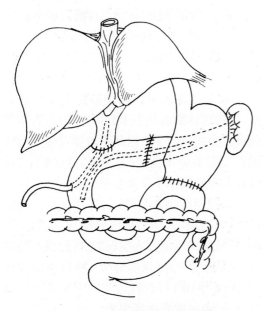

图 46-28　Child 术式的消化道重建

6. Child 手术的要点是做空肠胰腺吻合,而不是胰管空肠吻合,所以在肠胰吻合的操作上较容易,可减少胰瘘的发生。手术的关键是将胰腺断端顺利套入空肠端内,而无

明显张力,为能顺利置入胰管引流管,应常规支撑引流。

三、保留幽门的胰十二指肠切除术 pylorus preserving pancreaticoduodenectomy

【适应证】

1. 慢性胰腺炎及良性病需行胰十二指肠切除术。

2. 早期胰头部癌。

3. 早期胆总管下端癌。

4. 早期壶腹周围癌。

5. 重度胰头十二指肠外伤。

【禁忌证】

1. 十二指肠癌。

2. 较晚期胰头部癌。

3. 较晚期的壶腹周围癌。

【术前准备、麻醉与体位】

同 Whipple 手术。

【手术步骤】

1. 手术探查的步骤和方法同 Whipple 手术。需要保存胃幽门时,切断十二指肠上段胆总管及其周围的淋巴结,胆囊一般可保留原位,分离出胃十二指肠动脉,双重结扎切断。可同时保留胃右动脉及 Latarjet 神经向幽门部的分支,以减轻手术后的胃潴留。

2. 切断胃结肠韧带,如属恶性病变时,需切除幽门下淋巴结直到十二指肠旁,距幽门环 2cm 处用两把有齿直血管钳钳夹并从中间切断十二指肠,处理好残端,胰腺切除的其他手术步骤同 Whipple 手术(图 46-29,30)。

3. 胰管空肠吻合或胰断端空肠吻合及胆管空肠吻合方法同 Whipple 手术或 Child 手术。

4. 胃肠道重造顺序一般是胰 - 胆 - 胃肠,空肠襻可经结肠前或后。先做十二指肠后壁与空肠对系膜缘的侧壁间断缝合,切开空肠

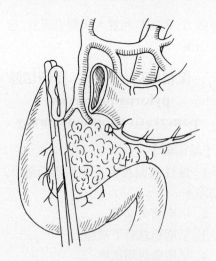

图 46-29　切断十二指肠动脉的位置

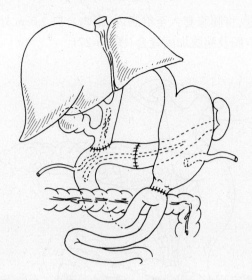

图 46-31　保留幽门的胰十二指肠切除术消化道重建术式

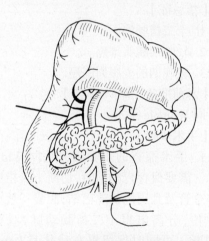

图 46-30　保留幽门的胰十二指肠切除范围

行十二指肠与空肠的间断全层缝合，最后缝合前壁及浆肌层。完成吻合后，一般均要放置胰管、胆管引流及胃造口管（图 46-31）。

其他手术步骤处理同 Whipple 手术。

【术中注意要点】

保留胃幽门的胰十二指肠切除术，需要保存十二指肠的血运和胃窦及幽门的神经支配，因而在清扫肝十二指肠韧带、肝动脉周围的淋巴组织时受到一定的限制。本术式只适应于早期的癌肿及良性病变等，并具有较好的优越性。

【术后处理、术后并发症】

同 Whipple 手术。

【述评】

胰十二指肠切除术是一个比较复杂的高难度手术，胰腺癌的病死率近年来有增高的趋向，如何能降低手术病死率和提高长期的生存率，受到广泛的关注。目前对胰腺癌的外科治疗和手术方法的选择仍有不同意见。

对胰头恶性病灶的手术决定目前更多地依靠手术探查时所观察到的大体病理改变。由于术中等待活组织病理检查报告时间冗长，且病理诊断也并不十分可靠（与是否切取到病灶组织也有关），因此术者要对病变的认识有一定的临床经验，并尽量降低胰十二指肠并发症的发生率及死亡率。

胰管空肠吻合是 Whipple 手术最后的关键步骤，应细心，耐心地缝合操作，如胰管不扩张，断端又不能套入空肠时，可行胰腺断端与空肠侧端吻合（双层缝合），胰管未留置或插入导管困难，可选择适当的引流管放置吻合口处，由远端空肠襻引出。

Child 手术和保留胃幽门的胰十二指肠切除术，特别是后者，只要严格掌握好手术的适应证，可获得和典型的 Whipple 手术相仿的结果，并且具有一定的优越性。

为尽量减少胆汁反流性胃炎吻合口溃

疡,在消化道重造的方式上,笔者常规增加一个吻合口即第 4 吻合口,距胃肠吻合口约 25~30cm 处的空肠襻行侧 - 侧吻合 3~4cm,单层全层缝合,简便又不费时,特别适用于 Whipple 和 Child 手术(图 46-32)。临床上可获得满意效果。

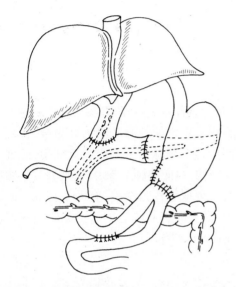

图 46-32　重建消化道的第 4 个吻合口空肠襻侧 - 侧吻合

关于胰管引流、胆管引流应常规施行,以利减压。若从肝总管横断,应置入大号尿管,其远端从空肠襻引出,也可从空肠襻引出,若做 Child 手术,也可从空肠襻引出。如胰管内无法放入导管,也应放置在吻合口处,其远端从空肠襻或空肠上端(Whipple 手术)引出

行负压吸引,有利防止胰汁漏而影响吻合口的愈合。保留胃幽门的胰十二指肠切除术,也应常规行胃造口置管。无论哪种术式,都应置放肠道营养管,为术后恢复期备用。腹腔引流管的置放部位应适当,以利术后充分引流,防止术后腹腔感染及膈下脓肿的发生。

总之,一旦确定胰十二指肠切除的手术及术式,就应加强手术中的每一步技术环节和围术期的处理,尽量降低手术并发症及死亡率,提高生存率。

参 考 文 献

1. 栾竞新,许桂香.胰腺外科.北京:人民卫生出版社,1985
2. 黄志强.腹部外科学基础.北京:人民卫生出版社,1988
3. 顾倬云.胰腺外科.见黄志强主编.现代基础外科学.北京:人民军医出版社,1992
4. 吴阶平,裘法祖主编.黄家驷外科学.第 6 版.北京:人民卫生出版社,2000
5. 黄志强主编.腹部外科手术学.长沙:湖南科学技术出版社,2004
6. Hunt DR,Mclean R.Pylorus preseriving pancreatoduodenectomy functional results.Br J Surg,1989,76:173
7. Grace PA,Pit HA and Longmire WP.Pylorus-Preserving Pancreatoduodenectomy;an Overvies,Br J Surg,1990,77:968
8. Fame JM,Amrnaud JP,Navano F,et al.Results of Pancreatogastrostomy after Pancreatoduodenectomy in 160 conseeutive Patients.Br J Surg,1998,85:751

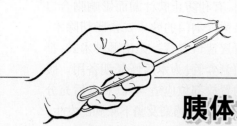

第47章

胰体尾部癌切除术
Resection of Carcinoma of Body and Tail of Pancreas

胰腺体尾部的癌较胰头癌少见,切除率低,预后极差。胰体尾部癌常侵及十二指肠第3段引起肠道通过障碍时,常选择的姑息性手术为胃空肠吻合术。

【适应证】

1. 胰腺体尾部癌。

2. 胰腺体尾部的囊性腺癌及胰岛细胞癌。

3. 胰腺体发生的良性肿瘤。

【禁忌证】

1. 胰腺体尾部癌已有广泛的腹膜后转移。

2. 已有腹腔内及重要脏器转移。

3. 患者体质不能承受手术者。

【术前准备】

一般同胰十二指肠切除术。

【麻醉与体位】

硬膜外麻醉或全身麻醉。仰卧位。

【手术步骤】

1. 切口多采用上腹部弧形切口,切断肝圆韧带和镰状韧带,使用自动牵开器,将切口上缘牵起便获得充分显露。

2. 探查腹腔,以明确癌灶是否有淋巴结转移及转移的部位,特别是腹腔动脉及腹主动脉周围淋巴结有无转移,肿瘤是否有一定的活动度。

3. 决定手术切除后,位于胰腺远端贴近脾门处的肿瘤,一般先切断胃结肠韧带和脾

胃韧带,将胃向上拉开,在肠系膜上动脉的左侧沿视为正常的胰腺下缘剪开腹膜,钝性分离便可达脾静脉后方的腹膜后间隙,此处无重要结构,再向胰腺上缘分离,切开其后腹膜引过一导尿管作为牵引,有助于直视下游离组织,必要时将其收紧即可达到脾门胰尾部的止血(图47-1)。

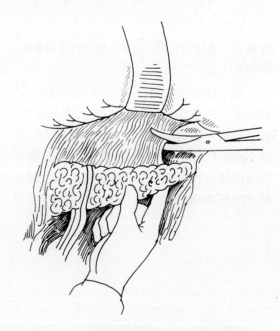

图47-1 导尿管牵引胰腺,直视下手指游离

4. 切断脾结肠韧带,将结肠脾曲分开,勿损伤结肠。如胰体尾癌灶浸润到横结肠,可连同其一并切除,结肠两端对端吻合,也不增加手术的复杂性。继之剪开脾肾韧带,用

手指钝性分开其后腹膜间隙,逐一将脾脏连同胰体尾向前右方翻转,挽出脾脏至腹部切口,其后方垫盐水纱垫。由于肿瘤常与后腹膜紧密粘连,要谨慎逐一分离切断。切断脾肾韧带后,可用手指分离后腹膜的附着,避免用力(图 47-2)。

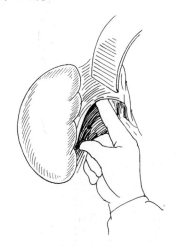

图 47-2　用手指分离脾门

当剪开脾脏,分离后腹膜的附着后,脾脏可向右侧逐渐翻转,翻出切口处,再从脾上极开始,逐一剪断疏松的组织,直到钳夹切断脾膈及脾胃韧带。该处血管应钳夹后缝扎止血,以避免术中牵引胃体时或术后胃胀气时血管回缩出血(图 47-3)。

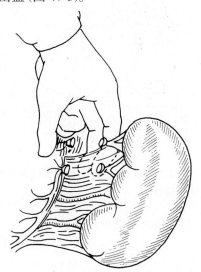

图 47-3　游离脾上极

5. 从胰腺下缘和脾脏的下极向上逐一分开胰腺与腹膜后的粘连,由于肿瘤大特别是晚期病例,分离难度大,应注意勿损伤左肾上腺和左肾静脉。继之将胰尾连同脾脏逐一向前游离。

当脾脏连同胰尾游离后,用手指钝性分离开胰腺上缘的后腹膜,沿胰腺上缘钳夹、切断、结扎,切勿损伤脾动脉及主要血管的分支(图 47-4)。

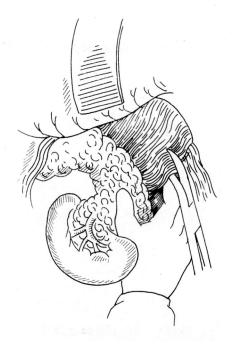

图 47-4　用手指分离胰腺上缘的后腹膜

继续沿胰腺上缘逐一钳夹、切断后腹膜的纤维脂肪组织,并结扎止血,当胰腺上缘组织游离后,脾脏及胰体尾部肿瘤一并翻转至右侧,逐步游离至肠系膜上动脉的左侧(图 47-5)。

6. 在预定切断的胰腺部位的上下缘各缝 1 针并结扎,作为牵引线和切缘的标志。在胰腺上缘分离出脾动脉,距切缘约 2cm 的上方结扎、切断,继之在胰腺后分出脾静脉与肠系膜上静脉的汇合处,以无损伤血管钳暂时阻断脾静脉并切断,近端缝闭(也可缝扎),远端结扎或缝扎(图 47-6)。

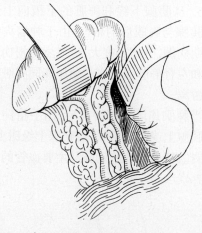

图 47-5　将脾脏及胰体尾部及其肿瘤一并翻转到右侧

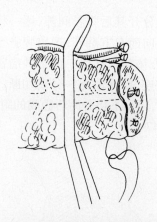

图 47-7　无创血管钳控制下切断胰腺胰管单独结扎

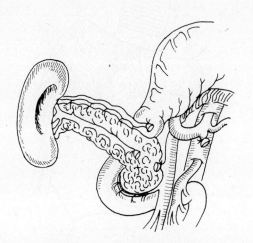

图 47-6　结扎、切断脾动、静脉

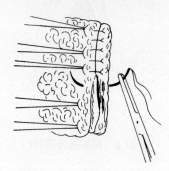

图 47-8　胰腺断端褥式缝合

7. 胰腺断端的处理　首先要找到主胰管,用细丝线单独结扎。距胰腺切缘约1.0cm处以不吸收缝线做褥式缝合,作为止血及防止胰液外渗漏。将切缘对拢做间断缝合,断面可用邻近系膜或网膜覆盖固定。单独结扎胰管是防止术后胰瘘的重要一环(图 47-7~9)。

8. 用大量盐水或蒸馏水冲洗术野,胰腺断面及左膈下放置引流管,腹壁另做切口引出。

【术中注意要点】

1. 胰腺体尾部癌肿时,往往肿瘤与腹膜后结构粘连较重,可从脾脏外侧和胰后方游

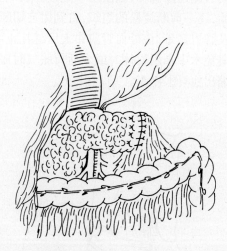

图 47-9　切除胰腺体尾部、断端褥式缝合邻近系膜覆盖,手术完毕

离,必要时随时阻断脾血管。

2. 如体尾部的癌肿较大时,胰腺上缘淋巴结可能较大而影响分离胰腺,损伤脾动脉。此时可先切断胰颈部,向上分离出脾动脉起

始部,即能控制脾动脉根部,方可继续分离,切断和缝扎脾动脉断端。

3. 处理胰管及胰腺断面是最后一个重要步骤。切断胰腺时,应找到主胰管,单独可靠结扎,胰断面缝合可靠既可止血,又防止胰汁渗漏,并用附近的系膜或网膜覆盖固定3~5针,不要忽视胰腺断端周围放置负压引流管。

【术后处理】

同胰十二指肠切除术。

【主要并发症】

1. 术中及术后出血。

2. 胰瘘,腹腔感染,膈下脓肿。

3. 胰腺假性囊肿。

【述评】

胰腺体尾部癌早期诊断较困难。当出现剧烈的腰背部疼痛时,病程已多属晚期,手术切除率和预后比胰头癌更差。文献报道,在术前经过严格的选择,手术切除率也只有1%,而完成手术切除者亦达不到根治的要求。因此,当血管受到肿瘤的严重侵及时,切除可能有较大的危险性,不宜勉强施行切除手术。但要注意囊腺癌或是属良性的肿瘤,体积虽然很大,切除后可达长期治愈的效果。有时来源于左侧腹膜后的肿瘤,可能与胰体尾部癌相混淆,故在决定进行切除或放弃切除之前,应有明确的病理诊断。

胰体尾部的恶性肿瘤常侵犯十二指肠第3、4段,引起肠道通过障碍,应做姑息性胃空肠吻合术。癌灶侵及横结肠,如能行根治手术时,应连同一并切除。做结肠两端对端吻合,也不增加手术的复杂性。

早期胰体尾部恶性肿瘤并有慢性胰腺炎,尤其是并有壶腹周围慢性炎症者,应在胰腺断端行空肠 Roux-en-y 吻合术(图 46-13,14),以防即便术后出现胰管阻塞,胰液仍有路可行。

参 考 文 献

1. 栾竞新,许桂香.胰腺外科.北京:人民卫生出版社,1985
2. 黄志强.腹部外科学基础.北京.人民卫生出版社,1988
3. 吴阶平,裘法祖主编.黄家驷外科学.第6版.北京:人民卫生出版社,2000
4. 顾倬云.胰腺外科.见:黄志强主编.现代基础外科学.北京:人民军医出版社,1992
5. Brennan MF,Mocca RD,Kimstra D.Management of adenocarcinoma of the body and tail of the pancreas. Ann Surg,1996,223:506
6. Callery MP,Strasberg SM,Doherty GM,et al.Staging Iaparoscopic ultrasonography;optimizing resectability in hepatobiliary and pancreatic malignancy.I Am Coll Surg,1997,185:33

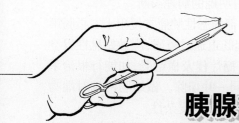

第48章

胰腺神经内分泌瘤的手术

Operations of the Neuroendocrine Tumors of the Pancrdas

胰神经内分泌肿瘤起源于胰岛的神经内分泌细胞,也可称为胰岛细胞瘤(pancreatic islet call tumors),临床上不常见。胰腺神经内分泌瘤按其细胞来源分为两大类,目前已知的有 10 多种:①原位胰腺神经内分泌瘤:胰岛素瘤、胰高糖素瘤、生长抑素瘤、胰腺类癌胰岛素瘤、胰多肽神经内分泌瘤;②异位胰腺神经内分泌瘤:胰腺胃泌素瘤、胰腺甲状旁腺瘤、胰腺促肾上腺皮质激素瘤、胰腺血管活性肠多肽瘤、胰腺胃抑肽瘤、胰腺胆囊收缩素分泌瘤、胰腺加压素分泌瘤。

近年来,生物化学检验技术的提高,对诊断胰腺神经内分泌肿瘤有很大的帮助。

定位诊断对治疗胰腺神经内分泌肿瘤很重要。现代影像学诊断技术的准确率可达 40%~80%。术中定位是胰腺神经内分泌瘤手术切除成功的关键,手扪触及的准确率可达 80% 左右,同时术中应用 B 超更能提高准确率。

目前,内、外科医师最为关注的是胰岛素瘤和胃泌素瘤的诊治,其他肿瘤较为少见。故本章内仅讨论胰岛素瘤和胃泌素瘤的手术治疗。

第一节　胰岛素瘤手术

一、概　　述

胰岛素瘤引起的综合征特点是继发于高胰岛素血症的证候性低血糖,临床上表现为 Whipple 三联症:①空腹或活动后的低血糖症状发作;②症状出现耐血糖值低于 2.78mmol/L (50mg/dl);③口腔或静脉注射葡萄糖后症状消失。

本病有以下特点:

1. 60% 左右为男性,多发于中老年人。

2. 90% 为良性,10% 为恶性(北京协和医院统计的 120 例胰岛素瘤中,96.2% 为良性,3.8% 为恶性)。

3. 90% 左右为单发胰岛素瘤。

4. 良性肿瘤的直径 <1.5cm,约为 70%,恶性者直径为 6cm 左右,恶性者为 47% 左右。

5. 肿瘤分布于全胰腺内(图 48-1)。2%~3% 可能为异位,包括十二指肠黏膜、脾门及胃结肠韧带等。

6. 胰岛素瘤的临床表现是低血糖综合征。

7. 实验室检查对胰岛素瘤的诊断有决定性意义。

8. 定位诊断对外科治疗特别重要。术中 B 超检查的敏感率可达 85% 左右,密切配合手的触扪,诊断成功率可达 95%~100%。

外科手术治疗是治愈该病的主要方式。手术主要采用:胰岛细胞瘤局部剜出术、胰体

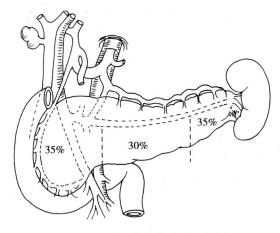

图 48-1　胰岛素瘤在胰腺的分布

尾部切除术、胰十二指肠切除术,鉴于该病 90% 为良性,多数是单发,故多不采用胰十二指肠切除术。

二、胰岛素瘤剜出术
enucleation of insulinoma

【适应证】

胰头部、体尾部瘤,位于浅表部位 1~3 个,剜出后不至于损伤主胰管者。

【禁忌证】

1. 恶性胰岛素瘤者。

2. 有主要脏器功能障碍,不能耐受手术者。

3. 证实有多发肿瘤并伴有 MEN-I 型者(胰腺神经内分泌肿瘤、垂体瘤及甲状旁腺功能亢进)。

【术前准备】

给予足够的水分,保持水、电解质和酸碱平衡。为避免低血糖发生,术前补充适量的糖和盐水。

【麻醉与体位】

一般采用全身麻醉。平卧位。

【手术步骤】

1. 切口　上腹正中切口或上腹横切口。

2. 显露胰腺　较瘦型者可切开肝胃韧带或切开横结肠系膜(在肠系膜血管的左侧),将大网膜及横结肠向上牵开。切开胃结

肠韧带是常用的途径,此时注意保护胃网膜血管和结肠的完整,将胃向上拉开,显露胰体尾部,必要时可切断结扎一部分胃短血管以更好地显露出胰尾部(图 48-2)。

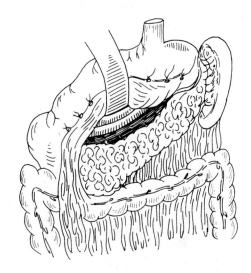

图 48-2　结扎、切断胃短血管,显出胰尾

3. 游离胰腺的体尾部,以钝性分离为主。注意保护肠系膜下血管及脾血管,游离后可对胰体尾部及周围组织结构进行探查。

胰头及钩突部的显露和探查:切开十二指肠右外侧后腹膜,钝性分离,将胰头十二指肠第 2、3 段向左侧游离翻转,此时可清楚地看到下腔静脉和部分腹主动脉。左手中指在胰头部后,拇指在前扣及确定有无异常,术者的右手可在横结肠系膜下,分开部分系膜血管可从后方进行探查(图 48-3)。

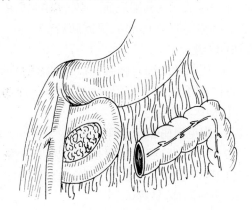

图 48-3　分开部分系膜血管从后方探查

4. 胰头部胰岛素瘤的剜出　由于胰岛素瘤多为良性,有较完整的包膜,钝锐结合可轻柔地将肿瘤剜出。若为胰头后面的肿瘤,可将十二指肠和胰头向左翻转,同法剜出肿瘤(图48-4,5)。

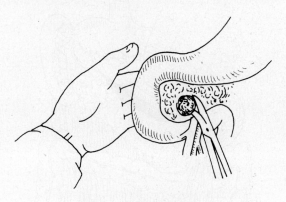

图48-4　剜除胰头部肿瘤

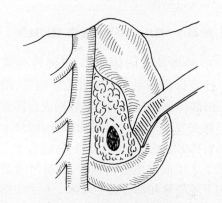

图48-5　胰头后部肿瘤剜除

5. 胰体尾部胰岛细胞瘤的剜出比较容易,如遇深部靠近胰腺后面,应分离胰腺后面组织,将体尾部向上翻转,显露胰后部。剜出方法同上述。

6. 用细丝线缝合胰腺切口,勿损伤主胰管。冲洗术野,放置引流管另做切口引出。关腹。

【术中注意要点】

1. 避免损伤邻近血管及脏器。

2. 探查切除胰岛素瘤是否准确和完整,典型的胰岛素瘤为单发,呈棕色,直径1.5cm左右,边界清楚,易辨认。

3. 全面探查胰腺组织,避免遗漏。

4. 缝合胰腺创口时,勿损伤胰管,特别是胰头的主胰管。

5. 充分引流以减少术后并发症。

【术后处理】

1. 给予抗生素,预防感染。

2. 术后高血糖可能持续10~20天,一般不需特殊处理。如仍有低血糖症状,给予药物处理。

3. 保持引流管通畅,观察引流量及性状,引流管无液体溢出后即可拔除。

【主要并发症】

1. 短时期的肾上腺功能不全(可能继发于垂体功能)。

2. 急性胰腺炎、胰瘘。

3. 术后高血糖及低血糖。

三、胰体尾部切除术
resection of pancreatic body and tail

【适应证】

1. 胰腺体尾部多发性腺瘤或增生性胰岛素瘤。

2. 胰岛素瘤直径>3.0cm,靠近体尾部。

3. 胰腺体尾部胰岛细胞增生。

4. 胰腺体尾部胰岛细胞癌。

5. 伴有MEN-I型的体尾部胰岛细胞瘤。

【禁忌证】

全身情况差,合并重要脏器功能受损不能耐受手术以及诊断不确切者。

【术前准备】

同胰岛细胞瘤(胰岛素瘤)剜出术。

【麻醉与体位】

全身麻醉。仰卧位。

【手术步骤】

1. 采用上腹正中切口并加左横切口,胰腺的显露和探查同胰岛素瘤剜出术。

2. 游离体尾部　切开胃结肠韧带,显露胰体尾部,从脾门向肠系膜上血管左侧游离(图48-6)。

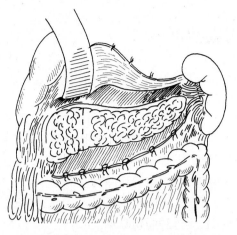

图 48-6 从脾门向肠系膜上血管左侧游离

3. 钝性分离肠系膜上动脉及静脉的前面和胰头部的后面,分离出脾动脉及脾静脉后给予双重结扎,以减少胰腺和脾脏的出血。将脾膈、脾肾及脾结肠韧带切断,予以结扎。

4. 切除胰腺体尾部 胰体尾部完全游离后,在胰腺后面近肠系膜上血管部仔细分离。在预定切除线平面缝线支持,切除胰体尾部。断面出血点缝扎止血,可靠结扎胰管。

5. 胰腺残端的处理 妥善结扎胰管,彻底止血后,将胰腺前后包膜间断缝合,关闭残端(图 48-7,8)。

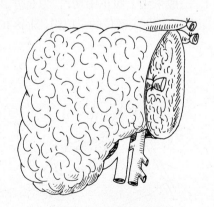

图 48-7 可靠结扎胰管

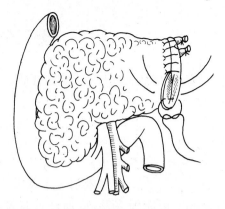

图 48-8 间断缝合胰腺前后包膜关闭残端

6. 冲洗腹腔,在胰腺残端附近及脾窝和膈下放置引流管,另做切口引出固定。

【术中注意要点】

1. 避免过多损伤胰腺组织,可靠结扎胰管。

2. 胰腺残端缝合严密,可用网膜覆盖固定。

3. 止血彻底,避免损伤。

4. 探查手术是否彻底,如有残留,做法同剜出术。

5. 充分引流,以减少腹腔感染机会。

6. 必要时也可保留脾脏。

【术后处理】

1. 同胰岛素瘤剜出术。

2. 药物治疗对有转移的胰岛素癌、胰岛素瘤术后症状仍然存在者是必需的。

3. 链佐星(streptozotocin)对抑制胰岛素癌的转移有一定作用。

【主要并发症】

1. 胰瘘 多与胰管通往十二指肠不畅有关。

2. 腹腔感染。

3. 术后可能发生高血糖,如持续时间长可按糖尿病处理。如有低血糖者,应进一步探查,辅以药物,不要急于再次手术。

第二节　胃泌素瘤手术

胃泌素瘤病又称为卓 - 艾综合征(Zollinger-Ellison 综合征)。其特征主要是消化性溃疡,是促胃液素高分泌使胃酸过量分泌造成暴发性消化性溃疡的结果。其发病率极少,占消化性溃疡的 1%,发病年龄在 30~60 岁,60% 为男性。大多数胃泌素瘤是单发,20%~40% 可能为多发,特别是并有 MEN-I 型者。90% 隐性胃泌素瘤发生在胆囊管与胆总管交界处,十二指肠第 2、3 段的边缘和胰腺颈部与体部交界处三角区内(图 48-9)。

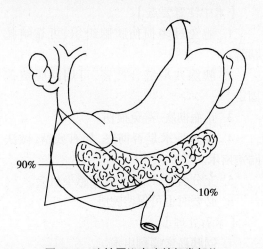

图 48-9　隐性胃泌素瘤的好发部位

经典的胃酸分泌检验对胃泌素瘤的诊断虽不如促胃液素测定精确,但仍有一定的诊断价值。

一般情况下,由于肿瘤的体积太小(1~2mm)术前影像学定位诊断帮助不大。

每位胃泌素瘤患者均应施行手术探查,术式的选择因人而异。开腹探查可以判断有无肿瘤和转移病灶,这对患者的预后有帮助。如未发现有肉眼所见的肿瘤,文献上报道 5 年生存率可达 100%,10 年生存率为 80%。而死亡本身与肿瘤无关。若肿瘤转移肝脏,5 年生存率只有 40%,极个别可生存 10 年以上。若肿瘤局限于胰腺内,60% 的患者可生存 5 年。

【适应证】

1. 开腹探查未发现具体肿瘤,患者长期用药有困难,又不接受全胃切除者,可用迷走神经切断附加幽门成形术,若患者愿接受全胃切除者,应以全胃切除为宜。

2. 若发现肿瘤在胰腺内、十二指肠或胰腺周围,应行肿瘤切除术。

3. 肿瘤较大或广泛者,应行胰体尾切除术。

4. 伴有转移者,局部病灶切除附加全胃切除术。

5. 胃泌素瘤是 MEN I 型的病灶之一,不论能否切除肿瘤,都应做全胃切除术。

【禁忌证】

全身情况差,不能耐受手术者。

【术前准备】

术前应用 H_2 受体阻滞剂治疗一段时间,待全身情况稳定后,手术效果较好。

【麻醉与体位】

一般采用全身麻醉。平卧位。

【手术步骤】

1. 一般采用上腹正中切口,为充分显露,便于探查,应用剑突部位的牵拉钩(图 48-10)。

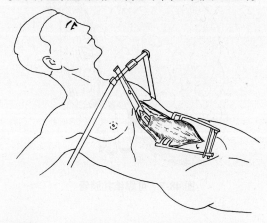

图 48-10　应用剑突下牵引拉钩,全胃切除术的最佳显露

2. 切开胃结肠韧带,进入小网膜囊间隙,探查胰腺体尾部,继而切开十二指肠外侧腹膜,钝性分离,将十二指肠左侧翻转以探查胰腺头部。对可疑包块、结节行冷冻切片病理检查。对局限性胃泌素瘤可行剜出术,送病理检查。对肿瘤较大或广泛病变者可行远侧胰腺切除术。

3. 迷走神经切断术(vagotomy),有三种术式可选择:①迷走神经干切断术;②选择性迷走神经切断术;③近侧胃迷走神经切断术(高选择性迷走神经切断术)。

具体操作步骤见第 11 章。本节仅描绘术式图(图 48-11)。

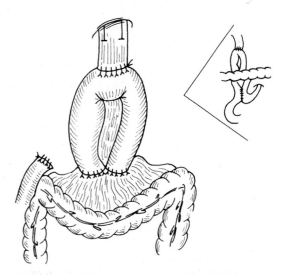

图 48-12　切断迷走神经干,结肠后近段空肠与食管下端行侧 - 端吻合。为减轻胆汁反流对食管刺激可在结肠下行空肠侧 - 侧吻合

素 B_{12}。

5. 有肿瘤转移者,给予化疗。

【主要并发症】

1. 迷走神经切断术者胃排空不良、腹胀、腹泻、胆石形成等。如胃壁细胞分泌胃酸未得到控制,可能会出现溃疡、出血、穿孔等。

2. 全胃切除后可有吻合口瘘、吻合口狭窄、食管炎、贫血及倾倒综合征等。

术后患者病情稳定时,定期检查促胃液素。在高胃酸的情况下,适当应用 H_2 受体阻滞剂,如西咪替丁、雷尼替丁、法莫替丁,后两者的副作用比前者小。

目前有学者认为,若需长期药物治疗,最好选择是用生长抑素类似药如醋酸奥曲肽。经临床应用证明,其对卓 - 艾综合征患者具有抑制胃酸分泌和降低血中促胃液素水平的作用,是一种长效药。

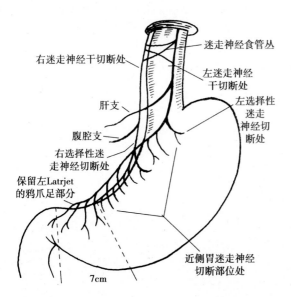

图 48-11　迷走神经干、选择性迷走神经及胃迷走神经切断的部位处

4. 全胃切除术(total gastrectomy);具体操作见第 40 章。本节仅描绘术式图(图 48-12)。

【术后处理】

1. 术后定时检查促胃液素水平。

2. 如未行全胃切除者,定时检查胃酸水平。

3. 术后仍有高促胃液素和高胃酸,可选用 H_2 受体抑制药物。

4. 全胃切除者应坚持口服或肌注维生

【述评】

胰腺神经内分泌瘤除胰岛素瘤外,50%以上属恶性。少数胰腺神经内分泌肿瘤可伴随多发性内分泌肿瘤综合征I型,术前定位很受外科医生的关注。现代影像学诊断技术结合术中的触扪探查对于胰岛素瘤的准确率可达 80% 以上,但对于胃泌素瘤的定位诊断帮助不大,因肿瘤直径太小(1~2mm)鉴于胰岛素瘤 90% 为良性,又是单发居多。因此,手术主要是剜出术或胰体尾切除术。胰十二指肠切除术极少采用。胃泌素瘤患者均需手术探查,可判断有无肿瘤和转移病灶,这对估计患者的预后有帮助。手术有迷走神经干切断术、选择性迷走神经及近侧胃迷走神经切断术以及全胃切除术等,由于临床上不常见,发生率仅为 1/20 万。消化性溃疡患者中胃泌素瘤占 1% 左右。因此,条件有限的医院在外科诊治上要慎重考虑。

胰腺内分泌瘤手术后最常见的问题是胰瘘,手术前后应用奥曲肽有助于处理胰瘘,但不能阻止胰瘘的发生。胰岛素瘤术后可能有一过性的高血糖症,一般需做处理。由于病灶的切除不完善,胃泌素瘤手术后仍要抗胃酸处理。

参 考 文 献

1. 朱预 . 胰岛内分泌肿瘤 . 现代腹部外科学 . 长沙:湖南科学技术出版社,1994,633
2. Cuschieri A.Essential Surgical Practice.2 ed Ed.London:Wright,1988
3. Van Eyck CHJ,Bruiming HA,Reubi JC,et al.Use of isotoplabeled somatostatin analogs for visualization of islet cell tumors.World J Surg,1993,17:444
4. Nobels FRE,Kwekkeboom DJ,Rouillon R,et al. Its Clinical Value as Marker of Neuroendocrine Tumours.Eur J of Clin Invest,1998,28:431

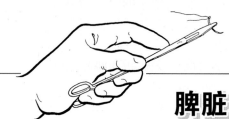

第 49 章

脾脏的解剖与生理
Anatomy and Physiology of the Spleen

脾脏在胚胎发育过程中是出现较早的器官。成人脾脏重 100~200g，长约 12cm，宽 6~7cm，厚 3~4cm。脾脏是人体最大的淋巴器官，颜色暗红，质地柔软，外有纤维性结缔组织被膜包裹。

脾脏所处的位置与其所含的血量以及胸廓的形状有关。正常脾脏的上极位于第 9~11 前肋的背后，瘦长体型较矮胖者脾脏所处的位置略深，这对于选择脾脏的手术切口有一定意义（图 49-1）。

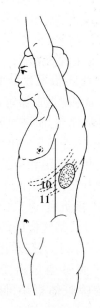

图 49-1 脾脏的位置

脾脏除脾门区及胰尾的部分外，几乎全为腹膜所覆盖，形成 3 个腹膜返折，构成小网膜囊，腹膜返折又称韧带：①脾膈韧带（phrenicosplenic ligament），由脾肾韧带向上延伸至膈，此韧带很短，有部分不明显；②脾胃韧带（gastrolienal ligament），在胃大弯和脾门之间由一薄层浆膜连接，其上分内有胃短动、静脉，下份有胃网膜左动、静脉。此韧带常较短，脾上极紧贴胃底大弯，手术切断此韧带时易损伤胃壁；③脾结肠韧带（splenocolic ligament）：位于脾前端与结肠左曲之间，此韧带也较短，脾切除时注意勿损伤结肠。另外还有脾肾韧带（lienorenal ligament），其深层腹膜由脾门向后方移到左肾前面的腹膜一起构成脾肾韧带。脾切除时，需剪开此韧带的后层，方可使脾游离并剜出腹腔。脾脏的位置不仅由上述韧带固定，还受到邻近脏器及膈结肠韧带（phrenicocolic ligament）的支撑，后者连接着膈肌与结肠脾曲（图 49-2）。

脾动脉（lienal artery）起于腹腔干，沿胰腺上缘走向左侧，分支后进入脾脏，据统计脾动脉起于腹腔动脉干者占 98.98%，脾动脉起于腹主动脉者占 0.28%，起于肠系膜上动脉者占 0.65%。脾动脉沿途发出较大较多的分支至胰体及胰尾，称胰大动脉和胰尾动脉。脾动脉距脾门 3~5cm 处分出左胃网膜动脉后，即分为上、下 2 支或上、中、下 3 支，再分为二级或三级分支进入脾门。Dixon 根据脾动脉的分布情况，将脾实质由内到外分为脾门区、中间区和外周区 3 个区带，当脾脏损伤

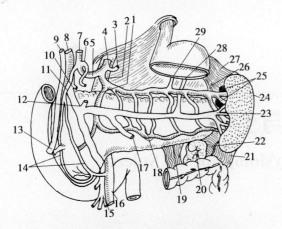

图 49-2　脾脏血管韧带解剖示意图

1.胰背动脉;2.脾动脉;3.胃左动脉;4.腹腔动脉;5.肝总动脉;6.胃右动脉;7.肝固有动脉;8.门静脉;9.胆总管;10.胃右静脉;11.胃十二指肠动脉;12.胃冠状动脉;13.十二指肠乳头;14.胰前、后动脉弓;15.肠系膜上静脉;16.肠系膜上动脉;17.肠系膜下静脉;18.胰横动脉,胰大动脉;19.胰结肠韧带;20.左肾;21.脾结肠韧带;22.脾肾韧带;23.脾静脉;24.脾门;25.脾门淋巴结;26.脾胃韧带;27.脾膈韧带;28.胃后静脉(注入脾静脉);29.胃后动脉(始于脾动脉)

时可采用不同的止血技术。外周区可用局部止血技术控制出血;中间区需要结扎、缝合及激光凝血等技术;脾门区因涉及较大的血管,必须以缝扎或切除脾脏。仅用凝血、粘合等止血技术是无效的(图 49-3)。

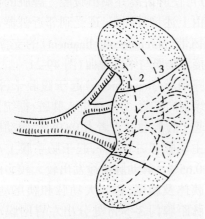

图 49-3　脾内血管分布区蒂划分
1.脾门区;2.中间区;3.外围区

脾静脉由脾门 2~6 条属支组成脾静脉,其管径比脾动脉大 1 倍,脾静脉的行程较恒

定,多在脾动脉的后下方,在胰后面横沟中,脾静脉沿途吸纳胃短静脉、胃网膜左静脉、胃后静脉、肠系膜下静脉及胰和十二指肠的小静脉回流,包括胃冠状静脉(占 40%),再与肠系膜上静脉汇合形成门静脉主干。

脾脏的神经来自于腹腔神经丛的交感神经,伴随着脾动脉分布到脾脏,目前人类中的脾脏神经尚未证实含有副交感神经。

脾门淋巴结与胰腺上缘的淋巴管共同走行,约在第 1 腰椎水平汇入邻近主动脉右侧的乳糜池。

副脾(accessory spleen),其色泽、硬度与脾一致,出现率为 5.75%~35%,其位置、大小及数目等均不恒定,多位于脾门、脾蒂、大网膜等处。副脾的功能与脾相同,在治疗血小板减少性紫癜等疾病时的脾切除术,应一并切除副脾,以免症状复发。

脾脏的血和循环极为丰富,实际上是脾动脉与脾静脉间的一个大血窦;脾脏是体内最大的淋巴器官,约占全身淋巴结组织的 25%,内含大量的淋巴结细胞和巨噬细胞,其功能和结构上与淋巴结有许多相似之处,故脾脏又是一个重要的免疫器官。

脾脏的主要生理功能有:

1. 造血　在胚胎发育早期、中期,脾脏是产生各种血细胞的造血器官,当到 21 周其造血功能被骨髓代替,而淋巴组织成分日渐增多,逐渐由髓样器官变成淋巴器官。出生后脾脏能产生淋巴细胞和单核细胞,而无造血功能。但脾内含有少量的干细胞(约为骨髓的 1/10),在严重贫血、某些白血病、破坏细胞的药物中毒以及某些传染病时,脾索内可重新出现造血现象,称为髓样化生。

2. 储血　脾脏通过血窦发挥储血作用。正常人的脾脏体积小,储血量估计仅 40~50ml,因此并无重要意义。但当脾脏显著肿大时,储血量即增加。

3. 滤血作用　每天血流经脾脏大约有 350L,脾脏能对血液做选择性滤过,正常的血液成分可以迅速通过,而有缺陷的、衰老的或脆性增加的红细胞、颗粒性抗原(如细菌等)以及细胞碎片等则被清除。正常成人每天经脾脏清除约 20g 红细胞。

除了选择性的过滤清除以外,还能剃除红细胞内有铁颗粒、Howell-Jolly 小体、Heinz 小体、疟原虫等。此外,血小板正常生存期后亦在脾脏内被清除。

4. 免疫功能 脾脏参与免疫涉及特异和非特异性细胞的和体液的防御反应。脾脏含有 T 细胞、B 细胞、K 细胞和 NK 细胞,并产生免疫球蛋白(特别是 IgM)、补体、调理素等免疫成分。此外,还能合成一种能直接抵抗白血病细胞的内源性细胞毒性因子。还有调节内分泌功能和产生 Tuftsin 因子,其作用于中性粒细胞,以增强吞噬作用。

临床上,同种脾脏移植治疗血友病甲获得成功,说明脾脏是能产生和合成抗血友病球蛋白(第Ⅷ凝血因子活血部分)的场所之一。

参 考 文 献

1. 黄志强.腹部外科学基础.北京:人民卫生出版社,1988
2. 吴阶平,裘法祖主编.黄家驷外科学.第 6 版.北京:人民卫生出版社,2000
3. 栾克新,许桂香.胰腺外科.北京:人民卫生出版社,1985

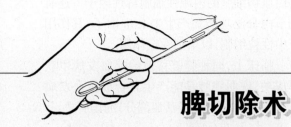

第50章

脾切除术
Splenectomy

Quittenbaum(1926)首先开展了脾切除术。20世纪70年代后,脾切除术在全球范围内广泛开展,主要原因为:①胃癌手术行根治切除时常规行脾切除已受到普遍重视并获推广;②腹部外伤逐年增加;③邻近脾区域的新手术的开展致医源性脾损伤增加;④脾脏手术的适应证有扩大的倾向。随着对脾脏在机体免疫学的重要性的认识,保脾手术已有较多的改进,但脾切除对一些患者来说,仍然为首选手术方式。近年来,随着腹腔镜外科技术的不断发展,腹腔镜脾切除已成功地得到应用和推广。无论选择何种术式,适当的术前准备和选择最佳的手术时机,有助于降低切除后并发症的发生率。本章主要讨论开腹脾切除术。

【适应证】

1. 外伤性脾破裂。

2. 胃癌、胰体尾部癌根治术。

3. 门脉高压症断流或分流术的附加手术。

4. 各种原因引起的脾功能亢进。

5. 特发性或 HIV 相关的血小板减少性紫癜。

6. 脾囊肿、脾脓肿。

7. 脾肿瘤、游走脾。

8. 遗传性球形红细胞增多症。

9. 慢性淋巴细胞和粒细胞性白血病。

10. 霍奇金病的分期性剖腹探查术。

【禁忌证】

未成年的患儿或有溶血现象者不宜行脾切除。

【术前准备】

1. 外伤性脾破裂伴大量失血、休克者,在积极抗休克和输血的同时,应进行紧急手术。

2. 对于慢性病例,术前应改善肝功能,纠正出血及贫血等。

3. 预防性抗生素的应用,尤其是对于年老体弱和血液病患者,术前 1~2 天应用广谱抗生素,免疫功能低下者术前应用 1~2 周。

【麻醉与体位】

硬膜外麻醉或气管插管全麻。仰卧位,左腰部垫高 10~15cm,略倾右侧。

【手术步骤】

1. 切口的选择 若脾大为Ⅱ级,脾下缘不超过平脐的水平线,而剑突到脐的距离较长者,可采用上腹正中切口,也可采用左上腹直肌切口或左上正中切口,必要时向左侧加一横切口,如脾上极位置较高时,常采用肋缘下斜切口,较少采用胸腹联合切口(图 50-1)。进腹后,如发现脾破裂,应立即捏住脾蒂,以控制出血,吸净积血,进行脾脏切除。如脾肿大,则先探查脾脏、肝脏及其他器官。尤其注意脾胃韧带、结肠系膜及胰腺上缘是否有副脾存在。将胃向右牵开,脾前缘向左拉开,在无血管区剪开一小孔(图 50-2)。

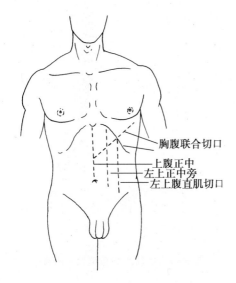

图 50-1　巨脾手术的切口选择

胸腹联合切口
上腹正中
左上正中旁
左上腹直肌切口

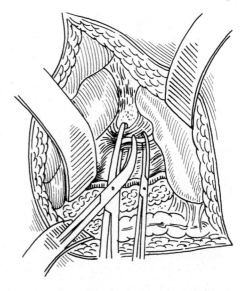

图 50-3　扪到脾动脉搏动处分离脾动脉

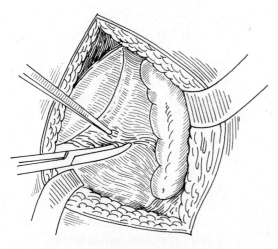

图 50-2　脾胃韧带无血管区剪开一小孔

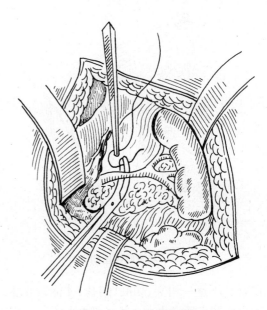

图 50-4　直角钳带线结扎

2. 从剪开的小网膜孔处自上而下逐渐剪开脾胃韧带,其中的血管中弯止血钳或大弯血管钳夹住后切断、结扎。此时的小网膜囊已切开,显露出胃后壁、胰体和尾部。在胰腺上缘可隐约看到脾血管,并能扪到脾动脉的搏动(图 50-3)。

3. 用长平镊或扁桃体钳提起脾动脉前的腹膜,剪开动脉前鞘膜,用剥离子轻轻分离出脾动脉 1~2cm,用直角钳从鞘内带过 1 根粗丝线,给予结扎(图 50-4)。

4. 将脾脏下极向上翻起,以显露出脾结

肠韧带、钳夹、切断、结扎,注意勿损伤结肠(图 50-5)。

术者右手伸入脾上极即脾与膈肌之间,用手指钝性分离脾和膈肌以及后腹膜之间的疏松结缔组织等。并将脾用右手平抱握住脾上极,将其向下、向前、右方托出切口外(图 50-6)。此时应注意上述分离之间的韧带有粘连和丰富的侧支血管时,应充分显露脾脏,

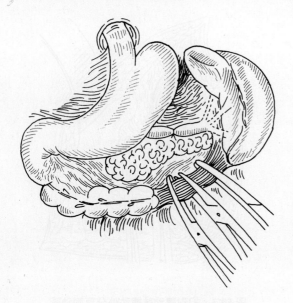

图 50-5 钳夹、切断、结扎脾结肠韧带

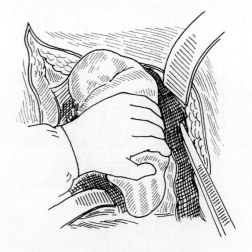

图 50-7 热盐水纱布垫填入脾窝

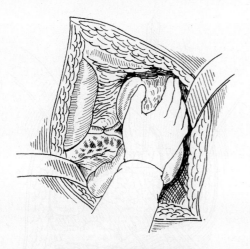

图 50-6 将脾脏托出切口外

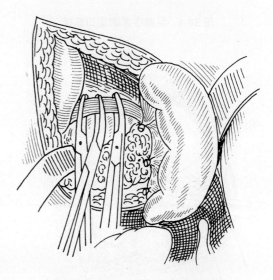

图 50-8 钳夹、切断、结扎脾胃韧带

在直视下逐一钳夹、切断、结扎，才能防止术中出血和术后渗血。

5. 脾脏托出切口后，立即用热盐水纱布垫填塞入脾窝内，这样既可让脾脏保留在切口外不致滑入腹腔，又能止住脾膈和后腹膜处的渗血（图 50-7）。

最后将胃脾韧带上段尚未分离的胃短血管钳夹、切断、结扎（图 50-8）。注意此处胃脾间距离短，钳夹时避免损伤胃壁。结扎血管时应牢靠，以免术后胃胀气时结扎线滑脱引起出血。至此，整个脾脏已完全游离，可置于

切口外。

6. 将脾脏向右侧轻轻翻起，显露出脾门后缘，注意翻转脾脏时不可过猛，以免撕破脾蒂引起大出血。然后用剥离子或手指推开脾蒂和胰尾之间的疏松组织（图 50-9）。

助手托住脾脏，术者用左手示指、中指钩住脾蒂，右手用三把长弯血管钳钳住脾蒂（内有脾动、静脉）。在靠近脾侧血管钳之间切断脾蒂（图 50-10）。其近端用粗丝线结扎，远端加 8 字贯穿缝扎，动静脉分别结扎一道（图 50-11）。

7. 脾切除后，移除脾脏，取出纱布垫，电

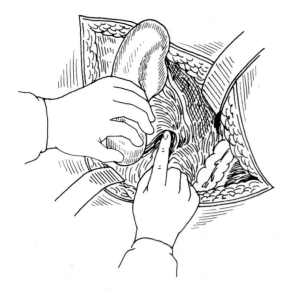

图 50-9 推开脾蒂和胰尾间的疏松组织

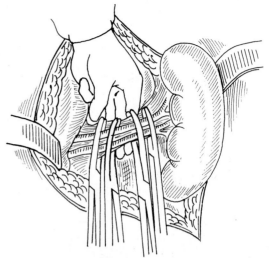

图 50-10 靠近脾侧的血管钳之间切断脾蒂

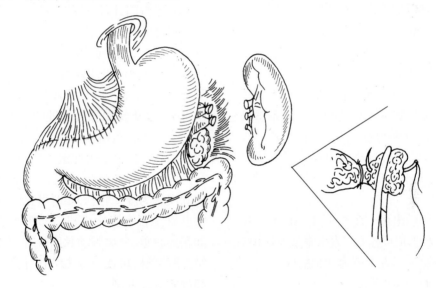

图 50-11 脾蒂处理:先结扎、后缝扎,再分别结扎脾动脉

凝或缝扎止血。探查无出血后,用温热盐水冲洗创面,膈下置放 1 根多孔橡皮引流管另做切口引出,将大网膜填入脾区创面内,不需要固定网膜,以便建立侧支循环(图 50-12)。

8. 清点械物,逐层关腹。

【术中注意要点】

1. 选择好切口以利充分显露术野,尤其是巨脾病例。

2. 充分游离脾周韧带,勿损伤胃、结肠及胰腺等邻近器官。

3. 解剖结扎脾动脉时勿损伤脾静脉,在牵拉、翻转、托出脾脏时,不要过度用力,避免撕裂脾蒂,导致难以控制的大出血。

4. 尽可能先结扎脾动脉,以减少脾脏充血,使脾脏体积缩小,便于操作,可在分离脾周粘连时减少出血。如粘连较重分离脾动脉困难时,可不必先结扎脾动脉,待脾切除时和脾静脉一并处理。

【术后处理】

同一般腹部手术后,腹腔引流管无渗血

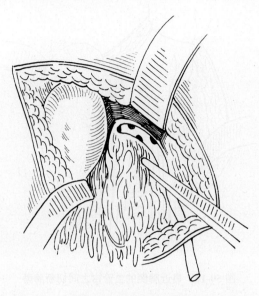

图 50-12 膈下放置引流管,另做切口引出固定

溢出,可在 3~5 天拔除。

【主要并发症】

1. 感染 有文献统计报道发生率为5%~55%,包括肺炎、膈下脓肿、泌尿系感染、切口感染以及败血症。病死率为 3%~4%。脾切除术的凶险性感染,已被公认为是临床综合征,多见于术后 2~3 年内的 5 岁以下的小儿。

2. 手术后出血 多与止血不彻底有关。

3. 血栓形成或栓塞 发生率为5%~10%。

4. 胰腺炎 发生率为 3% 左右。

5. 胃肠功能紊乱。

6. 脾热。

【述评】

脾脏外科学前已不单是脾切除术的问题,有经验的医师较多注意力是放在保存脾脏上。对于外伤性脾破裂,借助影像诊断技术,术前可大致判定脾脏损伤的程度和特点,在血流动力学稳定的情况下,可采取保守治疗,保存脾脏、修补、部分脾切除或脾片移植等代替传统的全脾切除术。根据大宗临床资料统计,脾切除后患者因感染疾病所致的病死率明显高于正常人群,尤其是儿童发生脾切除术后凶险性感染(overwhelming postsplenectomy infection, OPSI)的危险性最高。因脾外伤、原发性血小板减少性紫癜和遗传性球形细胞增多症行脾切除者,发生的危险性较低。因此,对于全脾切除,特别是 5 岁以下儿童应持慎重态度。成年人脾外伤,重要的是以保住患者的安全为前提,不要过分追求保脾而增加手术的并发症甚至危及生命,因成年人外伤性脾切除术后发生 OPSI 的危险性很小。

巨脾切除术的难点是分离脾上极的后方,难以做到直视下进行处理。笔者常规尽量先结扎脾动脉,可使脾脏缩小,变软,以利操作和减少游离脾脏时的出血。结扎脾动脉不能靠近脾门,因该处脾动脉多已有分支,且与脾静脉贴近。一般是切开左侧的胃结肠韧带显露胰腺,切开胰腺上缘后腹膜和脾动脉外膜进行分离,鞘外分离有可能致损伤脾静脉支而致出血。但只要胰腺上缘脾动脉清楚可见,可从脾动脉弯曲处的间隙行鞘外膜前一小口用直角钳轻轻分离穿过并带过 1 粗丝线结扎(图 50-13),此法处理脾动脉简便易行。但结扎脾动脉时,靠近胰头部,勿将肝总动脉误认为脾动脉,必要时可先试行阻断,观察肝脏是否有变化或脾门部搏动是否消失。如粘连较重,分离脾动脉困难时,不必强求先结扎脾动脉,可逐一分离结扎,待脾切除时与脾静脉一并处理。

巨脾切除术目前已不多见。有肝硬化门静脉高压症时,脾切除术后并发症较多,主要有术后出血、脾热、膈下感染和少见的肠系膜上静脉栓塞。门静脉和脾静脉血栓形成不少见,但多为慢性过程。肝硬化门静脉高压症脾切除术后切口感染和膈下感染是个重要问题,时有感染而导致肝性脑病的发生。感染与患者免疫功能低下有关。但当手术创面大,可能渗血和胰尾部有损伤时,引流是必需的,也是预防腹腔感染的重要措施。

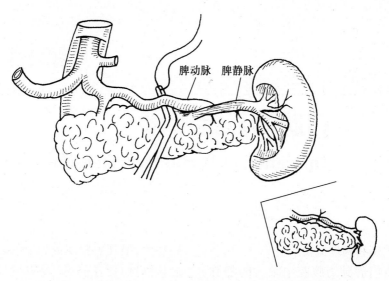

脾动脉　脾静脉

图 50-13　巨脾切除时,先在胰体尾部上缘游离脾动脉粗丝线结扎

参 考 文 献

1. 夏穗生主编 . 现代脾脏外科学 . 南京:江苏科学技术出版社,1990
2. 黄志强主编 . 现代腹部外科学 . 长沙:湖南科学技术出版社,1994
3. 吴孟超 . 腹部外科学 . 上海:科技文献出版社,1992
4. 吴阶平,裘法祖主编 . 黄家驷外科学 . 第 6 版 . 北京:人民卫生出版社,2000
5. 曹全铎 . 脾脏外科 . 北京:人民卫生出版社,2002
6. 李原祥等 . 脾次全切除治疗肝硬化门脉高压脾功能亢进 . 江苏医学,1985,11(6):20
7. 陈积圣 . 保留脾外科的兴起与脾功能现代概念 . 肝胆胰脾外科杂志,1994,3(1):10
8. 马宏敏等 . 保脾技术方法及其指征的合理选择 . 临床外科杂志,1996,4(2):60
9. Havlid RJ,at al. Partial splenectomy,for symptomatic splenic hamertoma.J Pedia Surg,1990,25(12):1273
10. Urantis S,at al.Partial resection using the TA-stapler.Am J Surg,1994,168:49

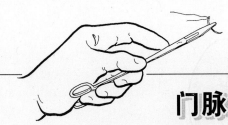

第51章

门脉高压症手术
Operation of Portal Hypertension

1. 解剖生理和病理概要

(1) 解剖:门静脉为腹腔中较大的静脉干,长约6~8cm,口径1.0~1.2cm。由肠系膜上静脉和脾静脉在胰腺部后方汇合而成(图51-1)。肠系膜下静脉及胃左静脉汇入的部位不恒定,一般是汇入脾静脉,胃后静脉汇入脾静脉(图51-1)。门静脉主干形成后,经肝十二指肠韧带上行分左、右支入肝,并不断分支变小,最终于肝小叶的窦状隙以毛细血管网的形式与肝动脉毛细血管相吻合,血液流入肝小叶中央静脉,再经肝静脉汇入下腔静脉。

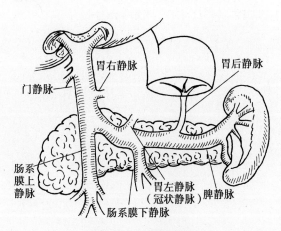

图 51-1 门静脉属支

门静脉系统的两端均为毛细血管网,是一种无瓣膜的低压力静脉系统,它包括了腹腔消化道内脏和肝脏两个系统。

门静脉系统中,门静脉主干的解剖学变异甚少,但其主要属支,如肠系膜下静脉、胃冠状静脉(胃左静脉)及胃后静脉等变异不少见,并有一定的临床意义。

(2) 生理:门静脉系统和腔静脉系统之间,在肝外有着多种重要的病理生理作用的交通支,当门静脉压升高至一定阈值时,它们将开放形成门腔间侧支循环,分流门静脉系统血流(图51-2)。在门静脉与腔静脉中,临床以胃左静脉(胃冠状静脉),胃后静脉及胃短静脉与上腔静脉的奇静脉和半奇静脉与胃底、食管下段交通支最为重要,因为在门静脉高压(portal hypertension,PHT)时,它是门体静脉间的主要交通循环通道,由此而产生的食管胃底静脉曲张及其破裂出血是PHT所致的严重并发症。

肝内窦前小叶间汇管区,肝动脉与门静脉之间亦存在许多交通支,这些动静脉交通支在肝硬化和肝内血流量增加时才开放。

门静脉系与腔静脉系之间有4个交通支,见图51-2。

1) 胃底食管下段交通支:门静脉血流经胃冠状静脉(胃左静脉)、胃短静脉,通过食管胃底静脉与奇静脉、半奇静脉的分支吻合,流入上腔静脉。

2) 直肠下端、肛管交通支:门静脉血流经肠系膜下静脉、直肠上静脉与直肠下静脉、肛管静脉吻合,流入下腔静脉。

3) 前壁交通支:门静脉左支的血流经脐

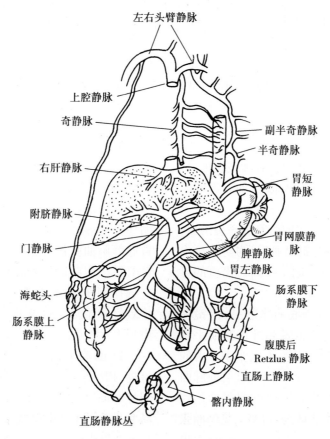

图 51-2　门腔静脉交通侧支

旁静脉与腹壁上深静脉、腹壁下深静脉吻合，分别流入上、下腔静脉。

4）腹膜后交通支：在腹膜后有许多肠系膜上、下静脉分支与下腔静脉分支相吻合（Retzius 静脉丛）。

这 4 个交通支中，最主要的是胃底、食管下段交通支。正常情况下，这些交通支细小，血流量小。

（3）病理：肝脏是人体内唯一有动脉和静脉双重供应的器官，其平均血流量为每分钟约 1500ml，几乎达心脏输出量的 25%。其中门静脉供给的血量占肝总血流量的 2/3。在门静脉血流中约 75% 收集腹腔内消化器官，25% 来自于脾脏的血液。正常时门静脉的压力约为 13~24cmH_2O，若门静脉血流受阻或门静脉血流量增加均会使门静脉压力升高，当门静脉压力超过 25cmH_2O，即定为

PHT，如患者表现有脾肿大、门腔静脉间侧支循环形成以及腹水等症状时，临床上诊断为门静脉高压症。

PHT 的病因很多，临床上约 90%~95% 的门静脉高压症由肝硬化引起，我国最常见的是肝炎性肝硬化，其次是血吸虫病后肝硬化。关于 PHT 的分类较为繁杂，就手术学角度而言，多数学者认为分肝前、肝内及肝静脉流出道梗阻性三型即可。肝前型常见门静脉及其属支血栓形成，门静脉海绵样变。血栓形成在儿童 PHT 中占 50%。在一些胰腺炎或胰腺肿瘤患者中，可见单纯的脾静脉受压或血栓引起所谓的左侧门静脉高压或称区域性门静脉高压，此种 PHT 只有脾胃静脉高压，而门静脉和肠系膜上静脉的压力正常，胃网膜左静脉成为主要的侧支血管，在手术治疗上仅行脾切除就解除了 PHT。肝静脉流出

499

道梗阻型 PHT 又称为布 - 加综合征（Budd-Chiari syndrome），多由肝静脉和（或）下腔静脉阻塞引起。肝内型可分窦前、窦后和窦型。肝炎后肝硬化是引起肝血窦和窦后阻塞性门静脉高压的主要原因，窦前型多因血吸虫病引起。

2. 手术适应证与手术时机

（1）食管和（或）胃底曲张静脉破裂出血，经非手术治疗无法控制出血时，如患者情况允许，应不失时机采取手术止血。

（2）食管和（或）胃底曲张静脉破裂出血，经非手术治疗无法控制出血后，为防止再出血，应择期手术治疗。因 1 年内再出血的可能性在 70% 以上。

（3）食管和（或）胃底曲张静脉，内镜探查提示有出血倾向的患者亦可行择期手术治疗。但临床上尚有争论，不主张手术者的理由为，肝硬化患者有 40% 出现食管静脉曲张，其中仅 5%~6% 出现大出血，且保守治疗有疗效；而主张手术者认为，胃镜下见到曲张静脉红色征时，应做预防性的手术，一旦大出血，病死率很高。

（4）巨脾合并明显脾功能亢进可行择期脾切除术，如伴有中度以上食管和（或）胃底静脉曲张，应做预防性出血的手术。

（5）对晚期 PHT 患者（肝炎性肝硬化者）可行肝移植手术。

（6）手术时机，PHT 患者，特别是肝炎后肝硬化者，病情多复杂，术后并发症多，远期预后差。有文献报道 Chied A、B、C 级患者的手术病死率分别为 2%、10% 和 50%，所以对肝功能 Chide C 级者不宜择期手术。

3. 术式选择　迄今为止，除肝脏移植术外，其他各种术式都不能改善肝脏原有的病变。因此，无论是断流术还是分流术，其目的都是限于防治食管和胃底静脉曲张出血以及切除巨脾治疗脾功能亢进。一种理想的手术应达到以下的目的：①止血效果好，再出血发生率低；②对肝功能影响小，以防加重肝功能

损害和发生肝性脑病；③术后并发症少，病死率低；④患者的远期疗效满意以及生活质量提高。

（1）急诊手术：一般选择断流术。如肝功能许可，技术条件成熟，可选择急诊分流术。如断流术后再出血者，可行限制性的门 - 腔或肠 - 腔分流术。

（2）择期手术：依据：①患者全身情况、肝脏功能、凝血机制等；②选择的术式对门静脉供肝血流量的影响；③由于现已将门静脉循环分为肠系膜和胃脾功能区，后者对食管胃底静脉曲张最具影响。因此，手术要重点针对解决胃脾区门静脉系统的问题；④手术应选择创伤小，安全系数高，并发症少，远期疗效好和生活质量高的手术。另外，还应考虑到手术人员的技术和设备条件等因素。

1）断流术几乎未影响门静脉的供肝血流量，相反维持一定门静脉的压力，以增加了门静脉向肝脏的灌流量。且手术操作简便，易掌握和推广，止血效果确切，并发症和死亡率及肝性脑病的发生率均低于分流术。其手术适应证和条件都较分流术宽。因此，断流术现在国内已成为 PHT 的主流术式。据文献报道，国内的断流术与分流术的比例为 2.86∶1。断流术的主要不足是再出血率较高（16.3%~29.6%）。其主要原因是胃冠状静脉的高位食管支或异位高位食管支以及胃后静脉被遗漏所造成。在断流术的各种方法中，以 Suguira 手术及其改良术式的断流较彻底，疗效较满意，有文献报道再出血率仅为 1.5%~3%。

2）门 - 体静脉分流术的降压效果好，止血率及食管静脉曲张和腹水的消失率高，再出血率低，以上的优点使分流术在欧美地区盛行。分流术曾一度是国内治疗 PHT 出血的主要术式。但分流术可引发两个严重的并发症：①肝功能损害加重；②分流性脑病。门 - 体静脉分流术有长达近 100 年的历史，仍有许多争议，但它是治疗 PHT 出血的一类重要

术式。

3）分流＋断流联合术：随着 PHT 的深入研究，临床医师们已认识到治疗 PHT 食管胃底静脉曲张破裂出血的理想术式是在有效的降低门静脉压力同时，又能最大限度地维持门静脉回肝血流量，以免手术给肝脏功能带来进一步损害。因此，有学者提出分流＋断流术治疗 PHT，意图通过优势互补，以获得更好的治疗效果。目前常用的联合手术有肠腔 H 形架桥分流＋脾切除＋贲门周围血管离断术、脾肾静脉分流＋脾切除＋贲门周围血管离断术、TIPS＋改良 Suguira 手术等。但临床实践结果有限，争议很多，多数学者持反对意见，尚待探讨。

4. 围术期处理

（1）术前准备：①给予高维生素、高糖、高蛋白、低盐和低脂肪饮食。胃食欲缺乏的患者，应给予肠外或肠内营养；②护肝治疗，在给予普通护肝药物的同时，还可选用肝细胞生长因子、肝细胞再生素和胰高糖素等；③大出血后的患者，若有贫血和明显的低蛋白血症，术前 1 周应补给鲜血、血浆和人血白蛋白；④改善凝血机制，术前 1 周应肌注或静脉注射维生素 K，对凝血时间延长的患者，术前应输注血小板悬液、冷沉淀液或新鲜的冻干血浆（内含有多种凝血因子的前体物质和纤维结合蛋白）；⑤预防性使用抗生素：术前 30 分钟及术中应用；⑥清洁胃肠道的准备。

（2）麻醉方法及术中注意事项：

1）一般选用气管插管全身麻醉。如有血小板减少或出血倾向者不宜选用硬膜外麻醉。

2）手术切口应根据患者体形和术者的习惯而定。术中探查应注意肝硬化的类型、肝脏的色泽、硬度、是否有肿块，必要时取组织病理检查。了解脾脏的大小与周围的粘连情况，胃十二指肠有无溃疡及门静脉有无血栓等。

3）注意晶体液的输注量：胶体：晶体比

例以 1∶3 为宜，胶体液以全血和新鲜血浆为主，如血制品不足时可用适量的贺斯或羟乙基淀粉液代替。

4）测门静脉压力。

5）脾切除时，如巨脾应先结扎脾动脉为宜。分离脾周韧带时勿损伤脾蒂以防大出血。如有副脾应一并切除，必要时行脾脏自体血吸收。术毕时脾窝应放置多孔双腔引流管。

6）断流术中注意要点：①断流必须彻底，特别注意的是胃后静脉、左膈下静脉、胃左静脉的高位食管支及左门静脉支发出的异位高位食管支。特别是高位食管支和胃后静脉是断流术后再出血的主要隐患；②胃左静脉的高位食管支一般在贲门上 3cm 左右进入食管，但少数患者于 6cm 左右可发现异位的高位食管支。因此，为使之断流彻底，宜游离食管下段 8~10cm；③游离过程中注意勿损伤食管壁和胃壁，并将胃小弯用细丝线间断将肌肉层缝合。

7）分流术中注意要点：①充分显露血管吻合区；②血管吻合直径应在 1.0cm 以上，长度应在 3.0cm 左右；③吻合的血管应无张力，无扭曲；④吻合完毕前，应松开阻断钳以放出少量血冲出血管腔内凝血块而后用肝素液冲洗吻合口，以防血栓形成。

（3）术后处理：①加强监护和观察：放置引流管者应保持通畅并注意引流情况，待无血性液溢出时，应及早拔除引流管；②维持有效的血容量和水盐平衡；③保护肝、肾功能；④防治感染，术后出现高热应及时做影像学检查及细菌培养加药敏试验，以调整抗生素及 B 超下穿刺引流等；⑤定时检查血常规及肝、肾功能，必要时做血气分析和血氨的测定；⑥视病情宜尽早改肠外营养为肠内营养。

参考文献

1. 黄志强主编 . 现代腹部科学 . 长沙:湖南科学技术出版社,1994

2. 吴孟超.腹部外科学.上海:上海科技文献出版社,1992

3. 吴阶平,裘法祖主编.黄家驷外科学.第6版.北京:人民卫生出版社,2000

4. 裘法祖.处理门脉高压并发胃食管曲张静脉破裂大出血行分流术还是行断流术.实用外科杂志,1984,4:57

5. Patch D,Dodge G,McCormick PA,et al.TIPS (transjugular intrahepatic portasytemic shunt)for the surgeon. Br J Surg,1997,84:33

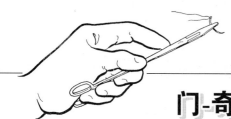

第52章

门-奇静脉断流术

Disconnection of Portalazygous Venous Collaterals

断流术是阻断门静脉与奇静脉之间的反常血流，以达到控制门静脉高压症并发食管胃底静脉曲张破裂的目的。断流术的方法很多，贲门周围血管离断术是目前国内治疗门脉高压症并发上消化道大出血最为常用、疗效最为满意的断流术。另一种横断食管或胃底血管的联合断流术，也是常为选用的术式。断流术的合理性既能控制出血，又能确保门静脉血向肝灌注，从而有利于肝细胞的再生和功能的改善，肝性脑病发生率低，可用于肝功能较差的患者及急性期出血。

贲门周围的血管可分为4组共7支(图52-1)：①冠状静脉：包括胃支、食管支、高位食管支及异位高位食管支，它起源于冠状静脉主干或左门静脉干，在贲门以上5cm或更高才进入食管肌层；②胃短静脉：位于脾胃韧带内，一般为3~4支，汇入脾静脉上、中属支；③胃后静脉：起始于胃底后壁，与同名动脉伴行，注入脾静脉。将胃向上翻起显露胃底后壁即可找到胃后静脉；④左膈下静脉：起自于左膈下的左肝静脉属支，并与左肾上腺静脉形成交通支，左膈下静脉可单支或分支进入胃底或食管下段左侧肌层，管径为3~5mm。

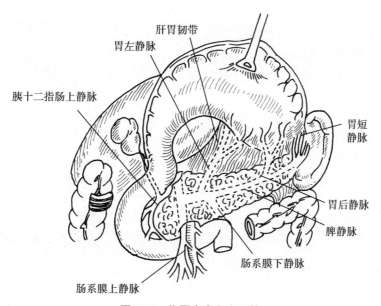

图 52-1　将胃大弯向上翻转
显露胃左静脉和胃右静脉的局部解剖

503

一、贲门食管周围血管离断术
cardia esophageal devascularization

【适应证】

1. 门静脉高压症并发食管或胃底静脉曲张破裂出血,经保守治疗或内镜治疗无效者需行急诊手术。

2. 患者肝功能较差,已有肝性脑病的前兆或症状,不能耐受分流术者或分流术后会加重肝性脑病的症状。

3. 脾静脉病变所致的区域性门脉高压症。

4. 分流术后再出血者。

5. 择期性手术　原属 Child C 级出血停止后 3~4 周,肝功能改善到 B 级。

【禁忌证】

严重黄疸、腹水、凝血机制障碍和肝性脑病肝功能 Child C 级的 PHT 病例。

【术前准备】

1. 加强监护,对于急诊患者应行内镜探查,以进一步明确诊断,有休克者应补充血容量纠正休克。大出血经药物治疗无效时,可应用三腔二囊管压迫止血。待生命体征稳定后再行手术治疗。

2. 肝功能评估　术前应检查测定血生化和凝血酶原时间,进行 Child 分级,对低蛋白血症患者应判断原因是否为失血或肝细胞合成障碍。

3. PHT 状况的评估　可通过上消化道钡剂造影或胃镜检查,发现食管、胃底静脉曲张的程度,腹部彩超、CT 和 MRI 观察肝脏形态的大小、占位和门静脉血管解剖及血流情况。

4. 有腹水者应适当使用利尿剂及预防肝性脑病。

5. 改善患者营养状况及纠正凝血机制障碍。

6. 应用 H_2 受体阻滞等,以保护胃黏膜。

【麻醉与体位】

一般选用全身麻醉。平卧位。

【手术步骤】【图 52-2~5 】

1. 上腹旁正中切口或左肋缘下切口。

2. 进腹后暂不探查,先测压。

3. 切除脾脏　沿胃大弯向上游离胃脾韧带,直到胃体完全游离,同时结扎切断所有的胃短静脉,分离结扎脾动脉,游离脾结肠韧带、脾肾韧带,切除脾脏,缝扎和结扎脾蒂,缝合脾床止血。

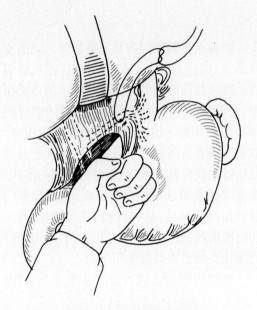

图 52-2　结扎胃左静脉主干

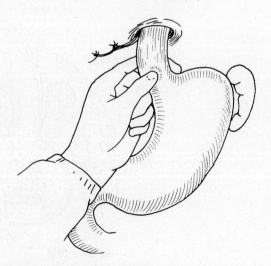

图 52-3　用手指钝性分离食管下段 5~7cm 范围,紧靠食管切断高位食管支和异位高位食管支

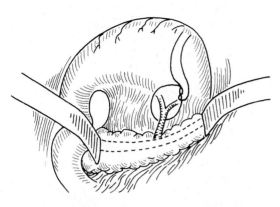

图 52-4　结扎胃后静脉;将胃体向右上翻起,显露胃后壁,紧靠胃小弯侧分离开胰上缘的脂肪组织,即可找到胃后结扎处

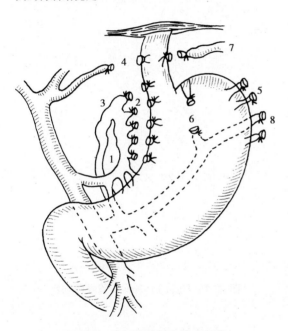

图 52-5　贲门食管周血管离断术

1. 胃支;2. 食管支;3. 高位食管支;4. 异位高位食管支;5. 胃短血管;6. 胃后静脉;7. 左膈下静脉;8. 脾静脉断端

4. 将胃体向左下方牵拉,向胃小弯切迹开始,紧靠胃壁向上分离,切断结扎冠状静脉的胃支。向上直达贲门的右侧。

5. 离断食管前浆膜至 His 三角,以手指钝性分离食管后壁,逐一分离到右侧壁和后壁,游离食管下段长度一般达 5~7cm,切断结扎冠状静脉食管支和高位食管支。继之分离食管下段的左侧壁,离断结扎左膈下静脉。

6. 将胃向上翻起,于胰腺上缘分离结扎胃左动静脉及胃后静脉,有时胃后静脉不止 1 支。仔细缝扎止血,左膈下放置腹腔引流,另做切口引出。

【手术注意要点】

1. 术中遗漏冠状静脉的高位食管支及起源于胃左静脉或门静脉左支的异位高位食管支,是断流术后再出血的重要原因,异位高位食管支位置深而隐蔽,因此食管下段游离不能少于 5.0cm。

2. 胃后静脉漏扎后也是术后再出血的主要原因,胃后静脉时有不止 1 支,因此术中要注意。另外,胃后静脉短,手术视野小,结扎要双重可靠,一旦滑脱,血管断端退缩很难找到断端。

3. 由于冠状静脉解剖存在明显的个体差异,如有条件或术中情况允许,间接或直接门静脉造影可显示冠状静脉变异,术中阻断冠状静脉,从而提高断流术的彻底性。

【术后处理】

1. 注意生命体征的变化,加强重要脏器功能的监护。

2. 及时补充凝血酶原复合物、新鲜血浆、纤维蛋白原和维生素 K_1。

3. 保护急性胃黏膜病变的药物,如奥美拉唑、生长抑素或口服普萘洛尔治疗。

4. 术后因血小板急骤升高,血液呈高凝状态等,可促进脾静脉血栓形成,血栓可延伸至门静脉及肠系膜上静脉血栓,临床上表现为绞窄性肠梗阻。因此,术后早期抗凝疗法有一定疗效。如出现腹水,应给予人体白蛋白及利尿剂。如出现肠坏死应手术切除,但预后差。

【主要并发症】

1. 腹腔内出血　主要原因多为胃大弯侧胃短血管结扎线滑脱或脾床渗血,如为活动性出血应再次手术止血。

2. 左膈下感染　多见手术后 5~7 天,临床表现为高热,白细胞增高,B 超及 CT 提示左膈下低密度病变。首选治疗方法为在 B 超引导下行脓肿穿刺引流。

3. 胃排空障碍　断流术后出现胃排空不畅时，为损伤迷走神经主干所致。行胃肠减压、肠外营养和胃镜治疗可得以恢复。

4. 术后再出血　多为断流不彻底，或门静脉高压性胃黏膜病变导致早期术后再出血，先保守治疗，可应用生长抑素、奥美拉唑等治疗。

5. 肝肾衰竭：多见于 PHT 并再次急性上消化道大出血的 Child C 级患者，或同时巨脾切除因粘连严重改行分离粘连出血多，术中及术后低血容量性休克，难以纠正所致。

二、横断食管或胃底的联合断流术 transection of esophageal or gastric fundus devascularization

临床上称该手术为经腹联合断流术或改良 Sugiura 术，在贲门食管周围血管离断术的基础上，采用吻合器经腹横断吻合食管下段或缝合器阻断胃底前后壁。

【适应证、禁忌证、术前准备、麻醉与体位】

均同贲门食管周围血管离断术。

【手术步骤】

1. 同贲门食管周围血管离断术方式切除脾脏，离断贲门食管周围的血管。

2. 切开胃前壁，置入管状吻合器行贲门上 3cm 食管横断吻合(图 52-6~8)。探查吻合口无出血后，用缝合器关闭胃前壁。

3. 如胃底静脉严重曲张，于贲门下 2cm 胃小弯横形切开胃壁约 1cm，采用缝合器行胃前后壁缝合阻断，其阻断线应在 His 三角处相连。

4. 术毕，应在左膈下放置引流管。

【术后处理】

同贲门食管周围血管离断术。

【主要并发症】

1. 吻合口瘘　多为食管下段吻合时未

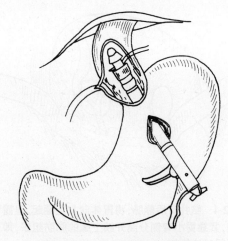

图 52-6　切开胃壁置入吻合器

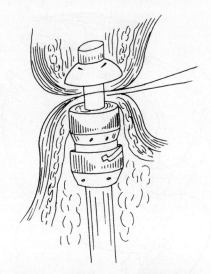

图 52-7　与贲门上 3cm 食管横断吻合

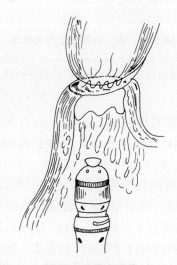

图 52-8　吻合完毕

能正确使用吻合器,或阻断胃壁关闭小弯侧胃壁时缝合不仔细,发生食管下段吻合口瘘或胃小弯侧胃瘘。一旦发生,应在 B 超引导下穿刺引流。

2. 其他并发症同贲门食管周围血管离断术。

【述评】

门 - 奇静脉断流术的方法很多,阻断的部位和范围也不同,临床医师应用较多的是贲门周围血管离断术和横断食管或胃底血管的联合断流术。经大量文献报道及临床实践表明,断流术中以贲门食管周围血管离断术为最佳术式。手术范围不大,创伤小,止血作用确切,远期疗效较满意。在施行贲门食管周围血管离断术时,要求做到彻底和完善的断流,即结扎切断门 - 奇静脉间的反常侧支静脉,其中高位食管支的结扎切断是关键所在。遗漏了高位食管支或异位高位食管支是术后再出血的主要原因。由于胃黏膜下仍有反常血流存在,合并门脉高压性胃黏膜病变。故贲门周围血管离断术后有部分患者发生再出血。

门 - 奇静脉断流术应注意以下几点。

1. 防止术中及术后出血　在切除脾脏前,应先经胃结肠韧带切开,在胰腺上缘可靠结扎脾动脉,再游离脾脏。如粘连重,应谨慎逐一分离脾膈、脾结肠、脾肾及脾胃韧带,牢固结扎或缝扎其间的血管。并将胃大小弯侧间断缝合浆膜化,以防止胃胀气使线结滑脱而出血。

2. 彻底离断门 - 奇静脉间的反常血液　包括胃短血管、胃后动静脉、胃左动静脉主干及所属支,尤其是高位食管支及异位高位食管支以及左膈下方动静脉,这是断流术成败的关键。

3. 防止腹腔积液和继发感染　处理脾蒂时应靠近脾门,勿损伤胰尾,脾窝处及后腹膜要彻底缝扎或电凝等止血可靠,充分引流,手术切口止血完善,严密缝合不留无效腔。

4. 术后上消化道复发出血　断流术可即刻止血,再发出血由于量不大多以便血为主。应详细了解前次手术的方式和手术情况后,再行胃镜探查,以明确是出血性胃黏膜糜烂合并消化性溃疡,还是遗漏高位食管支或异位高位食管支,又引起食管胃底静脉曲张破裂出血。对于后者,考虑择期再次手术。

5. 关于预防性贲门周围血管离断术大量统计数字说明,肝硬化患者仅有 40% 出现食管胃底静脉曲张,其中约有 50%~60% 的病例并发大出血,说明静脉曲张不是一定发生大出血。PHT 合并第一次上消化道大出血死亡率可高达 40%~50%,预防性断流术确能预防出血,可挽救一部分患者的生命,尤其合并脾肿大、脾功能亢进、食管胃底静脉重度曲张(有红色征)者,应做充分的术前准备,选择贲门食管周围血管离断术,术中应做到完全、彻底地断流,以避免预防性断流术后出血。

合理掌握断流术,特别是贲门周围血管离断术的时机和手术完全彻底的离断门 - 奇静脉之间的反常血流,是减少术后并发症和死亡率的重要措施。

参 考 文 献

1. 裘法祖 . 再论断流术治疗门脉高压症并发上消化道大出血 . 实用外科杂志,1990,10(4):195

2. 戴植本,刘飞龙,裘法祖等 . 贲门周围血管离断术治疗食管胃底曲张静脉破裂大出血 . 中华外科杂志,1981,19:210

3. 裘法祖,戴植本,刘飞龙等 . 贲门周围血管离断术的评价 . 中华外科杂志,1983,21:275

4. 杨镇,徐泽 . 门静脉高压症术后的防治 . 普外临床,1990,5:226

5. 戴植本,杨镇 . 贲门周围血管离断术临床 10 年回顾 . 实用外科杂志,1990,10(4):199

6. 马优钢,陈汉,吴孟超 . 改良 Sugiura 手术治疗门静脉高压症的疗效评价 . 中华普通外科杂志,2002,17(2):135

7. 黄志强,黎鳌等 . 外科手术学 . 第 2 版 . 北京:人

民卫生出版社,2001

8. 吴阶平,裘法祖主编.黄家驷外科学.第 6 版.北京:人民卫生出版社,2000

9. 杨镇,戴植本.门静脉高压症术后并发症的再次手术治疗.腹部外科杂志,1990,3:84

10. 刘飞龙,杨镇,裘法祖等.贲门周围血管离断术治疗门脉高压症的近远期疗效.肝胆外科杂志,1994,2(3):148

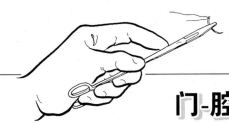

第 53 章

门-腔静脉分流术

Portacaval Shunt

门 - 腔静脉分流术是将门静脉主干或主要的分支与下腔静脉或主要分支血管吻合，使高压的门静脉系统血液经吻合口进入低压的下腔静脉，从而降低门静脉的压力而达到预防出血或止血目的。经典的门 - 腔静脉分流，包括端 - 侧和侧 - 侧分流是属于完全性的门 - 体分流。我国的 PHT 患者，以肝炎后肝硬化者居多，经典的门 - 腔静脉分流术因术后肝性脑病发生率高，故一直未被推广使用。本章主要讨论门 - 腔静脉的端 - 侧及侧 - 侧吻合分流术。

一、门 - 腔静脉端 - 侧吻合术
end-to-side portacaval shunt

端 - 侧型门 - 腔分流术几乎全部分流门静脉血流，直接降低门静脉压力，将门静脉的血流完全转流至腔静脉，减压作用明显，对肝硬化门静脉高压出血的即时止血效果最好，手术后复发出血也最少。但是对肝功能损害严重，肝性脑病发生率高。应严格掌握手术适应证和手术时机。

【适应证】

1. 肝内阻塞型门脉高压症并发生食管胃底静脉曲张出血者。

2. 硬化剂治疗失败，断流术、选择性分流术后再出血者。

3. 肝静脉远端阻塞型布 - 加综合征。

【禁忌证】

1. 肝炎活动期。

2. 肝功能 Child C 级，肝脏储备功能差。

3. 心肺功能严重障碍者。

【术前准备】

1. 动态观察肝脏功能及凝血酶原时间。

2. 加强营养的支持，改善患者的健康状况，注意改善肝脏功能及凝血机制。静脉给予支链氨基酸、新鲜血浆、人体白蛋白以及维生素 K 等。

3. 对少量腹水患者，除输注入体白蛋白外，应口服利尿药物以控制腹水。

4. 中药的应用　适宜于择期手术的病例，主要药物为当归、丹参、川芎和赤芍等，对治疗慢性肝病有良好的疗效和丰富的经验。有学者应用当归注射液研究证明，可显著降低肝硬化门脉高压大鼠的门脉压力，并能有效地抑制成纤维细胞的增殖，改善肝脏微循环，降低胰高糖素和促胃液素水平。

5. 对于食管胃底曲张静脉破裂出血的患者，应积极应用双气囊三腔管压迫止血的同时，输血等全身支持治疗。

6. 全身应用抗菌药物及口服抗菌药作为肠道准备等。

【麻醉与体位】

气管插管全身麻醉。仰卧位。右侧腰部垫高，使躯体向左侧倾斜 20°~-30°（图 53-1）。

【手术步骤】

1. 取右侧肋缘下斜切口，后端至右侧腋

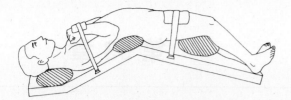

图 53-1　门腔分流术左侧斜卧位

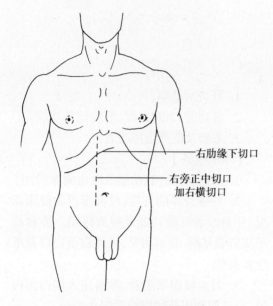

图 53-2　门腔静脉分流术切口

中线,前端延伸至左侧,或采用右旁正中切口
(图 53-2)。

2. 切断肝圆韧带和镰状韧带,在固定于
手术台上的肋缘下牵开器帮助下,对整个肝
门区可得到良好的显露。

3. 切开十二指肠降部的侧腹膜,上至肝
十二指肠韧带下方,下至十二指肠水平部与
降部交界处,将十二指肠向前内方翻起,显
露胰头后部,胆总管胰腺段和下腔静脉(图
53-3)。

4. 切开肝十二指肠外侧的腹膜,以确认
门静脉前壁和外侧壁,游离并牵拉胆总管,以
显示出门静脉(图 53-4)。

5. 进一步游离门静脉后壁和内侧壁,上
至门静脉的分叉部,下至胰头部,在胆总管和
门静脉之间结扎,切断起源于门静脉主干的

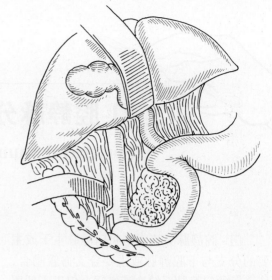

图 53-3　切开十二指肠外侧腹膜显露下腔静
脉至右肾静脉汇入以上的部位

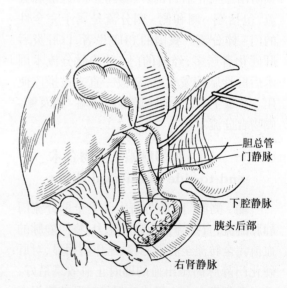

图 53-4　显示门静脉、胆总管、下腔静脉

冠状静脉(图 53-5)。

6. 将十二指肠第 2 段向左前方牵拉,以
显露下腔静脉,切开下腔静脉前面血管鞘,上
至肝下,下至右肾静脉水平。游离下腔静脉
周径 2/3,长约 5cm 左右,将腔静脉两侧的小
分支结扎后离断(图 53-6)。

7. 在十二指肠上用勃氏钳阻断门静脉,
在门静脉的左、右分支下方结扎切断门静脉,

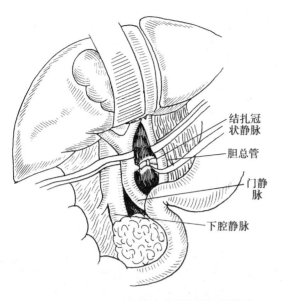

图 53-5　结扎切断门静脉内侧的胃冠状静脉

结扎冠状静脉

胆总管

门静脉

下腔静脉

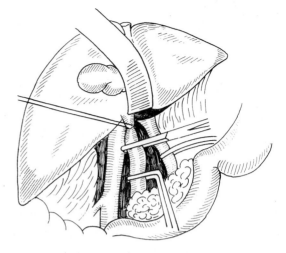

图 53-7　结扎切断门静脉近肝侧

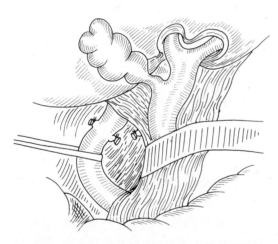

图 53-6　切开下腔门静脉前鞘游离下腔静脉两侧的细小分支

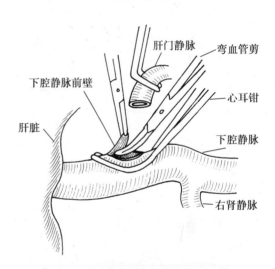

肝门静脉　弯血管剪

下腔静脉前壁　心耳钳

肝脏　下腔静脉

右肾静脉

图 53-8　剪去腔静脉前壁备吻合用

肝门端的门静脉断端予以缝扎 (图 53-7)。

8. 用 Satinsky 心耳钳阻断部分下腔静脉,将门静脉游离段向下腔静脉转动,在确认无张力情况下,用弯形血管剪剪去下腔静脉小片前壁,使之形成一个较门静脉管径略大的椭圆形吻合口 (图 53-8)。

9. 用 5-0 涤纶或聚丙烯线行门静脉和下腔静脉的端 - 侧吻合。先行两血管钳间角端的缝合固定,然后连续外翻缝合的方法分别吻合前后壁,在关闭吻合口前壁前,开放门

静脉阻断钳,排除存在的凝血块,再重新阻断并进行吻合 (图 53-9,10)。

10. 先松开下腔静脉阻断钳,再开放门静脉阻断钳,如吻合口处有较多漏血,应重新阻断后补缝 1~2 针即可。如出血少,以热盐水纱布稍加压即可停止漏血 (图 53-11)。

11. 血管吻合完毕,测定门静脉压力,并取小块肝组织送病理检查,清洗腹腔,肝下旋转腹腔引流。

【术中注意要点】

1. 分离血管时勿致损伤,一旦出现损伤性出血,避免盲目钳夹,以防裂口扩大,在良

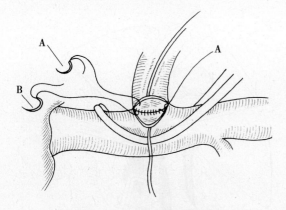

图 53-9 门腔静脉后壁连续吻合

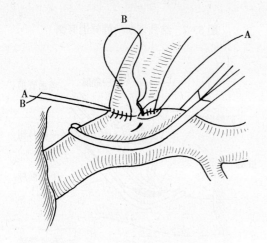

图 53-10 门腔静脉前壁连续缝合

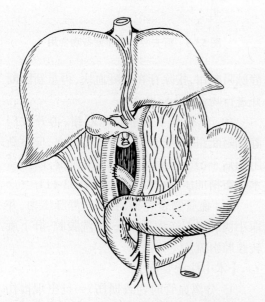

图 53-11 门腔静脉端 - 侧分流术示意图

好显露下进行缝合止血。

2. 门静脉及下腔静脉的小分支管壁较薄,应用分离、结扎和离断的方式处理,以防血管破裂出血,并仔细结扎淋巴管以避免淋巴管漏。

3. 游离门静脉的长度要适中,以免过长发生扭曲,过短引起张力过大,下腔静脉切口应呈椭圆形,其长度与门静脉断端大小相等或稍大。

【术后处理】

1. 肝炎后肝硬化门静脉高压症并发食管胃底静脉破裂出血的患者,全身情况差,肝功能有不同程度的损害,术后应加强全身支持疗法,纠正出血倾向,注意水、电解质平衡。

2. 补充鲜血浆、人体白蛋白,纠正低蛋白血症,防止大量腹水。

3. 应用全身抗生素预防感染。术后以低蛋白、低脂肪饮食为宜,避免诱发肝性脑病。

【主要并发症】

1. 早期上消化道出血 其主要原因是胃十二指肠溃疡、应激性溃疡、吻合口血栓形成。术后一旦发生出血可加重肝功能损害,发生肝性脑病。术后应用预防溃疡性出血的药物。

2. 肝性脑病 门 - 腔静脉分流术后肝性脑病的发生率高,这与术后氨中毒、假神经递质、氨基酸失衡等有关。一旦出现肝性脑病前驱症状,应及早采取以下措施:①去除诱发的因素;②减少过多氨的产生并清除已产生的氨;③对抗假神经递质;④纠正氨基酸代谢失衡,乳果糖是预防和治疗肝性脑病的重要药物。

3. 肝肾综合征 该病发生在门 - 腔静脉分流术后,起病急,发展快,突然出现少尿或无尿,黄疸,神志淡漠,嗜睡甚至昏迷。患者一旦出现上述症状,除给予护肝药物外,应采取以下措施:①扩充血容量;②应用利尿剂;③应用血管活性药物;④纠正水、电解质酸碱失衡;⑤进行血透以缓解氮质血症。

二、门 - 腔静脉侧 - 侧分流术
side-to-side portacaval shunt

门 - 腔静脉侧 - 侧分流术是将门静脉和下腔静脉侧 - 侧吻合,其大小将决定分流术的降压作用和门静脉向肝的血流量。一般情况下吻合口在 1~1.2cm,有学者主张于吻合口附加吻合环,以防止术后吻合口扩大。

【手术指征、适应证、麻醉方式及体位】
均同门 - 腔静脉端 - 侧吻合术。

【手术步骤】

1. 按门 - 腔静脉端 - 侧分流术显露门静脉和下腔静脉(图 53-12)。

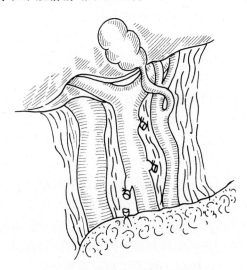

图 53-12　显露门静脉和下腔静脉

2. 将门静脉外后壁和下腔静脉的前内壁选为侧 - 侧吻合口部位,可用无损伤三翼钳阻断门静脉和下腔静脉侧壁(图 53-13)。

3. 在吻合部位的血管壁上各剪一椭圆形孔,最大长度 0.8~1.2cm,缝合方法同门 - 腔静脉端 - 侧吻合。为防止分流口径自然扩大,在吻合口外置一内径与吻合口相同大小的,由血管造影导管构成的限制环,即可限制门 - 腔静脉侧 - 侧分流的吻合口径(图 53-14~16)。

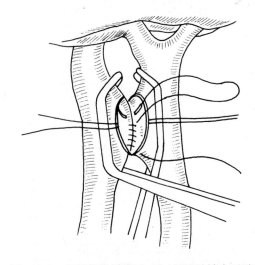

图 53-13　门腔静脉椭圆形,侧 - 侧连续缝合后壁

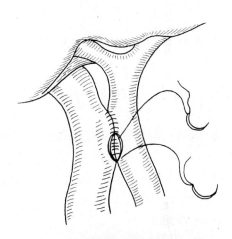

图 53-14　门腔静脉侧 - 侧吻合前壁

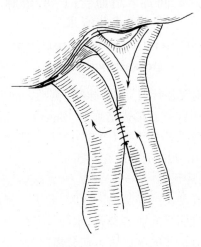

图 53-15　门静脉血流经吻合口进入下腔静脉

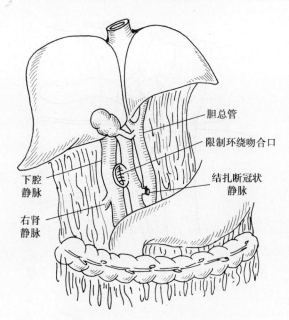

图 53-16 限制性门腔静脉分流术

【术中注意要点】

1. 充分显示出门静脉和腔静脉,减少吻合口张力。

2. 游离门静脉时,应仔细结扎,离断其内侧的胃左静脉,以防撕裂致出血。

3. 分离胆管、门静脉、腔静脉之间组织时应仔细充分地结扎、切断细小血管。

【术后处理】

同门-腔静脉端-侧吻合术。

三、间置人造血管门-腔静脉桥式分流术
artificial vessel interpesition portalcaval shant

对无法行门-腔静脉侧-侧吻合的患者,可选用四氟乙烯人造血管(Gore-Tex)行门-腔静脉架桥分流术(图 53-17)。人造血管的直径 10~12mm,长度在 4~5cm。

【述评】

肝硬化门静脉高压症时,肝十二指肠韧带常有明显的血管怒张、水肿、增厚、门静脉周围有扩张的淋巴管。在分离门静脉时,应仔细结扎处理以防止术后淋巴管漏。

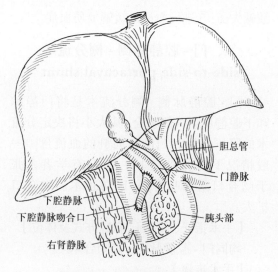

图 53-17 门腔静脉桥式分流术

肝门静脉与腔静脉侧-侧吻合的主要问题是游离门静脉,使之离开肝十二指肠韧带上的门静脉床,才能使吻合口松弛。为防止吻合分流口径自然扩大,可在吻合口外置一内径与吻合口相适宜的限制环。

如门静脉较短,侧-侧吻合有困难,或肝尾叶增大,下缘过低,切除部分增大的肝尾叶有困难时,可采用人造血管 H 形架桥,Sarfen 采用人造血管门-腔静脉间 H 形架桥,再合并贲门周围血管离断术,当分流的血管口径为 12~14mm 时,发现仅 9% 的患者仍有向肝血流;如人造血管口径限制在 10mm 时,则有 50% 的患者保持向肝血流。而有向肝血流的 9 例患者中仅 1 例发生肝性脑病,而无向肝血流的 18 例中,有 9 例发生肝性脑病。目前许多研究表明,与一些非手术疗法相比,各种类型的分流术虽然止血效果好,但并不能提高生存率。因此,门-体静脉分流术后发生肝性脑病的原因不能除外肝细胞功能的衰竭所致,尽管限制性门-腔静脉分流术能保持一定量的向肝血流,但仍然加重肝细胞功能的损害,也是术后肝性脑病发生的主要因素。

经典的门-腔静脉分流术治疗 PHT 大出血,止血效果好,但肝性脑病发生率高,值得进一步研讨。

参 考 文 献

1. 吴孟超 . 肝脏外科学 . 第 2 版 . 上海 : 科学技术文献出版社 ,2000
2. 黄志强 , 黎鳌 , 张肇祥 . 外科手术学 . 第 2 版 . 北京 : 人民卫生出版社 ,2001
3. 吴阶平 , 裘法祖主编 . 黄家驷外科学 . 第 6 版 . 北京 : 人民卫生出版社 ,2000
4. 黄志强主编 . 腹部外科手术学 . 长沙 : 湖南科学技术出版社 ,2004
5. 黎介寿 , 吴孟超 , 黄志强主编 . 普通外科手术学 . 第 2 版 . 北京 : 人民军医出版社 ,2007
6. 陈孝平 . 外科学 (教材).(第 2 版). 北京 : 人民卫生出版社 ,2010

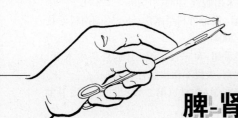

第 54 章

脾-肾静脉分流术
Splenorenal Shunt

一、近端脾 - 肾静脉吻合术
proximal spleno-renal vein anastomosis

近端脾 - 肾静脉吻合术又称近端脾 - 肾静脉分流术。该术式是除门腔分流术以外，应用最为普遍的一种门 - 体静脉分流术。该术式是切除脾脏，将脾静脉端同左肾静脉做端 - 侧吻合。其优点包括：①切除了肿大并功能亢进的脾脏；②分流量小，术后保留部分向肝血流，肝性脑病发病率低；③直接引流胃脾区曲张的静脉血流，有效预防胃脾区静脉曲张所致出血。缺点为吻合口小，易受胰尾影响而发生扭曲，术后易发生吻合口血栓，再出血的发生率较高。

【适应证】

1. 伴有中度以上脾肿大合并脾功能亢进的食管胃底静脉曲张破裂出血者。

2. 肝功能 Chide A、B 级患者。

【禁忌证】

1. 肝功能 Chied C 级者。

2. 脾静脉口径 <1.0cm 者。

【术前准备】

同门 - 腔静脉分流术。

【麻醉与体位】

气管插管全麻。平卧位。左臂外展，左腰部垫高，躯体向右侧倾斜 20°~30°。

【手术步骤】

1. 左上腹 L 形切口或采用左肋缘下切口，利于术野的显露，即较好地寻找左肾静脉和行脾肾静脉的吻合（图 54-1）。

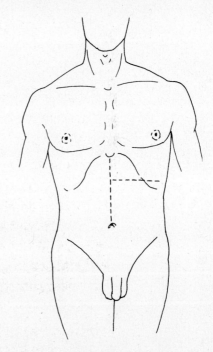

图 54-1　左上腹 L 形切口，左肋缘下切口

2. 探查腹腔和肝脏后，测定门静脉的压力。

3. 切开胃脾韧带，切断、结扎胃左血管，将胃体向右上方牵拉，在胰体尾部的上缘寻找、分离和结扎脾动脉。锐性分离脾结肠韧带、脾肾和脾膈韧带，并注意结扎各韧带间的血管（图 54-2~11）。

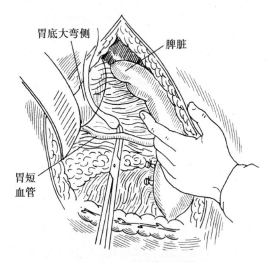

图 54-2　离断脾胃韧带

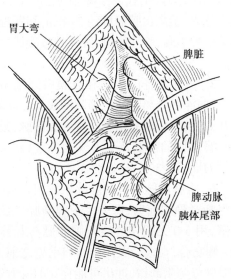

图 54-3　结扎脾动脉

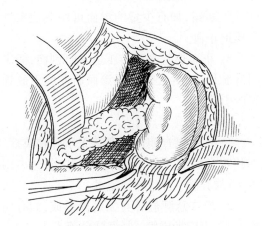

图 54-4　切断脾结肠韧带

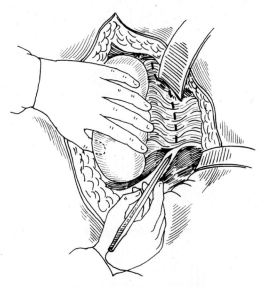

图 54-5　切开脾肾韧带游离脾脏

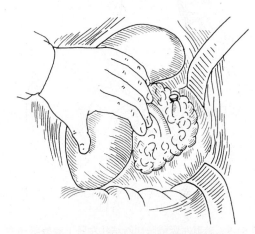

图 54-6　将脾脏托出切口显露脾蒂后部

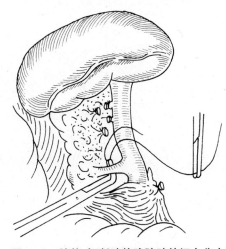

图 54-7　结扎,切断脾静脉胰腺的细小分支

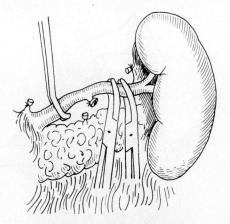

图 54-8　近端脾侧切断脾静脉

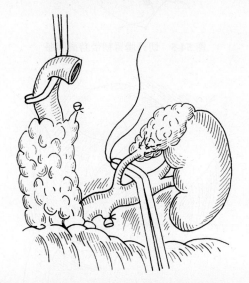

图 54-9　游离左肾静脉切断结扎左肾上腺静脉和左精索(卵巢)静脉

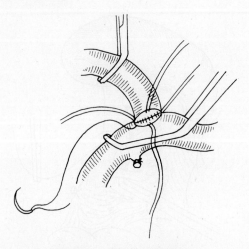

图 54-10　脾肾静脉后壁吻合

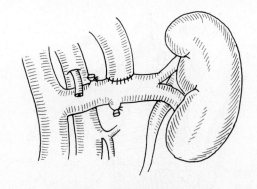

图 54-11　脾肾静脉吻合完毕

4. 将脾脏托出,分离脾静脉与其周围的组织,在脾静脉上缘结扎,切断脾动脉,用 Satinsky 钳阻断胰尾和脾静脉。在胰尾的北侧游离脾静脉,结扎离断脾静脉进入胰腺的细小分支,游离出脾静脉约 3~4cm,切断近脾侧端的脾静脉,移除脾脏,脾床处电凝或缝扎止血。

5. 切开左肾门表面和腹膜后纤维脂肪组织,向深部分离直达肾静脉的表面。此时,切开血管鞘,切断并结扎左肾上腺静脉,锐性分离肾静脉的前壁及上下缘,游离以显左肾静脉的周径 2/3 左右,长约 3~4cm。

6. 将脾静脉端向肾静脉靠拢用 Satinsky 钳阻断肾静脉前壁,剪去大于脾静脉口径的管壁,用 5-0 无损伤缝线行脾静脉与肾静脉端 - 侧吻合,在缝合关闭吻合口前壁之前,应开放脾静脉阻断钳,冲出可能存在的凝血块。

7. 吻合完成后,先后开放肾静脉、脾静脉的阻断钳,如有少量的渗血可用热盐水纱布压迫止血。

8. 止血热盐水纱布压迫术野创面,测定门静脉压力,再次探查无渗血后左膈下放置腹腔引流。

【术中注意要点】

1. 术中探查胰体尾部有无水肿和炎症,如胰腺炎症重并与脾静脉严重粘连,分离困难,应放弃脾 - 肾静脉分流术。

2. 应注意脾静脉有无血栓形成,如有血栓形成,不应考虑脾 - 肾静脉分流术。

3. 如胰尾部肥大,可妨碍操作,甚至压迫或扭曲吻合口,此时应予切除胰尾部。

【术后处理】

同门 - 腔静脉分流术。

二、远端脾 - 肾静脉吻合术
distal splenorenal anastomosis

远端脾 - 肾静脉分流术又称为 Warren 手术,属于选择性分流术。游离切断靠近肠系膜上静脉侧的脾静脉,将其断端的近端脾静脉与左肾静脉行端 - 侧吻合。保持一定量的门静脉向肝血流灌注和肠系膜上静脉压力,以便有效控制曲张静脉出血,减轻对肝细胞功能的损害和肝性脑病的发生率。针对远端脾 - 肾静脉分流术后脾胰静脉的虹吸现象,又附加了脾 - 胰静脉断流术,因此,远端脾 - 肾静脉分流术实际是单纯的脾 - 肾静脉分流术加脾 - 胰静脉断流术。

【适应证】

适用于食管胃底静脉曲张的上消化道出血,但脾脏肿大和脾功能亢进不严重者。

【禁忌证】

1. 肝前性肝门静脉高压症。

2. 其他同脾 - 肾静脉分流术。

【术前准备、麻醉方法和体位】

同脾 - 肾静脉分流术。

【手术步骤】

1. 采用上腹部正中切口或双肋缘下弧形切口。

2. 探查腹腔后再测定门静脉压力。

3. 离断、结扎胃结肠韧带,提起横结肠在其系膜根部横形切开其下叶腹膜达胰腺下缘,锐、钝结合分离胰腺后间隙,以显露其后方的脾静脉(图 54-12~18)。

4. 切开脾静脉血管鞘,游离脾静脉,逐一结扎胰腺注入脾静脉的血管支,向左游离至脾门,游离的脾静脉长度应在 6~7cm。结扎切断脾静脉下方的肠系膜下静脉或位于脾静脉近端冠状静脉(《局部解剖学》教材统

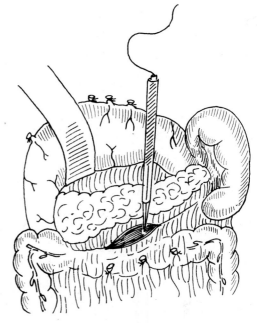

图 54-12　切开胰腺下缘

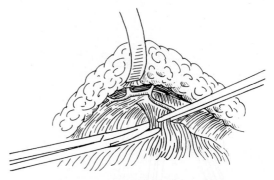

图 54-13　显露脾静脉,切开血管鞘

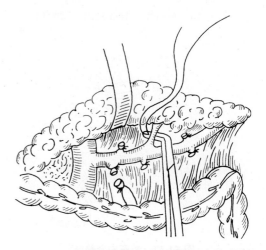

图 54-14　结扎胰腺小静脉结扎切断肠系膜下静脉

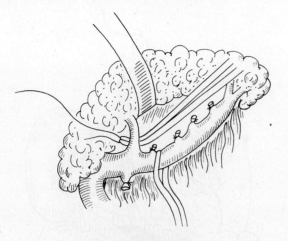

图 54-15 结扎冠状静脉

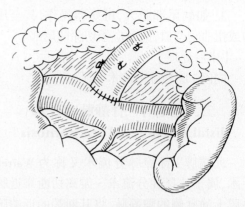

图 54-18 脾肾静脉吻合

计,肠系膜下静脉注入脾静脉者占 52%,注入肠系膜上静脉者占 34%,注入脾静脉与肠系膜上静脉交汇处下角者占 13%;而胃冠状静脉注入门静脉者占 51.2%,注入脾静脉者占 40%,注入门静脉与脾静脉交汇处上角者占 8.8%)。在距门静脉 1cm 处切断脾静脉,连续缝合关闭门静脉侧的脾静脉断端。

5. 在肠系膜上动脉的右侧,十二指肠上方的左肾静脉前方的后腹膜,向下深入左肾静脉,切开血管鞘分离左肾静脉,结扎切断左肾上腺静脉,游离出肾静脉约 4~5cm 和 2/3 的周径。

6. 血管吻合的缝合方法同近端脾 - 肾静脉吻合术。

7. 再次测定门静压力,取肝组织活探,清理腹腔。置放腹腔引流,关腹。

【术中注意要点】

1. 脾静脉的离断是远端脾 - 肾静脉吻合术的关键,汇入脾静脉的胰腺静脉有约 10 余支细小静脉,离断壁薄纤细的小血管时,应谨慎进行,先结扎,后切断。

2. 肠系膜下静脉是术后形成侧支循环的重要血管,术中结扎、切断应在汇入处进行,同时还应离断脾结肠韧带以阻止术后沿结肠系膜形成侧支循环。

3. 在游离胰尾部的脾静脉极易损伤脾静脉,应耐心仔细进行操作。否则,将会失去远端脾 - 肾静脉分流术的机会。

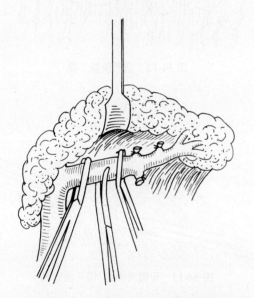

图 54-16 距门静脉 1cm 处离断脾静脉

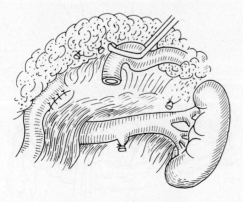

图 54-17 游离左肾静脉

4. 当显露游离左肾静脉时,如发现左肾血管有致密粘连或解剖变异时,应放弃远端脾 - 肾静脉分流术,可改为远端脾 - 腔静脉分流术(distal splenocaval shunt,DSCS)(图54-19)。

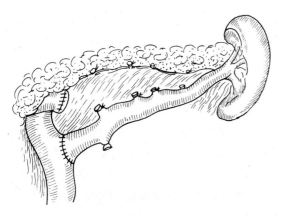

图 54-19　远端脾静脉与腔静脉吻合
脾静脉处于顺位,无胰腺压迫

【术后处理】
同脾 - 肾静脉分流术。

【述评】
远端脾 - 肾静脉分流术(distal splenorenal shunt,DSRS)目的是为维持门静脉向肝性血流灌注,以降低肝性脑病的发病率。但 DSRS 术后 2 年左右,门静脉血流量会逐渐减少,认为是脾静脉和胰腺之间的侧支存在虹吸效应。因此很多学者建议并强调脾静脉和胰腺之间小静脉的彻底断流。DSRS 术后早期的出血,可能除胃小弯侧及胰腺上缘断流不会和脾动脉结扎后致使脾静脉的血流缓慢,甚至出现栓塞外,Richaris 还认为左肾静脉高压有很大的危险。1986 年蔡景修设计了远端脾 - 腔静脉分流术(distal splenocaval shunt,DSCS),该式式是一种理想的选择性分流术式,同样有着 DSRS 的特点,即能有效地限制胃底食管静脉曲张出血,维持向肝门静脉血流,肝性脑病发生率低。另外,由于下腔静脉位置较恒定,易显露,压力低,脾静脉顺位与下腔静脉吻合不成角,不受胰腺的压迫,加之分流后胰腺缩小,更有利吻合口的通畅,也不受左肾血管解剖变异的影响,从而扩大了手术的适应证。但是,临床上无论是 DSRS 还是 DSCS,手术难度较大,特别是游离脾静脉和结扎、切断流入脾静脉的多支胰腺小静脉支的难度很大,因此该术式的开展和推广受到了一定的影响。

参 考 文 献

1. 蔡景修,黄志强.脾腔静脉分流术治疗门静脉高压症 60 例分析.中华外科杂志,1981,19:199
2. 黄志强.门静脉高压症出血的手术治疗.中华外科杂志,1982,20:536
3. 蔡景修,王敖川,王崇震等.选择性远端脾腔分流治疗门静脉高压症.第三军医大学报,1986,8:8
4. 舒强,徐思多.与门脉高压症手术有关解剖问题.实用外科杂志,1990,10:173
5. Castells A,salo J,Planas R,et al.Impact of shunt surgery for Variceal bleeding in the natural history of ascites in cirrhosis:A retrospective study. Hepatology,1994,20:584
6. 蔡景修.选择性远端脾腔分流术.实用外科杂志,1990,10:188

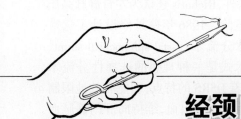

第 55 章

经颈内静脉肝内门-体分流术
Transjugular Intrahepatic Portosystem Stent-shunt

经颈内静脉肝内门 - 体分流术(transjugular intrahepatic portosystem stent-shunt, TIPSS)是 20 世纪 90 年代发展起来的治疗门静脉高压症的新方法,作为门脉高压症治疗措施之一,对晚期肝硬化患者的门静脉高压症的治疗有着极为重要的作用。该方法创伤小,适应证广,成功率高,并发症少,控制食管静脉曲张出血的疗效可靠,降低门静脉压力显著。

【适应证】

1. 门静脉高压症伴食管静脉曲张破裂大出血经非手术治疗无效者。

2. 预防食管静脉曲张再次出血。

3. 断流术后再出血 因断流术后腹腔内广泛粘连而影响再次手术的操作,TIPSS 不受腹腔粘连的影响,应作为断流术后再出血的首选方法。

4. 顽固性腹水 TIPSS 术后 80% 左右的患者腹水部分或完全消失,1 年生存率可达 75%~80%。

5. 布 - 加综合征 能有效治疗肝静脉病变所致的门静脉高压。慢性布 - 加综合征术后 1 年生存率为 80%。

6. 肝移植前的准备性治疗 应该说 TIPSS 是肝移植的桥梁,为患者提供了肝移植的时间,TIPSS 不影响肝移植的血管解剖,门静脉压力的降低又可减少肝移植过程中的出血。

7. 断流术的术前准备 断流术是 TIPSS 的完美补充,它可避免分流道过大引起肝功能损害加重,又可避免其过小、狭窄和阻塞。两者互补,以提高肝硬化门静脉高压症的临床疗效。

【禁忌证】

1. 严重的肝功能损害,如重度黄疸,其胆红素 >171mmol/L,SGPT 显著升高 >500U,PT 明显延长 >20 秒,严重肝性糖尿病。

2. 门静脉狭窄或阻塞。

3. 肝脏占位性病变。

4. 器质性心脏病。

5. 肝性脑病。

【术前准备】

1. 肝功能评估 常用的方法是 Chied 分级和 Chied-Pugh 评分标准。白蛋白、胆红素、SGPT、PT 和腹水是肝功能评估的主要指标。当活动性肝炎、严重肝损害、肝功能评分 >11 者,慎用 TIPSS 治疗。

2. 超声多普勒探查 以了解肝、脾功能,门静脉主干及左、右分支的管径、血液速度、方向和血流量,以及腹水情况等。特别要注意有无门静脉血栓和肝脏占位性病变。

3. 影像学探查 ①肠系膜上动脉造影:间接显示门静脉主干及其分支,了解门静脉系统的解剖、侧支循环、血流方向和反流情况,进一步排除门静脉血栓情况。并由肝静脉向门静脉肝内分支穿刺定向和定位,该项探查在 TIPSS 过程中同时进行。②磁共振成像(MRI)和电子束 CT 血管成像:以显示肝静脉和门静脉肝内分支的距离,有利于选择肝静脉向门静脉分支穿刺点以及穿刺的角度和深度,有助于提高成功率。

【手术步骤】

1. TIPSS 操作在 DSA、X 线机监视下进行。

2. 平卧位,头偏向左侧,显露右颈部血管三角区,用 1% 普鲁卡因行局部麻醉,穿刺颈内静脉,当穿刺成功后置入导丝,经上腔静脉、右心房至下腔静脉,沿导丝将 RUPS 100 导管装置送入下腔静脉并选择性送入肝右静脉,分别造影和测压。

3. 以肝静脉距下腔静脉入口 2~3cm 为穿刺点,向前下方穿刺深度约 3~4cm 退出穿刺针,回抽 5F 导管血流通畅,注入造影剂显示门静脉肝内分支后置入导丝经门静脉主干至脾静脉或肠系膜上静脉,沿导丝将 5F 导管送入门静脉主干,进一步证实导管径门静脉肝内分支进入主干,此时则示门静脉穿刺成功。

4. 再进一步行置管等项操作,最后行门静脉、肝静脉测压,拔除引导导管,保留 5F 导管于门静脉内,并经颈内静脉引出。

5. TIPSS 操作成功的标志　①门静脉造影显示门静脉血流经肝静脉即肝内门体分流进肝静脉、下腔静脉、右心房;②冠状静脉和食管曲张静脉消失;③门静脉压力下降 12~15cmH$_2$O,门 - 体压力的梯度 <12mmHg。④食管胃底静脉曲张出血停止。图 TIPSS 肝静脉穿刺置管(图 55-1~6)。

【术中注意要点】

1. 门静脉穿刺　从肝静脉向门静脉肝内分支穿刺是 TIPSS 操作中最为关键的步骤,决定能否成功。肝静脉穿刺点多在肝右静脉起始点即距下腔静脉开口 2~3cm 处,门静脉的穿刺点应位于左、右分支,距主干 1~2cm 处及肝内门静脉 2 级分支,如穿入在

门静脉的左、右分支处,可能导致大出血的致命危险,因部分患者的门静脉交叉处是在肝外。穿入门静脉后注入少量造影剂以判断门

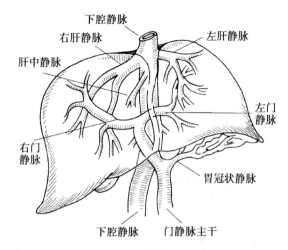

图 55-1　门静脉及肝静脉的主支

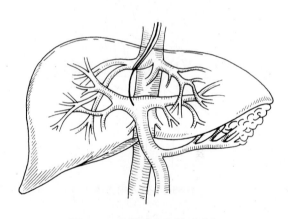

图 55-2　肝静脉向门静脉穿刺

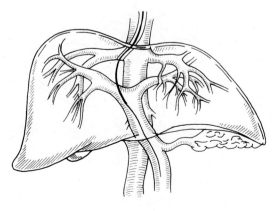

图 55-3　置入导丝至门静脉

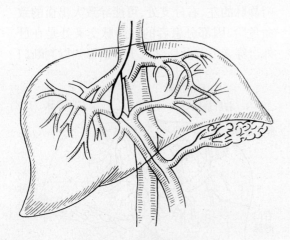

图 55-4　扩张肝内分流道

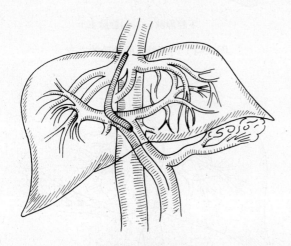

图 55-5　置入内支撑

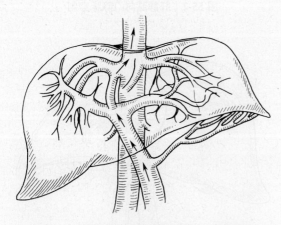

图 55-6　门静脉血流经分流道进入下腔静脉

静脉分支的部位极为重要。

2. 血管内支撑的选择和放置　分流道口径的选择取决于肝功能状况和治疗的方式，一般的分流道口径为 10mm，门静脉的压力梯度 <12~15mmHg。如肝功能较差，或 TIPSS 与断流术联合应用分流道的口径可 <8mm。而要注意的是内支撑的直径应大于分流道直径的 15% 左右以防移位。

3. 对 TIPSS 术后准备行肝移植的患者，应控制内支撑肝静脉段长度，以防支撑过长而影响肝移植的进行。

【术后处理】

1. 同门腔分流术。

2. 抗凝剂的应用　可用微量泵持续 24 小时经门静脉留置导管输入肝素注射液，剂量 4000~6000U/24h，持续应用 2 周。

3. 门静脉留置导管的管理　注意消毒，更换敷料，四周封闭。每周 2 次导管入口处做细菌培养，一旦出现导管阻塞或疑有导管感染时，及时拔管。

【主要并症】

1. 腹腔内出血　该并发症是 TIPSS 最为严重和致命的并发症。在 TIPSS 开展的早期，腹腔内出血的发生率提高，其主要原因是：①经肝静脉向门静脉的穿刺过深；②门静脉左、右支分叉在肝外，其分流道建立在肝外；③穿透肝外门静脉主干后壁。一旦引起出血，立即终止 TIPSS 的操作，在造影显示出血点处用气囊压迫止血的同时，开腹探查缝扎或修补术。

2. 胆道出血　多与穿刺损伤胆管有关，损伤较重者应手术治疗。

3. 肝动脉损伤　无论哪种形式的操作都是致命的。

4. 急性心脏压塞　较为罕见。多与操作不当有关。

5. 内支撑移位或成角。

6. 溶血性黄疸　不需要特殊治疗，术后

3 个月左右可自行缓解。

7. 肝功能衰竭或肝性脑病。

8. 分流道狭窄和阻塞　1 年后的发生率为 41%~80%。严重影响远期疗效。

【述评】

自 TIPSS 较广泛应用以来,临床上有着不同的态度,介入性治疗医师抱有乐观态度。但由于持久性的疗效差,临床医师不主张应用。美国的 Miller-Catchpole1995 年由 54 名腹部外科、消化内科、放射科医师组成的对 TIPSS 的调研小组,得出的意见如下:①TIPSS 的安全性在急症控制经硬化治疗失败的食管静脉曲张破裂出血的疗效是肯定的;②对长期控制食管静脉曲张出血是有益的;③等待肝移植的前期治疗是肯定的。

参 考 文 献

1. 黄志强主编,腹部外科手术学.长沙:湖南科学技术出版社,2004
2. 黎介寿,吴孟超,黄志强主编.普通外科手术学.第 2 版.北京:人民军医出版社,2007
3. Azoulay D,Castaing D,Dennisson A,et al.Transjugular intrahepatic portosystemic shunt wousens the hyperdyamic circulartory state of the cirrhotic patient. Preliminart report of a prospective study. Hepatology, 1994,19:129
4. Kerian RK,LaBerge JM,Gordon RL,et al.Trans Jugular intrahepatic Portosystemic shunt current status. AJR,1995,164:1059
5. Patch D,Dodge G,Mccormick PA,et al.TIPS (transjugular intrahepatic Portosystemic shunt) for the surgeon.Br J Surg,1997,84:33

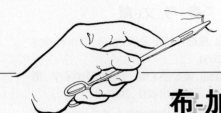

第 56 章

布-加综合征手术
Operation for Budd-chiari Syndrome

布-加综合征是指由肝静脉或其开口以上的下腔静脉阻塞引起的以门静脉压或门静脉下腔静脉高压为特征的一组疾病。该病最常见者为肝静脉开口以上的下腔静脉隔膜和肝内静脉血栓形成。临床表现为门静脉高压和肝脾肿大,食管静脉曲张和出血、腹水、脾功能亢进等,还可表现为躯干及双下肢静脉曲张,色素沉着和久治不愈的溃疡。为治疗的需要按病变不同的部位分为三型:Ⅰ型为局限性下腔静脉阻塞;Ⅱ型为下腔静脉长段狭窄或阻塞;Ⅲ型为肝静脉阻塞(图 56-1~3)。

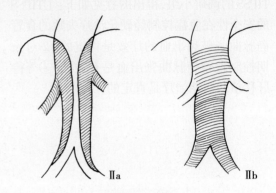

图 56-2　Ⅱ型

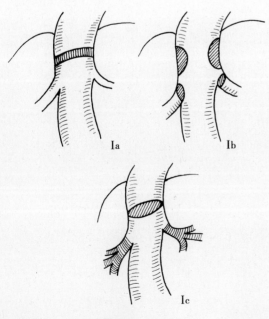

图 56-1　Ⅰ型

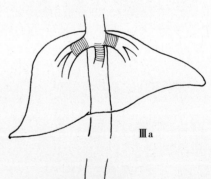

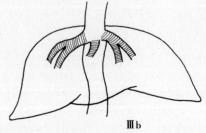

图 56-3　Ⅲ型

本病以男性多见,男女之比约 2:1,多见于 20~40 岁。先天性发病较早见于 2 岁左右,后天原因致病者发病较晚。由于分类较复杂,手术方法较多,但尚无一种手术方法能治疗本病不同的病理类型,应根据病理类型来选择手术方法。目前介入放射的发展改进了布 - 加综合征的治疗。

一、经皮下腔静脉成形内支撑术
percutaneous vena cava forming inner support operation

我国下腔静脉隔膜阻塞是布 - 加综合征的主要类型。应用下腔静脉成形内支撑术能有效地解除下腔静脉梗阻,该术式创伤小,并发症少,疗效显著。

【适应证】

1. 局限性的下腔静脉隔膜,肝静脉通畅者。

2. 局限性下腔静脉狭窄,肝静脉通畅者。

【禁忌证】

1. 下腔静脉病变远端继发血栓形成。

2. 后段的下腔静脉阻塞。

3. 肝静脉和下腔静脉混合梗阻者。

【术前准备】

1. 常规术前检查与准备。

2. 通过彩色多普勒、MRI 血管成像或电子束 CT 血管成像了解血管阻塞的部位和范围。

【麻醉与体位】

局部麻醉。仰卧位于 DSA 操作台上。

【手术步骤】

1. 按 Seldinger 方法行右股静脉穿刺,置入导丝和导管,分别行下腔静脉造影和测压。

2. 根据造影情况进一步判断下腔静脉梗阻的范围和部位,若为下腔静脉狭窄或膜性梗阻伴有小孔,将导丝经狭窄或小孔送入右心房,采用直径 20~30mm 的球囊扩张病变。

3. 球囊扩张压迹消除后,根据病变的长度选择支架,以病变的压迹作为标记,通过血管鞘释放支架,支架应完全覆盖病变并向两端延伸 1~2cm。

4. 在内支撑下方再次行下腔静脉造影和测压,压力下降,血流恢复通畅则表示手术成功。

5. 留置 5F 导管于内支撑下方,导管经右颈内静脉引出,保留导管,局部抗凝。

【术中注意要点】

1. 穿透阻塞病变和释放内支撑是该术式的关键步骤。

2. 由上向下的会师穿刺法能提高成功率,防止并发症的发生。

3. 内支撑直径应大于球囊直径的 10%,其长度应完全覆盖病变并向两端延伸 1~2cm,以防内支撑移位。

【并发症】

1. 急性心脏压塞　一旦发生,应开胸切开心包,修复损伤下腔静脉,同时治疗并发症。

2. 急性心肌梗死　一旦发生,病死率极高。

3. 急性心功能不全　应积极心内科治疗。

4. 内支撑移位　一旦移位到右心房,应手术取出。

二、肝静脉开口成形内支撑术
hepatic vein opening forming inner support operation

肝静脉阻塞可为肝静脉开口膜性闭塞,近端开口节段性闭塞或肝静脉广泛性狭窄或闭塞。恢复肝静脉通畅能有效地解除门静脉高压症状。

【适应证】

1. 肝静脉开口膜性闭塞。

2. 肝静脉开口病变合并下腔静脉病变者,需要同时行下腔静脉扩张成形内支撑术。

【术前准备】

同下腔静脉成形内支撑术。

【麻醉与体位】

局部麻醉。仰卧于 DSA 操作台上。

【手术步骤】

1. 经颈内静脉行肝静脉成形内支撑术 按 Seldinger 方法行右颈内静脉穿刺,将导管置入肝段行下腔静脉造影,初步了解左右肝静脉开口的位置后,将引导导管,RUPS-100 穿刺针送入下腔静脉肝内段,经引导导管送入穿刺针,在 X 线透视下的肝静脉开口处穿刺肝右或肝左静脉,穿刺成功后测压、造影,再置入导丝和直径 8~10mm 气囊扩张管,行气囊扩张,待病变压迹消失后再行造影和测压,根据病变范围选择并置入内支撑。

2. 经皮经肝和经颈内静脉行肝静脉成形内支撑术 适应于经颈内静脉途径肝穿刺失败者,可采用经皮经肝和经颈内静脉途径联合穿刺肝静脉成形内支撑术。

【术中注意要点】

1. 如肝静脉和下腔静脉同时存在病变者,内支撑时应先放置肝静脉内支撑,再放置下腔静脉内支撑。

2. 肝静脉造影显示第 3 肝门的副肝静脉代偿扩张,肝脏血液经副肝静脉回流至下腔静脉者,仅行下腔静脉成形内支撑术,不需要行肝静脉成形内支撑术。

【术后处理及主要并发症】

同下腔静脉成形内支撑术。

三、经右心房破膜术
the right atrial rupture of membranes

1965 年日本学者 Kimura 首先采用经右心房破膜术,该术式是治疗肝上下腔静脉阻塞的重要方法,随着介入技术的发展,下腔静脉成形内支撑已取代经右心房破膜术,从而显著降低手术并发症,提高临床疗效。但对于介入失败的病例,需经右心房破膜术。

【适应证】

1. 隔膜型下腔静脉梗阻,肝静脉仅开口处阻塞。

2. 局限性下腔静脉阻塞,肝静脉仅开口处阻塞。

3. 经股静脉或颈内静脉球囊扩张术失败者。

【禁忌证】

1. 隔膜下有新鲜血栓形成。

2. 长度 3cm 以上的阻塞。

3. 肝静脉局限性阻塞。

【术前准备】

同下腔静脉成形内支撑术。

【麻醉与体位】

全身麻醉。取右前胸切口者右上胸略垫高,右上肢固定在头架上;取胸骨正中切口者平卧。

【手术步骤】

1. 右前胸第 4 肋间切口,女性则右乳腺下缘切口(图 56-4),也可取胸骨正中切口。

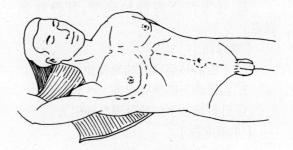

图 56-4　手术切口

2. 进胸腔后置胸腔牵开器,推开右肺显露右心房,在膈神经前方纵行切开心包,上至上腔静脉,下至心底部,游离阻塞近端下腔静脉并上套带。

3. 于右心房的下方适当部位缝一牵引线,提起牵引线,用心耳钳纵行钳夹右心房侧壁长约 3~4cm,荷包缝合心房壁,带胶管的线控制心房切口,避免切开后出血过多。

4. 切开右心房,术者右手指在开放心耳钳的同时迅速插入右心房并收紧荷包线,沿下腔静脉走向探查隔膜位置和韧性与厚度程度;手指尖触及隔膜后,均匀用力向前突破隔膜,由于隔膜光滑富有弹性,常需要反复数次向前用力方可将其穿破,并旋转手指加以扩张(图 56-5)。

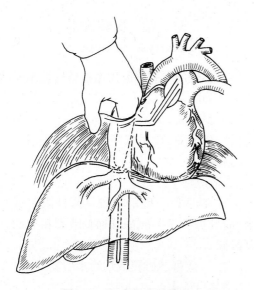

图 56-5　经右心房破膜术

5. 当隔膜不能突破时，可自右心耳引入血管扩张器。在经腹静脉穿刺插入带内芯的球囊导管，或下腔静脉破膜器的联合作用下，对隔膜进行穿破、扩张。手指从下腔静脉逐渐退至右心房，退出右心房的同时收紧荷包缝线，心耳钳夹住右心房，剪去缝线及牵引线，用 2-0 无损伤缝线连续缝合右心房切口，松开心耳钳，检查无出血后，去除下腔静脉套带，间断缝合心包。

6. 彻底止血后，置胸胸闭式引流管，缝合胸壁切口。

【术中注意要点】

1. 钳夹心包壁过于靠近与右心耳的交界处可能影响窦房结而致心律不齐；钳夹过于靠前可能影响右冠状动脉支，导致心肌缺血、心肌梗死；钳夹过于靠近上腔静脉入口可影响回心血量而致休克或心跳停搏。

2. 右心房切口不宜过小，避免因撕破致大出血。

3. 手指伸入右心房时，应以下腔静脉套为引导，勿误伸入右心耳及三尖瓣处。扩张下腔静脉后，再探查肝静脉的开口，如有膜性梗阻应同时破膜。

4. 破膜扩张成功后，肝静脉及下腔静脉

的回心血量增加，中心静脉压升高，应给予强心利尿，吸氧等处理。

【术后处理】

1. 严密监测生命体征和尿量的变化，严格控制输液量，给予强心、利尿治疗，预防右心功能衰竭。

2. 应用抗凝剂药物，1 周后可服用肠溶阿司匹林，疗程为 3 个月。

3. 术后 3 个月腹水仍未消退，若证实下腔静脉已通畅，而肝静脉不通畅，或继发肝硬化严重者，应考虑行肠腔侧 - 侧分流术（图 56-6~9）。

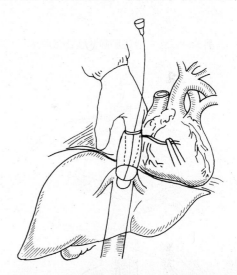

图 56-6　以球囊手指经右房破膜和扩张术

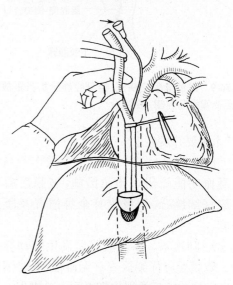

图 56-7　以球囊腔静脉插管反复扩张

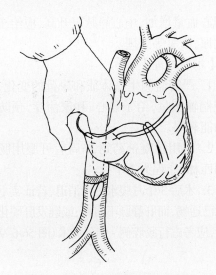

图 56-8　经右心房股静脉联合破膜术

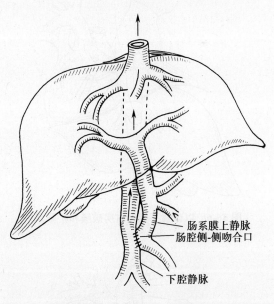

肠系膜上静脉
肠腔侧 - 侧吻合口

下腔静脉

图 56-9　肝静脉阻塞病例,经下腔静脉扩张置放支架后尚需行肠腔侧 - 侧吻合

【主要并发症】

1. 失血性休克　多因术中操作不当引起凝血功能障碍。预防措施:破膜后右心房应仔细缝合,积极改善全身情况及凝血功能。

2. 肺栓塞　多为破膜后发生肺动脉血栓。破膜后应仔细探查有无血栓,及时清除游离血栓。术后常规抗凝以防血栓发生。

四、腔 - 房转流术
cavity-real bypass

右心房与下腔静脉人造血管转流术是治疗下腔静脉膜性或节段性梗阻性布 - 加综合征的主要方法。由于介入技术水平的提高及临床疗效满意,该手术主要用于介入治疗失败的病例。

【适应证】

1. 肝后段下腔静脉段局限性阻塞或狭窄,而肝静脉至下腔静脉通畅或有粗大的副肝静脉。

2. 下腔静脉破膜或切膜术后复发者。

【禁忌证】

1. 下腔静脉广泛性狭窄或阻塞。

2. 肝静脉完全阻塞或伴继发性肝硬化。

3. 患者重要脏器功能障碍者。

【术前准备】

同下腔静脉成形内支撑术。

【麻醉与体位】

全身麻醉。前入路者平卧位,腰部略垫高;后入路者采取左侧卧位。

【手术步骤】

1. 先行上腹正中或右腹直肌切口进腹,探查腹腔,了解脾脏大小,吸净腹水,门静脉测压,切取肝组织行病理检查。

2. 提起横结肠,在十二指肠水平段切开后腹膜,向左推开升结肠和输入尿管,显露出下腔静脉长约 4~6cm,必要时结扎切断腰静脉支。

3. 胸部手术　如腹水为中等量者宜采用胸骨正中切口,如量少或无腹水者可采用右第 4 肋间切口,如女性患者则在右乳腺下缘(图 56-4)切口进胸,推开右肺,于右膈神经前纵向切开心包,显露下腔静脉、右心耳及右心房,并做心包牵引。

4. 于右膈前缘切开直径约 2cm 切口以供人造血管通过,取直径 15 mm,长 30mm 以上带外支持环的聚四氟乙烯或涤纶人工血管先做预凝（外预凝法）。卵圆形切开已阻断的下腔静脉前壁,用 5-0 无损伤缝线行人造血管与下腔静脉端 - 侧吻合,其吻合口应受外支持环的自然扩张。人造血管另一端经结肠后、胃和肝前,通过膈肌戳孔至右胸腔和纵隔,修剪人造血管端,阻断右心房壁 3cm,连续外翻缝合法行人造血管与右房端 - 侧吻合。吻合完毕后,在胸段人造血管插入排气针头以排出空气,先后松开下腔静脉和右心房阻断钳,待转运血管充盈后去除排气针头,出血点用蚊氏钳钳夹后止血（图 56-10~14）。

5. 再次门静脉测压,间断部分缝合心包,置放胸腔或纵隔引流管,逐层缝合胸腹切口。

6. 经后路腔转流术　取标准右侧胸腔切口,从第 6 或 7 肋进入胸腔,推开右肺,切断、结扎肺下韧带。游离右膈神经并向后牵拉,切开心包,沿下腔静脉切开膈肌,在肝裸区显露下腔静脉的正常段,按上述方法选择 16mm 直径的人造血管与下腔静脉和右心房端 - 侧吻合,排除管内空气,先后松开下腔静脉和右心房的阻断钳,置胸腔引流管,关胸。

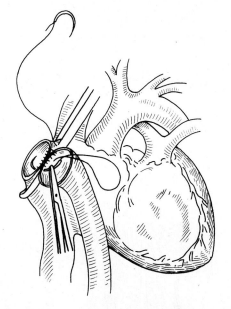

图 56-11　人工血管 - 右房端 - 侧吻合

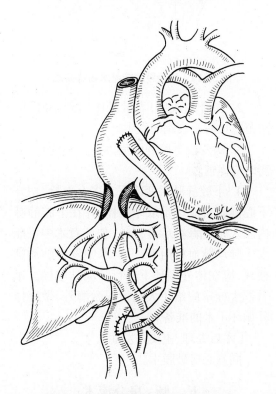

图 56-12　腔房转流术式血流分向示意

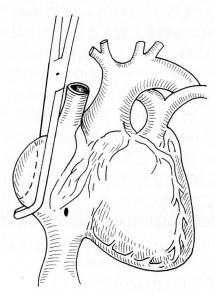

图 56-10　右心房壁拟切开示意

【术中注意要点】

1. 在显露下腔静脉和吻合时,一旦发生出血,应采用指压法和血管阻断钳钳夹止血。

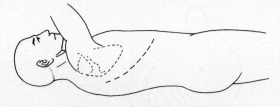

图 56-13 后径腔房转流术入路

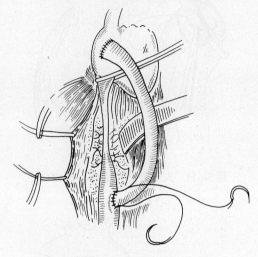

图 56-14 后径腔房转流术吻合完成

2. 吻合完成后,大量淤血回到心脏,应防范急性右心衰竭的发生。

3. 病变段下腔静脉周围往往粘连重,分离时应谨慎。

4. 下腔静脉病变的下方多有血栓,切开下腔静脉后应尽量取净血栓,并在下腔静脉内注入尿激酶 4 万~8 万U。要注意术中可能发生肺动脉血栓阻塞,一旦术中发生肺动脉梗死,应在体外循环下进行肺动脉取栓。术后发生栓塞应给予大剂量尿激酶外,做好体外循环手术的准备。

【术后处理、主要并发症】
同右心房破膜术。

五、肠 - 房分流术
intestinal-atrial shunt

肝后段下腔静脉阻塞段较长,同时肝静脉开口也阻塞,或伴有肝静脉本身局限或弥漫性阻塞性病变,继发或伴有肝硬化而共存

肝后性以至肝性门脉高压症时,采用腔 - 房分流术或 TIPS 手术均无法解决时,采用肠系膜上静脉与右心房间的人造血管转流术可降低门静脉高压。

【适应证】
1. 下腔静脉局限性阻塞或狭窄。
2. 同时伴肝静脉广泛性阻塞性病变。
3. 肠系膜上静脉通畅,全身情况尚好。

【禁忌证】
肠系膜上静脉阻塞者,全身情况差,不能耐受手术。

【手术步骤】

1. 沿上腹正中切口或腹直肌切口进腹吸净腹水,探查腹腔,测门静脉压力,取肝组织活检。

2. 提起横结肠,沿十二指肠水平段切开后腹膜至屈氏韧带,于肠系膜上右侧分离肠系膜,找到肠系膜上静脉,切开血管鞘,分离血管到胰腺下缘,显露出肠系膜主干之静脉,长约 4~6cm,其中右结肠静脉被包括在内,肠系上静脉的前壁及两侧加以充分游离。

3. 胸部切口 沿右第 4 肋间切口(女性行乳腺下缘切口)或胸骨正中切口进胸,切开心包,显露右心房。

4. 选用直径 14~16mm,长约 30cm 带外支持环的聚四氟乙烯人造血管,两端修剪成喇叭形或蛇头形。以二叶钳阻断肠系膜上静脉前壁,纵形切开前壁,采用 5-0 无损伤缝线行人造血管与肠系膜上静脉端 - 侧吻合。

5. 将人造血管的另一端经结肠后,胃和肝前入胸腔或纵隔。用心耳钳夹右心房侧壁,切开心房后行人造血管与右心房端 - 侧吻合,排除管内空气,先后松开肠系膜上静脉和右心房阻断钳(图 56-15)。

6. 吻合完毕后肝脏器均有缩小,门静脉压力下降(再次门静脉测压),充分止血后,置放胸腔引流管,逐层缝合胸腹切口。

【术中注意要点】
仔细分离、缝扎出血点和良好的血管吻

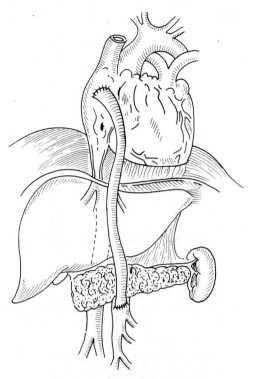

图 56-15　肠 - 房转流手术

合技术是手术成功的关键。

【术后处理、主要并发症】

同腔房转流术。

六、下腔静脉隔膜切除成形术
inferior vena cava diaphragmatic resection arthroplasty

直视下下腔静脉隔膜切除成形术,既可以全切除隔膜,清除隔膜下血栓,又可探查肝静脉,同时还能切除肝静脉的隔膜,术后疗效好,复发率低。但是,下腔静脉病变段位于肝裸区,暴露术野困难,腔静脉周围有大量侧支循环,解剖腔静脉时易发生出血并损伤淋巴管,术后并发顽固性乳糜胸,因而选择该术式时应从严掌握适应证。

【适应证】

1. 局限性阻塞或狭窄伴继发血栓形成者。

2. 球囊扩张,经右房破膜,腔 - 房、肠 - 房转流术失败者。

3. 下腔静脉病变伴肝静脉流出道膜性梗阻(图 56-16)。

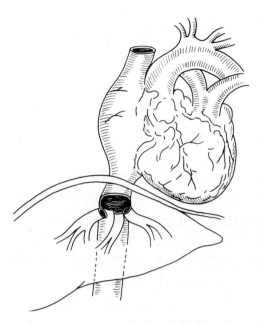

图 56-16　拟切除的病变示意

4. 患者全身情况尚能耐受手术。

【禁忌证】

1. 长段的下腔静脉阻塞或狭窄。

2. 全身情况难以承受手术者。

【麻醉与体位】

气管插管全身麻醉。仰卧位。侧径入路者取左侧卧位。

【手术步骤】

1. 切口　沿前径入路者取胸骨正中切口和上腹部正中切口。若侧径入路者取右侧经第 6、7 肋床做标准切口。

2. 进胸后推开右肺,结扎切断右下肺韧带、游离右膈神经,纵行切开心包,游离下腔静脉并上牵引带,沿下腔静脉切开膈肌和膈神经裂孔以充分显露出肝裸区。此处即在膈平面下方 2~4cm 处可探及增厚和发硬的病变区,呈环状,再进一步显露病变远侧达 3cm 长的下腔静脉。

3. 在阻断带之远端纵行切开病变上方的下腔静脉,较大的侧支血管应可靠缝扎,也可置入 Fogarty 导管止血。将转流管插入右心房收紧近端下腔静脉阻断带,远端插入带气囊的转流管至正常的下腔静脉,用生理盐水冲填气囊并向近侧牵引压迫止血,接上连接管,下腔静脉和肝静脉的血流经转流管进入右心房。

4. 在直视下沿下腔静脉壁完整地剪除隔膜或切除病变组织。探查其静脉管腔无狭窄后,首先撤出近侧端转流管,用5-0无损伤缝线分别从下腔静脉切口的上、下方向中央缝合,置放小心耳钳,尽快吸净球囊,充填生理盐水,取出球囊即转流管阻断下腔静脉未缝闭处,继续完成连续缝合。松开阻断钳,放出可能有气泡的血,收紧缝线打结。如有局部管腔狭窄,可取心包或补片材料行修补移植(图56-17~19)。

5. 冲洗胸腔,充分止血后,置放胸腔引流管,常规关胸。

6. 如需要下腔静脉内切除部分肝组织,应在体外循环下行根治性切除术。

【术后处理】

同腔-房或肠-房分流术。

【主要并发症】

1. 大出血 由于根治性切除术涉及游离梗阻上、下段的下腔静脉,腔静脉的切开及切除经肝静脉段的肝组织,拔出管道以及缝

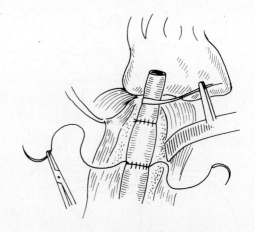

图56-18 病变切除后补片移植术

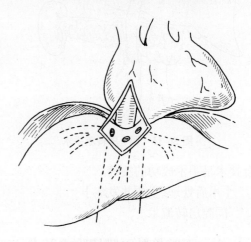

图56-19 切开下腔静脉肝组织以显露出肝静脉的开口

合腔静脉补片移植等,稍有不慎均可发生致命性的大出血。因此,术者在操作前要有充足的准备。

2. 肺梗死 多由残留于下腔静脉的血栓脱落或恢复血流前未排净气体所致。

3. 术中应耐心、细致操作,重视每个步骤,预防主要的并发症是关键。

【述评】

布-加综合征在西方国家多因血液高凝状态导致肝静脉血栓形成。在我国下腔静脉隔膜阻塞是布-加综合征的主要类型。因此应用介入法治疗能有效解除下腔静脉梗阻,具有创伤小,并发症少,临床疗效显著的特点。该病治疗方法多,应严格掌握手术适应

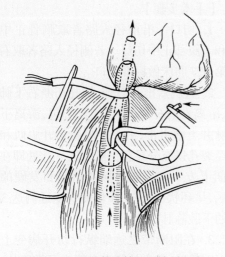

图56-17 下腔静脉转流和控制血流

证,防范和减少手术中及术后的并发症和病死率。

参 考 文 献

1. 汪忠镐,王化华,吴继东等 . 球囊扩张和腔内支架治疗布 - 加综合征 . 中华医学杂志,1995,75:97
2. 汪忠镐 . 布 - 加综合征的探查(附 250 例报告). 心肺血管学报,1991,10:175
3. 汪忠镐 . 布 - 加综合征的诊断和治疗(附 50 例报告). 中华医学杂志,1987,67:72
4. 汪忠镐 . 肠 - 房和脾 - 房转流治疗布 - 加综合征连续 18 例成功报告 . 中华胸心外科杂志,1988,4:17
5. 汪忠镐,马颂章,王世华等 . 布 - 加综合征根治术式的探讨 . 中华胸心血管外科杂志,1995,11:132
6. Wang ZG,Zhu Y,Wang SH,et al.Recogrution and management for Budd-chiari syndrome.Re port of one hundred cases.J Vasc Surg,1989,10:149

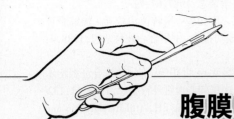

第 57 章

腹膜后肿瘤切除术

resection of retro peritoneal tumors

腹膜后肿瘤主要来自于腹膜后间隙的脂肪、疏松结缔组织、筋膜、肌肉、血管、神经、淋巴组织以及残留的胚胎组织等。分良性和恶性两大类。恶性肿瘤占 60%~80%，其中常见有脂肪肉瘤、纤维肉瘤、平滑肌肉瘤、神经纤维肉瘤和淋巴肉瘤等，少见者有恶性纤维组织细胞瘤(malignant fibrous histiocytoma)、黄色肉芽肿等。良性肿瘤中以纤维瘤、神经纤维瘤、畸胎瘤等为常见，腹膜后肿瘤中实质性者多为恶性，囊性者常为良性。

腹膜后间隙(又称为腹膜后腔)是一个潜在的巨大间隙，上起横膈，下达盆腔底部，两侧到腰方肌外缘。也可认为小肠系膜、横结肠系膜、乙状结肠系膜两叶之间隙亦可包括在内(图 57-1)。

由于近代麻醉、各种监测技术及止血电刀等的发展，为切除巨大腹膜后肿瘤提供了条件。外科医师对腹膜后间隙的解剖不熟悉，就会在探查的过程中放弃切除肿瘤的机会，或因操作不当，以致使肿瘤复发造成不必要的损伤或切除相邻的组织器官。腹膜后肿瘤广泛切除是指在切除肿瘤的同时，将与其紧密粘连的无法分离的器官或组织一并切除。如肿瘤较大无法切除，也可在包膜内切除，以缓解对邻近器官及管道的压迫。恶性肿瘤无远处转移，应争取广泛切除，但也不宜强行手术，以免造成难以控制的广泛渗血或大出血，以致危及生命。

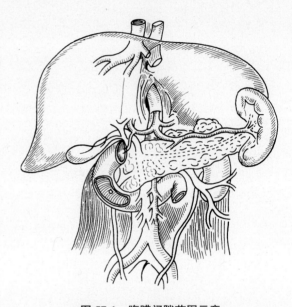

图 57-1 腹膜间隙范围示意

【适应证】

1. 腹膜后肿瘤，基底不宽。

2. 初次探查未能切除的肿瘤，经放疗或化疗后，肿瘤明显缩小，估计能切除者。

3. 肿瘤术后复发，尚能推动者。

【禁忌证】

1. 高龄，不能耐受手术者。

2. 有心、肺疾病伴有心、肺功能障碍者。

3. 有远处转移者。

4. 有大量腹水。

5. 肿瘤区域大，基底部宽，粘连固定者。

【术前准备】

1. 选择性动脉造影以了解肿瘤的血

供情况,并可栓塞血管,使肿瘤缩小后再行手术。

2. 做磁共振血管造影(MRI)或动脉数字减影造影(IA-DSA),可以了解肿瘤血管情况,以便术中减少出血。

3. 做静脉肾盂造影,了解双侧肾功能及输尿管移位情况,因术中可能同时合并一侧肾脏损伤。

4. 根据肿瘤的大小、性质、与大血管的关系,准备足够的血液。

5. 做胃肠道准备等。

6. 预备好血管手术器械和人造血管等。

【麻醉与体位】

持续硬膜外麻醉或气管插管全身麻醉。平卧位、或左、右侧卧位。

【手术步骤】

1. 根据肿瘤的部位,大小可选用经腹或经胸腹联合切口。

2. 探查、分离、显露肿瘤,并查清肿瘤与周围组织、脏器及重要血管的关系(图57-2)。

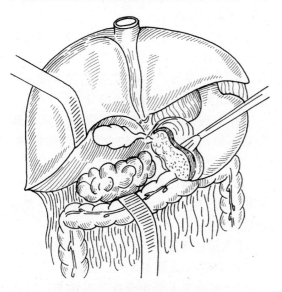

图 57-2 显露右侧腹膜后肿瘤

3. 取冷冻病理切片。保护好大血管避免受损。如为巨大囊性肿块,可选穿刺或置入吸引头以吸出囊性液(血性、脓性或尿样混浊液)使瘤体变小,提高肿瘤的切除率和减少

损伤血管等器官。

4. 位于右侧的肿瘤游离时通常比左侧难。但不论左或右侧肿瘤,原则上均应先从内侧缘开始游离。如来自左侧的肿瘤先从右侧开始游离,只要能将肿瘤的内侧缘与下腔静脉和腹主动脉分开,离断肿瘤与下腔静脉或腹主动脉间的血管,就有可能完整地切除肿瘤,如来自右侧的肿瘤,仍依此方法进行。分离肿瘤的粘连时,边用热盐水纱布垫压迫止血,边分离。根据粘连情况,可用电刀钝、锐结合进行分离,逐一缝扎或结扎止血。

5. 如在分离肿瘤周围组织的紧密粘连时遇到出血多而不易控制,应考虑在不影响生命的前提下,将受累的脏器与肿瘤一并切除。

6. 盆腔腹膜后肿瘤切除,大出血的机会及发生率高,应充分做好暂时阻断腹主动脉或其主要分支的准备。

7. 若在分离过程中发生较大的出血或渗血,可先用热盐水纱布垫填压止血,在快速输血补液的同时,迅速将肿瘤从包膜内钝性剥离摘除,再用纱布垫填塞肿瘤床(图57-3~5)。填压5~10分钟后,缓慢取出纱

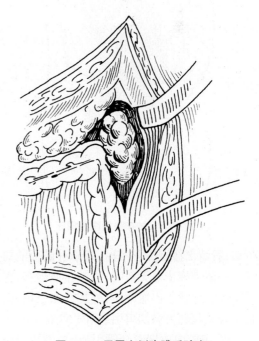

图 57-3 显露左侧腹膜后肿瘤

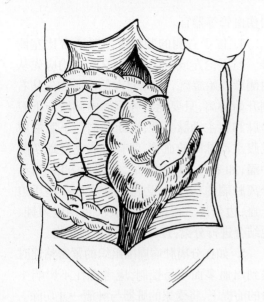

图 57-4　探及肿瘤后方并钝性分离

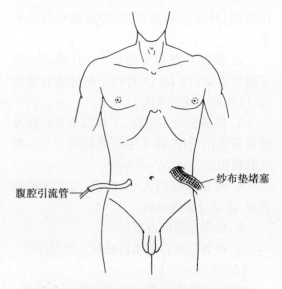

图 57-6　腹腔内放置引流及纱布垫压迫止血

腹腔引流管　　　　　　纱布垫堵塞

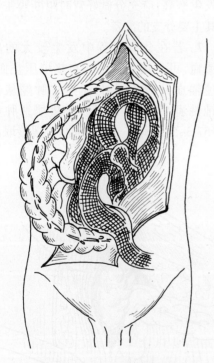

图 57-5　纱布垫堵塞肿瘤床

布垫,看清出血点,逐一缝扎或修补破损的血管。一般措施止血无效时,内填止血纱布,再用明胶海绵填于出血部位,外加纱布条填塞,其尾端从腹部另做切口引出(图57-6)

8. 腹腔内放置双套管引流,另做切口引

出,冲洗腹壁切口,逐层缝合。

【术中注意要点】

1. 按层次进行解剖分离,充分显露手术野。

2. 做好暂时阻断腹主动脉、髂总动脉或髂内动脉的准备。

3. 在肿瘤和大血管部分严重粘连时,应多用锐性分离,少用钝性分离。

4. 先从易分离的地方入手,使大部分肿瘤松动游离后,再处理困难部分。

5. 如肿瘤基底部解剖不清,可先将大部分切下取出,留下基底较少部分再做处理。此时视野清楚,出血也易控制。

6. 如脏器已被侵犯,剥离时出血很多,不易控制,为保全生命,在紧急情况下可考虑牺牲有关脏器。

【术后处理】

1. 腹腔引流管 3~5 天后拔除。

2. 术后 5 天开始分次拔除填塞压迫止血的纱布垫,必要时在手术室一次拔除。一旦再有出血,便于再次纱布垫填塞止血等处理。

3. 其他处理同腹部大的手术。

【述评】

腹膜后肿瘤尤其是恶性肿块,手术最大的危险性是大出血,手术成功的关键是有效控制大出血,术前充分准备,术中常规给予维生素 K、酚磺乙胺、氨甲环酸、巴曲酶等,有助于渗血的止血效果。由于可能手术时间冗长,出血多,并可能分离粘连时损伤血管致难以控制的大出血,因此应做好阻断腹主动脉和髂总动脉或髂内动脉的准备。术中因粘连重应尽量少用钝性分离。一旦出血,一般止血措施无效时,可用碘仿纱布压迫,再用氨甲环酸浸透的纱布垫填塞压迫,腹壁另做切口引出。术后 5 天左右分次拔除,往往能获得满意的效果。

　　腹膜后肿瘤术后易复发,故应注意随访,及早发现,争取再次手术。对于巨大的良性肿瘤,如神经纤维瘤,有时一次性手术难以切除干净,可采取分期分割切除。两次手术间隔时间不能短于 3 个月。

　　腹膜后肿瘤对化疗和放疗均不敏感,一般均不考虑。仅有淋巴肉瘤或生殖源性肿瘤可采用化疗和放疗。对这类患者术中应使用金属夹作为标记,原则上先行放疗,疗程完成后再行化疗,疗效满意。

参 考 文 献

1. 郑泽霖,曹路宇.腹膜后肿瘤的手术原则和径路.实用外科杂志,1991,11(6):282
2. 王亚农等.原发性腹膜后肿瘤手术中大出血的预防和处理.实用外科杂志,1991,11(6):297
3. 吴阶平,裘法祖主编.黄家驷外科学.第 6 版.北京:人民卫生出版社,2000
4. 黄志强主编.腹部外科手术学.长沙:湖南科学技术出版社,2004
5. 黎介寿,吴孟超,黄志强主编.普通外科手术学.第 2 版.北京:人民军医出版社,2007
6. Rober E,Condon H. Hernia,second ed.JB Lippincott,Philadelphia,1978
7. Joseph G,Mc Carthy.Plastic surgery.vol6. Philadelphia:WB Saunders,1990,3764-3770
8. Richard T,Shackelford. Surgery of the alimentary tract.vol3.Philadelphia:WB Saunders,1991,2155-2439

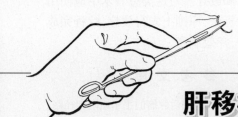

第58章

肝移植概述
Liver Transplantation Overview

自 1963 年 Starzl 在美国试行首例人体原位肝移植以来,至今已被公认为是终末期肝脏疾病的一种有效治疗方法。由于肝脏是人体的单一器官,故迄今肝移植的供肝来源主要还是尸体肝脏,可以是尸体的全肝或部分肝脏。近十多年来,随着外科技术的进步,新型免疫抑制剂如环孢素的问世,肝移植取得了划时代的飞速发展,已成为治疗终末期肝病的首选方法。鉴于人体只要具有正常健康全肝的 20% 便可经肝组织再生而恢复良好功能,而又无损于供者的肝功能,所以近年来又发展到利用活体部分供肝做移植,一般多采用亲属的肝左外叶。

目前,全世界肝移植中心已有 30 多个,每年均有 8000 多例次持续上升的肝脏移植手术。在欧洲术后患者 1 年和 5 年的生存率分别达到 80% 和 65%,术后最长生存者已超过 30 年。在我国已有 30 多个单位开展了肝移植,有多个单位超过了 20 多例次。天津市中心医院和香港玛丽医院已分别达 200 多例次。上海东方肝胆医院 1996 年 5 月重新开展肝移植后,连续成功施行了 5 例背驮式原位肝移植术,除 1 例术后 7 个月死于肝炎复发、急性肝坏死外,余 4 例健康的生存 3~6 年。四川大学(原华西医科大学)2002 年在国内首例开展成人活体肝移植,至 2006 年 10 月共开展了活体肝移植近 80 例,其中成人间活体肝移植 60 余例。在国际上首创了活体右

肝移植并下腔静脉置换术治疗终末期巴德-吉(基)亚利综合征并肝硬化的手术方式,实施了国际上首例活体右半肝加尸体劈裂左半肝合成的双供肝脏移植,创造了手术显微镜下行 2mm 的肝胆肠道吻合,使活体肝移植术后胆道并发症的发生率由 20%~30% 降到 8.7%。另外还解决了国际上长期以来采用活体肝移植治疗暴发性肝衰竭疗效极差的难题。

一、适 应 证

没有其他合适的内外科疗法可供选择的、不可逆的急慢性肝功能衰竭导致的多种疾病都可施行肝移植。在发达国家,肝移植的主要适应证是肝硬化、胆性肝病、先天性代谢异常、暴发性肝衰竭和肝肿瘤。肝炎后肝硬化和乙醇性肝硬化行肝移植最为常见。

1. 实质性肝脏疾病

(1) 坏死后肝硬化:在欧洲和美国,除乙型肝炎病毒(hepatitis B Virus,HBV)表面抗原(HBSAg)阳性的坏死率分别为 75% 及 73%;两年的生存率分别为 73% 或 67%。肝移植后与丙型肝炎病毒(hepatitis C Virus,HCV)相关的肝炎准确发病率不清楚。但初步研究提示,HCV 是肝移植后慢性肝炎的重要原因,而且有相当比例的病例存在丙肝复发。匹兹堡大学报道,坏死后肝硬化 HBSAg 阳性患者中,肝移植后 1 年和 2 年患者生存

率分别为 76% 和 73%；而 HBSAg 阳性者的生存率分别为 58.8% 和 48.6%。但从 1978 年应用高效的抗乙型肝炎病毒免疫球蛋白及 1994 年应用拉米呋定 (lamivudine) 预防肝移植后乙肝复发以来，使乙肝病毒感染的终末期肝病成了不再是有争议的肝移植适应证。

(2) 乙醇性肝硬化：乙醇性肝硬化即使有并发门脉高压症静脉曲张或出血的病史，移植术后效果非常满意。

2. 淤胆性肝脏疾病　淤胆性肝病包括原发性硬化性胆管炎 (primary sclerosing cholangitis, PSC)、原发性胆汁性肝硬化 (primary bilary cirrhosis, PBC) 和胆道闭锁 (bitiary atresia)。

(1) 原发性硬化性胆管炎 (PSC)：是一种高并发症和病死率的进行性疾病，多数 PSC 的患者一直与炎性肠道疾病有关，该病同时与胆管癌有关，因此对 PSC 患者的评估应包括胆道和肠道的全面评估。Stiber 等报道 10 例，其中 6 例移植后 1 年内死于癌的复发，仅 3 例有 4 个月到 2 年多时间的存活。

(2) 原发性胆汁性肝硬化 (PBC)：该病一直是肝移植最常见的指征之一。PBC 常发生食管静脉曲张从而威胁生命，因此是否并发食管静脉曲张是评估患者肝移植的重要因素。PBC 的脑病、瘙痒症和黄疸在肝移植成功后会很快清除，皮肤的黄色瘤在数周内消退。肝移植成功后静脉曲张出血是罕见的。英国曾报道 3 例 PBC 复发，而美国和我国也未见有报道。

(3) 胆管闭锁：在婴儿和儿童的肝移植中有约 60% 的是因为胆管闭锁。胆管闭锁患儿施行胆道引流术后如仍持续黄疸，特别是血清胆红素 >170μmol/L，以及中度以上黄疸并有门脉高压症的证据，如食管静脉曲张，即是肝移植的手术指征。

3. 先天性代谢性疾病　包括肝豆状核变性 (wilson 病)、酪氨酸血症、a₁- 抗胰蛋白酶

缺乏症、糖原沉积病、半乳糖血症严重复合免疫缺陷、家族性高胆固醇血症等，据欧美文献报道，这些患者的术后生存率是高的。肝移植后，移植肝保留供体的合成功能，不仅纠正了代谢缺陷，而且治疗了肝功能衰竭。1989 年 Starzl 在《英格兰医学杂志》上报道了先天性代谢异常疾病的肝移植情况，其中 1 例为 a₁- 抗胰蛋白酶缺乏症肝移植后，最长的生存已 16.5 年。

4. 血管性疾病　伴有肝纤维化的慢性 budd-chiari 综合征是肝移植的指征。如在肝移植后，能维持长期抗凝疗法。则能获得极高的生存率。

5. 肝癌　肝癌或胆管癌肿的肝移植后早期生存率较高，但遗憾的是移植术后 6~18 个月内癌的复发率较为常见，临床提示免疫抑制宿主体内，微小癌巢作为恶性细胞的来源能回到并蔓延进入新肝脏的良好环境致肿瘤复发，特别是慢性病毒性乙型肝炎、乙醇性肝硬化和血红蛋白沉着症 (hemochromatosis) 伴有很高的肝癌发生率。而纤维板层肝癌 (fibrolamellar hepatoma)，在肝移植后比普通的肝癌复发率要晚，而可能有治愈的机会。上皮样血管内皮瘤肝移植后效果也较满意。而多数肉瘤行肝移植后效果较差。酪氨酸血症的儿童发展到大结节性肝硬化，通常伴有肝癌形成，因而建议在 2 岁左右进行肝移植。转移性原发性胆管癌，由于术后复发率高，并非理想的适应证。欧洲报道 2 年生存率 45%，而美国为 0%。但据 Wittiam 报道如仔细选择合并肝硬化的早期肝细胞癌患者，主要是单发性，直径 ≤3cm，无血管侵犯者，进行肝移植的术后 5 年精确生存率为 75%，可见早期肝癌合并严重肝硬化应是较为理想的肝移植适应证。胆管癌肝移植的远期疗效极差，有学者将此类患者列为肝移植的绝对禁忌证。

6. 急性肝功能衰竭 (fulminant hepatic failure, FHF) 临床结果证实，肝移植将明显提

高这类患者的生存机会,肝移植亦将成为目前唯一有效的抢救手段。仅从存活率来看,各移植中心报道不一。欧美国家2年生存率为56%~58%,相比选择性患者的生存率低,因为多为急诊手术,时间紧迫,供、受体的匹配条件差,同时或还存在肝性脑病,也影响术后患者的存活。而非甲非乙型急性重症肝炎似乎不会在移植肝复发,两者移植后1年存活率接近,约为40%,近年来已有明显提高。

二、禁　忌　证

肝移植几乎少有绝对禁忌证。严重的全身状况,无耐受能力,估计寿命不会有显著延长,或不会提高生活质量,也不能经内、外科纠正者,可能不宜行肝移植。自发性细菌性腹膜炎应在术前5天左右给予治疗。老年人即往列入禁忌证,但1991年Stiber报道60岁以上肝移植获得良好效果。在匹兹堡接受肝移植最大年龄者76岁,至报道时已81岁还健康存活。人类免疫缺陷病毒(human immunodeficiency virus,HIV)阳性者,因肝移植后与艾滋病有关的病死率高达37%。因此,目前认为是肝移植的相对禁忌证。

三、术　前　准　备

1. 对准备肝移植术治疗的患者的评估,包括原发病的诊断、病期、预后、肝脏体积的大小及肝脏肿瘤或怀疑肿瘤者,确定病变的范围及门静脉的通畅情况。

2. 大量胃肠道出血、肝性脑病的发作史、顽固性腹水、近期肝功能恶化、肝脏体积缩小、肝脏合成功能障碍等,都是早期肝移植指征。

3. B超或磁共振(MRI)确定门静脉是否通畅。必要时应做动脉造影、动脉造影的静脉象。可能需要适当的肠系膜静脉循环探查、计算机断层(CT)扫描对确定肿物存在,有无肝外转移是有价值的。为判断PSC患者是否存在胆管癌,应多次行胆管内镜探查或经皮肝穿胆管脱落细胞检查。

4. 血液的肿瘤标志物检查,包括癌胚抗原、维生素 B_{12} 结合蛋白、铁蛋白、甲胎蛋白及甲、乙、丙型肝炎的血清学检查。如前所述,HBV携带者(HBSAg阳性),可得益于手术开始至以后投用高效免疫球蛋白。移植前评估的部分,应查巨细胞病毒(CMV)、带状疱疹病毒(varicellazoster vrius,VZV)、免疫球蛋白浓度。CMV原发和再活动感染都是移植后遇到的最常见和最严重的病毒感染。

5. 门脉高压症的处理

(1) 腹水:顽固性腹水是棘手的问题,而且可能导致严重的并发症,包括自发性细菌性腹膜炎和溃疡性脐疝。适当的利尿和胶体液的应用是必要的,并且对大量腹水适当放腹水,腹腔分流术(Lcvccn分流术,Dcnvcr分流术)亦有一定作用,并且在移植时容易去除分流管。

(2) 曲张静脉出血:肝移植前,外科医生的主要作用在于防止再出血,最理想的是在等待肝移植时行非侵入性介入手术来控制出血,如经颈内静脉穿刺肝内门-体静脉支撑架分流术(trans jugular intrahepatic portosystemicstent-shunt)是一种有坐标的介入技术。一旦手术成功,出血即可停止,能有效控制出血和降低门静脉压力。

6. 受术者除按腹部大手术进行术前准备外,尚需做以下准备。

(1) 精神和心理上准备:要解除精神上的顾虑,正确理解肝移植的利弊。

(2) 全身支持和补充营养:终末期肝移植患者多有营养不良,应加以补充,以供给足够的热量、蛋白质和维生素等。

(3) 纠正凝血机制异常,在术前3天肌注维生素K。

(4) 术前1天应用抗生素,静脉注射、口服抗真菌药物。

(5) 胃肠道准备。

(6) 术前晚口服硫唑嘌呤 2mg/kg。

四、术 后 处 理

肝移植患者的术后处理要求严格,手术人员与初期的处理人员需继续努力协调配合。在典型病例中,如果移植后的新肝脏立即发挥良好的功能,又无额外的危险因素,患者需在重症监护室(ICU)监护24~48小时,住普通病房观察2~3周后出院。在很多方面肝移植患者术后处理与普通外科类似,但也有一些重要的不同之处。

1. 手术结束离开手术室,患者始终处在第3间隙液体容量过多状态,在24~48小时内尿量减少,常需要使用利尿药物和胶体液。

2. 肝移植早期　常可见中度凝血酶原时间延长和血小板减少,如同时伴有高血压时,有颅内出血的危险。一般情况下,凝血酶原时间延长并超过15~20秒以内以及血小板大于3万/L,可不需要处理。血管血栓形成的高危险患者,应用低分子右旋糖酐以及给予口服阿司匹林,可与食物一并口服,同时给予双嘧达莫,一旦凝血酶原时间少于18秒,皮下注射肝素50μ/kg,每日两次。对成人患者很少需要用这些处理办法。

3. 腹腔内出血和原发性移植肝无功能(PGF)　是手术后可能很快出现的问题。术后一旦确诊腹腔出血,应即刻手术探查,即使生命体征平稳也不应保守治疗。在手术探查前应注意输血纠正低容量以免造成低血压或无尿。因为几天内移植肝仍有部分肝功能,故PGF可以不会在术后立即出现。术后PGF的原因,包括缺血性保存损伤、血管内血栓形成以及超急排异。持续性肝功能异常、不能纠正的凝血酶原时间延长、乳酸水平升高、少尿和中枢神经系统(CNS)的变化(如嗜睡、癫痫发作)等都是PGF常见的早期症状。肝移植后应避免应用麻醉剂和催眠药,以免对CNS状况判断受到影响。待昏迷、碱中毒、高钾血症或低血糖出现时,已是PGF的晚期

征象。应避免静脉输钾,可给10%的葡萄糖液以维持血糖水平。急诊再次肝移植,才能挽救PGF患者的生命。

4. 免疫抑制剂的应用　肝移植的免疫抑制剂治疗方案,在各个移植中心都有不同的经验,不过目前已基本上形成了"二联"或"三联"用药模式,"二联"法即CSA或FKS06及甲泼尼龙,"三联"法则为CSA或FKS06,甲泼尼龙和硫唑嘌呤,目前MMF已逐渐取代了硫唑嘌呤。

5. 急性排斥反应的治疗　多发生在移植术后5~14天,临床表现为发热、精神萎靡、食欲减退、头痛、胆汁引流量减少、黄疸加深、胆汁变稀薄淡。实验室检查总胆红素升高,但必要时应行肝穿活检,病理检查的典型特征是以单核细胞为主的汇管区炎性细胞浸润,伴中央静脉内膜炎和胆管内皮损伤。一旦确认急性排斥反应,应采用大剂量的类固醇激素静脉内冲击治疗,对抗激素的应尽早改为FK506或OKT₃治疗。

6. 定期行床旁多普勒超声检查,以了解门静脉和肝动脉的通畅情况。

参 考 文 献

1. 吴孟超. 肝脏外科学. 第2版. 上海:上海科学技术出版社,2000
2. 吴孟超. 腹部外科学. 上海:上海科学技术出版社,1992
3. 沈魁. 何三光. 实用普通外科手术学. 沈阳:辽宁教育出版社,1989
4. 吴阶平,裘法祖主编. 黄家驷外科学. 第6版. 北京:人民卫生出版社,2000
5. 黄志强主编. 肝脏外科手术学. 北京:人民军医出版社,1996
6. 黄志强主编. 肝脏外科. 北京:人民军医出版社,1981
7. 黄志强主编. 现代腹部外科学. 长沙:湖南科学技术出版社,1994
8. 黄志强,顾倬云主编. 肝胆胰外科进展. 北京:人民军医出版社,1989
9. 谭毓铨主编. 现代肝胆胰脾外科. 长春:吉林科学技术出版社,1992

10. 黄志强. 腹部外科基础. 北京:人民卫生出版社,1988

11. 童尔昌,季海萍. 小儿腹部外科学. 北京:人民卫生出版社,1991

12. 顾倬云. 老年外科学. 北京:人民卫生出版社,1998

13. 黄洁夫. 肝脏移植的理论与实践. 广州:广东科技出版社,1998

14. 严律南. 肝脏外科. 北京:人民卫生出版社,2002

15. 严律南. 现代肝脏移植学. 北京:人民卫生出版社,2004

16. 黄志强主编. 腹部外科手术学. 长沙:湖南科学技术出版社,2004

17. 黎介寿,吴孟超主编. 普通外科手术学. 第2版. 北京:人民军医出版社,2007

18. 严律南主编. 活体肝移植. 北京:人民卫生出版社,2007

19. Kazue Ozawa 著,严律南主译. 氧化还原理论与现代肝脏外科. 北京:北京医科大学中国协和医科大学联合出版社,1995

20. Gordon RD,et al. Progress in Liver transplantation. Adv Surg,1987,21:49

21. Mizumoto R,et al. Surgical anatomy of the hepatic hilum with special reference to the caudate lobe. World J Surg,1988,12:2

22. Terpstra OT,et al. Auxiliary hetcrotopic Liver transplantation,Transplantation,1988,45:1003

23. Saliba F,et al. Risk factors of bacterial infection after transplantation. Transplant Proc,1994,26:226

24. Linuma Y,Senda K,Fujihara N,Saito T,et al. Surgical site infection in Living-donor Liver transplant recipients. A Prospective study Transplantation,2004,(5):704-709

25. Dagmar K,Thomas S,Raymund E,et al. Insulin Treatment Improves Hepatic Morphology and Function Hepatic Signals After of Severe Trauma. Annals of Surgery,2004,(240):340-349

26. Martin CA,Surur JM,Garcia MN,et al. Compararative Study of DNA Synthesis and nucleolar organizer regions of sinusoid littoral cells in mouse regenerating liver. Biocell,2005,(29):33-38

27. Florence Lacaille,Etienne soka. Living-Related Liver Transplantation. Journal of Pediatric Gastroenterology and Nutrition,2005,(133):431-438

28. 许敏. 肝脏外科解剖与现代肝切除术及肝移植术. 国外医学. 外科学分册,1992,2:80-82

29. 陈实. 肝移植围术期处理. 肝胆外科杂志,1997,5(4):200

30. 严律南,贾乾斌,李波等. 原位肝移植术后近期并发症的防治. 临床外科杂志,2002,(6):333-336

31. 张杰,王辰. 肺部感染细菌耐药现状. 中华医院感染学杂志,2002,12:79-80

32. 林琦远,赵永恒,严律南等. 肝移植术后肺曲霉素感染的诊治. 中华外科杂志,2003,(1):17-18

33. 马玉奎,严律南,李波等. 肝移植术后感染的诊治. 中华器官移植杂志,2004,(5):288

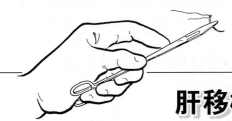

第 59 章

肝移植术

Liver trans Plantation

第一节　供肝切取术

　　近年来,供肝的来源除少数取自活体亲属外,大部分仍取自尸体。不论是全肝移植还是部分肝移植,移植的肝脏必须保持解剖结构的完整性及良好的功能。因此,一个高质量的供肝是保证肝移植成功的首要关键步骤。

　　尸体供肝者分为两类,即有心搏脑死亡供者(简称脑死亡供者)和无心搏死亡供者。有心搏脑死亡供者可预先游离供肝,然后在原位进行隔离灌注后方才切取供肝,为常规切取供肝方法,又称为标准供肝切取术;无心搏脑死亡供者或脑死亡供肝者虽有心搏,但很难维持血流动力学的稳定时,则应先行原位隔离灌注整块切取供肝,在植入受体前要仔细修整供肝,此法称为快速灌注法供肝切取术。

一、脑死亡者供肝切取术
the brain dead donor
hepatectomy surgery

【手术步骤】

　　1. 切口的选择　①腹部大十字形切口,从剑突下至耻骨联合纵长切口,在脐平面与直切口交叉作一向两侧腋前线延伸的大横切口(图 59-1)。此切口是以显露和满足切取肝脏或肝、肾同时切取的手术,必要时,在开始原位肝灌注后附加右侧第 8 肋间切口进胸,以便更充分显露手术野。尤其适用于血液循

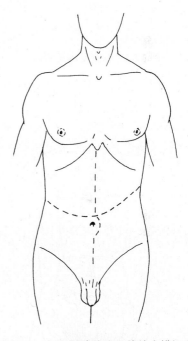

图 59-1　向两侧腋前线延伸的大横切口

环不稳定或手术时心搏骤停者的快速冷灌洗切取肝脏或肝、肾;②胸腹正中长切口,上自胸骨切迹,下达耻骨联合的纵长切口,劈开胸骨,剪开心室,两侧向后剪开部分膈肌,分别用自动腹部拉钩和胸骨撑开器充分显露手术野(图 59-2,3)。

　　2. 探查　切开腹壁后,进腹腔进行充分的探查,以排除肝脏和其他器官未曾发现的恶性肿瘤和其他疾病,触扪肝脏的质地是否

差。保护肝动脉的血供尤为重要,首先应扪及肝十二指肠韧带,以估计肝动脉所在位置,此时要注意探查有无来自肠系膜上动脉的异位肝右动脉,或源于胃左动脉的异位肝左动脉。

3. 供肝的预分离

（1）游离盲肠、左结肠,将右半结肠、横结肠用盐水纱垫包裹后推向左侧腹腔,显露出腹膜后腔以充分暴露肾脏至髂静脉的肝下下腔静脉及腹主动脉前壁,结扎切断肠系膜下动脉（图 59-4）。在 Treitz 韧带处游离肠系膜下静脉以备门静脉插管灌注。游离髂总动脉分叉上方的腹主动脉,用两根牵引线环绕腹主动脉,以备行动脉冷灌注（图 59-5）。

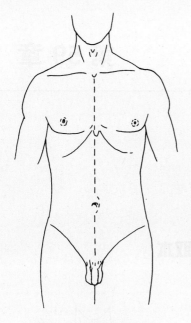

图 59-2　胸腹正中长切口

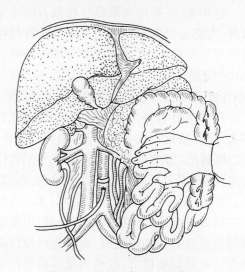

图 59-4　将结肠推向左侧腹腔

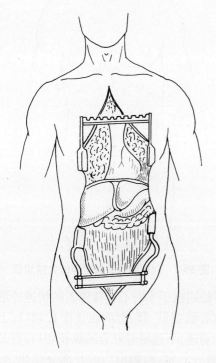

图 59-3　充分显露手术野

柔软,表面是否光滑,边缘是否锐利,有无脂肪变性,对指压的敏感性等,以评估供肝的质量和各项指标,如肝脏的脂肪含量高,质地过软,边缘圆钝或肝表面呈花斑状,说明供肝的质量

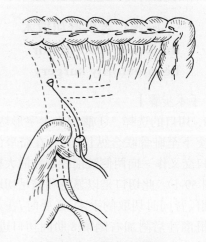

图 59-5　备动脉冷灌注

（2）切断结扎肝圆韧带，用电刀切开镰状韧带、左右冠状韧带、左右三角韧带、肝结肠韧带、肝肾韧带，进一步分离肝裸区以及肝上、下腔静脉。

（3）解剖肝十二指肠韧带。先在十二指肠上缘分离胆总管，尽可能在远端结扎，离断，其近端不要做过多的游离，以免损伤胆总管的血供（图 59-6）。

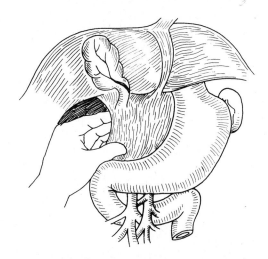

图 59-7　术者手指伸入小网膜孔，扪及异位肝动脉搏动

动脉、胃左动脉，显露腹腔动脉干，游离附近的腹主动脉。在靠近腹腔动脉干处切断，结扎脾动脉、胃左动脉（图 59-8）。如肝左动脉发自胃左动脉，应仔细解剖，结扎胃左动脉进入胃小弯的各分支，妥善保留异位的肝左动脉（图 59-9）。

（6）轻轻提起肝动脉，以显露后方之门静脉，将其从周围淋巴结组织中分离出来，分离并结扎胃左静脉（冠状静脉）及来自胰腺

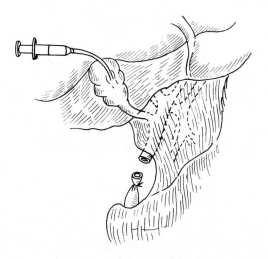

图 59-6　离断结扎远端胆总管

（4）解剖、分离肝动脉。由于肝动脉解剖变异较大，应仔细探查肝动脉的血供情况。先将肝左外叶向右侧牵拉，再探查异位肝左动脉。如有，应结扎进入胃的分支，保留胃左动脉。经探查确认无异位肝左动脉，则可切开肝胃韧带，仔细触扪肝总动脉的搏动，沿着肝总动脉解剖至腹腔动脉根部。如在此处扪不到动脉的搏动，应想到约 10% 的供者有解剖变异的可能，其肝右动脉或肝总动脉可来自肠系膜上动脉，术者用左手经 Winslow 孔探查肝门，此时可在门静脉的后方扪及变异的动脉搏动（图 59-7）。

（5）结扎并切断胃右动脉等。当确认胃十二指肠动脉后，结扎前可暂时阻断该动脉，然后探查肝十二指肠韧带内有无动脉搏动，如有则可将确认的胃十二指动脉，予以结扎切断。并逆行追踪肝动脉行径，游离、解剖脾

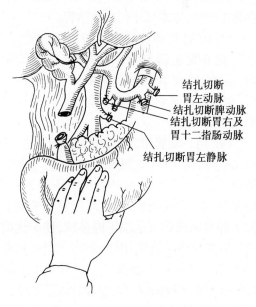

结扎切断胃左动脉
结扎切断脾动脉
结扎切断胃右及胃十二指肠动脉

结扎切断胃左静脉

图 59-8　结扎胃左动脉，走向胃小弯

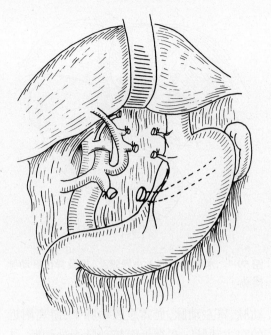

图 59-9　妥善保留好异位的肝左动脉

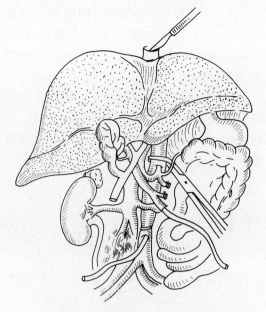

图 59-10　灌注液流入腹腔吸出液体

的第 1 支静脉,以游离出尽可能长的门静脉,并充分游离脾静脉。

4. 冷灌注

(1) 此刻,在肾动脉水平以下切开腹主动脉前壁,插入灌注管,并结扎远端的腹主动脉。在肠系膜下静脉插入灌注管至门静脉主干,如插管困难,尽快显露门静脉与肠系膜上静脉汇合处,以更便于门静脉插管。

(2) 在腹腔动脉干上方游离腹主动脉,纵行切开腹肌脚,在其下方游离腹主动脉前、后方,以便置放血管阻断钳,分离插管后,立即经静脉给予肝素 300u/kg,行全身肝素化。

(3) 用一血管钳阻断腹腔动脉干上方的腹主动脉,用 4℃ UW 液经门静脉,腹主动脉迅速冷灌注。此时,剪开心房下下腔静脉,使灌注液排出至胸腔;同时离断左肾平面上的下腔静脉或切开远端下腔静脉,使灌注液流入腹腔并吸出液体(图 59-10)。结扎、切断肠系膜上动脉和上静脉。一般情况下肝动脉灌注 UW 2000ml 左右,门静脉灌注 UW 液 4000~6000ml。

5. 供肝切取

(1) 灌注后供肝苍白变冷,将供肝向下牵拉,以显露出肝上下腔静脉与周围的膈肌组织一并切取,然后将供肝牵向上方,于肾静脉上方切断下腔静脉,沿腹腔动脉根部周围的腹主动脉环形切取一袖口状动脉片(图 59-11)。如有起源于肠系膜上动脉的异位肝右动脉则应保留腹腔动脉和肠系膜上动脉两个根部之间的联合部,即沿两根部切取一

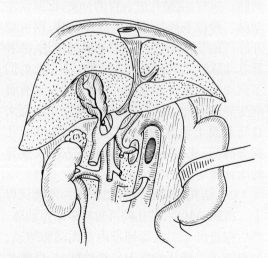

图 59-11　沿腹腔动脉根部的腹主动脉、环形切取一袖口状动脉片

较大的袖口状动脉片(图59-12)。最后,靠近十二指肠韧带的远端横断肝十二指肠韧带,整个供肝切取完毕(图59-13)。

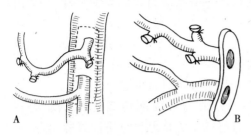

图 59-12 切取较大的袖口状动脉片

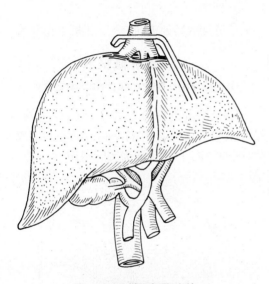

图 59-13 供肝切取完毕

(2) 将供肝即刻放入盛有4℃林格液的盆中,剪开胆囊底部,挤出胆汁,以胆管冲洗器反复冲洗胆囊,无明显胆汁后,以4℃ UW液 20~40ml 由胆总管端注入至胆囊内流出UW液为止,将供肝放入4℃ UW液的塑料袋中,扎紧袋口保存备用。

二、无心搏供者肝切取术
non heart beating donor liver incision

无心搏的新鲜尸体或脑死亡血流动力学不稳定的供体常采用快速灌注法来切取肝脏;先灌洗,使供肝快速降温,然后再解剖,目前在国内肝移植中心仍然是常采用的方法之一。

【手术步骤】

1. 切口 取腹部大十字切口入腹。

2. 探查 快速剪开镰状韧带,探查肝脏以确定可否作为供肝,并向肝脏表面洒碎冰屑。

3. 原位隔离冷灌注 一旦确认能作供肝(如肝脏的色泽、大小、质地等均正常者),即开始分离。显露腹主动脉,在肾动脉水平下切开腹主动脉前壁,插入灌注管,于Trietz韧带处先找到肠系膜上静脉,行门静脉置管(图59-14),如此处置管不理想尽快改为肠系膜下静脉置管。在膈肌平面以下分离出降主动脉并阻断,在左侧快速开胸以直接阻断降主动脉的胸段同时行腹主动脉及门静脉冷灌注,迅速剪断右心房下之下腔静脉,或从肾静脉以下的下腔静脉插管引出灌注液。结扎肠系膜上静脉,以阻止来自肠管的血液,确保供肝灌注量及快速降温。

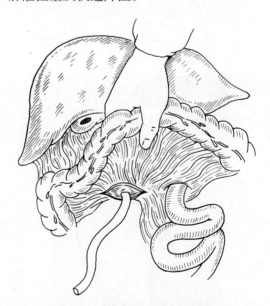

图 59-14 经肠系膜上静脉插管灌注

4. 游离,切取供肝

(1) 当供肝苍白冰冷,灌注液流出清亮,术前从前向后方剪开膈肌,直至腹主动脉,注意防止损伤食管,剪开右侧膈肌至右侧肾脏。向下牵拉肝脏时避免损伤肝包膜。切断整个膈肌后,解剖肝十二指肠韧带内的三管道结构(图59-15~17)。

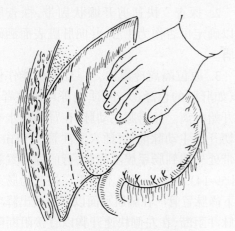

图59-15 虚线示剪开右侧膈肌

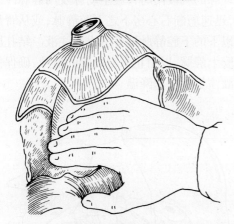

图59-16 游离肝裸区

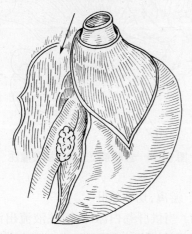

图59-17 游离右侧膈和腹膜附着处

(2) 在无血的情况下游离肝十二指肠韧带,在胰腺上缘游离出胆总管远端并切断。结扎切断胃右动脉和胃十二指肠动脉。逆向游离解剖肝动脉直至腹腔动脉开口,紧靠其开口处结扎,切断胃左动脉和脾动脉。如前所述,肝左动脉的变异来自于胃左动脉,应注意保留。

其余步骤同前所述。

(3) 尽量在无端切断肝十二指肠韧带,在肾静脉上方横断肝下下腔静脉,将尚未离断的膈肌和附着的腹膜组织一并切断,将供肝一并切下。

供肝切取后处理同脑死亡供肝者切取术。

三、供肝修整术
the donor liver repair surgery

整个供肝的修整过程中,应于4℃器官保存液(Universitg of Wisconsin solution,UW)中(图59-18),UW目前为国际通用。

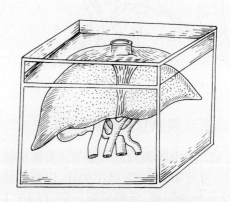

图59-18 供肝浸泡在UW液中

【手术步骤】

切除供肝的胆囊时,注意勿损伤供肝,胆囊管和胆囊动脉应妥善结扎。

1. 先修整第2肝门 沿左、右冠状韧带与膈肌附着处,剪除全部膈肌的附着组织,仔细缝扎膈静脉开口和腔静脉壁之细小破口,仔细分离右肾上腺,缝扎右肾上腺静脉。

2. 第1肝门的修整 尽可能清除附着在肝动脉和门静脉上的组织。保留胆总管周围的结缔组织,以免影响源自右肝动脉的胆总管血供而导致术后缺血和胆瘘。

3. 供肝动脉变异的血管重造 常见于源自肠系膜上动脉副右肝动脉,则应修剪腹腔动脉开口及肠系膜上动脉开口处腹主动脉壁,将两个口用 6-0 无损伤缝线吻合,以便供肝植入时,利用肠系膜上动脉远端与受体肝动脉吻合(图 59-19)。如需同时切取胰腺,或肠系膜上动脉受损,可将此副右肝动脉与供体的脾动脉做端 - 端吻合(图 59-20)。如果两者的口径不相匹配,则可将副右肝动脉与供体的胃十二指肠动脉吻合(图 59-21)。

文献上报道上海东方肝胆医院在获取供肝中,曾遇 1 例除有正常起源的肝动脉外,同时又起源于肠系膜上动脉的副右肝动脉和来自胃左动脉的副左肝动脉(图 59-22)。切开动脉两个根部之间的联合部,并将两个口对合缝合,然后将肠系膜上动脉与受体肝动脉吻合获得成功(图 59-23)。受体已健康的生存 6 年。

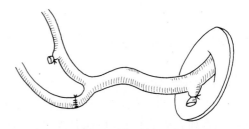

图 59-21 副右肝动脉与供体的胃十二指肠动脉吻合

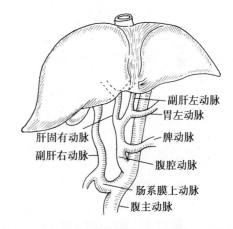

图 59-22 肝动脉起源正常外,还有副右肝动脉和副左肝动脉

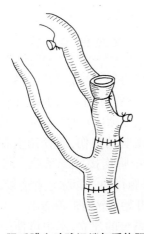

图 59-19 肠系膜上动脉远端与受体肝动脉吻合

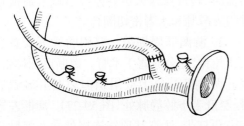

图 59-20 副右肝动脉与供体的脾动脉做端 - 端吻合

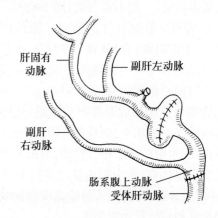

图 59-23 肠系膜上动脉与受体肝动脉吻合

第二节 受体病肝切除术

受体病肝的切除是肝移植手术中技术难度最大的部分之一,因常存在严重的肝硬化门脉高压及种种腹部手术史,广泛的粘连均应仔细解剖、分离,妥善止血,对术中的出血应有足够的估计。

【手术步骤】

1. 切口选择 仰卧位。皮肤消毒范围从颈部直到大腿中上 1/3 包括上臂和腋下(图59-24)。

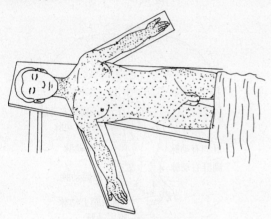

图 59-24 受体消毒范围

最常采用双侧肋缘下斜切口,中间垂直向上延至剑突,一般不需开胸(图59-25)。

2. 静脉-静脉转注的建立 原位肝移植时,由于需阻断门静脉和下腔静脉,受体患者的胃肠道和下半身的血液不能返回心脏,当阻断时回心血量可骤减到 50% 以上,患者在无肝期可发生腹腔脏器严重淤血,致使门静脉高压进一步加重,全身血管阻力增加,静脉压升高,术中的出血难以控制,可出现严重的低血容量休克,术中输血量可高达 1 万 ~2 万 ml 以上,因而可造成大量输血所致的凝血功能紊乱和心肺肾功能损害。

体外转流分别经由左大隐静脉、门静脉将腔静脉和消化道的血液通过转流泵驱动,由左侧腋静脉转回心脏。一般情况下,在开

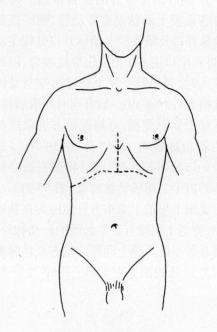

图 59-25 切口选择

腹前将大隐静脉及腋静脉准备好,可采用静脉切开,将导管分别置入上述静脉。也可经皮穿刺取代静脉切开而缩短手术时间并减少腋静脉等血管的损伤,插管完毕后用特制的抗凝 silastic 管连接转流系统。将大隐静脉连接,后来施行的门静脉导管连接,静脉转流系统即可开始运转(图59-26)。

转流系统的建立,术中可使门静脉系统压力锐减,减少术中的侧支静脉出血,行静脉转流时,转流操作人员要监控与调节血流量并与麻醉师和术者密切配合。

3. 游离肝周韧带 双侧肋缘下安置悬吊式拉钩,充分显露手术野。离断肝圆韧带,缝扎两侧断端电刀或组织剪离断肝镰状韧带,至肝上下腔静脉处(图59-27)。离断左冠和三角韧带,注意其顶端连接处常有静脉分支,故应妥善结扎。离断肝胃韧带,如有副左肝动脉出现,应将其切断结扎,继续离断右三角韧带,右冠状韧带,肝结肠韧带及肝肾韧

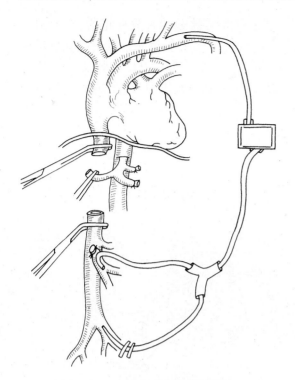

图 59-26　受者无肝期间静脉转流

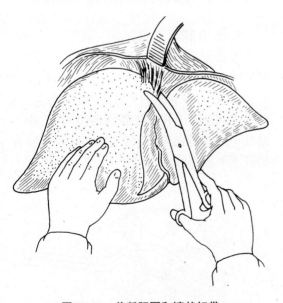

图 59-27　剪断肝圆和镰状韧带

至关重要,一旦肝门或下腔静脉出血即可控制。向下牵拉并左右翻转肝脏,分别显露左右膈静脉并予以缝扎、切断。至此,肝上下腔静脉得以显露(图 59-28,29)。仔细分离肝上下腔静脉前筋膜,逐步钝性分离其后壁,用弯血管钳顺利通过其后壁,置止血带备用。

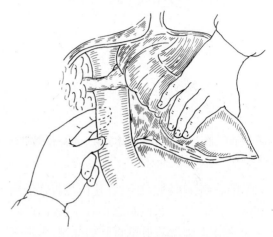

图 59-28　游离右半肝及肝后下腔静脉

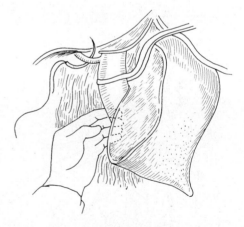

图 59-29　贯穿缝扎有膈静脉置肝上下腔静脉止血带备用

带。注意病肝右后方与后腹膜有丰富的侧支循环,在分离时应妥善结扎止血。至此,整个病肝已被游离。

4. 预置肝上、肝下下腔静脉及第 1 门阻断管,即控制肝门及下腔静脉的血液循环

5. 向左侧牵拉开肝十二指肠韧带,以显露其后方的肝下下腔静脉。于肾静脉上方仔细分离其周围组织,同前述置止血带以备用,经 Winslow 孔通过肝十二指肠后方置乳胶管。至此,肝上、肝下下腔静脉及第 1 肝门阻断管预置完毕(图 59-30)。

6. 游离第 1 肝门　先解剖肝十二指肠

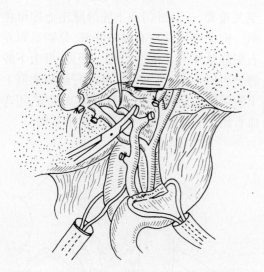

图 59-30 肝上、肝下下腔静脉及第一肝门预置阻断管完毕

韧带的右侧,确认胆总管,缝扎包绕胆管的侧支静脉,以显露一长段胆总管后,继续向肝门方向游离,尽量靠近肝脏将其结扎,避免损伤其远端的血供(图 59-31)。

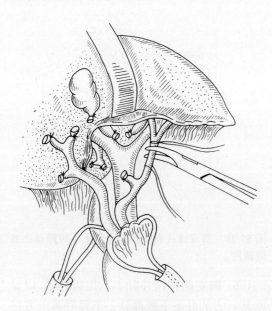

图 59-31 游离第一肝门

在胆总管的左侧扪及并确认肝动脉后,游离肝总动脉分出胃右动脉和胃十二指肠动脉远端。此时应注意保留胃右动脉和胃十二指肠动脉。在肝动脉置放标记带,在肝门左右肝动脉远端置放标记带,在肝门左右肝动脉分叉处尽量靠近肝门结扎肝动脉(图 83-31)。向左侧牵开肝动脉,以显露门静脉,将门静脉从其周围的淋巴组织和周围神经组织中分离出来,将门静脉游离出 3cm,准备在近肝门高位将其离断(图 59-32)。

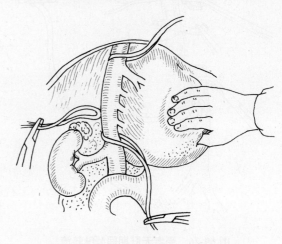

图 59-32 准备切除病肝时近肝门高位离断

7. 游离肝下下腔静脉 切开十二指肠第 2 段外侧后腹膜,以游离十二指肠第 2、3 段后壁,将游离的十二指肠向左侧牵拉,在胆总管后方,右肾静脉的头侧游离下腔静脉(图 59-33)。提起肝下下腔静脉的阻断管,逐一结扎下腔静脉的腰支,游离出一段可供吻合的肝下下腔静脉。

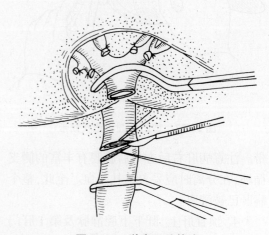

图 59-33 游离下腔静脉

8. 切除病肝 当供肝修整完毕并确认可植入时,方可开始切除病肝。

在胃右动脉和胃十二指肠动脉远端,门静脉和肝下下腔静脉尽量靠近肝脏分别置血管阻断钳并切断,每支血管至少应保留 1.5cm 的游离长度,以便做血管吻合用。至此,受者进入无肝期。

将肝脏向头侧牵拉,逐一结扎,切断汇入下腔静脉的腰支静脉,一并分离肝脏与腹后壁间的粘连,仔细止血。此时,肝脏仅与肝上下腔静脉相连。将肝脏放回原位,尽可能靠近肝脏游离肝上下腔静脉,亦可在肝上下腔静脉的前方纵行剖开 2cm 肝组织即能更理想的游离肝上下腔静脉,以获得足够长的血管有利于吻合。尽量靠近膈肌用弯血管阻断钳横行阻断肝上下腔静脉,在肝静脉汇入下腔静脉处横行切开前壁,然后尽可能远离血管阻断钳切断其后壁,即可获得足够长的下腔静脉段(图 59-34),病肝完全切除。与胆一

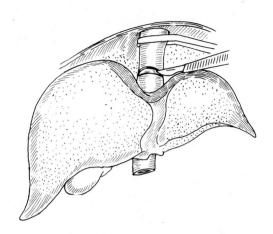

图 59-34 尽量靠近膈肌阻断肝上下腔静脉,远离阻断钳切断,以获得足够长的下腔静脉段

并送病理探查和细菌培养。

9. 肝床的处理 由于肝床有丰富的血管,应予仔细缝扎或用氩气电刀凝血并缝闭后腹膜创面。依次先后缝合右三角韧带区、左三角韧带区,最后缝合下腔静脉的剥离面。

第三节 经典原位肝移植术

标准的原位肝移植的血管重建顺序:一般为肝上下腔静脉,肝下下腔静脉,门静脉,肝动脉,也可将门静脉放在肝上下腔静脉之后,最后胆管重建。

【手术步骤】

1. 肝上下腔静脉吻合

(1) 将供肝原位放入受体肝床,先吻合肝上下腔静脉后壁。尽量使供肝及受体的肝上下腔静脉靠近,在两血管的左右侧分别用 3-0 无损伤线缝合固定并向外侧对称性牵引,然后在两血管前壁的中点处各缝 1 针牵引线,以便显露血管后壁以利操作(图 59-35)。

(2) 从一端开始缝合后壁,缝针从血管外进入血管内,尽量做 U 形褥式外翻连续缝合(Connell),它的优点可使血管壁外翻,血管内膜与内膜对合确实,尤其是对血管大小不相匹配的更为必要,否则一旦血管开放后

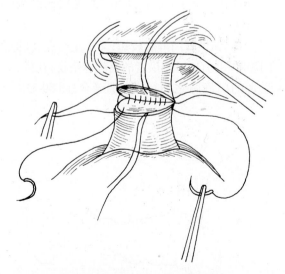

图 59-35 吻合肝上下腔静脉后壁

漏血很难进行修补。但小心肝移植,血管细小时不宜使用此法吻合,否则易引起吻合口狭窄。

(3) 前壁做连续外翻缝合(图59-36),小儿前壁宜采用间断缝合,可使吻合口不致缩小。血管吻合前壁时应注意勿缝到血管的后壁。

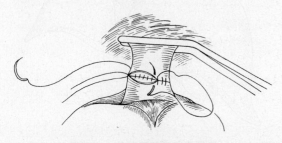

图59-36 前壁连续外翻缝合

肝上下腔静脉吻合完成后,暂不松开阻断钳,随即进行门静脉吻合。

2. 门静脉吻合

(1) 门静脉的管径较粗,缝合较方便,如供、受者的血管管径不匹配或小儿肝移植时,可即时将门静脉修剪成斜形口径,以增加吻合口径防止吻合口狭窄。成人用5~6-0的无损伤缝线做3点固定牵引线,先缝后壁,再缝前壁,均采用连续外翻缝合法。如小儿的门静脉口径小于3mm时,应用7-0无损伤缝线做间断缝合。

(2) 如供肝门静脉较短,又不足与受者的门静脉相吻合,可用供者的髂静脉搭桥,在供、受者的门静脉之间行端-端缝合(图59-37)。

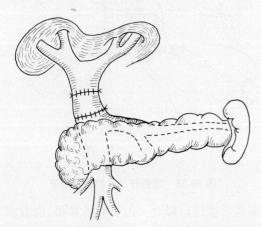

图59-37 髂静脉搭桥,在供、受者的门静脉之间做端-端缝合

如受者门静脉栓塞或狭窄不能做吻合时,可用供者的髂静脉端-端吻合,以延长门静脉,然后在结肠根部游离出肠系膜上静脉并予阻断,将供者的门静脉延长段经胃后、胰腺前之间通过结肠系膜孔(开口)至肠系膜上静脉,用6-0无损伤缝线做端-侧吻合(图59-38)。如受者肝硬化,可能胃小弯有扩大的侧支循环静脉,若口径足够,也可与供肝的门静脉做吻合,以减免上述搭桥的程序。

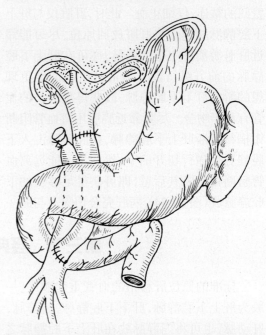

图59-38 供者的门静脉长段与肠系膜上静脉端-侧吻合

(3) 门静脉癌栓的处理:如受体的门静脉有癌栓形成,应在病肝切除后,用小弯血管钳轻轻提起门静脉的断端,松开门静脉阻断钳后,用无齿镊取出癌栓,直至门静脉有大量血液冲出。确认癌栓已取干净后再阻断受者的门静脉。

(4) 恢复移植肝血供:门静脉吻合完毕后,即可开放门静脉阻断钳,恢复移植肝血供,结束无肝期。此时,将移植肝内高钾的保存液以及下半身的酸性代谢产物的血液,经供肝肝下下腔静脉放出250ml左右,再次阻断供肝肝下下腔静脉。随即开放肝上下腔静脉,门静脉系统压力即减轻,移植肝血供恢复 2/3,结束无肝期。随即经周围静脉注入环孢素及甲泼尼龙等药物。

3. 肝动脉的吻合 肝动脉的吻合是血管重建中最关键的一步。由于供、受体肝动脉都存有变异的可能,术者应根据变异情况做血管整形,尽可能获得较大的动脉血管做吻合。

(1) 供体、受体肝动脉均正常能够解剖者:一般行供、受者肝动脉端-端吻合。如两者血管口径差别较大,可将小的动脉剪成斜面或做一楔形切口再做吻合。如供、受者肝动脉口径都较小,可将受体的肝动脉与胃十二指肠动脉的分叉处劈开,扩大后再吻合(图 59-39A,B);也可将供肝的腹腔动脉片与受者肝总动脉或肝动脉与胃十二指肠动脉分叉处劈开的血管片做吻合(图 59-39C)用 6-0 血管缝合线做三定点连续缝合,也可间断缝合。

(2) 受者肝动脉变异:如直接来自于肠系膜上动脉的肝右动脉,可将供肝的腹腔动脉或肝动脉与受者肝右动脉做端-端吻合(图 59-40)。如受者肝动脉口径较小,可将供者腹腔动脉与受者腹腔动脉旁的腹主动脉直接做端-侧吻合(图 59-41)。小儿肝移植时也常用此术式。

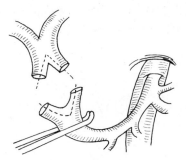

A.肝动脉与胃十二指肠动脉分叉处剪开扩大后吻合

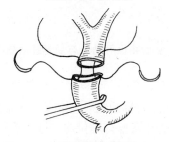

B.肝动脉端-端吻合

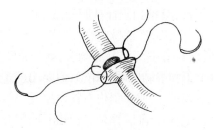

C. 肝动脉与供肝的腹腔动脉片吻合

图 59-39 根据情况选择血管吻合

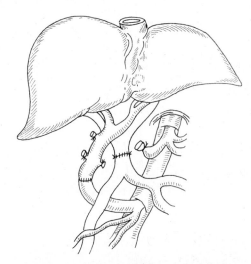

图 59-40 如受者肝动脉变异,选择血管吻合

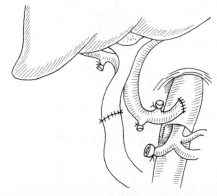

图 59-41 如受者肝动脉口腔小,可将供者的腹腔动脉与受者腹腔动脉旁的腹主动脉做端-侧吻合

(3) 如受体的肝总动脉和腹腔动脉都无法使用时,也可采用一段供者的髂血管搭桥,

即将髂血管穿过肠系膜,在胰腺前通过胃后到达肝门与供肝的肝动脉或腹腔动脉做端 - 端吻合(图 59-42)。如胃后因与胰腺粘连分离困难,将十二指肠游离后将拱桥的髂血管经十二指肠外侧到达肝门与供肝的肝动脉做端 - 端吻合(图 59-43)。

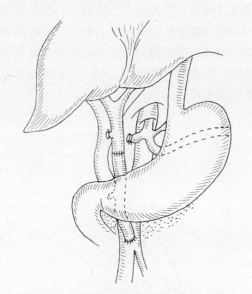

图 59-42 髂血管与供肝的肝动脉端 - 端吻合

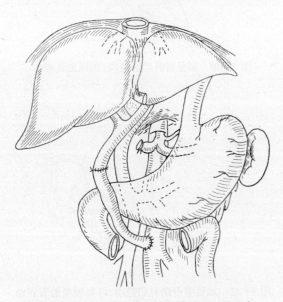

图 59-43 髂血管与供肝的肝动脉端 - 端吻合

(4) 当供肝有 2 支肝动脉时:可用较小的一支肝动脉与受者肝动脉做端 - 侧吻合,较粗的一支与受体肝动脉做端 - 端吻合(图 59-44);或者修整供肝时将供肝较小的一支肝动脉与供肝较粗的一支肝动脉做端 - 侧吻合,然后将供肝动脉与受者肝动脉做端 - 端吻合(图 59-45)。

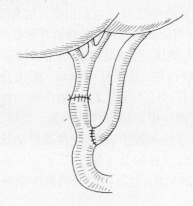

图 59-44 供肝有两支动脉时,较小的一支与受者做端 - 侧吻合,粗的一支做端 - 端吻合

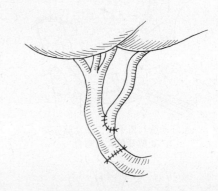

图 59-45 然后将供肝动脉与受者肝动脉做端 - 端吻合

完成肝动脉重建后,开放受肝动脉的阻断钳,移植肝恢复动脉供血,此时的移植肝已全部恢复血供。肝脏的色泽红润,肝组织的张力正常,可见到胆汁从胆管溢出。

4. 肝下下腔静脉吻合 肝动脉吻合完毕后,最后行肝下下腔静脉吻合,其步骤和方法与肝上下腔静脉的吻合相似,但要注意缝合后壁时不宜过深,避免损伤右肾动脉(图 59-46)。

恢复全身血液循环,完成肝下下腔静脉吻合后,开放血管阻断钳,下腔静脉完全开放,下半身血液复流,全身血液循环恢复。此

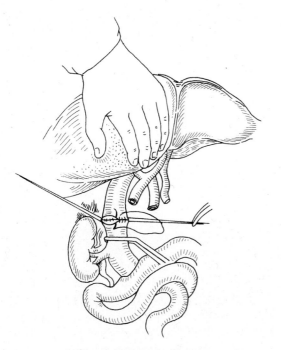

图 59-46 吻合下腔静脉缝合最后几针前,开放阻断近心端的下腔静脉以冲出空气和血凝块

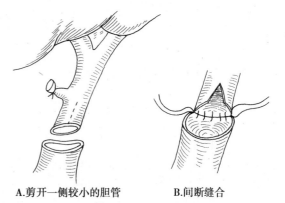

A.剪开一侧较小的胆管　　　B.间断缝合

图 59-47 胆道重建

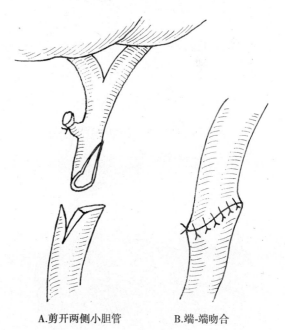

A.剪开两侧小胆管　　　　B.端-端吻合

图 59-48 胆道重建

时,应注意监测血流动力学和 pH 变化。

5. 胆道重建　胆道重建有两种方式,即供、受体的胆总管端 - 端吻合及胆管空肠 Roux-en-y 吻合。

(1) 胆总管端 - 端吻合:胆总管端 - 端吻合是肝移植最常用的胆管重建式。切除供肝胆囊,在其近端剪断肝胆总管,但注意保留适当长度,以保证吻合时胆管无张力。

用 6-0 不吸收线做单层黏膜对黏膜间断缝合,如供、受体的胆总管口径相差过大,可将较小的胆总管一侧端剪开(图 59-47):如两者胆总管均较小,则均剪开(图 59-48)。

T 形管从受者的胆总管引出,起到支撑作用。如受者胆总管较细,也可将 T 形管的短臂劈开,以缩小其口径(图 59-49A~D),T 形管一般保留 3 个月,期间可行 T 形管造影,观察胆汁的量与质,判断有无急性排斥反应。

(2) 胆管与空肠吻合:在以下情况时可使用该术式:①供、受者胆总管端 - 端吻合时张力过大;②受者的胆总管口径太小,远端无血供;③受者胆总管病变如硬化性胆管炎;④胆总管周的侧支循环丰富,在游离胆总管时可造成致命性大出血,不可能行胆总管端 - 端吻合。a. 胆管空肠吻合一般距 Trirtz 韧带 20~30cm 处切断空肠,以供胆总管与切断的空肠远端 Roux-en-y 襻做端 - 侧吻合。用 5~6-0 可吸收线做间断缝合,关闭空肠断端

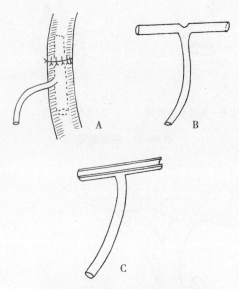

A~C.选择T形管从受者的胆总管引出

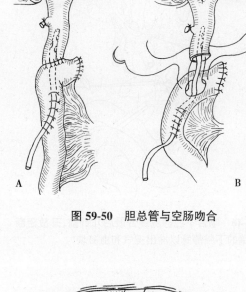

图 59-50　胆总管与空肠吻合

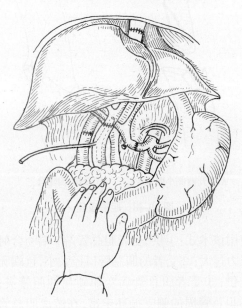

D. 胆道重建后T形管置入后的示意图

图 59-49

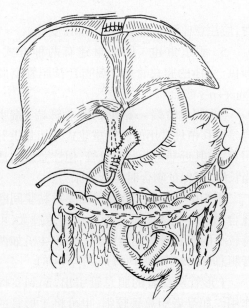

图 59-51　胆管与空肠襻端 - 侧 Roux-en-y 吻合

（图 59-50A）。b. 吻合前在供者胆总管内置一支架管（图 59-50B），经空肠襻穿出空肠，该处距离胆肠吻合口至少 10cm。c. 近端空肠与距离胆肠吻合口 40cm 以上的空肠襻做空肠与使空肠的端 - 侧吻合（图 59-51）。d. 在 Roux-en-y 空肠襻的系膜对侧，距离胆肠吻合口的 10cm 处将空肠壁戳一小孔，将胆总管支架管经该孔引出，在肠壁内做 5~6cm 隧道包埋以防止肠漏，经腹壁另切口引出，4~6 周后拔除。

6. 放置引流管 最后，对腹腔的所有部位进行仔细探查，彻底止血，清理术野。常规放置 3 根腹腔负压引流管：分别放于右膈下，其引流管的头部靠近下腔静脉的右侧、左侧的肝下。术后密切的观察引流量及性质，发现问题及时处理（图 59-52）。

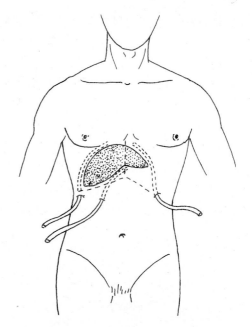

图 59-52 常规放置 3 根负压引流

第四节 背驮式原位肝移植术

背驮式肝移植即为保留受者下腔静脉的原位肝移植。该术式由 Tzakis 于 1989 年首先报道，经不断改良，现已日趋完善。

该术式在无肝期内不需要阻断受体的下腔静脉，不引起受者下肢及双肾的严重淤血，也不影响回心血量，对全身血流动力学影响小，亦不需应用体外静脉转流，简化了手术程序和操作。已被广泛用于各种良性终末期肝病。由于时有病肝切除不够彻底，故不适用于肝脏的某些恶性肿瘤，如肝脏恶性肿瘤已侵犯或累及下腔静脉、第 2、3 肝门或尾状叶肿瘤已包绕部分下腔静脉，已无法分离。

一、背驮式原位肝移植的肝切除术
piggyback liver transplantation hepatic resection

病肝切除时，第 1、2 肝门的解剖和分离步骤与标准肝移植病肝切除基本相似，其难点在于第 3 肝门的肝短静脉及较粗的右副肝静脉的游离结扎。肝短静脉可多达 10~20 余

支，粗细及长短不等，往往连带部分肝组织在下腔静脉上，才能将病肝切除。

【手术步骤】

1. 解剖第 3 肝门 常有三种方法。

（1）当第 1 肝门游离后，应尽量靠近肝门切断胆总管，门静脉和肝动脉操作同标准肝移植的病肝切除。将病肝向前上方轻轻掀起，显露后下方的肝短静脉，从下向上逐一结扎，切断肝短静脉，直到肝中静脉，肝右静脉和肝左静脉。如肝短静脉太短，结扎切断有困难时，可用钛夹处理。细心地游离出肝左、肝中和肝右静脉及其共干的汇合处，在汇入下腔静脉处置放特制的血管阻断钳，贴近肝脏切断肝静脉。此法虽然方便了肝短静脉的游离、切断，但增加了无肝期。

（2）在游离第 2 肝门时，细心游离出肝左、肝中和肝右静脉及其共干汇合处，阻断和切断第 1 肝门后，在肝静脉汇入下腔静脉处置放阻断钳，贴近肝脏将肝静脉切断。此时，术者可用手指插入病肝与肝后下腔静

脉间(图 59-53),并以刀柄钝性分离肝实质(图 59-54),手指随肝实质的切开继续向下游离,直到肝下下腔静脉,将肝脏逐渐分割成左、右两半(图 59-55)。从分割处逐一结扎切断肝短静脉,将病肝切除。此法易造成失血过多。

(3) 如尽量缩短无肝期和减少术中出血,可在先不切断第 1、2 肝门的情况下,先游离第 3 肝门的肝短静脉,游离第 1 肝门后暂不切断将病肝轻向上提,并向左侧翻转(图59-56),显露肝后右下的肝短静脉(包括右上

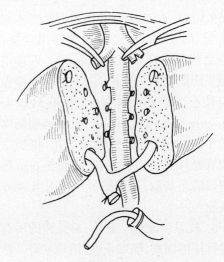

图 59-55　将肝脏逐渐分割成左、右两半

肝静脉),由下向上逐一结扎、切断;然后再将病肝向右侧翻转,结扎、切断肝后左下的肝短静脉,直至肝静脉(图 59-57)。

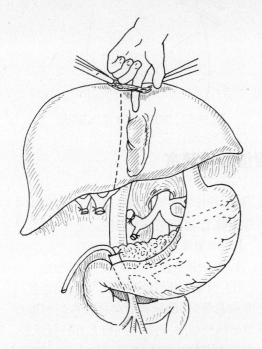

图 59-53　手指插入病肝与肝后下腔静脉间

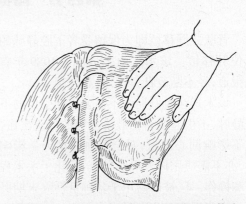

图 59-56　右肝向左翻起结扎、切断肝短静脉

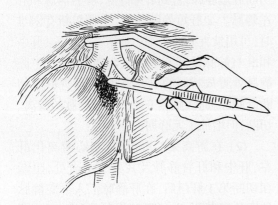

图 59-54　必要时暂时阻断肝上下腔静脉以分离肝实质

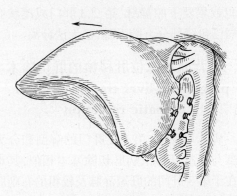

图 59-57　左肝向右侧翻起结扎、切断肝短静脉

2. 第2肝门的解剖　肝静脉分支中左肝、肝中静脉共干居多,右、中肝静脉次之,而3支肝静脉共干或分别汇入下腔静脉者极少。游离第2肝门时,分别游离出肝左、中和右静脉,选择其中两支有共干的肝静脉用血管钳阻断,以用于与供肝肝上下腔静脉做端-端吻合,另一支肝静脉给予缝扎(图59-58,59)。

二、背驮式原位肝移植术
piggyback liver implantation

【手术步骤】

1. 背驮式供肝植入时,常将受者的左、中肝静脉汇合处修剪成一口径较大的肝静脉,以供肝上下腔静脉或肝静脉干做端-侧或端-端吻合(图59-60A~C)。

2. 与标准原位肝移植同法,即肝上下腔静脉吻合完毕后,进行门静脉吻合。门静脉

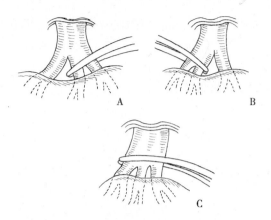

图 59-58　钳夹阻断肝右、肝中静脉共干或肝右、肝中静脉共干式3支肝静脉

采用端-端吻合,吻合完毕后随即开放门静脉和肝上下腔静脉吻合口恢复血供,结束无肝期。

3. 门静脉恢复血流后,即可开放供肝肝下下腔静脉,将最初200ml富含高钾保存液

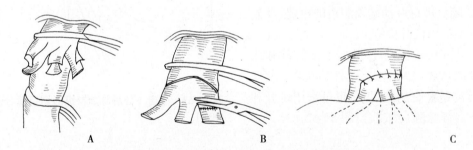

图 59-59　修剪肝静脉总干,以形成"袖口"与供肝肝静脉式肝上下腔静脉吻合

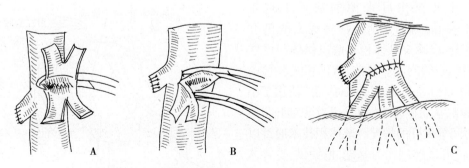

图 59-60　修剪受肝肝静脉共干,即与供肝静脉相匹配

和肝内酸性代谢产物的血液排出,以避免其
进入受者的血液循环造成致死性高钾血症和
酸中毒,然后缝合闭锁供肝肝下下腔静脉远
端(图 59-61)。

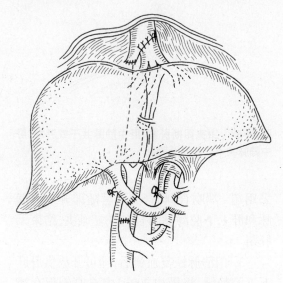

图 59-61　背驼式原位肝移植术式

4. 随后进行肝动脉及胆道的重建,其方
法同标准的原位肝移植。

5. 受者肝静脉与供肝肝上下腔静脉或
肝静脉的吻合均为一层连续外翻缝合。此处
要提示的是在有的情况下,也可采用供肝和
受者下腔静脉侧 - 侧吻合(图 59-62,63)。

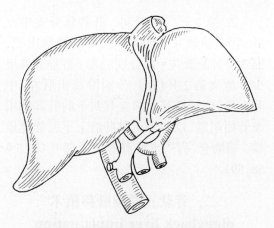

图 59-62　供肝下腔静脉后壁纵形切口

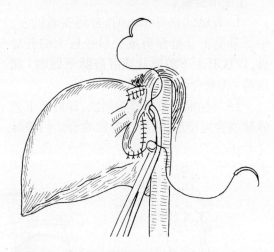

图 59-63　受者下腔静脉前壁纵形切口缝合(侧 - 侧
吻合)

第五节　减体积性肝移植术

由于儿童供肝来源的缺乏,1984 年
Bismuth 和 Broelsch 分别提出将成人的供肝
切除部分,以减少其体积来解决供体与受体
的不相匹配的问题。目前,减体积式肝移植
(reduced-size liver trans plantaion)已广泛用于小
儿肝移植,从而显著减少了小儿终末期肝胆疾
病长时间等供肝的情况。减体积技术通常以
Couinaud 肝段解剖作为基础,根据供、受者体
重比积来选择部分肝脏做移植。从 Couinaud
肝脏分段(图 83-64)的理论上讲,每个肝段都
可作为独立部分进行肝移植,但临床上常用

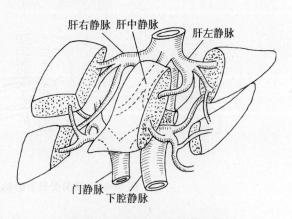

图 59-64　Couinand 肝脏分段

的有左半肝（Ⅰ~Ⅳ段）、右半肝（Ⅱ~Ⅷ段）和左外叶（Ⅱ~Ⅲ段）。也有采用扩大右肝（含Ⅰ、Ⅳ~Ⅷ段）和扩大左肝（含Ⅰ、Ⅴ~Ⅷ段）的移植。

一、减体积供肝的切取和修整
to reduce the volume of donor liver procurement and trimming

【手术步骤】

1. 在手术室受体近旁进行修整，以便不断比较供肝和受体肝窝的大小。切除和修整的整个过程供肝均应浸泡在保存液中，以避免供肝复温。

2. 通常在肠系膜上静脉与脾静脉汇合处离断血管以保留足够长的门静脉。将肝动脉连同腹腔动脉干以及腹主动脉壁一同保留（图59-65）。逐一结扎胃十二指肠动脉、脾动脉及胃左动脉。切除胆囊时要可靠结扎胆囊动脉，认清胆囊管与肝总管汇合部，并在胆囊管汇合处下离断胆总管。

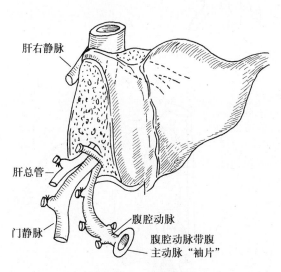

图 59-65 左半供肝

注：本图中留有一段肝总管，并非左肝管，因左右肝管汇合部多数病例显示已紧靠肝门的肝组织游离时结扎右肝管后，应留一段肝总管，以备与受体吻合时再进一步切取

3. 如为获得较完整的左半肝作为部分供肝，应沿着胆囊管汇入胆总管处向肝门方向分离，直达左、右肝管汇合部，游离出右肝管并予结扎切断（图59-65），此时要意识到勿将左肝管与左肝动脉与肝总管分开，因大部分肝总管的血供来自于右肝动脉，当右肝动脉离断后，肝总管的血供主要依赖左肝动脉。

4. 游离门静脉右干并予离断，用5-0无损伤缝线连续缝闭其开口（图59-65）。将整个肝门结构牵向左肝后侧，沿左、右半肝解剖线作为切肝的标志线，切线在肝的后面从左、右肝管汇合处起始，经过胆囊窝的中点，最终至左、右肝静脉间隙，指向下腔静脉的前方。

5. 肝叶切取 ①手术刀锐性切开法：既准确又快速地切除肝叶，锐性分离下腔静脉、游离切断右肝静脉，连续缝合其残端，用UW液灌洗供肝并探查有无渗漏，如有应仔细缝合；②锐性和钝性相结合的切除法：沿肝表面开始切开，用蚊式钳钳夹肝实质内的血管与胆管，逐一深入，当分离到下腔静脉左、右肝静脉分叉处，即可翻转供肝显露其后面，将下腔静脉自右肝叶及肝后解剖出来，仅保留肝左叶，尾状叶与下腔静脉相连。左右半肝分割后，除左半肝切面上用于吻合的各管道外，其他均予妥善缝扎。可沿肝切缘做几针间断褥式缝合，以将肝的切面轻轻地压紧，用纤维蛋白胶（fibrin glue）喷向肝切面。

6. 如受者用左外叶作为供肝，则门静脉，肝动脉和胆总管留在肝外叶侧（图59-66）。如使用右半肝，其门静脉、肝动脉和胆总管留在右半肝（图59-67）。

7. 成人供肝的肝实质体积减少，但下腔静脉与小儿受者的下腔静脉口径和长度相差大，应将供肝的下腔静脉给予修整缩小、缩短。通常从下腔静脉后壁纵行剪开腔静脉切除部分血管壁以缩小直径（图59-68），用5-0无损伤缝线连续缝合腔静脉，并使长度与受者匹配（图59-69）。

8. 如拟行背驮式供肝移植术，则不需要修整供肝下腔静脉，即用左肝、中肝静脉的供干与受者肝上下腔静脉吻合。

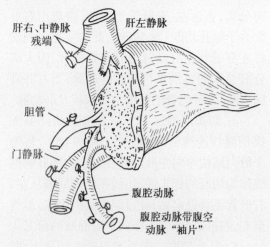

图 59-66 肝左外叶供肝

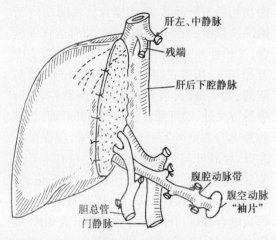

图 59-67 右半供肝

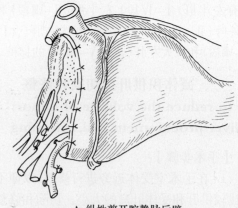

A. 纵性剪开腔静脉后壁

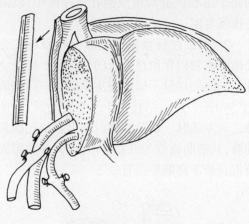

B. 切除部分腔静脉后壁

图 59-68

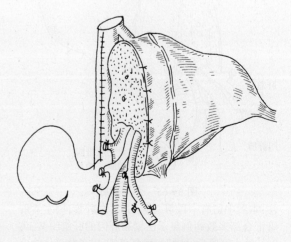

图 59-69 连续缝合腔静脉后壁

二、减体积供肝植入术
reduced size liver implantation

【手术步骤】

以左半肝植入为例。

1. 标准法 减体积的肝植入可采用类似经典肝移植术式,先吻合受者的肝上下腔静脉。吻合完毕后行门静脉间的端-端吻合。由于通常供肝的门静脉比受者门静脉口径大,故应进行长度与直径的修整,以使之与受者门静脉相匹配。完成门静脉的吻合后,即可恢复供肝的血液循环。如能快速完成肝动脉吻合,可同时开放门静脉和肝动脉的血供,使血流处于更符合生理的状态。

开放门静脉后,依次吻合肝动脉,肝下下腔静脉。供者的肝动脉与受者的肝总动脉做吻合,其吻合口应紧靠腹腔动脉干,或者靠近肝总动脉与胃十二指肠动脉分叉处(图59-70)。

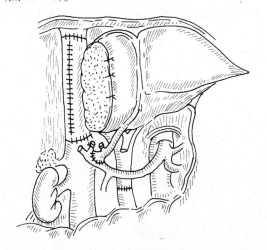

图 59-70　血管重建吻合完毕

胆道重建应根据供肝保留的胆总管及血供情况,施行胆总管-胆管端-端吻合或供肝胆管和受者空肠襻 Roux-en-y 吻合(图59-71)。其吻合步骤见标准原位肝移植术中胆道的重建。

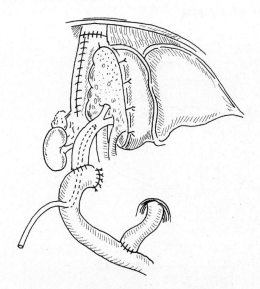

图 59-71　胆管与受者 Roux-en-y 肠襻吻合

2. 背驮式法　多数减体积肝植入术采用保留受者下腔静脉完整的背驮式肝移植术式(图59-72)。可采用供肝静脉干或经修整

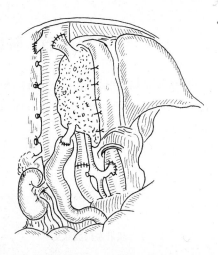

图 59-72　保留受者的下腔静脉,完整的背驮式肝门移植术

的肝上下腔静脉与受者的肝静脉干或下门静脉后,吻合肝动脉。胆管与受者行 Roux-en-y 肠襻吻合。

【术中意外情况的处理】

1. 术中大出血　多因探查时强行分离粘连等致使瘤体破裂出血,如粘连重,应结扎肝动脉后瘤体变软缩小后进行探查分离,更能将瘤体向下推移,充分的显露,便于减少损伤。一旦瘤体破裂应用热盐纱垫压迫,尽快分离切除瘤体,切忌反复缝扎止血,以避免进一步处理时被动。

2. 肝短静脉破裂出血　肝短静脉破损是发生大出血的常见原因。避免出现并发症的主要关键步骤,是在处理每一根静脉时都要在直视下进行,看清血管的粗细及方向,一旦被损伤切忌盲目钳夹,以免造成更大的撕裂,术者应用左手提供出血部位,吸净积血,清楚的钳夹或用辛氏钳连同腔静脉部分钳夹后再行处理。

3. 第2肝门的肝静脉损伤　肝静脉易受撕裂导至大出血。因此在处理第2肝门时应在第3肝门即肝短静脉处理完毕后(肝短静脉的结扎处理应从下到上第2肝门处),此时的瘤体已大部切除游离之,术者左手易于控制出血的部位,便于抉择处理的方法。

第六节 辅助性原位部分肝移植

辅助性原位部分肝移植(auxiliary partial orthotopic liver transplantion, APOLT),即在切除受者肝的左外叶,左半肝或右半肝后,切取供肝的相应部分移植入受者切除的原部位

处。部分供肝切取及植入受者的手术方式如前述减体积性肝移植及背驮式原位部分肝移植(图59-73,74)。

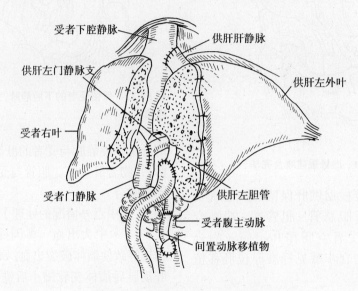

图 59-73 辅助性原位左外叶肝移植

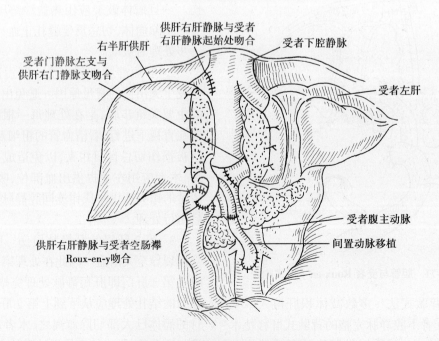

图 59-74 辅助性原位右半肝移植

第七节　劈离式肝移植术

劈离式肝移植是在减体积肝移植成功的基础上，Pichlmayr 于 1988 年创建了该术。即按常规切取供肝后，将一个肝脏根据其解剖和分段，分别移植给两个受者。因此，术者必须熟悉肝脏的局部解剖结构，充分了解受者的需要量，并且保证分割后两部分的血管和胆管均可用于重建。时有因供肝的解剖变异不能满意地一分为二，大约有 75% 的供肝分割成功。

根据受者的不同需要，一般沿着左、右肝叶的分界线（图 59-75A~D），将肝脏分割为左、右两部分：肝右侧部分包括下腔静脉，门静脉右支、肝右动脉和胆总管（图 59-76）。肝左侧部分包括门静脉主干，肝总动脉及左肝管，静脉引流依靠肝左静脉和中肝静脉共干（图 59-77）。

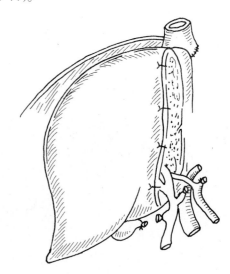

图 59-76　分割的右侧肝所含的管道

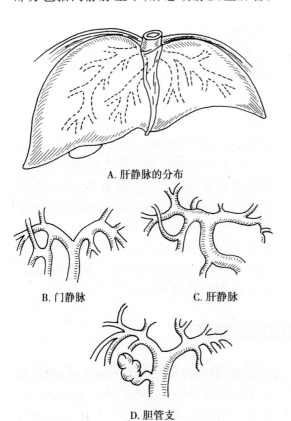

A. 肝静脉的分布

B. 门静脉　　　　　　　C. 肝静脉

D. 胆管支

图 59-75　根据受肝的不同需要沿着左、右肝叶的分界线将肝脏分割为左、右两部分

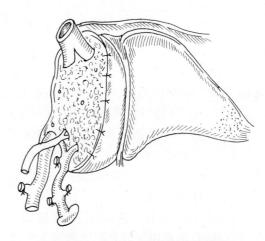

图 59-77　分割的左侧肝所含的管道

尽管肝第Ⅳ段可保留在左侧或右侧肝叶，但术后易坏死，并发症多，故目前一般都不保留该段，也不保留尾叶，即将门静脉从尾叶中游离出来后，切除尾状叶。

1. 如条件许可，在分割前，供肝在修整肝的手术台上应行肝动脉造影，特别是肝左动脉直接来于胃左动脉时，以确定是否为单支

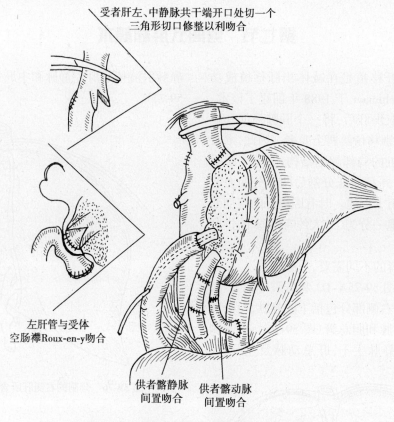

受者肝左、中静脉共干端开口处切一个
三角形切口修整以利吻合

左肝管与受体
空肠襻Roux-en-y吻合

供者髂静脉 供者髂动脉
间置吻合 间置吻合

图 59-78 接受左半肝的劈离式肝移植术式

动脉供血,还是有来自肝总动脉的另发一支动脉,因肝右动脉较粗大,可直接用于吻合肝左动脉较小,应保留与肝总动脉相连的一段。

胆道造影有利于进一步了解胆道情况。

2. 门静脉干一般与左肝相连大约 20%~30%。门静脉分为 3 支,如缺乏右支时,门静脉主干应与右肝侧相连。

右肝叶的动脉和门静脉的长度不够用于血管重建时,可利用供肝者的髂静脉和大隐静脉或供者的髂动脉移植物做间置血管,以分别延长右肝动脉和门静脉(图 59-78)。

3. 接受肝右叶的劈离式肝移植的受者,病肝切除术与经典式肝移植的手术操作相同;接受左肝叶的受者病肝切除时,要保留受者的下腔静脉,如同背驮式肝移植病肝的切除术,在肝静脉开口处切开一个三角形切口,与左外叶的左肝静脉做吻合,胆道做 Roux-en-y 空肠吻合(图 59-78)。

第八节 活体部分肝移植术

一、概 述

活体肝移植(living-related liver transplantation,LRLT)是 1988 年巴西医师 Raia 首次实施了第 1 例。以后在其他国家逐步开展,在日本、中国台湾和香港等地发展较快,近几年来国内有些医院发展很快,四川大学华西医院肝移植中心 2002 年 1 月至 2006 年 10 月施行了 60 例成人右半肝活体肝移植。LRLT 以切取活体成人亲属的部分肝脏作为供肝,相对缓解供肝的短缺。早期常用于先天性肝胆疾病,病儿接受父母的供肝,近年来已扩大到成人受体,如成人肝硬化,急性肝功能衰竭和肝癌等均可实施该手术。婴幼儿及儿童受者常用成人的左外叶或左半肝,成人则用左半肝或右半肝(图 59-79~81)。受体术式为原位背驮式肝移植术。

术前必须对供肝的血管和肝管系统有明确的了解,CT、MRI 和彩色多普勒超声检查是不可少的。但尽可能避免做较大的侵袭性创伤性探查。有研究表明,胆道的变异并不是肝移植的禁忌证。因此术前不需行胆道造影。术前供肝的体积大小与受者之间的匹配估计很重要。移植肝的大小与受者体重百分比来表示。移植肝的重量一般为受者体重的 1%~3% 最为适当,也在安全范围。移植肝的体积大小可采用移植肝的体积与受者标准肝体积的百分比来表示,此值必须大于 35%~40% 是安全的范围。

二、活体供肝左外叶切取手术
living donor liver left for surgery

【手术步骤】

1. 切口　肋缘下人字形切口(图 59-82),左侧至左腋前线,右侧至腹直肌外缘,正中切口至剑突以上,并切除部分剑突。

2. 游离左外叶　进腹腔探查后先切断、结扎肝圆韧带,镰状韧带直至左、右冠状韧带

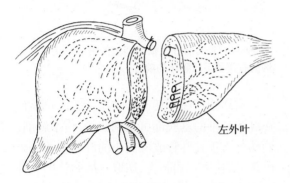

图 59-79　分割出供者肝左外叶

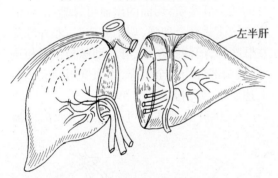

图 59-80　供者左半肝

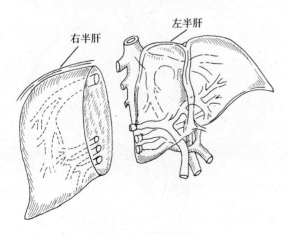

图 59-81　供者右半肝

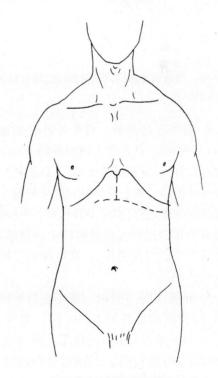

图 59-82　切取供肝切口

汇合部,切断左冠状韧带及左三角韧带。探查肝胃韧带,以明确有无从胃左动脉发出的肝左动脉,若无则切断肝胃韧带,若有则必须将其游离至胃左动脉处,以备植入时的重建。

3. 游离第1肝门 在肝十二指肠韧带内解剖出肝左动脉,在其下方游离左侧门静脉起始部,由于门静脉完全无弹性,分离时应细心谨慎,勿损伤发自尾状叶后面的几个小分支,以免发生出血。切忌损伤左肝静脉及门静脉左肝,尽可能保留其长度(图59-83)。

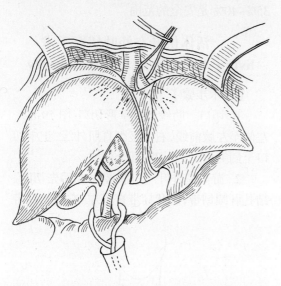

图59-83 游离第1肝门,预置脐带线,可作标志及控制左肝静脉

4. 游离左肝静脉 将左外叶轻柔地向前、向右侧翻起,从其后表面的圆韧带向下腔静脉方向游离,显露出第2肝门,以游离出在肝静脉的根部。在肝左静脉和肝中静脉之间仔细解剖分离,游离出肝左静脉后,用一弯血管钳或角钳穿过肝左静脉和肝中静脉间隙,置于脐带线既可作为标志,又可控制左肝静脉(图59-83)。

5. 分割、切取左外叶 确定左外叶的切割线,沿镰状韧带右侧1~2cm做切割线,向上、向后延长至左肝静脉的根部右侧,脏面沿肝圆韧带切迹的右侧延至左肝门结构的右侧和下腔静脉的前方(图59-84)。

572

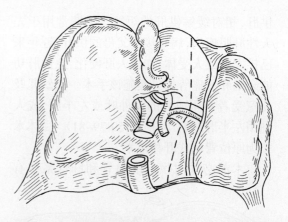

图59-84 脏面沿肝圆韧带切迹的右侧延至肝门结构的右侧和下腔静脉的前方

沿切线用超声切开肝实质,切开一半时,在肝圆韧带的基底部可见到胆管,仔细解剖,确认一支单独肝管或两支小的肝管。并分离出来,结扎供者端胆管,切取端的胆管上血管阻断夹(图59-85)。继续向左肝静脉的水平方向切开肝实质,切面的出血可靠缝扎,肝的切缘做褥式缝合加强,切割完成时,左外叶除左肝静脉、门静脉左干、肝左动脉与供者相连外,其余部分均完全游离,用血管阻断夹阻断上述血管,分别剪断(图59-86)。

6. 供肝的灌注 可采用原位或离体灌

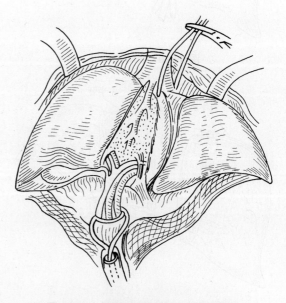

图59-85 切取端的胆管上血管阻断钳

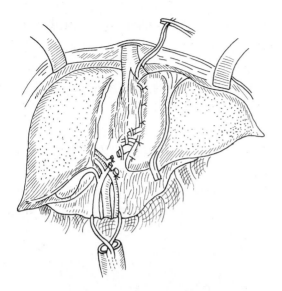

图 59-86 阻断钳夹血管,分别剪断

注法。在原位灌注时,门静脉左干插管前静脉注入肝素 1000U,继而阻断离断左肝动脉,门静脉左干原位插管,阻断左肝静脉,近供肝侧离断左肝静脉,即开始用 4℃ UW 液灌注,其灌注的压力在 100cmH$_2$O 左右,离断门静脉左干、左肝静脉,移出供肝。灌注至到左肝静脉流出清亮的液体。离体灌注时,将供肝切取后立即放入盛有 2~6℃ UW 液盆中,用 4℃的 UW 液分别经门静和肝动脉插管灌注(图 59-87)。

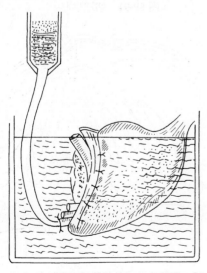

图 59-87 经门静脉和肝动脉插管供肝灌注 4℃ UW 液

7. 供者肝断面的处理 用 5-0 血管缝线连续缝闭左肝静脉病肝上下腔的残端(必要时包括肝中静脉残端),左肝动脉残端贯穿缝扎,肝断面出血妥善缝扎(图 59-88)。肝断面涂蛋白凝胶,大网膜覆盖,置放引流,关腹。

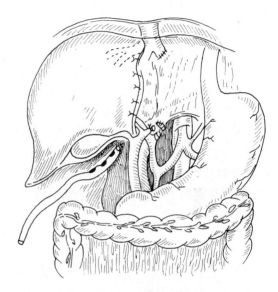

图 59-88 肝断面出血妥善缝扎

8. 供肝血管的延长 如供肝动脉长度有限,可取供者的大隐静脉,如门静脉长度不够,可取供者的肠系膜下静脉,均分别行血管重建,以延长肝动脉及静脉。

三、活体供肝左半肝切取术
living donor liver left liver incision

【手术步骤】

1. 切口 同左外叶供肝切取。

2. 游离左半肝 进腹腔探查后,首先切断结扎肝圆韧带,可用电刀切断镰状韧带直左、右冠状韧带汇合部,切断左冠状韧带及左三角韧带切断小网膜时应注意有无胃左动脉发出肝左动脉,将左外叶从尾状叶分离开。

3. 游离第 2 肝门 钝性分离肝上下腔静脉前壁筋膜组织,显露出左肝静脉和肝中静脉,多数情况均为肝中、左静脉形成一共干注入下腔静脉。

4. 逆行法切除胆囊　经胆囊管残端插管行胆道造影，向肝门方向游离左肝管，拟切断部位上钛夹做标记，待二次胆道术中造影后排除，并妥善结扎，缝扎胆囊管残端。

5. 游离第 1 肝门　同左外叶切取术。

6. 分割左半肝　膈面自第 2 肝门处肝中静脉的右侧缘，沿肿中静脉在肝脏表面的投影右侧(图 59-89)，至胆囊切迹的中央；脏面在胆囊床中央线延至门静脉左干，肝左动脉，左肝管，下腔静脉右侧的前方(图 59-90)。从胆囊切迹的切割线开始切割肝脏。注意切割方向。切割至左、中肝静脉共干汇入下腔静脉处时，注意将肝脏钝性推离下腔静脉，注意勿损伤下腔静脉，此时仅有血管与供肝相连。

7. 切取供肝　在肝门处分别阻断肝左动脉，左门静脉及左肝管(图 59-91)。先切断左肝管并结扎；然后在第 2 肝门处阻断左肝静脉和肝中静脉的共干(图 59-92)；靠供肝侧切断左肝动脉，门静脉左干，最后切断左肝及肝中静脉的共干，妥善缝闭其血管的共干，左肝动脉、门静脉左干及左肝管残端(图 59-93)。

8. 供肝的灌注　胆道造影及受者断面的处理，切取左半肝后胆管造影与左外叶切取术相同。

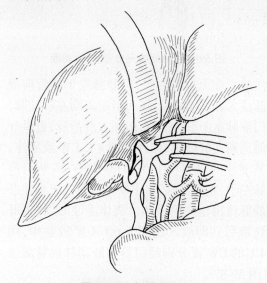

图 59-91　切取供肝

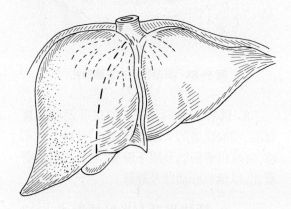

图 59-89　沿肝中静脉在肝脏表面的投影分割左半肝

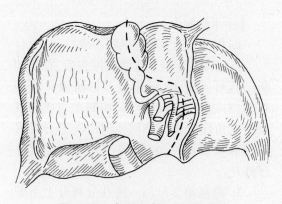

图 59-90　虚线示脏面的分割路径

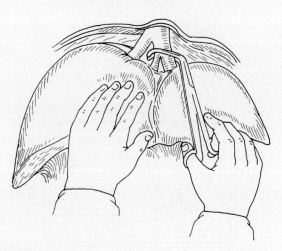

图 59-92　在第 2 肝门处阻断肝左及肝中静脉的共干

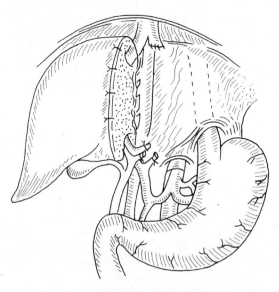

图 59-93 妥善缝闭各血管及左肝管的残端

四、活体供肝右半肝切取术
living donor right liver incision

【手术步骤】

1. 切口 取右肋缘下为主的人字形切口,右侧至右腹前或右腋中线,左侧至左腹直肌外缘,正中切口至剑突上,切除部分剑突(图 59-94)。

2. 游离右半肝 离断肝结肠韧带、右三角韧带、右冠状韧带及肝肾韧带,注意勿损伤肝后下缘的右肾上腺及其静脉。

3. 逆行法切除胆囊 行术中胆道造影与左肝叶切取相同。

4. 游离第 2 肝门 离断结扎肝圆韧带,将肝脏向下、向后压向脊柱方向,紧贴肝脏侧电刀切断镰状韧带至第 2 肝门处,显露下腔静脉和右肝静脉。

5. 术中行彩超探查 重点明确右肝静脉情况,尤其要明确有无右后下肝静脉(副肝右静脉),其管径的大小及肝内引流的范围,如右后下肝静脉管径较粗,则在植入时需要重建,如管径较细,引流范围小,则不必重建。

6. 游离第 1 肝门 肝十二指肠内将右肝动脉、右肝管及门静脉右干充分游离解剖,注意勿致损伤,其他血管不需要过多游离。

7. 游离第 3 肝门 将肝脏向左上翻转(图 59-95),自下向上游离肝后下腔静脉的前壁和右侧壁,如术中彩超已提示有右后下肝静脉,且管径较粗,引流范围较广,则可先游离出该静脉(图 59-96)。用 6-0 血管线逐一张扬所有的肝短静脉的下腔静脉右侧端,在

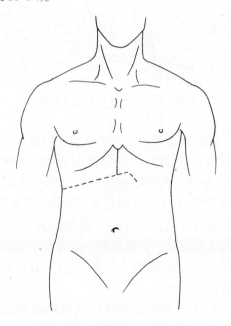

图 59-94 右肋缘下人字形切口

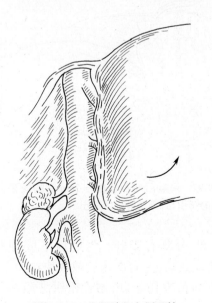

图 59-95 将肝脏向左侧翻转

肝脏侧端用钛夹夹闭后离断,如遇有较大的肝短静脉应缝扎,以防止缩入肝脏导致大出血。游离血管完毕后在下腔静脉前,肝脏后方间隙内置放一宽 2cm 的腹带,向上在第 2 肝门处右肝静脉的左侧方引出,向下于肝门后方引出(图 59-97),以作为肝脏分割时的标志,同时也起到保护下腔静脉的作用。

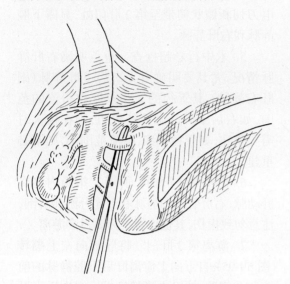

图 59-96　游离肝出肝后右后静脉

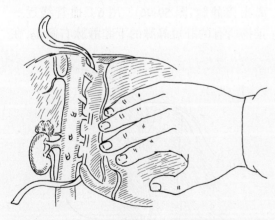

图 59-97　肝脏后间隙置放一 2cm 宽的腹带,上从肝右静脉引出,下至肝门后引出

8. 分割右半肝　当肝后下腔静脉的游离完成后,左右肝床置放 3 块纱布垫,将肝脏向前方托起,用血管钳钳夹阻断门静脉右干和右肝动脉,此时可见肝脏的表面

呈现出明显的左、右分界线,即 Cantline 线(图 59-98),沿此分界线在肝膈面做切割线。脏面的切割线为胆囊床中线至下腔静脉前方的延长线(图 59-99)。确定切割线后即松开门静脉右肝和右肝动脉的血管阻断夹,以恢复血供。

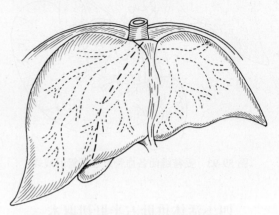

图 59-98　虚线示分割右半肝的路径

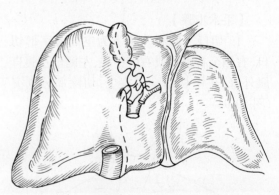

图 59-99　脏面虚线示分割右半肝的路径

在胆囊切迹的中点沿预切线用超声刀切开肝脏实质,遇较大的管道均分别给予缝扎切断,分割过程中注意其方向,分割到下腔静脉前方时,牵拉预置的胶带以显露出其间隙,将静脉分开后,再进行下一步的分割,以防止损伤下腔静脉。肝断面较小的渗血可用双极电凝止血,并用热盐水纱布压迫,充分妥善的处理好肝断面。

9. 右叶供肝的灌注　供肝断面的处理与左半供肝相同(图 59-100,101)。

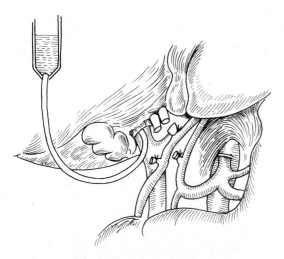

图 59-100　右叶供肝的灌注

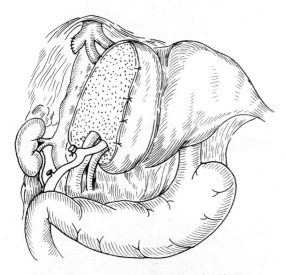

图 59-101　供肝断面处理与左半肝相同

五、活体部分供肝移植入术

living related partial liver transplantation into operation

【手术步骤】

1. 肝静脉的重建

(1) 因供肝仅带有肝静脉,因此活体供肝植入时,只能采用背驮式肝移植术术式重建移植肝的静脉回流。当左肝外移植时,使用供肝的左肝静脉;左半肝移植时,使用供肝的左肝静脉与中肝静脉的共干;右半肝移植时,使用供肝的右肝静脉,均分别与受者相应

的肝静脉端 - 端吻合。小儿受者下腔静脉的三角切口间行端 - 侧吻合,在缝合三角切口的每一角及供者肝静脉的相应部位应做严密缝合(图 59-102)。

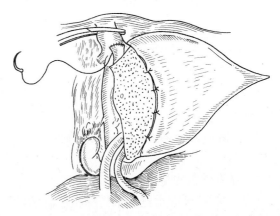

图 59-102　严密缝合小儿下腔静脉的三角切口及供肝静脉的相应部位

(2) 当肝静脉与下腔静脉吻合完成后,移去下腔静脉上的阻断钳,尽快恢复下腔静脉的回心灌注,如吻合口有漏血应予修补。

(3) 做右半肝移植时,有右后下肝静脉必须重建,应在右肝静脉吻合完成后,在下腔静脉相应位置做切口,行右后下肝静脉与受者的下腔静脉端 - 侧吻合,吻合完成后下腔静脉与移植肝之间应尽可能缩短距离,以防止术后因扭曲或压迫导致肝静脉狭窄。

2. 门静脉的重建

(1) 门静脉的长度不够时,可采用移植血管以延长门静脉(图 59-103)。由于供肝最终位置和向右旋转的特点,故所有的血管蒂均需保持足够的长度,如果移植的搭桥静脉和受者门静脉口径都较大时,可行端 - 端连续缝合,但若血管口径不一致,则需间断缝合。

(2) 在门静脉吻合即将完成前,用 5% 的蛋白溶液 250ml 经肝动脉对供肝灌洗,以冲出含高钾的 UW 液,经门静脉流出,完成门静脉吻合后,移去门静脉、肝静脉上的血管钳,开放血流,结束无肝期。

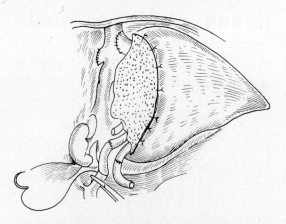

图 59-103　移植血管以延长门静脉

3. 肝动脉的重建

（1）肝动脉的重建是维持移植肝脏活性的重要一步。术中应仔细游离肝动脉，并保证吻合口无任何张力，避免动脉血管内膜损伤，以防血栓形成导致肝失活。

（2）活动供移植肝侧的肝动脉为肝固有动脉的分支之一，较细小。因此，应选择受者肝固有动脉的左、右分支中与移植肝动脉管径相当的一支做吻合。尽可能使用显微外科吻合技术。

（3）如果受者本身肝动脉太细，也可将供肝的肝动脉采用间置搭桥血管，直接吻合于肾动脉下段的腹主动脉上（图 59-104）。确认肾下段的腹主动脉，可在 Treitz 韧带腹膜后扪摸其搏动即可确定。在主动脉前壁至供肝间建一隧道，该隧道将肝动脉（或间置用的大隐静脉）拉出时，应小心，防止扭曲，用 Satinsky 钳钳夹主动脉，切开主动脉一小口，用 6-0 血管线将肝动脉与腹主动脉吻合，吻合结束后，在吻合口上置一层腹膜覆盖。

4. 胆道重建

（1）胆道重建是经结肠后采用 Roux-en-y 空肠襻与移植肝的肝管吻合。术中应保持无张力的顺蠕动状态，将空肠对系膜切一小口，用 5-0 的可吸收线与供肝肝管做间断胆肠吻合，如有两个胆管，则分别与空肠襻吻合，吻合后的肠襻有一部分应位于右膈下（图 59-105）。

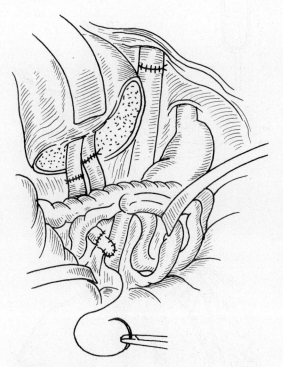

图 59-104　肝动脉搭桥血管可直接吻合于肾动脉下段的腹主动脉上

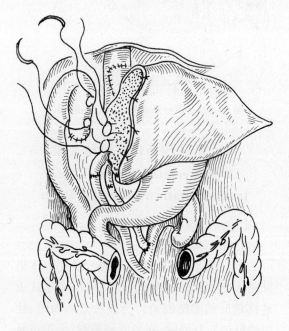

图 59-105　胆管重建、结肠后 Roux-en-y 空肠袢与移植肝的胆管吻合

（2）若移植为左肝外叶或左半肝时，则应将移植肝的镰状韧带的残端与受者膈肌上的镰状韧带附着处的残端缝合固定，使移植的左肝叶放置在自然的正前位，血流动力学不会受到影响，若移植肝为右半肝时则无法缝合固定。但必须注意的是，为避免移位时门静脉，肝动脉发生扭曲，所以固定时要使门静脉和肝动脉呈轻度的弯曲状态。

5. 血管、胆道的重建完毕后，在吻合口及肝创面附近妥善的放置引流。清理腹腔、逐层关腹。

参 考 文 献

1. 吴孟超.腹部外科学.上海：上海科学技术出版社，1992

2. 吴孟超.肝脏外科学.第2版.上海：上海科学技术出版社，2000

3. 范上达，卢宏茂，刘宝池等.活体肝移植的供肝切取术.中华器官移植杂志，1997，18(1)：34

4. 吴在德，章咏裳等.肝移植术供肝切取灌洗修整术.中华器官移植杂志，1980，1(1)：33

5. 杨甲梅，马立业，陈汉.肝切取方法及其选择.中华器官移植杂志，1995，16(1)：15

6. 黄洁夫.肝脏移植的理论与实践.广州：广东科技出版社，1998

7. 陈实.肝移植围术期处理.肝胆外科杂志，1997，5(4)：200

8. 杨甲梅，严以群，陈汉等.背驮式原位肝移植术.肝胆外科杂志，1997，5(4)：198

9. 杨甲梅.肝移植现况.肝胆外科杂志，2000，8(5)：388

10. 范上达，王伟林.活体肝移植外科处理.中华肝胆外科杂志，2000，6(4)：253

11. 严律南.肝脏外科.北京：人民卫生出版社，2002

12. 严律南.现代肝脏移植学.北京：人民军医出版社，2004

13. 郑树森.肝脏移植.北京：人民卫生出版社，2001

14. 文天夫，范上达.成人活体右半肝移植的进展.中华器官移植杂志，2002，23：252

15. 文天夫，严律南，李波等.活体右半肝的安全性.中华外科杂志，2006，(44)：149-151

16. 文天夫，严律南.影像学探查在活体供肝评估中的应用.中国普外基础与临床杂志，2006，13：97

17. 严律南，李波，曾勇等.成人活体肝移植研究.四川大学学报(医学版)，2006，37(1)：88

18. 赵红春，卢实春，黄富国等.同种原位肝移植肝动脉重建技巧.中国现代手术学杂志，2001，5：24

19. 赵红春，黄富国，卢实春等.同种异体原位肝移植的肝动脉重建.中华器官移植杂志，2002，23：37

20. 赵红春，卢实春，严律南等.原位肝移植肝动脉重建及其并发症防治.中华器官移植杂志，2004，25，132

21. 严律南.原位肝移植术中体外静脉转流的改进.中华器官移植杂志，2002，9(4)：219-220

22. 严律南，文天夫，李波等.成人间成人活体肝一例报告.中华肝胆外科杂志，2002，8(10)：634-635

23. 严律南，曾勇，王文涛.成人间双供体活体肝移植成功2例报告.中国普外基础与临床杂志，2005，4(3)：356-359

24. 严律南，李波，曾勇等.成人间活体肝移植的手术技术改进(附13例报告).中华外科杂志，2006，4(11)：737

25. 严律南，李波，曾勇等.成人间活体右半肝移植24例报告.中华医学杂志，2006，86(6)：441-446

26. 唐缨，潘澄，王玉红等.术中彩色多普勒超声探查在原位肝移植术中的应用.中国超声医学杂志，2004，20(10)：136-138

27. 严律南主编.活体肝移植.北京：人民卫生出版社，2007

28. 沈魁，何三光.实用普通外科手术学.沈阳：辽宁教育出版社，1989

29. 黄志强主编.腹部外科手术学.长沙：湖南科学技术出版社，2004

30. 黎介寿，吴孟超，黄志强主编.普通外科手术学.第2版.北京：人民军医出版社，2007

31. 黄志强主编.肝脏外科.北京：人民卫生出版社，1981

32. 黄志强.肝脏外科手术学.北京：人民军医出版社，1996

33. 吴阶平，裘法祖主编.黄家驷外科学.第6版.北京：人民卫生出版社，2000

34. Tzakis A，Todo S，Starzl TE.Qrthotopic Live transplantation with Preservation of the inferior cava.Ann Surg，1989，210(5)：649

35. Edmond JC，Heffron TC，Whitiongton PF，et al.Reconstruction of the hepatic vein in reduced size transplantation.Surg Gyneod Obstet，1993，176：11

36. Broelsch CE，Edmond Whitington PF，et al.

Application of reduced-size transplants as split grafts, auxiliary orthotopic grafts and living related segmental transplants.Ann Surg, 1990, 212: 368

37. Neuberger J, Lucey MR.Liver transplantation: pratical management.London: BMJ, 1994

38. Bilsutil W, Klintmalm B.Transplantation of Liver. Philadelphia: WB sounders Company, 1996

39. Grewal HP, Thistlethwaite RJ, Loss GE, et al. Complication in 100 livingrelated doners.Ann Surg, 1998, 228: 214

40. Stephan B, Carlos OE, Waldo C, et al.Experience with Piggyback technique without coval occlusion in adult orthotopic liver transplantation.Transplantation, 1998, 65: 77

41. Capussotti L, Rolastri R.Operative risks of major hepatic resections. Hepatogastroenterology, 1999, 45: 184

42. Kamei H, Oike F, Fujimoto, et al.Fatal goraft-versus-host disease after living donor liver transplantation, Differential impact of doner-dominant one-way HLA matching . Liver Transpl, 2006, 12: 140

43. Kasahara M, Takada Y, Fujimoto Y, et al.Impact of right lobe with middle hepatic vein gralt in living donor liver transplantation.Am J Transplant, 2005, 5: 1339

44. Nio M, Ohi R, Miyano T, et al.Five-and 10-year survival rates after surgery for biliary atresia: a report from the Japanese biliary atresia registry.J Rediatr Surg, 2003, 38: 997-1000

45. Chardot C, Carton M, Spire-Bendclac N, et al. Prognosis of biliary atresia in the era of liver transplantation: French national study from 1986 to 1996.Hepatology, 1999, 30(3): 606-611

46. Bezerra JA.Etilogies of biliary atresia.Pediatr Transplant, 2005, 9(5): 646-651

47. EI-Youssef M. Wilson disease.Mayo Clin Proc, 2003, 78: 1126-1136

48. Baerg J, Zuppan C, Klooster M.Biliary atresia-a fifteen-year review of clinical and Pathologic factors associated with liver transplantation.J Pediatr surg, 2004, 39(6): 800-803

49. Todo S, Furukawa H, Jin MB, et al.Living donor Liver transplantation in adults: out come in Japan liver. Transplantation, 2000, 6(2): 566

50. Surman OS.The ethics of partial-liver donation. N Eng L J Med, 2002, 346(4): 1038

51. Broelsch CE, Burdelski M, Rogiers X, et al.Living doner for Liver transplantation.Hepatology, 1994, 20 (1): 49

52. Fondevila C, Ghobrial RM, Fuster J, et al.Biliary Complications after adult living donor liver transplantation. Transplant Proc, 2003, 35: 1902-1903

53. Lee KW, Joh JW, Kim SJ, et al.High Hilar Dissection: New Technique to Reduce Bitiary complication in living . Doner liver Transplantation, 2004, (9): 1158-1162

54. Matsuda H, Yagi T, Sadameri H, et al.Complications of Arterial reconstruction in living Donor liver Transplantation: a single center experience. Surg Today, 2006, 36: 245

55. Ikegami T, Hashikura Y, Nakazawa Y, et al.Risk factors contributing to hepatic artery thrombesis following tiving-doner tiver transplantation. J Hepatobiliary Pancreat Surg, 2006, 13(2): 105

56. Broering DC, sterneck M, Rogiers L.Living denor liver transplantation.Journal of Hepatology, 2003, 38: 119

57. Lin CC, Chuang FR, Wang CC, et al.Early Postoperative complications in Recipients of living Donor liver Transplantation.Transplantation Proceedings, 2004, 36: 2238-2241

58. Sato Y, Kurosaki I, Yamamoto S, et al.Pestoperative Management for donor safety in Living related donor liver transplantation Hepatoga.Stroenterology, 2003, (49): 196-200

59. Dondero F, Tailla C, MaI H, et al.Respiratory complications: a major concern after right hepatectomy in living liver doners.Transplantation, 2006, (2): 181-186

60. Tanaka K, Ogura Y. "small-for-size" and small-for-soze syndrome inliving donor liver transplantation. Yonsei Med J, 2004, 45(6): 1089-1094

61. Patel VA, Dunn MJ.sorokin A Regulation of MDR-1 (Rglycoprotein)by cycloo-xygenase-z. JBIOI Chem, 2002, (4): 389

62. Togo S, Kubota T, Matsue K, et al.Mechanism of liver after hepatectomy.Nippon-Geka-Gakkai-Zasshi, 2004, (105): 658-663

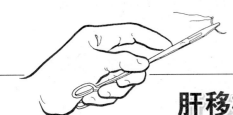

第60章

肝移植的现状与展望

Present Situation and Prospect of Liver Transplantation

肝移植始于20世纪50年代。从1963年Starzl在美国试行首例人体原位肝移植成功以来,经过30多年的努力,存活者最长已达22年11个月之久,目前已被公认为肝移植是终末期肝脏疾病的解决方法。

1. 肝移植的变迁与更新 在肝移植早期阶段,大多数都为各种类型的肝脏恶性肿瘤,包括原发性肝癌、转移性肝癌及胆管癌等。80年代后,对肝脏恶性肿瘤是否适宜做原位移植已有意见分歧。由于肝脏恶性肿瘤行原位肝移植术后肿瘤复发率高达50%~75%,故Iwatsuki认为成人肝移植的适应证主要有三个:①慢性侵袭性肝炎肝硬化;②原发性肝硬化;③原发性恶性肿瘤。Stpurzl1986年统计45例原发性肝癌肝移植结果表明,凡以良性肝病做移植,在术中意外发现有早期癌肿者,13例中还有12例存活,随访有7年至22年11个月尚未复发,这是全球肝移植中存活最长者。如术前已诊断为肝癌,已不能行肝切除者,移植后复发率很高,但仍有少数较长时期存活者。因此,包括Starzl在内的多数学者,也认为肝癌仍是肝移植的事实上的适应证。近年,我国权威人士归纳认为:①早期小肝癌不是肝移植的适应证,宜选用单纯的肝切除术;②我国的肝癌往往发现时多属晚期,但不是肝移植的禁忌证,可选择肝移植作为姑息性疗效;③姑息性的疗效延长了患者的生存时间,不少患者其间

能恢复家庭生活或从事职业工作以及社会活动,患者能有良好的乐观、平衡的心态;④患者的亲属有着深厚家庭观点,情大于钱,不惜掷金救命,争取肝移植,以达到延长患者的存活时间;⑤所以,肝移植的医生应在手术中精益求精,力求最好的治疗效果,以尽天职。

Starzl-Iwatsuki认为儿童肝移植是先天性胆道闭锁和肝脏代谢障碍病,后者包括α_1-抗胰蛋白酶缺乏,肝豆状核病变糖原储存症I型等。

由于供肝的缺乏是全球性共同的问题,传统的原位肝移植已不能满足手术对供肝的需求,因此近年来开创了一些新的适用性肝移植术式。常用的有以下几种(详见第2章各节):①减体积性肝移植:取成人的尸体部分供肝移植给儿童,故名体积性肝移植。按Couinaud分类,常用的是带血管蒂的左半肝(I~IV段)、左外叶(II~III段)和右半肝(V~VIII段)移植。②劈离式肝移植:将一个尸体肝分割成两部分,做两个减体积性肝移植,故称"一肝二受"或"一分为二"。通常分为左半肝和右半肝,但也可分为右半肝和左外叶肝。③背驮式原位肝移植:特别适用于受者无肝期间没有下腔静脉-腋静脉转流泵设备的医院。④辅助性原位部分肝移植:1990年Broelsch为1例尿素循环障碍的患者清除血氨时,其他功能良好。因此,一般从供肝中仅切取左外叶移植于原位。但近年来已发展到

切除患者即受者的右半肝,切取供者右半肝植于原位。⑤活体部分肝移植:1988 年巴西Raia 实施第 1 例活体供肝移植术,以后其他国家相继开展,在日本,中国台湾、香港等地发展较快,为保证供体母亲(或亲属)的安全,切取限于肝左外叶Ⅱ~Ⅲ段。现已发展到切取供肝的左半肝或右半肝作为移植物,植入受者的原位旁。

　　肝脏移植技术经过多年来的演进,出现多种成熟的手术方法,包括原位肝移植、背驮式肝移植等。活体肝移植则是肝脏手术技术的大成。已成为治疗终末期肝病的重要手段。经典的原位肝移植手术过程需要完全阻断肝上及肝下下腔静脉,同时病肝切除时将肝后下腔静脉一并切除。因此,血流动力学波动大,虽有静脉转流可维持血流动力学的稳定,但手术操作复杂并发症多见。背驮式肝移植术中不需要阻断下腔静脉,也不使用体外转流,血流动力学波动小,因此广受欢迎。但手术技术要求高,肝短静脉的处理困难,加之 3根肝静脉开口交错,肝静脉成形要求高,常易于吻合口不畅,行腔静脉三角成形的改良背驮式肝移植可改善吻合口阻塞难题。活体肝移植术式由 Strong 首先报道,因此前全球实施了万例次,在脑死亡未被接受的国家和地区,活体肝移植术已成为主要的术式。我国近年来报道增加。活体肝移植的并发症高于全肝移植,但可通过技术等的改进和完善得以避免。在该术式的早期应用肝左叶,目前多数的移植中心采用右叶肝脏作为供体。活体肝移植技术的精华体现在肝静脉、门静脉、肝动脉和胆道的重建方式。肝静脉重建的亮点主要在供受体肝静脉开口的血管成形重建上,以确保肝脏灌注时有充足的血液流出道和减少手术过程时的肝脏缺血时间。香港玛丽医院常采用包括肝中静脉的右半肝供体,术后受体的肝功能恢复更快、更好,也没有增加供体的危险性,日本东京大学则采取重建移植物中肝静脉的方式,也获得了满意结果。

国内有采用保留肝中静脉给供体,通过获取异体血管或脐血管技术重建移植物中肝静脉获得成功。对于直径大于 5mm 的肝短静脉及Ⅴ、Ⅷ段的分支,均可进行重建,从而最大限度利用移植物的各个部分。

　　2. 活体肝移植供体的安全性　活体肝移植在早期阶段,主要用于儿童受体。供肝的切取为肝左外叶,即肝切取量较小,并发症的发生率低,供体的安全性得到确认。有学者总结了肝移植的经验,建立了活体肝移植的三条基本原则(即波士顿标准):①对于受者具有显著的成功率;②对于供者低风险;③供者的知情同意。迄今,波士顿标准仍然是活体肝移植的基本原则。

　　(1) 左叶供肝(LHLD):儿童活体肝移植供肝者的安全性已经得到充分肯定,总体并发症发生率为 15%~20%,其中约一半较为严重,需要介入治疗或手术干预。芝加哥大学和京都大学分别报道儿童活体肝移植结果以及北美、欧洲的类似研究结果大致相同。

　　供肝切取常见并发症依次为:胆道,呼吸系统(感染和肺栓塞),胆汁淤积(胆汁瘤形成),切口感染,消化道溃疡,门静脉血栓和疝(以切口疝多见)。高胆红素及小肠梗阻并发症也有文献报道。

　　(2) 右叶供肝(RHLD):右叶供肝的成人活体肝移植对供体的影响受到更多的关注。右叶供肝和左叶供肝相比,技术难度更大,除了要求切取供体更多的肝组织外,多数儿童受体的供肝都是其父母,多为健康的青壮年,而成人受体的供肝者可以是配偶、兄弟、姐妹或者父母,其年龄的跨度大,现有的研究资料还不能充分说明供肝手术的所有后果。

　　目前,全球右叶供肝活动体肝移植开展中心不多。供体的并发症主要有:出血、胆道损伤、感染、肺栓塞和麻醉的风险。各中心报道的肝右叶移植术的并发症发生率有很大差异。其差别巨大的原因可能是对定义并发症存有异议,有的报告为治疗不顺利的事件,有的只报告了主要的和威胁生命的并发症。在一项包括北美 30 个中心，208 例肝右叶供肝活体肝移植的回顾性分析中，Renz 报道供体并发症率为 10%，其最常见的是术后胆漏，同左叶肝类似，经皮穿刺引流是主要治疗措施。Lahey 医学中心常规定义供者并发症为任何意料之外和治疗困难的事件，同时常规将资料搜集起来并记录在资料库中。在记录的供者术后随访中，约 40% 的供者发生了至少 1 种并发症，并接受了有创的治疗措施，包括手术治疗。

（3）供体面临的风险：活体肝移植供者存在一定的死亡率，但无全球确切的病例数，供体的死亡仍然限于理论推测。多数认为，儿童活体肝移植供肝者死亡率为 0.1%，右叶供肝者约为 0.2%。根据 2004 年美国器官移植会资料，已知全球发生供者死亡病例共 14 例（2 例肝段切除，12 例肝叶切除），手术的死亡率为 0.3%~0.5%。死亡原因为术后肺栓塞、右叶供肝术后肝功能衰竭、感染和麻醉相关的因素。

供肝手术尤其是右半肝切取的一个重要环节是成功的分享和处理肝脏的血管系统及胆管系统，这与术前详尽的评估后，制定严密的手术计划有关。还有一个供体的巨大风险是术中出血，这一出血靠近肝中静脉平面的断肝非常危险，这种出血可通过降低中心静脉压，应用半肝血流阻断及入肝血流阻断技术而减少出血。但入肝血液阻断的时间过长或反复阻断时，是否对供肝有影响尚未明确，因而有学者未采用入肝血流的阻断方法。为尽可能减少手术操作的风险，四川大学华西医院肝移植中心采用的措施是：①右半肝韧带离断时，间歇性地翻起右肝以防较长时间的内翻而影响入肝与出肝血流；②不切断左肝圆韧带；③断肝时不采用入肝血流阻断；④重建肝镰状韧带以防左肝移位于右膈下间隙。

活体右半肝供体面临的风险比左肝供体大，必须确保肝的残余部分肝组织在 30% 以上，其肝血液及胆汁的引流能保持通畅，手术的损害不大，死亡的风险是可降低的。

（4）伦理学问题：由于右叶供肝的切取明显增加了供肝者并发症的风险，因而活体肝移植所面临的最大伦理学问题是：为挽救一个患者，使一个健康的成人去接受一项复杂的大手术，而且这一手术不能给供肝者带来身体或健康上的任何益处，同时供肝者还要面临着并发症，乃至可能失去生命的威胁。多数学者认为，应该建立用来描述受体的预期利益和供体风险之间平衡的基本原则，既要将供体在活体肝移植过程中的风险减到最低，又要保证受者的预期利益（要有足够的移植肝重量）。

在 20 世纪 90 年代后，芝加哥对活体肝移植的伦理学要求进行了详细的讨论，认为在开展活体供肝肝移植时，应综合衡量受体的预期手术效果和供体的手术风险性。因此，提出了开展活体肝移植的四项通用原则：①活体捐献只有在受者预期可获得良好的结果，而供者所承受的风险被证明是有理由时才可进行；②除了制度上通过的研究原则外，活体移植的适应证应该与尸体移植相同；③活体肝移植对受体以下几方面比尸体移植有优势：移植时间上可选择性，作为影响死亡率的时间因素可被排除，生活质量的提高（与持续等待尸体移植相比）；④供体面临的风险应被降至最低。只有对潜在尸体器官可获得性与质量、病因学、生活质量、等待次序（Waittinglist）上的预期发病率和死亡率等的风险及受益因素进行仔细分析，才能对活体捐献进行与否做出决定。关于开展急诊活体肝移植需要重视伦理学问题。为避免强迫供肝：①在患者亲属自愿同意供肝之前，医生不能进行干扰；②对供肝备选者应进行心理评估；③供者完全自愿及知情同意后才能进行；④供者同意后，医生应与供者单独会谈，以进一步正确对待和解释可能出现的情况。

据有关文献资料报道,近年一项关于供体对活体肝移植捐献肝脏满意程度的匿名调查显示,不管受体接受移植的后果和供体切取供肝的并发症情况如何,几乎所有供肝者对捐献肝的态度是非常积极的,88% 的献肝者认为,活体肝移植应该进一步广泛开展,而不应该仅局限于"急诊状态",而所有的供肝者对术前医务人员所提供的活体肝移植相关信息感到满意。

3. 展望　全世界施行尸体肝移植已超过 10 万例之多,最长存活者已达 22 年 11 个月,肝移植总数已超过心脏移植。仅次于肾移植而跃居大器官移植的第 2 位。

1954 年 12 月,Malley 施行了第 1 例成功的肾移植,是在双胞胎之间进行的,因而未用免疫抑制剂就获得长期存活。之后进一步发现组织的相容性相当重要,因而需要常规进行人类白细胞抗原(HLA)血清学配型,或现在常用的 HLA-DNA 分析。尽管目前认为肝移植的排斥反应相对于肾移植、心脏移植并非至关紧要,但肝移植术后排斥反应的发生率仍达 20%~30%,这可能供、受体之间的基因背景有相当的差异造成的。在活体亲属供肝肝移植(LRLT),儿童受者接受了父母一半的染色体,因而排斥反应小。

肝脏移植是治疗各种终末期良性肝病、原发性肝癌、先天性胆道闭锁与畸形及代谢障碍等疾病的较为理想的手术方式。现在活体肝移植备受社会的关注,由于供体是完全健康的人,需要经历一个复杂而大型的手术,而这个手术对供体的健康又没有任何好处。因此,医生的责任是,首先要尽最大的努力保证供体手术的成功及安全,尽可能地减少任何可能的风险。活体肝移植是因尸体肝移植供肝短缺而诞生的,一直被认为是尸体肝移植的辅助手段和补充,是附属于尸体肝移植的一种手段,一个分支。虽然活体肝移植只有十多年的历史,但发展迅速,已推广至全球,显示了旺盛的生命力。因此,活体肝移植已不再仅仅是尸体肝移植的一个附属并逐渐成为一个独立于尸体肝移植的手术模式。

近年来,肝移植的研究发展迅速,移植方法不断改进,无论在供肝切取,长效保存液,免疫抑制剂,术后排斥反应以及手术操作及方式的改进,并发症的防治不断提高,肝移植的成功率将进一步改善,最终将为人类健康做出有益的贡献。

参 考 文 献

1. 黄志强主编.肝脏外科手术学.北京:人民军医出版社,1996
2. 郑树森.肝脏移植.北京:人民卫生出版社,2001
3. 严律南.肝脏外科.北京:人民卫生出版社,2002
4. 严律南.现代肝脏移植学.北京:人民卫生出版社,2004
5. 严律南.活体肝移植.北京:人民卫生出版社,2007
6. 吴孟超.腹部外科学.上海:上海科学技术出版社,1992
7. 吴孟超.肝脏外科学.第 2 版.上海:上海科学技术出版社,2000
8. 杨甲梅.肝移植现况.肝胆外科杂志,2000,8(5):388
9. 赵红春,黄富国,卢实春等.同种异体原位肝移植的肝动脉重建.中华器官移植杂志,2002,23:37
10. 赵红春,卢实春,严律南等.原位肝移植有动脉重建及其并发症防治.中华器官移植杂志,2004,25:132
11. 严律南,李波,曾勇等.成人间活体肝移植的手术技术改进(附 13 例报告).中华外科杂志,2006,4(11):737
12. 严律南,李波,曾勇等.成人间活体肝移植研究.四川大学学报(医学版),2006,37:88-92
13. 严律南,袁相新,张肇达等.应用半肝血流阻断行肝叶切除术 29 例报告.中华外科杂志,1994,32:35-36
14. 李荣祥等.常温下半肝血流阻断与 Pringlès 法的临床比较.中华肝胆外科杂志,2004,10(4):245-246
15. 文天夫,严律南,李波等.活体右半肝供体的安全性.中华外科杂志,2006(44):149-151
16. Gornelis B,et al.Auliliary transplantation of part of the liver improves survival and metabotic support in pigs with acute liver failure. Surgery,1985,98:914

17. Gordon RD, Iwatsuki S, Esquivel CO, et al.Progress in liver transplantation.Adv Surg, 1988, 21: 49-64

18. Terpstra OT, et al.Auxiliary beterotopic liver transplantation.Transplantation, 1988, 45: 1003

19. Reding R.Is it right to Promote living donor liver transjplantation for fulminant hepatic failure in pediatric recipients. Am J Transplant, 2005, 5: 1587-1591

20. Rao AR, Chui AK, Chan HL, et al.Complications of liver donation for living reloted liver transplantation. Transplant Proc, 2004, 36: 2224-2225

21. Tanaka K.Rrogress and future in tiving donor liver transplantation.Keio J Med, 2003, 52: 73-79

22. Millis JM, cronin DC, Brady LM, et al.Primary living doner Liver transplantation at the university of Chicago: technical aspects of the first 104 recipients.Ann Surg, 2000, 232: 104-111

23. Marcos A, fisher RA, Ham JM, et al.Selection and outcome of tiving doners for adult to adult transptantation. Transplantation, 2000, 69: 2410-2415

24. Renz JF, Roverts JP.Long-tem Complications of living donor liver transplantation.Liver Transpl, 2000, 6(suppl2): 73-76

25. Pomfret EA, Pomposeei JJ, Jenkins RL.live doner lover Transplantation.J Hepatol, 2001, 34: 613-614

26. Erbay N, Raptopoulos V, Pomfret EA, et al.Living doner Liver Trans-Plantation in adults: vascular wariants impotant in surgical planning for donor and recipients. AJR Am J Roentgeaol, 2003, 181: 109-114

27. Hwang S, Lee SG, Choi ST, et al.Hepatic vein anatomy of the medial segment for living doner liver transplantation using eXten ded right Bobe graft Liver Transplant, 2005, 11: 449-455

28. Nakamura T, Tanaka K, Kiuchi T, et al.Anatomical variation and surgical strategise in right right lobe living donor liver transplantation: lessons from 120 cases.Transplantation, 2002, 73: 1896-1903

29. Johnson M, Mannar R, Wu AV, Correlation between blood loss and inferior vena caval pressure during liver ressction. Br J Surg, 1998, 85: 188-190

30. Man K, Fan ST, Ng IO, et al.Prospective evaluation of pringle maneuver in hepatectomy for liver tumors by a randomized study. Ann Surg, 1997, 226: 704-713

31. Poon RT, Chan J, Fan ST.Left hepatic vein kinking after right trisegmentectomy apotential cause of posto Perative liver faiture. Hepatogastroenterology, 1998, 45: 508-509

32. singer PA, Siegler M, Lantos JD, et al.The ethical assessment of innovative therapies: liver transplantation using living donors.Theor Med, 1990, 11: 87-94

33. Lo CM, Fan ST, Liu CL, et al.Adult 2 to 2 adult living donor liver transplantation using extended right lobe grafts.Ann Surg, 1997, 226: 261-269

34. Beavers K L, Sandler RS, Fair JF, et al.The living donor experience: donor health assessment and outcomes after living doner liver transplantation liver. Transplantation, 2001, 7(11): 943

35. Orourke M, Arnott L, Gddman JS.Living liver donor: A coordinators Perspective Prog . Transplant, 2003, 13: 82-87

36. Broelsch CS, uhitington PF, emond JC, et al.Liver transplantation in children from living related donors.Ann Surg, 1991, 214: 428-439

37. Fairbanks KD, Thuluvath PJ.Mycophenolate Mofetil Monotherapy in liver transplantation recipient: Asingle centre experience.Liver Transplant, 2004, (9): 1189-1194

38. Haute Autorite de santé Idications for hepatic transplantation-January 19 and 20, 2005, lyon(Palais des congres). J chir(paris), 2005, (3): 177-183